V. Gesing, S. Reinecke

Grundlagen der Physiotherapie

Verena Gesing, Sarah Reinecke

Grundlagen der Physiotherapie

1. Auflage

ELSEVIER

Elsevier GmbH, Bernhard-Wicki-Str. 5, 80636 München, Deutschland
Wir freuen uns über Ihr Feedback und Ihre Anregungen an kundendienst@elsevier.com

ISBN 978-3-437-45043-3 eISBN 978-3-437-05727-4

Aus Gründen der Barrierefreiheit sind die Bilder in elektronischen Ausgaben dieses Buches mit Alt-Text-Beschreibungen (Alternativ-Text) versehen, die von Elsevier bereitgestellt werden. Mehr Informationen erhalten Sie unter https://www.elsevier.com/about/accessibility.

Bücher und Zeitschriften, die von Elsevier veröffentlicht werden, entsprechen den geltenden Produktsicherheitsanforderungen. Für etwaige Bedenken oder Fragen zur Produktsicherheit wenden Sie sich bitte an unseren autorisierten Vertreter, Elsevier B.V., productsafety@elsevier.com.

Elsevier nimmt eine neutrale Position in Bezug auf territoriale Meinungsverschiedenheiten oder Zuständigkeitsansprüche in seinen veröffentlichten Inhalten ein, einschließlich Landkarten und institutionellen Zugehörigkeiten.

Wichtiger Hinweis: Die medizinischen Wissenschaften unterliegen einem sehr schnellen Wissenszuwachs. Der stetige Wandel von Methoden, Wirkstoffen und Erkenntnissen ist allen an diesem Werk Beteiligten bewusst. Sowohl der Verlag als auch die Autorinnen und alle, die an der Entstehung dieses Werkes beteiligt waren, haben große Sorgfalt darauf verwandt, dass die Angaben zu Methoden, Anweisungen, Produkten, Anwendungen oder Konzepten dem aktuellen Wissensstand zum Zeitpunkt der Fertigstellung des Werkes entsprechen.
Der Verlag kann jedoch keine Gewähr für Angaben zu Dosierung und Applikationsformen übernehmen. Es sollte stets eine unabhängige und sorgfältige Überprüfung von Diagnosen und Arzneimitteldosierungen sowie möglicher Kontraindikationen erfolgen. Jede Dosierung oder Applikation liegt in der Verantwortung der Anwenderin oder des Anwenders. Die Elsevier GmbH, die Autorinnen und alle, die an der Entstehung des Werkes mitgewirkt haben, können keinerlei Haftung in Bezug auf jegliche Verletzung und/oder Schäden an Personen oder Eigentum, im Rahmen von Produkthaftung, Fahrlässigkeit oder anderweitig übernehmen.

Für die Vollständigkeit und Auswahl der aufgeführten Medikamente übernimmt der Verlag keine Gewähr.
Geschützte Warennamen (Warenzeichen) werden in der Regel besonders kenntlich gemacht (®). Aus dem Fehlen eines solchen Hinweises kann jedoch nicht automatisch geschlossen werden, dass es sich um einen freien Warennamen handelt.

Bibliografische Information der Deutschen Nationalbibliothek
Die Deutsche Nationalbibliothek verzeichnet diese Publikation in der Deutschen Nationalbibliografie; detaillierte bibliografische Daten sind im Internet über https://www.dnb.de abrufbar.

26 27 28 29 5 4 3 2

In ihren Veröffentlichungen verfolgt die Elsevier GmbH das Ziel, genderneutrale Formulierungen für Personengruppen zu verwenden. Um jedoch den Textfluss nicht zu stören sowie die gestalterische Freiheit nicht einzuschränken, wurden bisweilen Kompromisse eingegangen. Selbstverständlich sind **immer alle Geschlechter** gemeint.

Planung: Elisa Imbery; Projektmanagement: Ines Mergenhagen
Redaktion: Isabella de la Rosée, Den Haag/NL
Rechteklärung: Katja Sieger-Schauer, München
Herstellung: Hildegard Graf, Germering
Satz: Thomson Digital, Noida/Indien
Druck und Bindung: Rodona Industria Gráfica, S.L., Pamplona/Spanien
Umschlaggestaltung: SpieszDesign, Neu-Ulm
Titelfotografie: Muskelrücken U1 © Digital Storm/stock.adobe.com; Rücken mit Hand U1 © dream@do/stock.adobe.com; Studentin U4 © Kateryna/stock.adobe.com; Muskelschulter U4 © BigBlueStudio/stock.adobe.com

Aktuelle Informationen finden Sie im Internet unter **www.elsevier.de**

Vorwort

Wir freuen uns sehr, dass Du dieses Buch „Grundlagen der Physiotherapie“ zur Hand nimmst. Mit dem Titel möchten wir Dir ein modernes, evidenzbasiertes und praxisnahes Lernangebot machen, das Dich von Beginn Deiner Ausbildung oder Deines Studiums an unterstützt. Aus unserer Erfahrung in Lehre und Praxis wissen wir, wie wertvoll ein strukturiertes und auf Deine Bedürfnisse abgestimmtes Lehrbuch ist – genau das wollen wir Dir mit diesem Titel bieten.

Mit „Grundlagen der Physiotherapie“ legen wir das Fundament für Dein weiteres Lernen und Arbeiten im Beruf. Die Inhalte orientieren sich an der Ausbildungs- und Prüfungsverordnung, gehen aber gleichzeitig darüber hinaus: Du findest hier eine moderne und modulare Darstellung der Physiotherapie, die sowohl anwendungsorientiert als auch patientenzentriert ist.

Unser Ziel mit diesem Titel ist es, Dir die grundlegenden Techniken und Konzepte der Physiotherapie verständlich und praxisnah zu vermitteln. Dazu gehören unter anderem die physiologischen Grundlagen, die Terminologie, verschiedene Bewegungsformen sowie die Grundlagen der Mobilisation und des Gangs. Du kannst dieses Buch als Nachschlagewerk nutzen, als Lernhilfe oder zur Vorbereitung auf Deine Praktikumseinsätze – es begleitet Dich flexibel in Deinem individuellen Lernprozess.

Ein besonderes Anliegen ist uns außerdem die Wiederholung wichtiger Inhalte. Das mag Dir beim Lesen vielleicht auffallen – und es ist ganz bewusst so gewählt. Denn nur durch das Wiederholen und Verknüpfen von Wissen in unterschiedlichen Kontexten kannst Du Inhalte wirklich tief verstehen und später sicher anwenden.

Wir wünschen Dir viel Freude beim Lesen, Lernen und Anwenden – und hoffen, dass dieses Buch für Dich genauso hilfreich wird, wie wir es uns bei der Konzeption vorgestellt haben.

Herzliche Grüße
Verena Gesing und Sarah Reinecke
Autorinnen von *Grundlagen der Physiotherapie*

Danksagung

Zunächst gilt unser tiefster Dank unseren Familien. In der intensiven Entstehungszeit dieses Buches habt Ihr uns oft entbehren müssen, uns aber dennoch stets mit Geduld, Verständnis und Rückhalt begleitet. Ohne Eure Unterstützung wäre dieses Projekt so nicht möglich gewesen.

Wir danken außerdem all unseren Patientinnen und Patienten, Schülerinnen und Schülern, Kolleginnen und Kollegen, die uns in unserem beruflichen Alltag immer wieder inspiriert haben. Mit Euch durften wir lernen, Erfahrungen sammeln und neue Perspektiven entdecken. Viele Eurer Fragen, Gedanken und Anregungen haben uns direkt zu den Inhalten dieses Buches geführt.

Ein besonderer Dank geht an Mattis Blaschke und Daniel Gesing – vielen Dank für Eure Geduld, Eure

Zeit und Eure Bereitschaft, als Fotomodels Teil dieses Buches zu sein. Ebenso geht ein großer Dank an Maren Kampling für die Erstellung eines großen Teils der Fotos.

Wir möchten auch all unseren Professorinnen und Professoren, Dozierenden und Lehrkräften danken, die uns auf unserem Weg geprägt haben. Ihr habt uns gezeigt, wie lebendig, vielfältig und faszinierend die Physiotherapie ist – und wie unterschiedlich Wissen entstehen und vermittelt werden kann.

Und schließlich danken wir den großartigen Mitarbeiterinnen von Elsevier Verlag, die von Beginn an an dieses Projekt geglaubt und es mit uns gemeinsam realisiert haben:

Frau Imbery für die engagierte Programmplanung und die Inspirationen – und ebenso Frau Eichhorn, die sie dabei vertreten hat. Frau Mergenhagen für die Begleitung im Lektorat und ihre konstruktiven Vorschläge und Frau de la Rosée für die sorgfältige und kenntnisreiche Redaktion.

Herzlichen Dank an Euch alle!
Unna und Mülheim an der Ruhr im Sommer 2025
Verena Gesing und Sarah Reinecke

Fehler gefunden?

An unsere Inhalte haben wir sehr hohe Ansprüche. Trotz aller Sorgfalt kann es jedoch passieren, dass sich ein Fehler einschleicht oder fachlich-inhaltliche Aktualisierungen notwendig geworden sind.
Sobald ein relevanter Fehler entdeckt wird, stellen wir eine Korrektur zur Verfügung. Mit diesem QR-Code gelingt der schnelle Zugriff.

https://else4.de/9783437450433

Wir sind dankbar für jeden Hinweis, der uns hilft, dieses Werk zu verbessern. Bitte richten Sie Ihre Anregungen, Lob und Kritik an folgende E-Mail-Adresse: kundendienst@elsevier.com

Die Autorinnen

Verena Gesing, M.Sc. Phys. (univ.), Physiotherapeutin, Manualtherapeutin, ist aktuell als Lehrkraft an einer Schule für Physiotherapie in Dortmund angestellt und arbeitet parallel als freiberufliche Physiotherapeutin. Sie ist Mitherausgeberin und Mitautorin des *Handbuches Physiotherapie* (1. Auflage 2017, 2. Auflage 2020) und Mitautorin des Buches *Manual Triggerpunkte* (2020). 2011/2012 hatte sie einen Lehrauftrag an der Universität Marburg im Master-Studiengang Physiotherapie. Im Fachgebiet der Physiotherapie (national/international) hat sie unterschiedliche Zeitschriftenbeiträge veröffentlicht. Ihre Schwerpunkte liegen in der Gynäkologie, Orthopädie, Neurologie, der Physiotherapie für Frauen und im wissenschaftlichen Arbeiten.

Verena Gesing M.Sc. Phys.
Ludwig Fresenius Schulen
Schule für Physiotherapie
Dortmund

Sarah Reinecke ist Physiotherapeutin mit einem Bachelorabschluss in Physiotherapy (NL), einem Master of Science in Sportphysiotherapie sowie einem Bachelor of Arts in Berufspädagogik für Gesundheits- und Sozialberufe. Sie verfügt über langjährige Erfahrung als Schulleiterin einer Physiotherapieschule und war als Referatsleiterin für Fortbildung und Wissenschaft beim Bundesverband selbstständiger Physiotherapeuten – IFK e. V. tätig. Aktuell ist sie Senior Referentin für Aus-, Fort- und Weiterbildung an der Contilia Akademie in Mülheim an der Ruhr. Darüber hinaus arbeitet sie freiberuflich als Dozentin im Gesundheitsbereich mit den Schwerpunkten Berufspädagogik und wissenschaftliches Arbeiten, unter anderem an der Universität Osnabrück und der Hamburger Fernhochschule. Als Autorin veröffentlicht sie Fachbeiträge in nationalen und internationalen Fachzeitschriften sowie in Fachbüchern. Zusätzlich ist sie als Sachverständige und Gutachterin für Physiotherapie aktiv und engagiert sich berufspolitisch bei Physio Deutschland – Deutscher Verband für Physiotherapie e. V.

Sarah Reinecke M.Sc.
Contilia Akademie
Mülheim an der Ruhr

Benutzerhinweise

Einleitung

Kurzer Überblick über die Inhalte des Kapitels.

NICE TO KNOW

Hier gibt es weiterführende, ergänzende Informationen: gut zu wissen, aber nicht zwingend erforderlich.

IMPORTANT TO KNOW

In diesen Kästen finden sich Informationen, die zwingend notwendiges Wissen für die Ausübung der Physiotherapie beinhalten.

Exkurs

Diese Kästen helfen, das behandelte Thema besser zu verstehen. Meist werden hierbei Fremdworte oder Fachbegriffe erklärt.

PRAXISTIPP

Hier gibt es wichtige praktische Tipps, die eine physiotherapeutische Behandlung gut ergänzen können.

Fallbeispiel

Fälle aus dem „echten Leben" helfen, das Erlernte zu veranschaulichen.

POWER YOUR BODY BZW. POWER YOUR BRAIN

Mach mal Pause! Es ist Zeit für eine kurze Lernunterbrechung mit Übungen, um Körper und Geist zu erfrischen. Danach geht es mit voller Power weiter!

CHECKLISTEN, MUSTERVORLAGEN

In diesen Kästen gibt es zum einen Checklisten zur Erleichterung der Arbeit in der Praxis, zum anderen Vorlagen, die in der Praxis verwendet werden können.

WEITERDENKAUFGABE

Erweitere deinen Horizont, indem du über das Gelernte hinaus weiterdenkst. Beispiellösungen dazu gibt es online.

WIEDERHOLUNGSFRAGEN

Hier findest du Fragen zu den Lerninhalten des Buches, mit deren Hilfe die Inhalte der einzelnen Kapitel wiederholt werden können und das eigene Verständnis jederzeit geprüft werden kann. Bei den Fragen handelt es sich sowohl um Verständnis- als auch Reproduktionsfragen. Die Beispiellösungen hierzu können online eingesehen werden.

Hinweis zu den Patientenfällen

Die Namen der Patientinnen und Patienten, die Beschreibungen ihrer Erkrankungen, die Orte und Situationen sind alle realitätsnah, aber frei erfunden. Jegliche Ähnlichkeiten mit echten Personen und Geschehnissen sowie Orten und Institutionen sind daher rein zufällig und nicht beabsichtigt.

So findest du die Online-Inhalte[1]

Du hast ein **gedrucktes Buch:**

- Rubbel den Code auf der Innenseite des Buchumschlags frei.
- Gehe auf www.plus-im-web.de
- Registriere dich mit dem freigerubbelten PIN-Code (detaillierte Anweisungen auf der Umschlaginnenseite).

Du hast ein **eBook:**

- Öffne www.plus-im-web.de
- Registriere dich für einen neuen Benutzer-Account oder logge dich mit deinem bereits existierenden Konto ein.
- Öffne nun www.plus-im-web.de/pin-help
- Gib in das entsprechende Textfeld die ISBN 9783437450433 ein und klicke auf „Abschicken".

Deine Anfrage wird durch unseren Kundendienst werktags binnen 24 Std. geprüft. Du wirst per E-Mail über die Freischaltung benachrichtigt.

1 Angebot freibleibend

Abkürzungen

A	Anamnese (Kap. 7)
A	Ansatz (Kap. 8)
A., Aa.	Arteria, Arteriae
ABD	Abduktion
ACG	Acromiclaviculargelenk
Ach	Acetylcholin
ADD	Adduktion
add.	adductor
ADLs	Activities of daily living
ADP	Adenosindiphophat
AF	Atemfrequenz
ant.	anterior
AP	Aktionspotential
APA	American Psychological Association
AR	Außenrotation
Art., Artt.	Articulatio, Articulationes
asc.	ascendens
ASTE	Ausgangsstellung
AT	Atemtherapie
ATP	Adenosintriphosphat
AWMF	Arbeitsgemeinschaft der Wissenschaftlichen Medizinischen Fachgesellschaften e. V.
BA	Bewegungsauftrag
BAM	Bewegungsausmaß
bds.	beidseits
BG	Bindegewebe
BL	Bauchlage
BWS	Brustwirbelsäule
BWÜ	Bewegungsübergang
C	Halswirbel
C7	7. Segment im zervikalen Abschnitt
CA	Carcinoma
Ca^{2+}	Calcium
CMD	kraniomandibuläre Dysfunktion
COVID-19	Coronavirus-Krankheit-19
CT	Computertomografie
DBfK	Deutscher Berufsverband für Pflegeberufe
DD	Differenzialdiagnose
DE	Dorsalextension
DEGAM	Deutsche Gesellschaft für Allgemeinmedizin und Familienmedizin e. V.
DGPTW	Deutsche Gesellschaft für Physiotherapiewissenschaft
DIMDI	Deutschen Institut für Medizinische Dokumentation und Information
DITA	Diagnostic Test Accuracy Database
DNA	Desoxyribonukleinsäure
EBM	evidenzbasierte Medizin
EBP	evidenzbasierte Praxis
EG	Endgefühl
EMG	elektromyografische Messgeräte/ Elektromyografie
EPSP	exzitatorisches postsynaptisches Potenzial
ER	endoplasmatisches Retikulum
ESTE	Endstellung
Ext.	Extension
F	Funktion
FBA	Finger-Boden-Abstand
FBL	funktionelle Bewegungslehre
Flex.	Flexion
Gen.	Genitiv
GFi	Geschlechtsfaktoren
ggf.	gegebenenfalls
GKV	gesetzliche Krankenversicherung
GLA	Grundlagenausdauer
HF	Herzfrequenz
HG	Hüftgelenk
HIT	High Intensity Training
HIIT	Hochintensives Intervalltraining
HMK	Heilmittelkatalog
HMV	Herzminutenvolumen
HWS	Halswirbelsäule
I	Inspektion
IC	Initial Contact
ICD	International Statistical Classification of Diseases and Related Health Problems
ICF	International Classification of Functioning, Disability and Health
InterTUT	INTERprofessionelle TUTorien
ipsilat.	ipsilateral
IR	Innenrotation
ISG	Iliosakralgelenk
ISw	Initial Swing

IQWiG Institut für Qualität und Wirtschaftlichkeit im Gesundheitswesen
Kap. Kapitel
KG Krankengymnastik
KGG gerätegestützte Krankengymnastik
KG-ZNS Krankengymnastik Neurophysiologie
KH Krankenhaus
KI Kontraindikation
KK Krankenkasse
kontr. kontralateral
L Lendenwirbel
Latflex. Lateralflexion
LFi Leistungsfaktoren
Lig., Ligg. Ligamentum, Ligamenta
LR Loading Response
LWS Lendenwirbelsäule
M., Mm. Musculus, Musculi
MCP Artt. metacarpophalangeae
med. medial
MDK medizinischer Dienst der Krankenkassen
MFT Muskelfunktionstest
MLD manuelle Lymphdrainage
MRC Medical Research Council
MRE multiresistente Erreger
mRNA Messenger-Ribonukleinsäure
MRT Magnetresonanztomografie
MS Multiple Sklerose
MSt Midstance
MSw Mid Swing
MT manuelle Therapie
N., Nn. Nervus, Nervi
Na^{2+} Natrium
NHS National Health Service
NN Neutral-Null
NNM Neutral-Null-Methode
NNS Neutral-Null-Stellung
Nom. Nominativ
NRS numerische Ratingskala
NS Nervensystem
OA Oberarm
OK Oberkörper
OP Operation
OS Oberschenkel
OSG oberes Sprunggelenk
ÖPNV öffentlicher Personennahverkehr
P Phosphat
PDCA-Zyklus Plan, Do, Check, Act-Zyklus
PEDro Physiotherapy Evidence Database
PF Plantarflexion
PhysTh-APrV Ausbildungs- und Prüfungsverordnung für Physiotherapeuten
PIR postisometrische Relaxation
PKW Personenkraftwagen
PNF propriozeptive neuromuskuläre Fazilitation
post. posterior
Pro. Pronation
Proc., Procc. Processus
prox. proximal
PSA persönliche Schutzausrüstung
PSw Pre-Swing
PT Physiotherapeuten und Physiotherapeutinnen
PubMed Datenbank der National Library of Medicine
QM Qualitätsmanagement
QMS Qualitätsmanagementsystem
R Widerstand
R., Rr. Ramus, Rami (Kapitel 1)
re rechts
RCT Randomised Controlled Trial
RL Rückenlage
RM Rückenmark
RNA Ribonucleinsäure
ROM Range of Motion
RPE Rating of perceived Exertion
S Sakralwirbel
SIAI Spina iliaca anterior inferior
SIAS Spina iliaca anterior superior
SIPS Spina iliaca posterior superior
SGB Sozialgesetzbuch
SL Seitlage
SPi Sportartfaktoren
SR Systematic Review (Kap. 3)
SR sarkoplasmatisches Retikulum (Kap. 4)
StGB Strafgesetzbuch
Sup. Supination
TAG Triacylglycerole, Triglyzeride
TEP Totalendoprothese
Th Thorakalwirbel
THF Trainingsherzfrequenz
TSt Terminal Stance
TSw Terminal Swing

TVAöD-Pflege Tarifvertrag für Auszubildende des öffentlichen Dienstes – Pflege
TVAL Tarifvertrag für Auszubildende der Länder
TZi Trainingsfaktoren
U Ursprung
UA Unterarm
UAGSt Unterarmgehstützen
UE Unterrichtseinheiten
US Unterschenkel
USG unteres Sprunggelenk
V., Vv. Vena, Venae
VAS visuelle Analog-Skala
VRS Verbale Ratingskala
VZV Varizella-Zoster-Viren
WH Wiederholungen
WHO World Health Organisation
WS Wirbelsäule
WSA wettkampfspezifisches Ausdauertraining
ZNS zentrales Nervensystem

Abbildungsnachweis

Der Verweis auf die jeweilige Abbildungsquelle befindet sich bei allen Abbildungen im Werk am Ende des Legendentextes in eckigen Klammern. Alle nicht besonders gekennzeichneten Grafiken und Abbildungen © Elsevier GmbH, München.

E607-005 Muscolino JE. Kinesiology - The Skeletal System and Muscle Function, 4. Aufl., Elsevier, 2023
E965-001 Gould B, Dyer R. Pathophysiology for the Health Professions, 5. Aufl., Elsevier/Saunders, 2015
E1454 Mangold S. Evidenzbasiertes Arbeiten in der Physio- und Ergotherapie. Springer, Berlin, Heidelberg, 2013
E1455 Koller T. Rehabilitation komplexer muskuloskelettaler Verletzungen. Springer, Berlin, Heidelberg, 2022
G387 Beckers D, Deckers J. Ganganalyse und Gangschulung, 1. Aufl., Springer-Verlag, 1997
G461-001 Myers TW. Anatomy Trains. Myofascial Meridians for Manual & Movement Therapists, 4. Aufl., Elsevier 2021
L106 Henriette Rintelen, Velbert
L126 Dr. med. Katja Dalkowski, Buckenhof
L138 Martha Kosthorst, Borken
L141 Stefan Elsberger, Planegg
L143 Heike Hübner, Berlin
L157 Susanne Adler, Lübeck
L190 Gerda Raichle
L234 Helmut Holtermann, Dannenberg
M375 Prof. Dr. med. Dr. rer. nat. Ulrich Welsch, München
O647 Dr. med. Lars Töpfer, Berlin
O1130 Maren Kampling, Bochum
P554 Jörg Schmal, Waldburg
P1412 Erica Brühlmann-Jecklin, Schlieren (CH)
P1609 Verena Gesing, Unna
P1610 Sarah Reinecke, Mülheim an der Ruhr
S002-8 Lippert H. Lehrbuch Anatomie. 8. Aufl., Elsevier/Urban & Fischer, 2011
S700 Sobotta-Archiv aus Paulsen/Waschke. Sobotta Atlas der Anatomie. 25. A. 2022 © Elsevier GmbH
S701 Hombach-Klonisch/Klonisch/Peeler. Sobotta Clinical Atlas of Human Anatomy. 1st ed. 2019 © Elsevier GmbH
V1072 www.praxisdrucksachen.shop, Berlin
W181 Kassenärztliche Bundesvereinigung, Berlin (KBV)
W906-002 Internationale Klassifikation der Funktionsfähigkeit, Behinderung und Gesundheit ICF, Herausgegeben vom Deutschen Institut für Medizinische Dokumentation und Information (DIMDI), 2005

Inhaltsverzeichnis

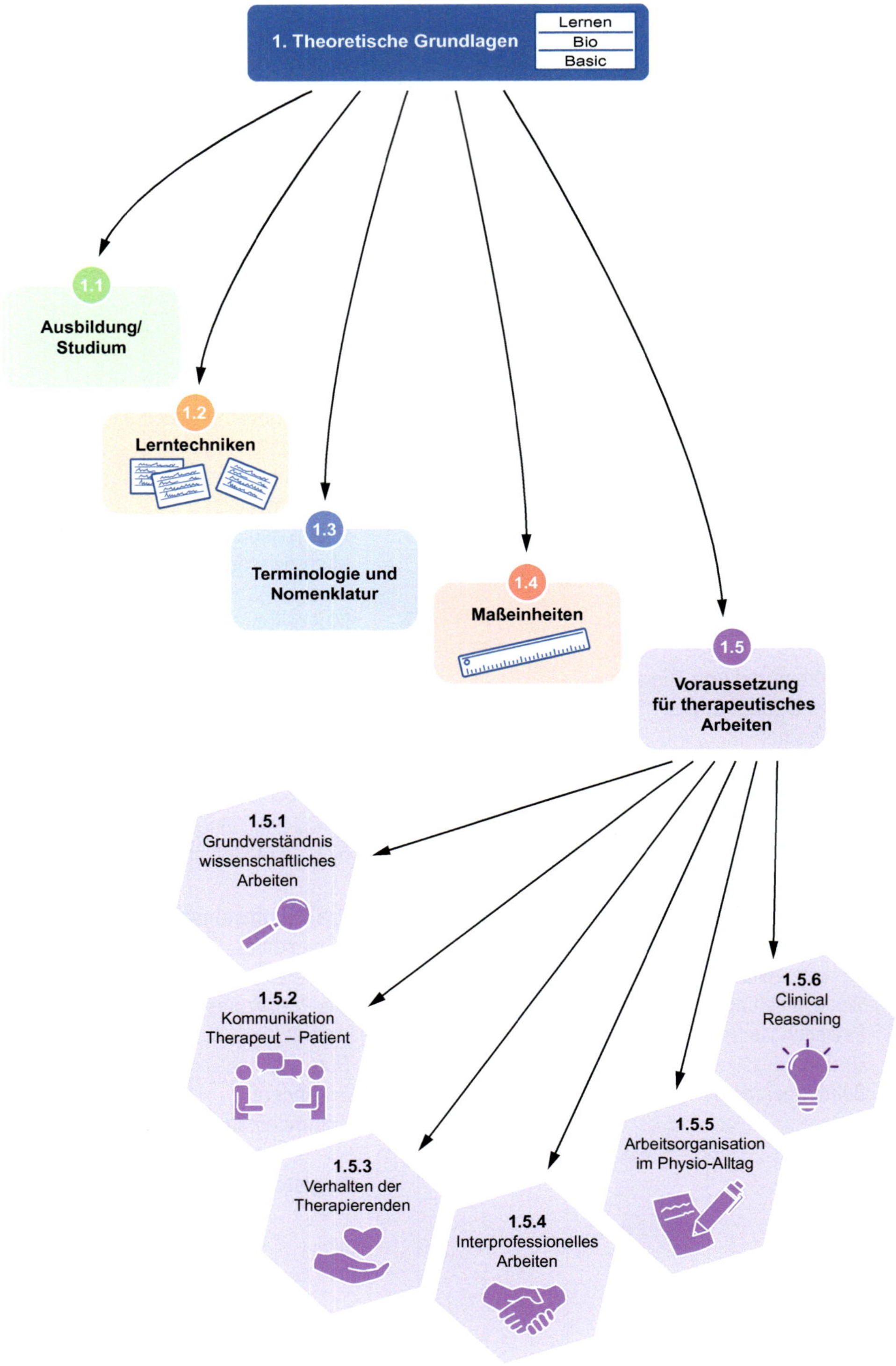
1. Theoretische Grundlagen
Lernen
Bio
Basic
1.1
Ausbildung/ Studium
1.2
Lerntechniken
1.3
Terminologie und Nomenklatur
1.4
Maßeinheiten
1.5
Voraussetzung für therapeutisches Arbeiten
1.5.1
Grundverständnis wissenschaftliches Arbeiten
1.5.2
Kommunikation Therapeut – Patient
1.5.3
Verhalten der Therapierenden
1.5.4
Interprofessionelles Arbeiten
1.5.5
Arbeitsorganisation im Physio-Alltag
1.5.6
Clinical Reasoning

KAPITEL

1 Theoretische Grundlagen

Einleitung

Das Kapitel Theoretische Grundlagen gibt zunächst einen Ein- und Überblick über die Ausbildung bzw. das Studium in der Physiotherapie (➤ Kap. 1.1). Weiter werden Lerntechniken mit hohem Nutzen vorgestellt und Tipps für das Lernverhalten während der Ausbildung bzw. des Studiums gegeben (➤ Kap. 1.2).

Es werden die Grundlagen zur medizinischen Fachsprache vermittelt und du lernst den Unterschied zwischen Terminologie und Nomenklatur kennen. Ebenso die grammatikalischen Grundlagen der lateinischen Sprache für ein besseres Verständnis der medizinischen Fachsprache. Weiter werden grundlegende Begrifflichkeiten vorgestellt, die im physiotherapeutischen Alltag genutzt werden (➤ Kap. 1.3).

➤ Kap. 1.4 gibt einen kurzen Überblick über die Maßeinheiten.

Die Voraussetzungen für therapeutisches Arbeiten (➤ Kap. 1.5) werden anhand unterschiedlicher Schwerpunkte erläutert:

Es wird ein Grundverständnis für wissenschaftliches Arbeiten gelegt, indem gezeigt wird, wie valides Wissen entsteht (➤ Kap. 1.5.1).

Um die Kommunikation mit den Patienten und Patientinnen zu erleichtern, werden Hinweise auf mögliche Schwierigkeiten bei der Kommunikation gegeben und wichtige Techniken, wie z. B. Patienten über ihre Erkrankung aufgeklärt werden und wie gemeinsam Therapieziele vereinbart werden können, vermittelt (➤ Kap. 1.5.2).

Weiter wird der Umgang mit Patienten von den Grundlagen über den Behandlungsbeginn und den Behandlungsverlauf hin aufgezeigt (➤ Kap. 1.5.3).

Da der Arbeitsalltag von Physiotherapeuten und Physiotherapeutinnen durch den Kontakt zu weiteren medizinischen Fachpersonen geprägt ist, wird das interprofessionelle Arbeiten kurz vorgestellt und dessen positive Effekte beleuchtet (➤ Kap. 1.5.4).

Zum Abschluss werden die Arbeitsabläufe in der Physiotherapie vom ersten Patientenkontakt bis zur Abrechnung der Leistung (➤ Kap. 1.5.5) sowie die Denkprozesse eines Physiotherapeuten während des Therapieverlaufs (➤ Kap. 1.5.6) beschrieben.

1.1 Ausbildung/Studium

Der Beruf des Physiotherapeuten gehört zu den Gesundheitsfachberufen und Therapieberufen. Um den Beruf zu erlernen, kann man entweder eine Ausbildung an einer Berufsfachschule oder ein Studium absolvieren.

Ausbildung Die schulische Ausbildung an Berufsfachschulen ist bundesweit einheitlich geregelt und dauert drei Jahre. Sie besteht **aus theoretischem und fachpraktischem Unterricht** (mind. 2.900 Stunden) sowie einer praktischen Ausbildung mit mindestens 1.600 Stunden. Die Berufsfachschulen können staatlich oder in privater Trägerschaft sein, an ein Krankenhaus oder eine Universitätsklinik angeschlossen sein oder freie Praktikumsplätze anbieten. Da es sich um eine schulische Ausbildung handelt, ist eine Ausbildungsvergütung nicht einheitlich geregelt. Auszubildende an kommunalen Krankenhäusern und Universitätskliniken erhalten seit 2019 ein Ausbildungsgehalt, geregelt nach TVAöD-Pflege oder TVAL. Bei Berufsfachschulen in privater Trägerschaft kann es sein, dass ein (anteiliges) Schulgeld gezahlt werden muss oder dass der Besuch der Schule kostenlos ist, dies ist je nach Bundesland unterschiedlich geregelt.

Studium Die Veränderung der Bevölkerungsstruktur (demografischer Wandel, Multimorbidität), der Anspruch an eine zukunftsfähige und evidenzbasierte Patientenversorgung sowie der Anschluss an internationale Standards führten 2009 zur Einrichtung von Modellstudiengängen in den Therapieberufen. Seitdem kann Physiotherapie primärqualifizierend studiert werden. Zusätzlich zu den primärqualifizierenden Studiengängen gibt es auch ausbildungsintegrierende (duale) Studiengänge und berufsaufbauende (additive Studiengänge), die meist mit dem Bachelor of Science abgeschlossen werden und auch andere Titel als Physiotherapie, z. B. Therapiewissenschaften, tragen können.

Inhalt der Ausbildung Die Ausbildungs- und Prüfungsverordnung für Physiotherapeuten (PhysTh-APrV) regelt den Inhalt der Ausbildung und die staatliche Abschlussprüfung. In der PhysTh-APrV sind die einzelnen Fächer und zum Teil deren Inhalte sowie die Stundenanzahl aufgeführt. Jede Schule hat darauf aufbauend die Möglichkeit, ein Curriculum zu gestalten. Hierfür gibt es zum Teil Empfehlungen und Vorgaben der einzelnen Bundesländer oder einzelner Physiotherapieverbände. Die staatliche Prüfung umfasst jeweils einen schriftlichen (➤ Tab. 1.1), einen mündlichen und einen praktischen Teil (➤ Tab. 1.2). Der mündliche Teil findet in den Fächern Anatomie (max. 30 min), Physiologie (max. 15 min) und Spezielle Krankheitslehre (max. 30 min) statt (PhysTh-APrV 2023, S. 3789).

Ausbildung und Studium schließen mit einem **Staatsexamen** ab. Bei bestandener Prüfung erhält man die Urkunde zum staatlich anerkannten Physiotherapeuten. Mit dieser hat man direkt die Möglichkeit, sich mit einer eigenen Praxis selbstständig zu

Tab. 1.1 Schriftlicher Teil der staatlichen Prüfung (PhysTh-APrV 2023, S. 3789)

Fächergruppe	Fächer	Dauer
1	Berufs-, Gesetzes- und Staatskunde; Psychologie/Pädagogik/Soziologie	45 min
2	Angewandte Physik und Biomechanik; Trainingslehre; Bewegungslehre	90 min
3	Prävention und Rehabilitation; Methodische Anwendung der Physiotherapie in den medizinischen Fachgebieten	180 min
4	Spezielle Krankheitslehre	90 min

Tab. 1.2 Praktischer Teil der staatlichen Prüfung (PhysTh-APrV 2023, S. 3790)

Fächergruppe	Fächer
1	a) **Krankengymnastische Behandlungstechniken:** Der Prüfling hat mindestens drei spezifische krankengymnastische Behandlungstechniken am Probanden auszuführen und zu erklären. b) **Bewegungserziehung:** Der Prüfling hat eine krankengymnastische Gruppenbehandlung mit mindestens sechs Teilnehmern diagnosebezogen anzuleiten.
2	a) **Massagetherapie:** Der Prüfling hat aufgrund der Vorgaben des Fachprüfers mindestens eine Behandlungstechnik am Probanden auszuführen und zu erklären. b) **Elektro-, Licht- und Strahlentherapie:** Der Prüfling hat aufgrund der Vorgaben des Fachprüfers mindestens eine Behandlungstechnik am Probanden auszuführen und zu erklären. c) **Hydro-, Balneo-, Thermo- und Inhalationstherapie:** Der Prüfling hat aufgrund der Vorgaben des Fachprüfers mindestens eine Behandlungstechnik am Probanden auszuführen und zu erklären.
3	**Methodische Anwendung der Physiotherapie in den medizinischen Fachgebieten:** Der Prüfling hat an einem Patienten aus den medizinischen Fachgebieten Chirurgie oder Orthopädie sowie an einem Patienten aus den medizinischen Fachgebieten Innere Medizin, Neurologie, Gynäkologie oder Pädiatrie je eine Befunderhebung durchzuführen, zu bewerten und zu dokumentieren. Anschließend den Therapieplan mit Behandlungsziel und Behandlungsschwerpunkt zu erstellen sowie auf dieser Grundlage geeignete Behandlungstechniken durchzuführen.

machen. Das Studium schließt zusätzlich mit dem Bachelor of Science ab.

Bestimmte **Therapiemethoden** erfordern zur Abrechnung mit den Krankenkassen ein Zertifikat, welches durch den erfolgreichen Abschluss einer zertifizierten Weiterbildung erworben werden kann. Darin werden die Inhalte der Ausbildung bzw. des Studiums vertieft und zum Teil über mehrere Jahre (Modulkurse) mit regelmäßigem Patientenkontakt geübt. Die Weiterbildungen können, wenn nicht näher angegeben, direkt nach Abschluss der Ausbildung begonnen werden. Wenn Berufserfahrung als Eingangsvoraussetzung angegeben ist, bezieht sich diese auf den Zeitraum nach der erfolgreich abgeschlossenen Ausbildung.

Zertifikatsgebundene Therapiemethoden sind:

- **Manuelle Therapie** (MT, mind. 260 UE, Prüfung nach frühestens 2 Jahren möglich)
- **Krankengymnastik am Gerät** (KGG, mind. 40 UE)
- **Krankengymnastik zur Behandlung von zentralen Bewegungsstörungen bis zur Vollendung des 18. Lebensjahres nach Bobath oder Vojta (Kinder;** KG-ZNS, Zertifikat berechtigt zur Abgabe von Leistungen in Krankengymnastik nach Bobath zur Behandlung von zentralen Bewegungsstörungen nach Vollendung des 18. Lebensjahres (Erwachsene))
  - **Bobath (Kinder):** Eingangsvoraussetzung: Zwei Jahre Berufserfahrung, davon mind. ein Jahr Praxis in der Behandlung von Kindern, mind. 300 UE
  - **Vojta (Kinder):** Eingangsvoraussetzung: Zwei Jahre Berufserfahrung, möglichst mit Erfahrung in der Behandlung von Kindern, mind. 300 UE
- **Krankengymnastik zur Behandlung von zentralen Bewegungsstörungen nach Vollendung des 18. Lebensjahres nach Bobath, Vojta oder PNF** (KG-ZNS)
  - **Bobath:** Eingangsvoraussetzung: 1 Jahr Berufserfahrung, 120 UE
  - **Vojta:** Eingangsvoraussetzung: 2 Jahre Berufserfahrung, 120 UE
  - **PNF:** Eingangsvoraussetzung: 1 Jahr Berufserfahrung, 120 UE
- **Manuelle Lymphdrainage** (MLD, mind. 170 UE)

1.2 Lerntechniken

Die Physiotherapie-Ausbildung bzw. das -Studium ist sehr lernintensiv. Daher ist es wichtig, von Beginn an gute und effiziente Lernstrategien zu entwickeln, um den Lernstoff zu bewältigen. Untersuchungen zeigen, dass es eine Vielzahl von Lerntechniken mit unterschiedlichem Nutzen gibt. Dabei weisen die am häufigsten genutzten Lerntechniken eher einen geringen Nutzen auf und effektive Lerntechniken werden wenig genutzt (Dunlosky et al. 2013).

Deshalb ist es sinnvoll, sich aktiv mit den eigenen bisher genutzten Lerntechniken auseinanderzusetzen und diese, wenn notwendig, anzupassen oder zu erweitern. Wichtig ist es hierbei auch, sich ausreichend Zeit zum Ausprobieren verschiedener Lerntechniken und für das Einüben der ausgewählten Lerntechnik zu nehmen.

Lerntechniken mit hohem Nutzen sind z. B. das Selbstabfragen und das Lernen über einen längeren Zeitraum (Dunlosky et al. 2013).

Selbstabfragen

Das Selbstabfragen wird im vorliegenden Buch durch die **Wiederholungsfragen** am Ende jedes Kapitels unterstützt. Hier können die Lernenden selbst entscheiden, zu welchem Zeitpunkt und in welcher Häufigkeit sie die Wiederholungsfragen nutzen möchten. Die Antworten können entweder selbst aus den einzelnen Kapiteln recherchiert oder über den PIN/Rubbelcode auf der Innenseite des vorderen Buchumschlags eingesehen werden. So besteht die Möglichkeit, sein Ergebnis mit der Musterlösung zu überprüfen und den eigenen Lernstand einzuschätzen.

Das **Mastery Learning** (Modell des zielerreichenden Lernens) zeigt als Strategie zur Einprägung von Lerninhalten einen positiven Effekt (Klauer und Leutner 2012). Mastery Learning bedeutet, den Lernprozess fortzuführen und mit Selbstabfragen (sprich Tests) zu überprüfen, bis das Lernziel erreicht wurde. Hier können also beliebig oft die Wiederholungsfragen genutzt werden, bis der Lerninhalt verinnerlicht wurde und die Überprüfung eine Übereinstimmung mit der Musterlösung zeigt.

Weiter kann es sinnvoll sein, die Methode des **Overlearning** einzusetzen, was bedeutet, dass auch Lerninhalte wiederholt werden, die bereits gelernt wurden und z. B. durch Selbstabfragen als verinnerlicht gelten (Klauer und Leutner 2012). Dies bietet sich in der Physiotherapie vor allem für Lerninhalte an, welche die Grundlage für das physiotherapeutische Arbeiten bilden, wie z. B. die Anatomie und Physiologie, als auch für Inhalte, zu denen man einen schlechten Zugang findet.

Lernen über einen längeren Zeitraum

Bei der Planung der Lerneinheiten und -zeit ist es wichtig, zu berücksichtigen, dass sich nicht nur die Gesamtstundenzahl des Lernens, sondern auch die **Verteilung** der Lerneinheiten auf den Lernerfolg auswirkt. Eine regelmäßige und kontinuierliche Verteilung der Lerneinheiten ist dabei dem „Bulimie-Lernen" vorzuziehen.

Um Lerneinheiten gut und regelmäßig zu strukturieren, ist es sinnvoll, sich zunächst einen **Überblick** über die Struktur einer typischen Woche zu verschaffen. Hier sollten auch bewusst Freizeitaktivitäten, wie z. B. Freunde treffen oder Sport, mit eingeplant werden, um aktive Erholungsphasen einzubauen. Danach können freie Zeiten mit Lerneinheiten versehen werden. Hier hat es sich bewährt, den Lernstoff vorab in **kleinere Einheiten** aufzuteilen. So bekommt man zum einen, einen besseren Überblick über die **Gesamtmenge** und kann sich zum anderen für jede Lerneinheit **realistische Ziele** setzen, die auch erreicht werden können. Damit wird ein positives Gefühl nach Erreichen des Lernziels vermittelt und die Lernmotivation bleibt hoch.

Verbesserung Zeitmanagement

Eine Methode zur Verbesserung des Zeitmanagements und des Lernerfolgs ist die **Pomodoro-Methode** von Cirillo (2013). Hierbei wird eine vorher festgelegte Aufgabe bearbeitet, z. B. in der Physiotherapie das Erlernen des passiven und assistiven Durchbewegens am Beispielgelenk Schulter. Ein Wecker oder Timer wird auf **25 min** (effektive Arbeits- bzw. Konzentrationsphase) eingestellt und nach Ablauf der Zeit eine **5-minütige** Erholungspause eingelegt. Dies wird bis zum Abschluss der Aufgabe so wiederholt.

Im vorliegenden Buch wird durch Bewegungs- und Achtsamkeitsübungen (*Power your body* und *Power your brain*) das Wissen um die Wichtigkeit von Erholungspausen aufgenommen und Anstöße und Ideen für aktive Erholungspausen gegeben, die gerne genutzt werden dürfen!

Praktisches Üben

In der Physiotherapie liegt ein großer Schwerpunkt im Erlernen von **praktischen Fertigkeiten und Fähigkeiten.** Hier sollte besonders darauf geachtet werden, dass diese auch praktisch eingeübt werden. Dafür empfiehlt sich z. B. das Bilden von **Lerngruppen,** um mit und an anderen seine **praktischen Fertigkeiten** zu erlernen und sich über den Lerninhalt und die Theorie hinter den Behandlungsgriffen auszutauschen. Es ist aber auch möglich, seine Fertigkeiten an **fachfremden Personen** (z. B. Freunde, Verwandte) zu üben. Hierbei wird zusätzlich eingeübt, die angewendete Technik der Person wie einem Patienten zu erläutern. Von Vorteil ist, wenn sich beide Varianten abwechseln. Damit wird sichergestellt, dass man möglichst viele Menschen „in der Hand" hatte und so **unterschiedliche Erfahrungen** sammeln kann, wie z. B. unterschiedliche Griffe bei verschiedenen Körpergrößen oder unterschiedliche Struktur des Gewebes.

1.3 Terminologie und Nomenklatur

In medizinischen Berufen wird eine „eigene" Sprache gesprochen, um Informationen eindeutig zu vermitteln. Das Ziel als Physiotherapeut ist es, diese Sprache zu verstehen und sie auch sprechen zu können. Dies wird im Austausch mit anderen Therapierenden, Pflegepersonal, Ärztinnen und Ärzten genutzt. Weiter ist es wichtig, diese Sprache auch für Patienten und deren Angehörige „übersetzen" zu können. Denn es kommt häufig vor, dass Patienten ihre Diagnose nur als Fachbegriff kennen und diesen nicht verstehen oder viele Dinge in den Begriff hineininterpretieren.

PRAXISTIPP

Patienten immer bitten, Diagnose und Symptome in ihrer eigenen Sprache zu beschreiben. Ggf. nachfragen, was darunter verstanden bzw. damit verbunden wird.

Man unterscheidet

- **Fachsprache** (z. B. duktales Mammakarzinom),
- **Lehnbegriffe** (z. B. Mamma-CA),
- **gemeinsprachliche Begriffe** (z. B. Brustkrebs).

Die Fachsprache teilt sich auf in die Terminologie und die Nomenklatur.

Terminologie

Die Terminologie ist die **Fachsprache** eines Wissenschaftsgebiets (hier: der Medizin) und ist eine gewachsene, lebendige Sprache, die für die fachsprachliche Kommunikation genutzt wird. Die Terminologie entwickelt sich stets weiter und wird durch gesellschaftliche und kulturelle Veränderungen sowie den medizinischen Fortschritt geprägt.
Die Ursprünge der Termini in der Medizin finden sich in den folgenden Sprachen:

- Griechische Antike (Hippokrates): z. B. Erythrozyten, Nephrolithiasis (Nierensteinleiden), Katarrh (Schnupfen)
- Römische Antike (Latein): z. B. os, medicus, cor
- Persisch-arabischer Sprachraum: z. B. Alkohol, Alchemie
- Später Französisch (z. B. in der Chirurgie): z. B. Drainage, Kürettage, Lisfranc-Gelenklinie
- Aktuell auch Englisch: z. B. Bypass, Compliance, Restless-Legs-Syndrom

Nomenklatur

Die Nomenklatur ist dagegen ein **international gültiges wissenschaftliches Bezeichnungssystem,** welches z. B. bei der **Nomina anatomica** (anatomische Nomenklatur) aus feststehenden einzelnen Begriffen zusammengesetzt wird. Verwechslungen sind somit ausgeschlossen.
Die **Grundsätze** der Nomina anatomica sind:

- Für jede Struktur eine Bezeichnung
- Möglichst lateinisch
- Kurz
- Attribute nur, wenn diese zur Unterscheidung notwendig sind
- Eponyme (aus Eigennamen abgleitet) vermeiden

Für die Nomina anatomica gelten **feste Schreib- und Ausspracheregeln:**

- Anfangsbuchstabe des ersten Wortes großgeschrieben, weitere Wörter klein; Bsp.: Aorta abdominalis
- Eigennamen werden großgeschrieben, Bsp.: Morbus Alzheimer.
- Diphthonge (Doppellaute) werden oft eingedeutscht, Bsp.: Oesophagus wird Ösophagus.
- Aus lateinischem „i" wird oft „j".
- Umlaute oft vereinfacht: aus „prae-" wird „pre-"
- „ph" wird „f"
- „qu" wird „kwa" gesprochen
- „v" wird „w"
- „c" wird „k" vor a, o, u und Konsonanten
- „c" wird „z" vor e, i, y, ae, oe

Grundbausteine der anatomischen Begriffe

Anatomische Begriffe setzen sich aus den folgenden Grundbausteinen zusammen:

- Substantive; z. B. Arteria
- Adjektive, Komparative, Superlative; z. B. longus, longior, longissimus
- Präfixe (Vorsilben); z. B. peri- (um … herum)
- Suffixe (Nachsilben); z. B. -itis (Entzündung)

Substantive werden dekliniert. Die wichtigsten Fälle für anatomische Bezeichnungen sind Nominativ und Genitiv (Singular und Plural). Je nach Deklination gibt es unterschiedliche Endungen (Beispiele ➤ Tab. 1.3). Es gibt:

- a-Deklination
- o-Deklination
- konsonantische und i-Deklination
- u-Deklination
- e-Deklination.

Adjektive beschreiben ein Substantiv näher. Die Steigerungsformen der Adjektive werden als **Komparative** und **Superlative** bezeichnet.
Beispiele:

- Grundform: z. B. longus, -a, -um
- Komparativ: z. B. longior, -ius
- Superlativ: z. B. longissimus, -a, -um

Präfixe sind Vorsilben, die einem Substantiv vorangestellt werden (➤ Tab. 1.4).

Suffixe sind Endungen, die an Substantive angehängt werden (➤ Tab. 1.5).

Diminutive sind eine besondere Form der Suffixe, die eine Verkleinerung ausdrücken.
Im Singular z. B.:

- -ellus, -ella, -ellum

Tab. 1.3 Beispiele für Deklinationen

	Singular	Plural
a-Deklination		
Nom.	ven-a	ven-ae
Gen.	ven-ae	ven-arum
o-Deklination, Maskulinum		
Nom.	nerv-us	nerv-i
Gen.	nerv-i	nerv-orum
o-Deklination, Neutrum		
Nom.	sept-um	sept-a
Gen.	sept-i	sept-orum
Konsonantische Deklination, Maskulinum		
Nom.	flexor	flexor-es
Gen.	flexor-is	flexor-um
Konsonantische Deklination, Femininum		
Nom.	regio	region-es
Gen.	region-is	region-um
Konsonantische Deklination, Neutrum		
Nom.	caput	capit-a
Gen.	capit-is	capit-um
u-Deklination, Maskulinum		
Nom.	plex-us	plex-us
Gen.	plex-us	plex-uum
u-Deklination, Neutrum		
Nom.	gen-u	gen-ua
Gen.	gen-us	gen-uum
e-Deklination		
Nom.	faci-es	faci-es
Gen.	faci-ei	faci-erum

- -illus,- illa, -illum
- -olus, -ola, -olum (z. B. Arteriola)
- -ulus, -ula, -ulum
- -culus, -cula, -culum

Attribute beschreiben ein Substantiv genauer.

- **Genitivattribut**
  - antwortet mit einem zweiten Substantiv im Genitiv auf die Frage „Wessen"?
  - z. B. genaue Bestimmung der Lage
  - z. B. Valva aortae, Aorta abdominalis

Tab. 1.4 Auswahl an Präfixen

Präfix	Übersetzung
ad-	an, heran
brady-	langsam
de-	von, weg
derma-	Haut
epi-	oben, auf
extra-	außerhalb
hemi-	halb
hetero-	ungleich, anders
homo-	gleich
hyper-	über, oberhalb
hypo-	unter, unterhalb
in-	Verneinung
infra-	unterhalb
inter-	dazwischen
intra-	innerhalb
myo-	Muskel
per-	durch
prae-, pro-	vor
poly-	viel
oligo-	wenig
tachy-	schnell

Tab. 1.5 Auswahl an Suffixen

Suffix	Übersetzung
-itis	Entzündung
-iasis	krankhafter Zustand
-pathie	krankhafte Veränderung
-osis/-ose	chronisch degenerativ

- **Adjektivattribut**
  - Substantiv wird einem Adjektiv zugeordnet
  - Beschreibung weiterer Details in Kasus, Numerus und Genus mit Substantiv übereinstimmend
  - z. B. Arteria transversa, Colon transversum
- Ergänzend können noch Präfixe und Suffixe dazukommen
  - Komposita, „kombinierte Attribute": z. B. Arteria mesenteria superior

PRAXISTIPP

Um medizinische Fachbegriffe besser verstehen zu können, ist es sinnvoll, diese in ihre einzelnen Bestandteile zu zerlegen. Hier zwei Beispiele für die Begriffe Arthritis und Endokarditis.

Präfix	Wortstamm	Suffix
Beispiel Arthritis = entzündliche Gelenkerkrankung		
	Arthr- (von Arthron)	itis
	Gelenk	Entzündung
Beispiel Endokarditis = Entzündung der Herzinnenhaut		
Endo-	kard-	itis
Innen	Herz	Entzündung

Anatomische Grundbegriffe (➤ Tab. 1.6)

Tab. 1.6 Grundbegriffe

Begriff	Plural	Abkürzung	Übersetzung
Arcus	Arcus		Bogen
Arteria	Arteriae	A., Aa.	Arterie
Articulatio	Articulationes	Art.	Gelenk
Brachium	Brachia		Arm
Cartilago	Cartilagenes		Knorpel
Cavum	Cava		Höhle
Cranium	Crania		Schädel
Digitus	Digiti		Finger, Zeh
Ductus	Ductus		Gang
Fascia	Faciae		Muskel(-faszie)
Foramen	Foramina		Loch, Öffnung
Fossa	Fossae		Grube, Vertiefung
Glandula	Glandulae		Drüse
Ligamentum	Ligamenta	Lig., Ligg.	Band
Musculus	Musculi	M., Mm.	Muskel
Manus	Manus		Hand
Nervus	Nervi	N., Nn.	Nerv
Nodus	Nodi		Knoten
Os	Ossa		Knochen
Pars	Partes		Teil
Plexus	Plexus		(Nerven-)geflecht
Processus	Processus	Proc., Procc.	Vorsprung
Ramus	Rami	R., Rr.	Zweig
Sinus	Sinus		Ausbuchtung
Tendo	Tendines		Sehne
Vena	Venae	V., Vv.	Vene
Vertebra	Vertebrae		Wirbel

Organangaben

Organangaben (➤ Tab. 1.7) setzen sich oft aus zwei oder mehr Wörtern zusammen. Der Name zeigt da-

Tab. 1.7 Auswahl an Organangaben

Organangabe	Übersetzung
abdominalis	zum Bauch (Abdomen) gehörend
brachialis	am Oberarm (Brachium)
bronchialis	an den Bronchien
coronaris	kranzartig, zu Herzkranzgefäßen gehörend
costalis	an den Rippen (Costae)
cranialis	zum Schädel (Cranium) gehörend oder zeigend, oberhalb (schädelwärts) gelegen
cysticus	zum Gallengangsystem gehörend
dorsalis	rückenwärts gelegen
femoris	am Oberschenkel
fibularis	zum Wadenbein gehörend
gastricus	zum Magen (Gaster) gehörend
hepatis/hepaticus	an oder in der Leber (Hepar)
iliacus	am oder im Darmbein (Os ileum)
lienalis	zu Milz (Lien, Splen) gehörend
pectoralis	an der Brust
peroneus	am Wadenbein
pulmonalis	an oder in der Lunge (Pulmo)
radialis	an der Speiche (Radius)
renalis	an oder in der Niere (Ren)
thoracicus	am oder im Brustkorb (Thorax)
tibialis	am Schienbein (Tibia)
ulnaris	an der Elle (Ulna)
vertebralis	zum Wirbel (Vertebra)
visceralis	zu den Eingeweiden hin gelegen

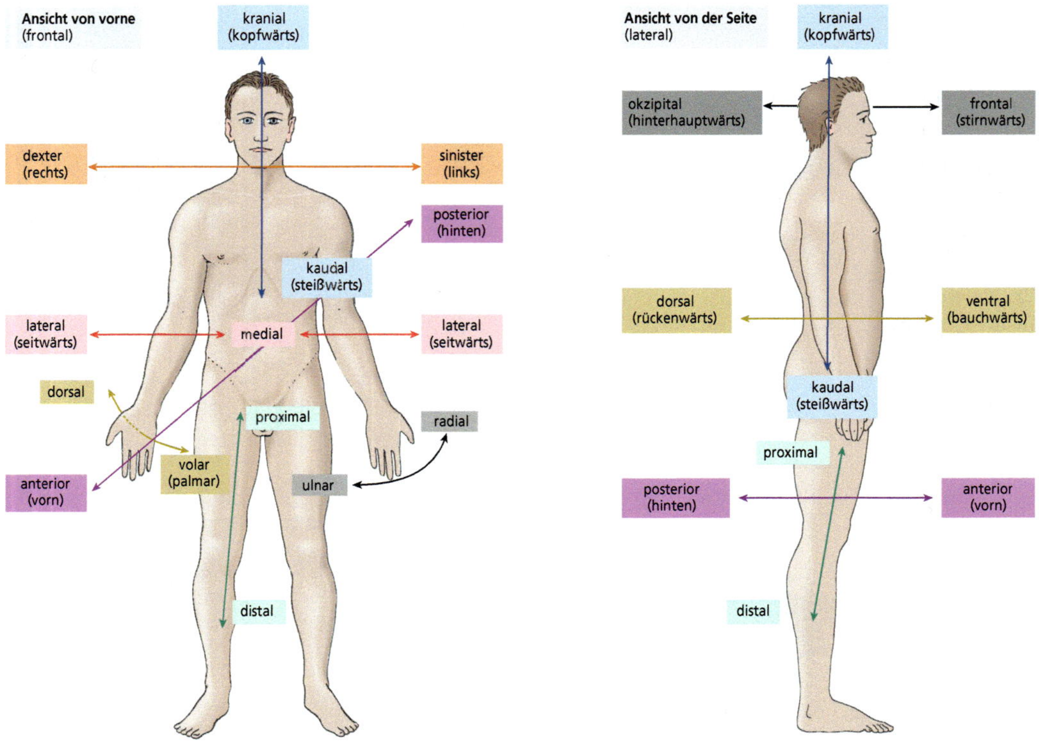

Abb. 1.1 Lagebezeichnungen am Körper [L190]

bei, zu welchem Organ die jeweilige Struktur gehört, z. B. Musculus brachialis = Oberarmmuskel, Nervus ulnaris = Ellennerv.

Es wird auch deutlich erkennbar, wenn mehrere Strukturen beteiligt sind, z. B. N. glossopharyngeus = Nerv, der die Zunge (glossa) und den Rachen (pharynx) innerviert.

Begrifflichkeiten zur Körperorientierung

Um sich am Körper orientieren zu können und Körperstellen z. B. im Befund oder in der Patientenakte adäquat beschreiben zu können (➤ Abb. 1.1), werden zusätzlich zu den oben dargestellten Achsen und Ebenen noch weitere Begrifflichkeiten vorgestellt (➤ Tab. 1.8).

Begrifflichkeiten zur Beschreibung von Bewegungen

Die Begrifflichkeiten zur genauen Beschreibung der möglichen Bewegungen der Gelenke werden in ➤ Tab. 1.9. aufgeführt. Die Bewegungen finden um eine bestimmte Achse in einer bestimmten Ebene statt (➤ Kap. 2.3).

Tab. 1.8 Begrifflichkeiten zur Körperorientierung

Begriff	Übersetzung
kranial	kopfwärts
kaudal	schwanzwärts
ventral	Körpervorderseite
dorsal	Körperrückseite
volar/palmar	zur Handinnenfläche
proximal	rumpfnah
distal	rumpffern
posterior	hinten
anterior	vorne
superior	oben
inferior	unten
medial	zur Körpermitte hin
lateral	zur Körperaußenseite hin
sinister	links
dexter	rechts
frontal	stirnwärts
okzipital	hinterhauptwärts

Tab. 1.9 Begrifflichkeiten zur Beschreibung von Bewegungen

Begriff	Übersetzung
Flexion (Flex.)	Beugung
Extension (Ext.)	Streckung
Plantar-/Palmarflexion (PF)	Beugung des Fußes/der Hand (vom Körper weg)
Dorsalextension (-flexion) (DE)	Streckung des Fußes/der Hand (zum Körper hin)
Abduktion (ABD)	Abspreizen des Beines
Adduktion (ADD)	Heranziehen des Beines
Außenrotation (AR)	Außenrotation
Innenrotation (IR)	Innenrotation
Supination (Sup.)	Rotation des UA – Handinnenfläche zeigt nach kranial Oder: Bewegung des USG – Fußinnenfläche zeigt nach kranial (bei fixiertem Calcaneus)
Pronation (Pro.)	Rotation des UA – Handinnenfläche zeigt nach kaudal Oder: Bewegung des US – Fußinnenfläche zeigt nach kaudal (bei fixiertem Calcaneus)
Inversion	Kombinationsbewegung OSG und USG bestehend aus: PF, Supination und ADD des Fußes
Eversion	Kombinationsbewegung OSG und USG: DE, Pronation und ABD des Fußes
Elevation Schultergürtel	Hochziehen des Schultergürtels (Schulter nähert sich Ohr an)
Depression Schultergürtel	Absenken des Schultergürtels (Schulter entfernt sich von Ohr)
Anteversion	Anheben des Armes nach ventral bis 90°
Retroversion	Anheben des Armes nach dorsal
Opposition	Gegenüberstellen des Daumens der anderen Finger (Kombibewegung aus ADD und Flexion)
Reposition	Rückbewegung aus der Opposition (Kombibewegung aus ABD und Extension)
Zirkumduktion	Kreisende Bewegung des Daumens (Kombibewegung aus ADD, ABD, Opposition und Reposition)
Inklination	Flexion von Kopf, Rumpf oder Becken nach ventral
Reklination	Extension von Kopf, Rumpf oder Becken nach dorsal
Elevation des Armes	Flexion/ABD des Armes über 90°

WIEDERHOLUNGSFRAGEN

Kap. 1.3 Terminologie und Nomenklatur

1. Suche für jeden Sprachursprung zwei weitere Beispiele heraus:
   - Griechische Antike (Hippokrates)
   - Römische Antike (Latein)
   - Persisch-arabischer Sprachraum
   - Französisch (z. B. in der Chirurgie)
   - Englisch
2. Suche zu jeder Ausspracheregel ein Beispiel.
3. Suche zwei Beispiele für die drei Steigerungsformen.
4. Suche drei Beispiele für Verkleinerungsformen und übersetze die Wörter.
5. Erkläre jeden Begriff und übersetze ihn (sofern es sinnvoll und möglich ist):
   - Hemiplegie
   - Echokardiografie
   - Koloskopie
   - Dysphagie
   - Melanom
   - Phlebothrombose
   - Glomerulonephritis
   - Angina pectoris
6. Was liegt kaudaler, die Zehen oder das Sprunggelenk?
7. Was liegt kranialer, das Knie oder die Hüfte?
8. Was liegt kaudaler, die Finger oder das Handgelenk?
9. Was liegt kranialer, die Brust oder der Bauchnabel?
10. Liegt der Rücken dorsal oder ventral?
11. Liegt der Bauch dorsal oder ventral?
12. Liegt der Handrücken dorsal oder ventral?
13. Liegt die Kniekehle dorsal oder ventral?

1.4 Maßeinheiten

SI-Einheiten sind Maßeinheiten (➤ Tab. 1.10), die im internationalen Einheitssystem festgelegt wurden und weltweit genutzt werden. In der Physiotherapie kommen Maßeinheiten in unterschiedlichen Zu-

1

Tab. 1.10 Maßeinheiten

Größe	Einheit
Länge	Meter (m)
Masse	Kilogramm (kg)
Zeit	Sekunde (s)
Stromstärke	Ampere (A)
Temperatur	Grad Celsius (°)
Stoffmenge	Mol (mol)
Fläche	Quadratmeter (m^2)
Volumen	Kubikmeter (m^3)
Druck	Pascal (Pa)
Frequenz	Hertz (Hz)
Kraft	Newton (N)
elektronischer Widerstand	Ohm (Ω)
Leistung	Watt (W)
Energie/Arbeit	Joule (J)
Geschwindigkeit	Meter pro Sekunde (m/s)

sammenhängen vor. Beispielsweise wird der Finger-Boden-Abstand in cm und die Leistung an einem Fahrradergometer in Watt angegeben. Die Kenntnis über die verschiedenen Größen und ihre Einheiten ist relevant.

1.5 Voraussetzung für therapeutisches Arbeiten

1.5.1 Grundverständnis wissenschaftliches Arbeiten

Wissenschaft und wissenschaftliches Arbeiten sind nicht nur eine wichtige Grundlage für Physiotherapeuten, die studieren, sondern für **ALLE** Physiotherapeuten.

Physiotherapeuten sind häufig die Ansprechpartner für Patienten in Bezug auf Gesundheitswissen. Zudem unterliegt das medizinische Wissen einem stetigen Wandel, weshalb alle medizinischen Professionen sich dem **lebenslangen Lernen** verpflichtet haben. Vor allem in einer Zeit, in der **Fake News** auf dem Vormarsch sind, ist es besonders wichtig, zu wissen, wie **valides Wissen** generiert werden kann und welche Informationen oder Quellen zu Rate gezogen werden können.

Ein weiterer wichtiger Punkt ist hierbei, dass wir als Therapierende bei unseren Patienten wach und aufmerksam sein und ihre Symptome, Körper und deren Reaktionen **beobachten** müssen. Das medizinische Wissen entwickelt sich stetig weiter und der Körper ist immer noch in vielen Bereichen eine **Black Box,** die weiterhin erforscht werden muss!

In ➤ Abb. 1.2 wird ein Modell vorgestellt (adaptiert aus Haala und Wichert 2001), welches aufzeigt, wie das Wissen entsteht bzw. entstanden ist, welches unser Weltbild prägt. Um das Modell anschaulicher zu gestalten, wird parallel ein Fallbeispiel aufgezeigt; hierbei handelt es sich um die Entdeckung und Entwicklung der Pockenimpfung durch Edward Jenner im Jahre 1796 (➤ Exkurs Entwicklung der Pockenimpfung).

Exkurs

Entwicklung der Pockenimpfung

Edward Jenner entwickelte die Pockenimpfung, zum einen, weil er selbst an Pocken erkrankte und diese nur knapp überlebte, zum anderen, weil zu dieser Zeit (1796) ca. 10 % aller Kleinkinder an Pocken starben.

Die Impfung entwickelte sich zunächst aus einer Beobachtung und einer Vermutung: Jenner beobachtete, dass Landarbeiter und Kuhmägde gegen Pocken immun zu sein schienen, wenn diese sich vorher an Kuhpocken infiziert hatten. Kuhpocken sind eine für den Menschen harmlose Erkrankung.

Diese Beobachtung wurde dann folgendermaßen überprüft: Jenner infizierte bewusst ein Kind mit Kuhpocken und nach der Ausheilung der Kuhpocken mit Menschenpocken. Das Kind erkrankte nicht an den Menschenpocken. Anschließend wiederholte Jenner dieses Verfahren und infizierte weitere Menschen in dieser Reihenfolge. Auch diese Menschen erkrankten nicht. Somit wurde die Beobachtung bestätigt. Jenner nannte dieses Verfahren „Vaccination“ (nach dem lateinischen Wort *vacca* für Kuh).

Spannend ist auch, dass zu dieser Zeit Viren und Bakterien noch nicht bekannt waren (erst 1882 entdeckte Robert Koch die Tuberkulose-

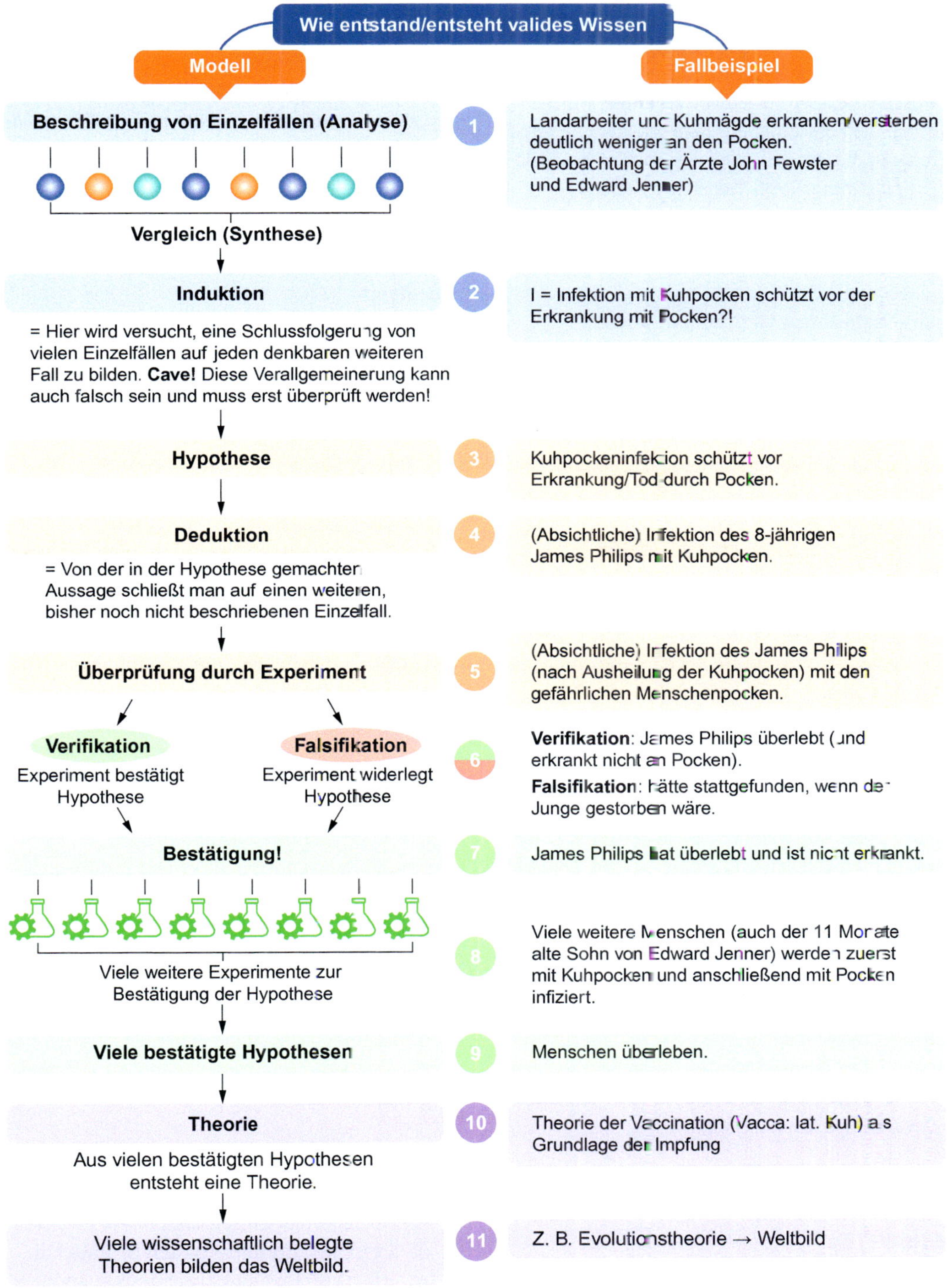

Abb. 1.2 Mind Map: Entstehung von validem Wissen [P1609, L157]

Bakterien), das heißt, die Menschen wussten nur, dass die Pocken eine Erkrankung waren – wodurch diese Krankheit ausgelöst wurde, wussten sie allerdings nicht. Dennoch wurde durch die Forschung die erste erfolgreiche Impfung, in diesem Fall gegen die Pocken, entdeckt (Klinkhammer 1996, Deutsches Ärzteblatt 2021).

Fazit – Entstehung von validem Wissen:

1. Beobachtung von Patienten ist ein wichtiger Faktor – dabei ist vor allem das genaue Beobachten von Symptomen und wie die Patienten z. B. auf bestimmte Tätigkeiten, Behandlungstechniken, usw. reagieren wichtig. Ebenso das anschließende Notieren beispielsweise von außergewöhnlichen Beobachtungen!
2. Vergleich mit validen Literaturquellen (z. B. Leitlinien, …) oder Gespräch mit anderen Gesundheitsexperten zum betreffenden Thema.
3. Behauptungen müssen durch Quellenangaben belegbar sein. Wurde die Behauptung durch eine Überprüfung (i. d. R. Studie) verifiziert? Oder wurde diese Behauptung lediglich „irgendwo" aufgeschnappt (der Freund meines Freundes, oder Zitat aus den sozialen Medien)? Meinungen oder Aussagen (auch wenn diese im Internet oder in den sozialen Medien stehen) sind keine validierten Quellen und können, wenn diese über viele Kanäle weitergegeben werden, auch zu Fake News beitragen.
4. Das heißt letztendlich, dass jede Aussage oder Behauptung durch Untersuchungen verifiziert oder falsifiziert werden muss! Um eine allgemeingültige Aussage zu bekommen, müssen hierzu sehr viele Fälle überprüft werden. Je größer die Stichprobe, desto besser kann sie eine Aussage für die Gesamtpopulation treffen!

1.5.2 Kommunikation Therapeut – Patient

„Bei der Kommunikation ist Missverstehen das Normale. Verstehen ist die Ausnahme." (Roth 2001, S. 367)

Dieser Satz eines renommierten Kommunikationsforschers sagt sehr viel über die Kommunikation zwischen Menschen aus.

Das liegt vor allem auch an Folgendem:

„Keiner versteht den anderen ganz, weil keiner beim selben Wort genau dasselbe denkt wie der andere." (Johann Wolfgang von Goethe)

Bei der Behandlung von Patienten ist die Kommunikation zwischen Therapeuten und Patienten ein wichtiger und oft unterschätzter Bestandteil der Behandlung.

„Man kann nicht nicht kommunizieren." (Paul Watzlawick 2015, S. 1)

Beim Kontakt mit Patienten ist es deshalb wichtig, dass Therapierende auch auf ihre eigene Körpersprache achten, denn auch diese kann den Patienten Botschaften senden, wie z. B. lustlos, traurig, freundlich, zugewendet, abweisend, genervt, desinteressiert, interessiert, bemüht, …

Bei der Kommunikation sollten folgende Schwerpunkte gesetzt werden:

- Die Kommunikation sollte wertschätzend gegenüber den Patienten sein.
- Patienten sollten über ihre Erkrankung neutral informiert werden.
- Patienten sollten über die Möglichkeiten der Therapie dieser Erkrankung informiert werden.
- Die Kommunikation sollte nicht destruktiv sein, wie z. B. „Wenn Sie so weitermachen wie bisher, sitzen Sie bald im Rollstuhl …".
- Grundsätzlich müssen die Worte mit Sorgfalt gewählt werden, da die falsche Wortwahl einen Nocebo-Effekt (negative gesundheitliche Auswirkungen) auslösen oder verstärken kann.
- Therapierende sollten allerdings auch nicht übertrieben freundlich mit Patienten umgehen, sondern authentisch auf die Patienten zugehen und mit ihnen kommunizieren, damit sie sich ernst genommen fühlen.

Fallbeispiel

Eine Patientin kommt mit Rückenschmerzen mit einem Rezept ihres Hausarztes in die Praxis. Sie ist 38 Jahre alt, ledig und Grundschullehrerin. Die Patientin ist sehr besorgt und ängstlich; sie hat nach einer unbedachten Bewegung (einen schwereren Gegenstand heben) plötzlich starke Rückenschmerzen im Bereich des ISG, welche in das Gesäß ausstrahlen. Die Patientin kommt kleinschrittig und leicht nach ventral gebeugt in die Praxis. Sie erzählt, dass es das erste Mal ist, dass sie so schlimme Rückenschmerzen hat, die sie körperlich auch so schwer einschränken, dass sie nicht sitzen und sich auch nicht im Bett umdrehen kann; ebenso kann sie keine großen Schritte machen.

Bei der Inspektion fällt eine dünne Patientin ohne Muskulatur auf (skinny fat), sie „hängt“ in ihren Bändern, zeigt eine Ventralverschiebung des Beckens und dadurch eine Hyperlordose der LWS und eine Hyperkyphose der BWS. Die Patientin ist durch ihren Job als Grundschullehrerin körperlich ausgelastet und verbringt ihre Freizeit eher auf dem Sofa bzw. zu Hause. Sie macht keinen Sport.

Bei der Untersuchung fällt auf, dass das ISG vermutlich die Ursache der Beschwerden ist. Zusätzlich fällt auf, dass die gesamte Core-Muskulatur insuffizient ist und die Patientin diese kaum anspannen kann.

Alle Kennmuskel- und Nerventests sowie Reflexe (Lasègue-Test, etc.) sind unauffällig. Auch Kompressions- und Klopftests sind unauffällig.

Die Patientin katastrophisiert während der Untersuchung immer mehr.

Bei solchen Patienten ist die Kommunikation schwierig, da es wichtig ist, die Patienten in ihrem Schmerz- bzw. Krankheitserleben ernst zu nehmen, aber ihnen dennoch zu vermitteln, dass bestimmte schmerzhafte Zustände des Körpers etwas „Normales“ sind, vergleichbar mit einem Schnupfen oder einem grippalen Infekt.

Die Sicherheitstests (Kennmuskeln, Reflexe und Nerventests) und das Fehlen von Red Flags weisen darauf hin, dass die Ursache vermutlich gutartiger Natur ist.

PRAXISTIPP

Kommunikation

Bei Patienten, die Krankheitssymptome katastrophisieren, muss die Kommunikation empathisch verstehend, aber auch erklärend sein; in keinem Fall dürfen die Symptome überbewertet werden.

Bestandteile einer professionellen Kommunikation bei einer therapeutischen Behandlung oder Beziehung

Shared Decision Making (Partizipative Entscheidungsfindung)

- Diese Begriffe stehen für eine **partnerschaftliche Entscheidungsfindung,** die in einem medizinischen Kontext stattfindet (Biber 2016).
- Hierbei sollen Patienten und Therapierende (Ärzte) unter **gleichberechtigter** und **aktiver Beteiligung** von beiden auf Basis geteilter Information zu einer gemeinsam verantworteten Übereinkunft kommen (Biber 2016).
- Das heißt folglich, dass Therapierende Patienten nicht als passive Befehlsempfänger behandeln, sondern dass sie den Patienten ihr Wissen zur Verfügung stellen und **gemeinsam beratschlagt** wird, wie die Behandlung erfolgen soll.
- Früher herrschte vor allem bei der Arzt-Patienten-Beziehung das paternalistische Modell, das heißt der Arzt entschied allein, was er für richtig hielt, und dementsprechend wurde der Patient behandelt. Mittlerweile wird hingegen der **mündige und informierte Patient** in den Vordergrund gestellt.

Informed Consent

- Um mündige und informierte Patienten zu haben, müssen diese zunächst einmal **umfassend aufgeklärt** werden. Deshalb soll und muss im Umgang mit Patienten nach dem Prinzip der **informierten bzw. autonomen Zustimmung** (Informed Consent) vorgegangen bzw. informiert werden.
- Vor allem im digitalen Zeitalter gibt es sehr unterschiedlich informierte Patienten: zum einen jene, die noch wenig bis gar nicht über digitale Medien arbeiten, dann diejenigen, die sich falsch informieren und sozusagen den Fake News Glauben schenken, und zuletzt auch solche, die valide Informationen zu Rate ziehen. Alle diese Fälle müssen bei der Aufklärung berücksichtigt werden.
- Dies setzt auch voraus, dass Therapierende selber wissen, wie sie Zugang zu **validen Informationen** bekommen (➤ Kap. 1.5.1) und wie sie individuell Fragen von Patienten zu ver-

schiedenen Krankheitsbildern oder individuellen Gegebenheiten recherchieren können.
- **Informed Consent** verlangt hierbei eine **individuelle Aufklärung** eines jeden Patienten hinsichtlich jeder einzelnen diagnostischen und therapeutischen Maßnahme sowie die **Berücksichtigung der Wünsche, Ziele und Wertvorstellungen** der Patienten im Entscheidungsprozess (Jütte 2018).

Exkurs

Patientenaufklärung

- Einfache und patientengerechte Sprache verwenden.
- Empathischer und authentischer Umgang mit den Patienten.
- Den Patienten auch ausreichend Zeit für Nachfragen einräumen.
- **Nocebo-Effekte** durch Aufklärung vermeiden: „Das heißt, man macht den Patienten darauf aufmerksam, dass es Studien gibt, die belegen, dass es manchmal besser ist, bestimmte, für den Heilungsverlauf aber insgesamt nicht essenzielle Informationen dem Patienten vorzuenthalten. Dies ist wichtig, um lästige Befindlichkeitsstörungen zu vermeiden und den Genesungsprozess zu beschleunigen. Hierzu müssen die Patienten zustimmen." (Jütte 2018, S. 1328)
- Die Therapierenden sollten alle **wesentlichen Fakten** und **Informationen** (hierbei sollten immer **aktuelle Literatur** und **Leitlinien** miteinbezogen werden), die aus therapeutischer Sicht **relevant** für die Patienten sind, **neutral** vermitteln.
- Evtl. kann den Patienten zusätzliches **Infomaterial** (z. B. Flyer) zur Verfügung gestellt werden. So können die Patienten die Informationen nochmal in Ruhe zu Hause nachlesen.
- In der darauffolgenden Behandlung sollte Zeit für **Verständnisfragen** seitens des Patienten eingeräumt werden.

Zusammenfassung

Letztendlich sollten Physiotherapierende:
- authentisch,
- wertschätzend,
- erklärend bzw. aufklärend über medizinische Sachverhalte oder den Körper,
- empathisch sein.
- Therapieentscheidungen **zusammen** mit den Patienten und entsprechend deren Bedürfnissen treffen.

Dabei sollten die Worte mit Bedacht gewählt **(keine destruktive Kommunikation)** und **keine Nocebo-Effekte** hervorgerufen werden (z. B. „Ihre Hand sieht so schlimm aus, ich kann mir nicht vorstellen, dass wir das wieder hinbekommen").

In ➤ Kap 10.3 finden sich Kommunikationsbeispiele für den Umgang mit besonderen Kommunikationssituationen.

1.5.3 Verhalten der Therapierenden

Der Umgang mit Patienten ist so wie im wirklichen Leben: Man sollte gewisse **Umgangsformen** beherrschen und mit anderen Menschen respektvoll umgehen. Dazu gehört:
- Den Patienten begrüßen und verabschieden.
- Die Behandlung pünktlich beginnen.
- Handys und sonstige Ablenkungen sollten bei der Behandlung nicht verwendet und am besten im Spind gelassen werden.
- Dem Patienten die volle Aufmerksamkeit widmen.
- Dem Patienten konzentriert zuhören und auf Fragen antworten.
- Wertschätzender Umgang auf Augenhöhe.
- Für den Umgang mit dem eigenen Körper eine Vorbildfunktion einnehmen: z. B. regelmäßige Körperhygiene, angemessene und saubere Kleidung.

Behandlungsgrundlagen

- Therapierende sollten **sauber und ordentlich gekleidet** sein:
  - Die Kleidung sollte nicht dreckig oder kaputt sein oder extrem riechen, weder ungewaschen noch extrem nach Deo, Parfüm oder Zigaretten.

- Dem Beruf angemessen sportliche Bekleidung, sodass Übungen vorgemacht und alle nötigen Techniken ausgeführt werden können.
- Eventuell kann es notwendig sein, sich nach einer Behandlung umzuziehen, da die Kleidung durch die vorherige Behandlung verschmutzt wurde (z. B. durch Blut oder Schweiß). Deshalb immer Wechselkleidung dabeihaben.

- Therapierende sollten auf eine gewisse **Grundgepflegtheit** ihres Körpers achten.
- Geschnittene und kurze Fingernägel.
- Kein Nagellack oder künstliche Fingernägel.
- Kein Schmuck (v. a. an den Händen), um Verletzungen von Therapeut und Patient zu vermeiden.
- Bei offenen Wunden an den Händen des Therapeuten (auch kleine Schnittverletzungen etc.) oder im Behandlungsgebiet müssen bei der Behandlung Handschuhe getragen werden.
- Es sollte keine Mütze, Kappi etc. bei der Behandlung getragen werden (Kopftücher aus religiösen Gründen oder andere religiöse Kopfbedeckungen ausgenommen).
- Körperlich sollten Therapierende auch das ausstrahlen, was sie ihren Patienten beibringen möchten. Das heißt, es wäre nicht gut, einem Patienten mit Rückenschmerzen zu erklären, dass eine aufrechte Körperhaltung und Muskelspannung wichtig sind, und der Therapeut hängt dabei die ganze Zeit „in den Seilen".

Behandlungsbeginn

- Vor Beginn der Behandlung müssen die **Hände gewaschen** und desinfiziert sein.
- Bevor man seine **Hände** auf den Körper des Patienten legt, sollte man sie **anwärmen**, das heißt die Hände aneinander reiben.
- Wenn ein **Massageöl** oder eine **Massagelotion** verwendet wird, dann sollte diese nie direkt auf den Körper des Patienten gegeben werden, da dies sehr unangenehm und kalt für den Patienten ist (auch der Tonus kann sich hierdurch kurzfristig erhöhen oder der Patient erschreckt sich). Massageöl oder -lotion sollte sich der Therapeut zunächst in die eigene Hand geben und dann in den Händen verreiben, um es **anzuwärmen.**
- Vor Anwendung von Ölen oder Lotionen sollten auch **Allergien** abgefragt werden.

Behandlungsverlauf

- Wenn man „Hands on" am Patienten arbeitet, ist es sinnvoll, immer **eine Hand am Patienten** zu belassen.
- Während der Behandlung sollte der Therapeut seine **Aufmerksamkeit dem Patienten widmen** und alle „digitale" Ablenkung kategorisch vermeiden. Ausnahmen hierbei sind Tablets, die z. B. zur Befunderhebung verwendet werden können.
- Wenn man Behandlungstechniken, Übungen etc. anwendet, ist es sehr wichtig, dem Patienten zu **erklären,** warum man welche Technik anwendet und was sie bewirken soll oder kann. Dies sollte leicht verständlich und in **patientengerechter Sprache** vermittelt werden.
- Auch ist es wichtig, auf mögliche Auswirkungen der Behandlung hinzuweisen, z. B. dass zunächst ein stärkerer Schmerz möglich ist, und Hinweise für das Verhalten zu geben, z. B. Bewegungsübungen trotz Schmerzen durchzuführen.

POWER YOUR BRAIN

Dankbarkeit

Setze dich an den Tisch und nimm Zettel und Stift zur Hand. Überlege dir drei Sachen, für die du heute dankbar bist. Das kann gerne als kleines Ritual am Abend eingeführt werden. Durch das Bewusstwerden und Aufschreiben von positiven Dingen verbessert sich die innere Einstellung und man fühlt sich dankbarer (Kini et al. 2016).

1.5.4 Interprofessionelles Arbeiten

Interprofessionelles Arbeiten oder auch multiprofessionelle Zusammenarbeit meint, dass mehrere (mindestens zwei) Professionen gemeinsam, also mit Absprachen, an einem Patienten arbeiten. Die interprofessionelle Zusammenarbeit hat in den letzten Jahren durch den demografischen Wandel, die Multimorbidität und das komplexere Gesundheitssystem immer mehr an Bedeutung gewonnen (Ulrich 2020).

Beispiele hierfür sind interprofessionelle Teams in Krankenhäusern oder Rehabilitationseinrichtungen. Hier arbeiten verschiedene Professionen (wie z. B. Ärzte, Pflegekräfte, Physio-, Ergotherapierende und Logopäden) direkt am Patienten zusammen und besprechen sich z. B. in regelmäßigen Teamsitzungen. So ist gesichert, dass jeder alle Informationen zum

Patienten hat und alle Ressourcen sinnvoll genutzt werden.

Eine Zusammenarbeit ist auch im ambulanten Bereich möglich, z. B., wenn sich ein Ergotherapeut und eine Physiotherapeutin, die gemeinsam einen Patienten betreuen, in der Zielsetzung und den Therapiemaßnahmen absprechen, um den Patienten optimal zu behandeln. Auch möglich sind regelmäßige Fallbesprechungen oder Absprachen in größeren Praxen mit mehreren Professionen. Eine Rücksprache mit dem zuständigen Arzt kann auch erforderlich sein, wenn die Therapie aus Sicht des Therapeuten geändert werden muss. Der **Therapiebericht,** der vom Arzt angefordert werden kann, zählt ebenfalls zur interprofessionellen Zusammenarbeit.

Auch die **Schnittstellen** in der Patientenversorgung profitieren von einer verbesserten interprofessionellen Zusammenarbeit: Übergänge z. B. von der stationären zur ambulanten Versorgung werden besser begleitet und es gehen keine Informationen verloren.

Positive Effekte multiprofessioneller Zusammenarbeit (Spielberg 2020):

- Vermeidung von Patientenunfällen und Verbesserung der Behandlungsqualität
- Bessere Beteiligung von Patienten im Entscheidungsprozess
- Höhere Patientenzufriedenheit bei der klinischen Entscheidungsfindung
- Bessere Qualität der Entlastungsberatung
- Kürzere Liegezeiten, geringere Komplikationsraten und weniger Verlegungen auf Intensivstationen
- Positive Auswirkungen auf die Lebensqualität und Zufriedenheit von chronisch Kranken
- Höhere Mitarbeiterzufriedenheit
- Geringeres Risiko für Burnout und andere Erkrankungen

Die Basis einer guten interprofessionellen Zusammenarbeit ist eine **interprofessionelle Ausbildung,** die aktuell in der schulischen, hochschulischen und beruflichen Bildung diskutiert und umgesetzt wird (Walkenhorst & Kunze 2022). Interprofessionelle Lernansätze sind international bereits erprobt. Dieses Wissen wird aber erst nach und nach in Deutschland umgesetzt. Ein Beispiel dafür ist der Masterplan Medizinstudium 2020, der für angehende Ärzte **gemeinsame Lehrveranstaltungen** mit Auszubildenden bzw. Studierenden anderer Gesundheitsfachberufe fordert (BMBF 2017). Auch der Wissenschaftsrat sprach sich 2012 für eine Verzahnung der hochschulischen Qualifizierungswege in den Gesundheitsberufen durch Elemente der interprofessionellen Ausbildung aus. Zusätzlich sind zahlreiche Projekte an verschiedenen Hochschulen und Berufsfachschulen erprobt und zum Teil schon verstetigt worden, die die interprofessionelle Lehre vorantreiben. Ein Beispiel dafür ist das Projekt INTERprofessionelle TUTorien (InterTUT), in dem gemeinsame Tutorien für Auszubildende und Studierende der Medizin, Pflege, Physio- und Ergotherapie stattfanden.

1.5.5 Arbeitsorganisation im Physio-Alltag

Arbeitsabläufe in der Physiotherapie sind immer unterschiedlich, je nachdem, in welchem Setting die Therapierenden arbeiten. Dies kann eine Physiotherapiepraxis sein, ein ambulantes Rehazentrum, eine Rehaklinik oder ein Akutkrankenhaus; auch weitere Formen sind möglich.

Hier sollen die Abläufe vom Erstkontakt mit dem Patienten bis hin zur Abrechnung kurz übergreifend dargestellt werden. In vielen Einrichtungen werden Qualitätsmanagementsysteme verwendet. Für Physiotherapeuten besteht die Verpflichtung zur Arbeit mit einem **Qualitätsmanagementsystem** (QMS), wenn Rezepte abgerechnet werden.

Exkurs

Qualitätsmanagement (QM)

Qualitätsmanagement ist ein Prozess, der dazu dient, Abläufe zu vereinheitlichen, diese zu planen, zu strukturieren und immer wieder zu überprüfen und zu verbessern.

Klassisch bekannt ist das DIN EN ISO 9000 ff. als Normenreihe (es gibt aber mittlerweile noch sehr viel mehr Verfahren). Das QM wird in der Regel von einem externen, darauf spezialisierten Unternehmen abgenommen. Die Praxis muss dann eine Zertifizierung durchlaufen, um das QM-Zertifikat zu erhalten, und eine regelmäßige Überprüfung bestehen, um rezertifiziert zu werden.

Hierbei wird ein sich wiederholender PDCA-Zyklus durchlaufen: P = Plan (Planen), D = Do (Tun), C = Check (Überprüfen), A = Act

(Verbessern). Das heißt, beim QM soll ein immerwährender Aktualisierungs- und Verbesserungsprozess stattfinden.

QM auf die PT übertragen

- Erstellung eines QM-Handbuches: Hier werden z. B. alle wichtigen Abläufe standardisiert hinterlegt
- Standardisierung der Abläufe in der Praxis, z. B. mit Checklisten, einheitlichen Abkürzungen
- Abläufe in der Praxis (etc.) immer wieder optimieren und überprüfen
- Zufriedenheit der Patienten
- Zufriedenheit der Mitarbeitenden
- Mitarbeiterführung

Beispielhafter Ablauf einer Patientenbehandlung im Rahmen des QM

1. Erstkontakt mit dem Patienten

Der Patient erhält eine **Verordnung** (Heilmittelverordnung, umgangssprachlich: Rezept; GKV-Rezept ➤ Abb. 1.3, Privatrezept, ➤ Abb. 1.4) für Krankengymnastik (KG) oder Manuelle Therapie (MT) oder möchte eine **präventive Maßnahme** ohne Verordnung in einer PT-Praxis durchführen (z. B. einen Kurs zur Wirbelsäulengymnastik etc.).

IMPORTANT TO KNOW

Mit der Führung der Berufsurkunde des Physiotherapeuten sind wir verpflichtet, Heilmittelmaßnahmen (diese werden in der Regel nach einer Erkrankung oder Verletzung verordnet) nur mit einer vorherigen Verordnung durchzuführen. Das heißt, wenn Physiotherapeuten Heilmittelmaßnahmen ohne vorherige Verordnung durchführen, machen sie sich strafbar!
Alleinig präventive Maßnahmen (verschiedene Bewegungstherapien, Massagen, …), bei denen keine Erkrankung oder Verletzung vorliegt, dürfen von Physiotherapeuten ohne vorherige Verordnung ausgeführt werden.

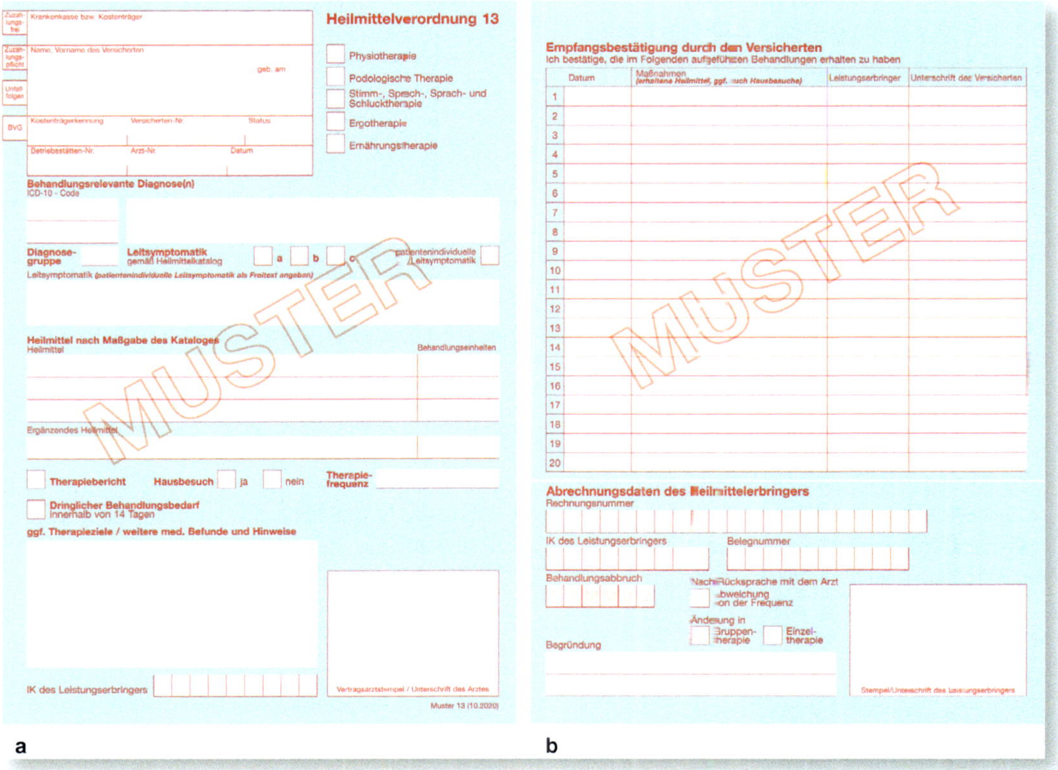

Abb. 1.3 GKV-Rezept a) Vorder- und b) Rückseite [W181]

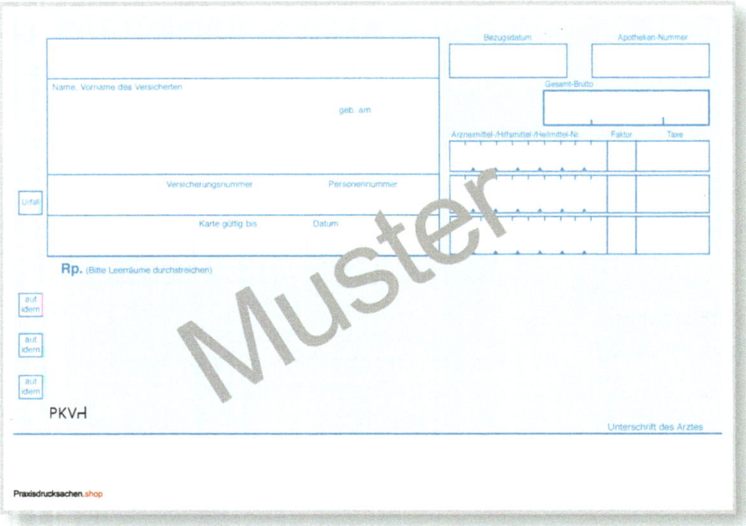
Bezugsdatum
Apotheken-Nummer
Name, Vorname des Versicherten
geb. am
Gesamt-Brutto
Arzneimittel-/Hilfsmittel-/Heilmittel-Nr.
Faktor
Taxe
Unfall
Versicherungsnummer
Personennummer
Karte gültig bis
Datum
Rp. (Bitte Leerräume durchstreichen)
aut idem
aut idem
aut idem
Muster
PKV-H
Unterschrift des Arztes
Praxisdrucksachen.shop

Abb. 1.4 Privatrezept [V1072]

Exkurs

Heilmittel

Hierbei handelt es sich um Maßnahmen aus dem Bereich der Physiotherapie; diese werden je nach Indikation verordnet.
Im aktuellen Heilmittelkatalog (HMK) werden die Heilmittel durch den gemeinsamen Bundesausschusses festgelegt.
Die Anzahl der jeweiligen verordneten Heilmittel sind i. d. R. festgelegt.

2. Prüfung der Heilmittelverordnung

- Prüfung der Heilmittelverordnung (➤ Checkliste Rezeptkontrolle). Handelt es sich bei der Heilmittelverordnung um eine gesetzliche oder eine private Verordnung? Bei der gesetzlichen Krankenversicherung (GKV) muss ein Hinweis auf die gesetzliche Zuzahlung und deren Höhe (muss immer individuell errechnet werden) durch Mitarbeitende der Rezeption oder Therapierende erfolgen.

CHECKLISTE

Rezeptkontrolle

1. Daten des Patienten richtig?
2. Wann wurde die Verordnung ausgestellt? (**CAVE** – bei der GKV muss die Behandlung innerhalb von 14 Tagen begonnen werden, außer der ausstellende Arzt hat ein Datum für den Beginn der PT festgelegt.)
3. Erstverordnung/Folgeverordnung?
4. Indikationsschlüssel passend? (ICD-10-Code)
5. Heilmittel passend zur Indikation?
6. Leitsymptomatik und Symptome (HMK)?
7. Verordnung außerhalb des Regelfalls? Begründet?
8. Gruppentherapie?
9. Hausbesuch?
10. Kann die gewünschte Therapieform in der Praxis durchgeführt werden (bei Therapien mit nötiger Zusatzqualifikation, wie z. B. MT, KG-ZNS, Manuelle Lymphdrainage, …)?
11. Ist eine bestimmte Therapiefrequenz pro Woche festgelegt? (Wichtig bei der Terminvergabe.)
12. Soll ein Therapiebericht an den Arzt gesendet werden? (In Patientenakte vermerken.)
13. Praxisstempel, Datum und Unterschrift vorhanden?

- Wenn das Rezept kontrolliert wurde und keine Fehler aufgefallen sind, dann können mit dem Patienten Termine vereinbart werden. Bei Privatpatienten wird ein **Behandlungsvertrag** ausgefüllt und bei GKV-Patienten muss der **Eigenanteil** berechnet werden. Wenn bei der Heilmittelverordnung Fehler festgestellt wurden, muss das Rezept noch einmal vom verordnenden Arzt geändert werden; hierfür gibt es Vordrucke, bei denen lediglich angekreuzt werden muss, was geändert werden muss.

IMPORTANT TO KNOW

Therapierende unterliegen der Pflicht der Rezeptkontrolle!

- Der **Eigenanteil** des Patienten muss für jedes Rezept individuell ausgerechnet und ins Rezept eingetragen werden. Listen mit den aktuellen Preisen erhalten die Praxen von den Physiotherapieverbänden. Wenn der Patient den Eigenanteil bezahlt, muss dies quittiert werden; eine Quittung erhält dabei der Patient, eine verbleibt in der Praxis.
- Abschluss eines **Behandlungsvertrags**
  - Grundsätzlich gilt: Wenn ein Patient ein Rezept in der Praxis abgibt, schließt er mit der Praxis einen Behandlungsvertrag über den Behandlungszeitraum ab. Dennoch kann der Abschluss eines zusätzlichen Behandlungsvertrages empfehlenswert sein; allein zur Regelung der Absage von Terminen (➤ Exkurs Terminabsage) ist dies eine wichtige Ergänzung.
  - Eventuell kann eine Entbindung der Schweigepflicht in den Vertrag mit aufgenommen werden, sodass die Therapierenden sich ggf. praxisintern über Patienten austauschen können.

Exkurs

Terminabsage

Ein Termin sollte mindestens 24 Stunden vorher abgesagt werden. Die Zeit, in der ein Patient absagen darf, kann von der PT-Praxis individuell festgelegt werden. Ist dies nicht der Fall, muss der Patient den Ausfall privat bezahlen. Es ist nicht zulässig, den Patienten dann für die Behandlung unterschreiben zu lassen, obwohl er diese nicht wahrgenommen hat; dies untersagt die GKV. Deshalb sollte in den Behandlungsvertrag aufgenommen werden, dass nicht rechtzeitig abgesagte Termine von den Patienten privat erstattet werden müssen.

- Bei Privatrezepten oder Präventionsangeboten sollte auf jeden Fall ein Behandlungsvertrag mit dem Patienten geschlossen werden (➤ Abb. 1.5). Bei Privatrezepten ist dies nicht zwangsläufig notwendig, aber zur Vereinbarung der Behandlungskosten sinnvoll, da bei der privaten KK das Honorar der Behandlung frei verhandelbar ist und dieses deshalb vorher mit dem Patienten (schriftlich) festgelegt werden muss.

3. Terminplanung

- Im Anschluss können die Termine geplant werden. Im günstigsten Fall sollten alle vorgesehenen Termine direkt geplant werden, wenn möglich bei maximal 1–2 Therapierenden.
- Hierbei gibt es unterschiedliche Möglichkeiten: Es gibt viele Praxisorganisationsprogramme, mit denen geplant wird, in manchen Praxen gibt es aber auch noch analoge Terminpläne.
- Dabei gilt es zu beachten, dass je nach Verordnung unterschiedlich lange Termine möglich sind, z. B. KG 20 Minuten, KG-ZNS 30 Minuten, etc. Dies muss selbstverständlich berücksichtigt werden. Auch sollte bei der ersten Therapieeinheit zusätzlich Zeit für den Befund eingeplant werden. Die Dauer der unterschiedlichen Therapien wird zum einen von der KK vorgegeben, sollte aber auch im QM-Handbuch festgehalten worden sein.
- Die Termine sollten dem Patienten aufgeschrieben oder ausgedruckt mitgeben werden.
- Zur Vorabinformation kann dem Patienten schon ein Fragebogen zur Anamnese mitgegeben werden, den er in Ruhe zu Hause ausfüllen und zur ersten Behandlung mitbringen kann.

4. Behandlung

Der Patient erscheint zu seiner ersten Behandlung.

- Zunächst wird der Behandlungstermin in das Rezept eingetragen und vom Patienten unterschrieben.
- Ggf. Klärung von weiteren organisatorischen Fragen.
- Um eine eventuelle Wartezeit zu überbrücken, kann im Wartebereich Folgendes angeboten werden:
  - Getränke, z. B. Kaffeeautomat, Tee, Wasser, …,
  - Zeitschriften,
  - grundlegende Gesundheitsinformationen oder Informationen zu häufig vorkommenden Erkrankungen.

Marianne Muster
Physiotherapeutin
Musterstraße 111
77777 Musterstadt

Präventionsvertrag

Zwischen
Monika Muster (Patientin), geb. am 14.07.2001, wohnhaft in: Musterstraße 7, 77777 Musterstadt
und
Marianne Muster, Physiotherapeutin, Musterstraße 111, 77777 Musterstadt

Hiermit vereinbaren Monika Muster (Patientin) und Marianne Muster (Therapeutin) als Vorsorgemaßnahme folgende Präventionsmaßnahmen:

Präventionsleistung: ______________________ Euro ______

Präventionsleistung: ______________________ Euro ______

Präventionsleistung: ______________________ Euro ______

Präventionsleistung: ______________________ Euro ______

Wir weisen Sie höflich darauf hin, dass:

- Präventionsleistungen Eigenleistungen sind und somit von dem/der Patient*in selbst in voller Höhe zu zahlen sind und nicht von der gesetzlichen Krankenkasse vergütet werden.
- die Entscheidung zu einer Präventionsleistung und damit zur Nutzung der Fachkunde des/der Therapeut*in nur zu Präventionszwecken und nicht zur Behandlung einer Erkrankung erfolgt!
- die Vergütung nach dem Abschluss der Vereinbarung und den erfolgten Präventionsleistungen/der erfolgten Präventionsleistung fällig ist.

Ort/Datum: ______________________

Unterschrift Patient*in: ______________________

Unterschrift Therapeut*in: ______________________

Abb. 1.5 Behandlungsvertrag [P1609, L157]

- Der Therapeut holt den Patienten aus dem Wartebereich ab und begrüßt diesen.
- In der ersten Therapieeinheit wird zunächst der **Befund** aufgenommen und es werden **Therapieziele** gemeinsam festgelegt.
- Dabei sollte der Patient auch allumfassend über die Behandlung und anzuwendende Maßnahmen **aufgeklärt (Informed Consent,** ➤ Kap. 1.5.2) und ggf. vorhandene Fragen geklärt werden.
- **Dokumentation** des **Befundes** und des **Behandlungsverlaufs.** Zum einen sind Physiotherapierende zur **Dokumentation gesetzlich verpflichtet,** zum anderen ist dies auch wichtig, wenn Therapierende plötzlich ausfallen und dann Kollegen übernehmen müssen.

Exkurs

Dokumentation

Was sollte regelmäßig dokumentiert werden?

- Änderungen des Befundes bzw. der Symptomatik
- Reaktionen des Patienten auf die vorherige Behandlung

- Ggf. zusätzliche Erkrankungen
- Änderung von Therapiezielen
- Therapeutische Maßnahmen (Bei jedem Therapietermin muss die jeweilige Therapie dokumentiert werden!)

IMPORTANT TO KNOW

Grundsätzlich müssen Eintragungen im Befund immer mit Datum und Kürzel gekennzeichnet werden!

- Der Patient wird anschließend aus dem Behandlungszimmer zurück in den Wartbereich gebracht und verabschiedet.

5. Abrechnung

Je nach Heilmittel oder Präventionsangebot wird unterschiedlich abgerechnet. In vielen Praxen werden hierfür mittlerweile Abrechnungsfirmen beauftragt, hier deshalb lediglich ein grober Überblick:

- Bei **Privatpatienten** wird nach Abschluss der Behandlung eine Rechnung über die jeweilige Art und Anzahl der Behandlungen gestellt, die Termine der Therapie werden auf der Rückseite des Rezeptes dokumentiert und die Rechnung inklusive Rezept dem Patienten ausgehändigt. Die Praxis behält zum eigenen Nachweis von beidem eine Kopie.
- Bei **GKV-Patienten** ist der Vorgang wesentlich komplizierter; je nach Kasse wird das Rezept ausgefüllt (Gebührensatz und Rezeptgebühr) und an diese weitergeleitet.

6. Therapiebericht

Wenn der verordnende Arzt einen Therapiebericht angefordert hat, dann muss dieser erstellt (> Muster Therapiebericht) und dem verordnenden Arzt zugesendet werden.

MUSTER THERAPIEBERICHT

Maria Musterfrau
Praxis für PT
Musterstraße
55555 Musterstadt

Herrn Dr. Muster
UKM Muster
Klinik für pädiatrische Rheumatologie und Immunologie
Musterstraße
99999 Musterstadt

Musterstadt, 07.10.2024

Therapiebericht für den Patienten: Max Mustermann, geboren am 1.1.2006

Die Behandlung wurde vom 31.8.–17.9.2024 durchgeführt.
Behandlung gemäß Verordnung: KG
Diagnose: siehe Rezept

Prätherapeutischer Status des Patienten:

Der Patient zeigte beim Erstbefund eine Außenrotationsfehlstellung des linken Hüft- und Kniegelenks als auch eine Einschränkung der Extension des linken Kniegelenks; diese lag bei 5°, sodass die 0-Stellung des Kniegelenks nicht erreicht wurde.
Des Weiteren zeigten sich vor allem Einschränkungen von Kombinationsbewegungen des linken Beins in Zusammenhang mit Oberkörperbewegungen.
Die Faszien des gesamten linken Beins waren verhärtet und es waren sichtbare Einziehungen vor allem an der Medialseite des Oberschenkels vorhanden.

Therapie:

Die Therapie bestand vorwiegend aus aktiven Dehnungen, die mit einer Mobilisation des fazialen Gewebes kombiniert wurden. Im weiteren Verlauf wurden dem Patienten aktive Dehnübungen für zu Hause gezeigt, die er mit Alltagsgegenständen ausführen kann. Zur Faszienmobilisation zu Hause wurden dem Patienten ebenfalls Techniken gezeigt.

Aktueller Stand des Patienten:

Nach der 5. Therapieeinheit kam es zu sichtbarer Verbesserungen der Außenrotationsfehlstellung des linken Beins. Der Patient ist compliant, arbeitet sehr gut bei der Therapie mit und führt die Übungen konsequent zu Hause weiter durch. Das Extensionsdefizit im Knie konnte weitestgehend behoben werden. Dennoch gibt es weiterhin Kombinationsbewegungen, die dem Patienten noch schwerfallen und ihn vor allem in seiner Aktivität und Partizipation einschränken.
Die BG-Qualität hat sich deutlich verbessert, auch die Einziehungen sind deutlich rückläufig.

Prognostische Einschätzung:

Ich empfehle eine Weiterführung der Therapie. Es sollte auch MT verordnet werden, damit die kapsulären Einschränkungen sowohl im Knie als auch im Hüftgelenk behoben werden können. Grundsätzlich wäre eine intervallmäßige KG-Verordnung sinnvoll, um die Ergebnisse zu konsolidieren und auszubauen, aber auch um die Eigenübungen zu korrigieren und auszubauen.
Mit freundlichen Grüßen

7. Abschluss

Bei Bedarf kann der Patient noch ein weiteres oder weitere Rezepte (wenn möglich) beim Arzt erfragen.

Die Patientendaten müssen über einen gewissen Zeitraum aufbewahrt werden und können von der Krankenkasse angefordert werden.

POWER YOUR BODY

Wandsitz PF/DE

ASTE:

- Sitz an der Wand, Beine stehen hüftbreit (Knie zeigen nach vorne)
- OK gerade nach vorne lehnen, sodass nur das Gesäß Kontakt mit der Wand hat, ca. einen Winkel von 100° Hüftflexion und 90° Knieflexion erreichen
- Bauchnabel sanft nach innen und Beckenboden nach oben und innen ziehen (Hoden bzw. Vagina und Anus hochziehen).

BA: Position halten, Füße abwechselnd dabei in DE und PF

Muskeleinsatz: Hüftabd./-add., Hüftflexoren- und -extensoren, Knieflexoren und -extensoren, M. triceps surae, prätibiale Muskulatur, kurze Fußmuskeln und Core-Muskeln

1.5.6 Clinical Reasoning

Der Begriff Clinical Reasoning stammt aus dem Englischen und bedeutet **klinische Beweisführung.** Beim Clinical Reasoning geht es darum, sich mit den Denk-, Handlungs- und Entscheidungsprozessen, die innerhalb der Therapie getroffen werden, **bewusst auseinanderzusetzen.** Zu dieser Auseinandersetzung sind Therapierende als Leistungserbringer durch das SGB V, § 135a verpflichtet: „… zur Sicherung und Weiterentwicklung der Qualität der von ihnen erbrachten Leistungen [...] Die Leistungen müssen dem jeweiligen Stand der wissenschaftlichen Erkenntnisse entsprechen und in der fachlich gebotenen Qualität erbracht werden." Auch im Hinblick auf die Blankoverordnung oder einen möglichen Direktzugang der Physiotherapie in Deutschland ist es wichtig, dass Therapierende über ausgeprägte Clinical-Reasoning-Fähigkeiten verfügen. Zudem bietet „die bewusste Anwendung und Reflexion von Clinical-Reasoning-Prozessen […] eine Möglichkeit, die Professionalisierung und Verwissenschaftlichung der Physiotherapie voranzutreiben" (Klemme und Siegmann 2014, S. 17).

Was gehört zum Clinical Reasoning?

Vereinfacht gesagt, gehören alle Gedanken, die Therapierende sich zu einem Patienten machen, zum Clinical Reasoning. Sobald Therapierende die Verordnung lesen und z. B. das Alter des Patienten und die Diagnose erfahren, haben sie bestimmte Assoziationen. Auch im weiteren Behandlungsverlauf (Anamnese, Diagnostik) kommen weitere wichtige Informationen hinzu, mit denen Therapierende dann z. B. die Entscheidung für eine bestimmte Therapieauswahl treffen. Die Prozesse, die dabei ablaufen, können bewusst oder unbewusst sein, wobei das Ziel sein sollte, diese so bewusst wie möglich zu erleben. Natürlich bauen diese Entscheidungen auch auf den bisherigen **Erfahrungen des Therapierenden** (Patienten mit ähnlichen Diagnosen bereits behandelt, Fort- oder Weiterbildung in diesem Bereich) auf.

„Diesen Beschreibungen ist zu entnehmen, dass der Clinical-Reasoning-Prozess nicht nur außerordentlich **umfassend und vielschichtig** ist, sondern auch im Zentrum jeglichen therapeutischen Handelns steht. Über die aufmerksame Aufnahme von Informationen, deren kognitive Verarbeitung sowie der darauf aufbauenden begründeten Entscheidungsfindung werden alle therapeutischen Maßnahmen grundlegend gesteuert" (Klemme und Siegmann 2014, S. 21).

Clincial-Reasoning-Prozess

Der Clinical-Reasoning-Prozess besteht, wie schon erwähnt, aus allen Gedanken, die sich Therapierende machen. Da es aber schwierig ist, diese Gedanken zu erfassen, da sie häufig von Therapierenden nicht oder nicht komplett verbalisiert werden können, werden in der Literatur bestimmte Aspekte zur Betrachtung der Gedanken herausgenommen (Higgs und Jones 2000):

- **Kognition**
  - Wahrnehmung, Aufnahme, Verarbeitung und Speicherung von Informationen
  - Generieren von Hypothesen (z. B. Trendelenburg-Zeichen → abgeschwächte Adduktoren aufgrund von Hüftproblematik [Arthrose])
- **Wissen**
  - Fachspezifische Wissensbasis
  - Biomedizinisches Wissen aus Grundlagenforschung und Ausbildung
  - Klinisches Wissen aus der Praxis (abgespeicherte klinische Muster und Regeln)
- **Metakognition**
  - Wahrnehmung der eigenen Überlegungen (Denken über das Denken)
  - Reflexionsfähigkeit zur Verbesserung der eigenen Behandlung

- **Gemeinsame Entscheidungsfindung mit Patienten**
  - Aktive Beteiligung von Patienten an Entscheidungen
  - Mündige Patienten
- **Berücksichtigung der Umgebungsfaktoren**
  - Beruf
  - Häusliche Umgebung
- **Klinisches Problem**

Alle genannten Aspekte führen in Wechselwirkung und sich gegenseitig unterstützender Wirkung zu Therapieentscheidungen.

Modelle des Clinical Reasoning

Hypothetisch-deduktives Modell

Dieses Modell basiert auf der **Generierung von Hypothesen,** die über die oben genannten Aspekte zur Gedankenbetrachtung formuliert werden und vom Therapierenden dann durch weiterführende Untersuchungen bestätigt oder widerlegt werden. Sollte die Hypothese widerlegt werden, muss der Therapierende eine neue Hypothese aufstellen. Hierzu kann der Therapierende ggf. die Anamnese wiederaufnehmen und tiefergehende oder spezifischere Fragen stellen, um eine neue Hypothese, die dann untersucht werden kann, zu bilden.

Nicht-analytisches Reasoning

Das Nicht-analytische Reasoning beschreibt das Vorgehen von Experten, die auf einen großen Wissens- und Erfahrungsschatz zurückgreifen können. Experten haben ihr Wissen bzw. ihre Erfahrungen in **bestimmten Mustern** abgespeichert, auf die sie sehr schnell zugreifen können. Es handelt sich also nicht um ein schnelles Durchlaufen des hypothetisch-deduktiven Modells, sondern um eine davon abzugrenzende Methode.

Formen des Clinical Reasoning

In der Literatur sind verschiedene Formen des Clinical Reasoning beschrieben. An dieser Stelle soll nur ein kurzer und einfacher Überblick über häufig für den deutschsprachigen Raum beschriebene Formen gegeben werden.

Scientific Reasoning

Ziel Ermittlung der richtigen physiotherapeutischen Diagnose

Berücksichtigte Aspekte Körperlicher und psychischer Zustand der Patienten

Konditionales Reasoning

Ziel Patienten in der individuellen Lebenssituation verstehen

Berücksichtigte Aspekte Biografie, Familiensituation, Krankheitserleben

Pragmatisches Reasoning

Ziel Begleitumstände der Therapie kennen

Berücksichtigte Aspekte Rahmenbedingungen (Raum, Ausstattung, Behandlungszeit), Motivation, soziale Unterstützung des Patienten

Entwicklung der Clinical-Reasoning-Fähigkeiten

Bei der Beschreibung der Entwicklung von Fähigkeiten kann auf das Modell von Dreyfus und Dreyfus (1986), die die Entwicklung unterschiedlichen Stadien zuordnen, zurückgegriffen werden:

- **Stadium der Novizen:** Keine Erfahrung, regelgeleitete, extrem limitierte und unflexible Handlungsmuster
- **Stadium der fortgeschrittenen Anfänger:** Grenzwertig akzeptable Ergebnisse bei der Bewältigung von Aufgaben, basierend auf früheren Erfahrungen, trotzdem noch starke Orientierung an Richtlinien
- **Stadium der Kompetenten:** Können viele klinische Situationen bewältigen, beginnen ihre Handlungen in Langzeitpläne einzuordnen und entwickeln Perspektiven
- **Stadium der Gewandtheit** (ab 2–3 Jahren Berufserfahrung): Tiefes und ganzheitliches Verständnis von Situationen, haben eigene Erfahrungswerte, auf die sie zurückgreifen können, und können flexibel reagieren
- **Stadium der Experten** (ab 10 Jahren Berufserfahrung): Erfassen Situationen intuitiv, enorme Erfahrungswerte, entwickeln eigenes Gefühl für richtig und falsch, intuitives Handeln

WIEDERHOLUNGSFRAGEN

Kap. 1.5 Voraussetzung für therapeutisches Arbeiten

1. Erkläre, warum gerade die Kommunikation so anfällig für Fehler und Missverständnisse ist.
2. Erkläre, warum eine destruktive Kommunikation bzw. die Wahl falscher Worte den Therapieerfolg gefährden kann.
3. Definiere den Begriff des „Shared Decision Making".
4. Definiere den Begriff des „Informed Consent".
5. Nenne die Kernpunkte, welche bei der Patientenaufklärung berücksichtigt werden müssen!
6. Beschreibe, wie die Kleidung der Therapierenden sein sollte.
7. Zähle auf, was du vor einer Behandlung alles beachten musst.
8. Erkläre, wie mit Massagelotion bei der Behandlung von Patienten umgegangen werden sollte.
9. Definiere in eigenen Worten, was interprofessionelle Zusammenarbeit ist.
10. Nenne drei positive Effekte multiprofessioneller Zusammenarbeit.

LITERATUR

Bieber C, et al. Partizipative Entscheidungsfindung (PEF). Psychother Psych Med. 2016; 66: 195–207.

Bundesministerium für Bildung und Forschung. Masterplan Medizinstudium 2020. 2017. www.bundesgesundheitsministerium.de/ministerium/meldungen/2017/maerz/masterplan-medizinstudium-2020.html (letzter Zugriff: 11.05.2025).

Cirillo F. The Pomodoro Technique. 3rd ed. Berlin: FC Garage, 2013.

Deutsches Ärzteblatt. Erste Impfung gegen die Pocken liegt 225 Jahre zurück. 2021. www.aerzteblatt.de/nachrichten/125177/Erste-Impfung-gegen-die-Pocken-liegt-225-Jahre-zurueck (letzter Zugriff: 02.06.2024).

Dreyfus HL, Dreyfus SE. Mind over machine. The power of human intuition and expertise in the era of the computer. Oxford: Basil Blackwell, 1986.

Dunlosky J, Rawson KA, Marsh EJ, Nathan MJ, Willingham DT. Improving Students' Learning With Effective Learning Techniques: Promising Directions From Cognitive and Educational Psychology. PSPI. 2013; 14(1): 4–58.

Haala G, Wichert G. Natura – Zellbiologie. 2. A. Stuttgart: Klett, 2001.

Higgs J, Jones M. Clinical decision making and multiple problem spaces. In: Higgs J, Jones M, (eds). Clinical reasoning in the health professions. 2nd ed. Oxford: Butterworth-Heinemann, 2000: 3–14.

Jütte R. Arzt und Ethos: Aufklärung und „informed consent". Dtsch Ärztebl. 2018; 115(27–28): A-1324 / B-1120 / C-1112.

Kini P, Wong J, McInnis S, Gabana N, Brown JW. The effects of gratitude expression on neural activity. NeuroImage. 2016 Mar; 128: 1–10.

Klauer K, Leutner D. Lehren und Lernen. Weinheim: Beltz, 2012.

Klemme B, Siegmann G. Clinical Reasoning – Therapeutische Denkprozesse lernen. Stuttgart: Thieme, 2014.

Klinkhammer G. Edward Jenner: 200 Jahre Pockenschutz. Dtsch Ärztebl. 1996; 93(46): A-3046.

PhysTh-APrV. Ausbildungs- und Prüfungsverordnung für Physiotherapeuten vom 6. Dezember 1994 (BGBl. I S. 3786), zuletzt geändert durch Art. 10 V v. 7.6.2023 (BGBl. 2023 I Nr. 148).

Roth G. Fühlen, Denken, Handeln. Wie das Gehirn unser Verhalten steuert. Frankfurt: Suhrkamp, 2001.

Spielberg A. Interprofessionelle Zusammenarbeit: Viel Eigeninitiative gefragt. Dtsch Ärztebl. 2020; 117(27–28): A-1398/B-1198.

Ulrich G, Amstad H, Kaap-Fröhlich S. Interprofessionelle Ausbildung im Schweizer Gesundheitssystem: Situationsanalyse und Perspektiven. Jahrestagung der Gesellschaft für Medizinische Ausbildung (GMA). Zürich, 09.–12.09.2020. Düsseldorf: German Medical Science GMS Publishing House, 2020. DocV-039. www.egms.de/static/en/meetings/gma2020/20gma052.shtml (letzter Zugriff: 22.01.2025).

Watzlawick, P. Man kann nicht nicht kommunizieren: Das Lesebuch. 2. A. Göttingen:;1; Hogrefe, 2015.

Walkenhorst U, Kunze K. Interprofessionalität – Innovatives Lernen für den Gesundheitsbereich. In: Marchwacka MA (Hrsg.). Handbuch Pflegebildung. Theorie – Empirie – Praxis. Göttingen: Hogrefe, 2023.

Wissenschaftsrat. Empfehlungen zu hochschulischen Qualifikationen für das Gesundheitswesen. Köln, 2012. www.wissenschaftsrat.de/download/archiv/2411-12.html (letzter Zugriff: 25.03.2025).

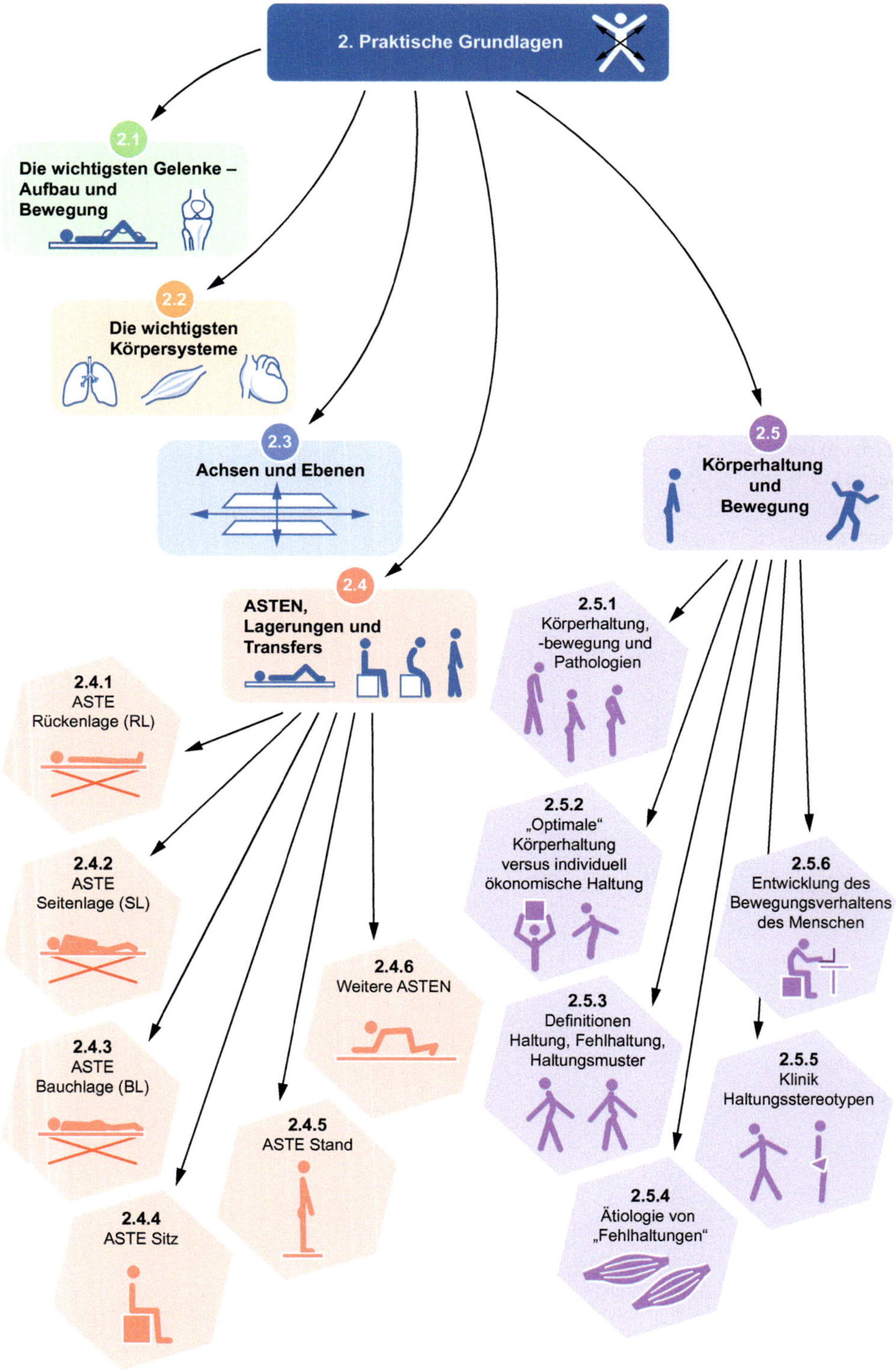
2. Praktische Grundlagen
2.1
Die wichtigsten Gelenke – Aufbau und Bewegung
2.2
Die wichtigsten Körpersysteme
2.3
Achsen und Ebenen
2.4
ASTEN, Lagerungen und Transfers
2.4.1
ASTE Rückenlage (RL)
2.4.2
ASTE Seitenlage (SL)
2.4.3
ASTE Bauchlage (BL)
2.4.4
ASTE Sitz
2.4.5
ASTE Stand
2.4.6
Weitere ASTEN
2.5
Körperhaltung und Bewegung
2.5.1
Körperhaltung, -bewegung und Pathologien
2.5.2
„Optimale" Körperhaltung versus individuell ökonomische Haltung
2.5.3
Definitionen Haltung, Fehlhaltung, Haltungsmuster
2.5.4
Ätiologie von „Fehlhaltungen"
2.5.5
Klinik Haltungsstereotypen
2.5.6
Entwicklung des Bewegungsverhaltens des Menschen

KAPITEL

2 Praktische Grundlagen

Einleitung

Zunächst werden die verschiedenen Gelenkarten des Körpers vorgestellt und der Aufbau der verschiedenen Gelenke und deren Bewegungen erläutert (➤ Kap. 2.1).

Weiter werden die verschiedenen Körpersysteme und ihre Aufgaben vorgestellt (➤ Kap. 2.2), im Anschluss die Ebenen und die dazugehörigen Achsen, um die Bewegungen des Körpers besser zu verstehen und einteilen zu können (➤ Kap. 2.3).

Dann werden die Ausgangstellungen (ASTEN), das Lagern der Patienten und Patientinnen und Transfers kennengelernt, sodass diese in der Therapie genutzt werden können. Die ASTEN sind dazu in sinnvoller Reihenfolge von Rückenlage (RL) bis zum Stand geordnet und mit verschiedenen Variationen aufgeführt (je nach Möglichkeit und Pathologie der Patienten, ➤ Kap. 2.4).

Anschließend folgt eine Erklärung der Grundlagen unseres Körpers, und wie er sich durch die Evolution entwickelt hat und warum dies in der heutigen Zeit zu problematischem Verhalten führen kann (➤ Kap. 2.5). Ein weiteres Ziel dieses Kapitels ist es, die Entstehung von Haltungs- und Bewegungsmustern kennenzulernen. Zusätzlich werden Ursachen und beitragende Faktoren von Fehlhaltungen genannt und erklärt. Weiter werden verschiedene wichtige Begrifflichkeiten zu diesem Thema besprochen und verschiedene mögliche Fehlhaltungen und Haltungsstereotypen vorgestellt (➤ Kap. 2.5).

Um den Körper und seine Körperteile einheitlicher und genauer bezeichnen zu können, wird er durch Achsen in unterschiedliche Ebenen eingeteilt. Diese werden u. a. dazu genutzt, Körperbewegungen zu beschreiben. Um die Achsen und Ebenen besser anwenden zu können, ist es sinnvoll, zunächst die Gelenke und damit die Bewegungsrichtungen des Körpers zu kennen.

2.1 Die wichtigsten Gelenke – Aufbau und Bewegung

Gelenkpositionen

Gelenke können sich in verschiedenen Positionen befinden. Um die Gelenkmechanik, Physiologie und Pathophysiologie besser zu verstehen, werden die wichtigsten Gelenkstellungen kurz besprochen.

Ruhestellung eines Gelenks (Loose-packed-Position)

- In dieser Stellung haben die Gelenkpartner maximalen Abstand zueinander.
- Die Strukturen im und um das Gelenk sind entspannt, es kann Bewegung im Gelenk stattfinden.
- Dies ist z. B. die optimale Gelenkstellung, um schmerzlindernde Techniken durchzuführen.

Verriegelte Stellung eines Gelenks (Close-packed-Position)

- In dieser Stellung haben die Gelenkpartner maximalen Kontakt zueinander.
- Die Strukturen in und um das Gelenk sind gespannt, es kann keine oder kaum Bewegung im Gelenk stattfinden.
- Dies ist eine optimale Position zur Verriegelung bzw. wenn keine oder nur eine minimale Bewegung im Gelenk stattfinden soll. Auch um das Gelenk zu provozieren (z. B. Schmerzen), ist dies eine geeignete Gelenkposition.

Neutrale Zone eines Gelenks

- Bereich, in dem eine translatorische Beweglichkeit zwischen zwei Gelenkpartnern in einem physiologischen Ausmaß stattfindet
- Die neutrale Zone ist abhängig von den passiven und aktiven Strukturen, v. a. der lokalen stabilisierenden Gelenkmuskulatur, und der neuromotorischen Kontrolle.
- Ist die neutrale Zone zu groß (Mikroinstabilität), kommt es mit der Zeit zu einer erhöhten Gelenkbelastung.
- Eine zu kleine neutrale Zone ist ebenfalls ungünstig, da dies zu Fehl- und Überbelastungen führen kann.

Gelenke und Gelenkformen

Jedes Gelenk des menschlichen Körpers hat unterschiedliche Freiheitsgrade, und damit sind in jedem Gelenk andere Bewegungen möglich (➤ Tab. 2.1, ➤ Abb. 2.1).

Art. coxae (Hüftgelenk)

- **Gelenkflächen** (➤ Abb. 2.2):
  - Caput femoris
  - Acetabulum (des Beckens)
- **Gelenkform:** Nussgelenk – Sonderform des Kugelgelenks (Gelenk mit der höchsten Anzahl an Freiheitsgeraden)
- **Bewegungsrichtungen:**
  - Flexion – Extension
  - Abduktion – Adduktion
  - Innenrotation – Außenrotation
- **Besonderheiten:**
  - Das Hüftgelenk liegt nicht oberflächlich, sondern in der Tiefe.

Tab. 2.1 Gelenke, Gelenkformen und ihre Freiheitsgrade und Bewegungen

Gelenk	Gelenkform	Freiheitsgrade	Bewegungen
Hüftgelenk	Kugelgelenk Sonderform: Nussgelenk	3	Flex./Ext., ABD/ADD, AR/IR
Kniegelenk Zusammengesetztes Gelenk: Art. tibiofemoralis/Art. patellofemoralis und Art. tibiofibularis prox.	Drehscharniergelenk	2	Flex./Ext., AR/IR
OSG	Scharniergelenk	1	PF/DE
USG (zusammengesetztes Gelenk)	Zapfengelenk	1	Pro./Sup.
Zehengelenke	Scharniergelenk	1	Flex./Ext.
Schultergelenk	Kugelgelenk	3	Anteversion/Retroversion, ABD/ADD, AR/IR
Ellenbogengelenk Zusammengesetztes Gelenk: Art. humeroradialis Art. humeroulnaris Art. radioulnaris prox.	Kugelgelenk Scharniergelenk	Zusammen 1 1	Flex./Ext. Pro./Sup.
Handgelenk: Art. radiocarpalis Art. mediocarpalis	Eigelenk Scharniergelenk (verzahnt)	2 2	PF/DE, radiale/ulnare Duktion
Fingergelenke: Artt. metacarpophalangea Artt. interphalangeales manus	Kugelgelenk Scharniergelenk	2 1	Flex./Ext., ABD/ADD Flex./Ext.
Daumensattelgelenk	Sattelgelenk	2	Flex./Ext., ABD/ADD, Opposition/Reposition

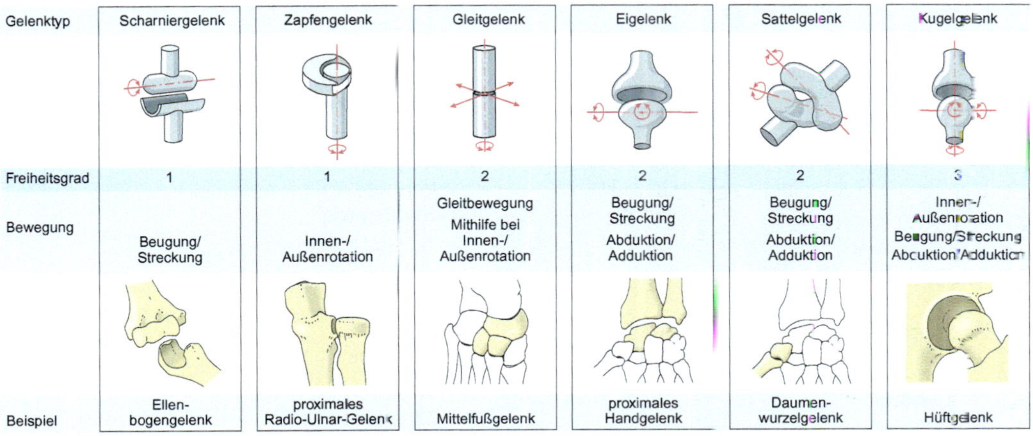

Abb. 2.1 Verschiedene Gelenkformen. Die roten Linien und Pfeile zeigen die Achsen, um die Bewegungen möglich sind, bzw. die dazugehörigen Bewegungen. [L190]

- Die Stabilität des Hüftgelenks wird durch eine sehr gute knöcherne Kongruenz und eine stabilisierende Bandschraube gewährleistet.

Exkurs

Hüfte vs. Hüftgelenk

Häufig wird umgangssprachlich von der Hüfte gesprochen. Damit ist meistens aber nicht das Hüftgelenk gemeint, dies kann (laut Duden) durchaus unterschiedliche Bedeutungen haben. Dies sollte bei der Kommunikation mit Patienten beachtet werden bzw. sollten diese auf die korrekte Bezeichnung hingewiesen werden. Unser Hüftgelenk befindet sich auf Höhe der Leistenmitte in der Tiefe.

a) Als Hüfte wird u. a. die seitliche Körperpartie unterhalb der Taille bezeichnet (z. B. die Arme in die Hüfte stemmen, um die Hüften fassen, etc.).
b) Bei der Schlachtung v. a. von Rindern ist die Hüfte ein Stück aus der hinteren Keule oder des Oberschenkels (Gesäß) und am Ende des Rückens.

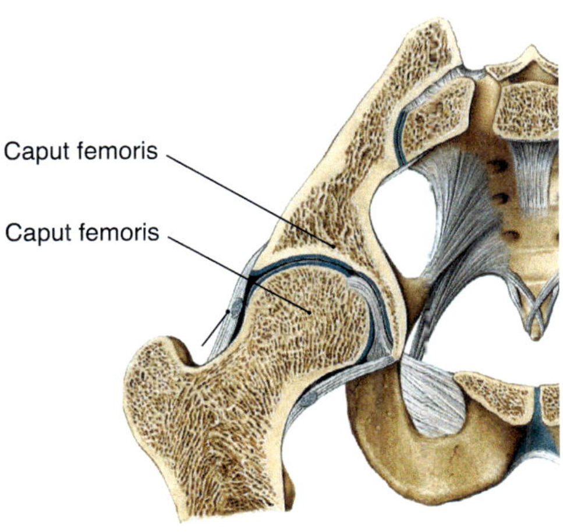

Abb. 2.2 Hüftgelenk [S700]

Art. genu (Kniegelenk)

- **Gelenkflächen** (➤ Abb. 2.3):
  - Anatomisch tibiofemoral:
    - Condylus femoris
    - Condylus tibiae
  - Anatomisch patellofemoral:
    - Condylus femoris
    - Facies patellae
  - Funktionell Art. tibiofibularis proximalis/distalis:
    - Facies articularis fibularis (am Condylus lateralis tibiae)
    - Caput fibulae
- **Gelenkform:**
  - Trochoginglimus, ein Drehscharniergelenk

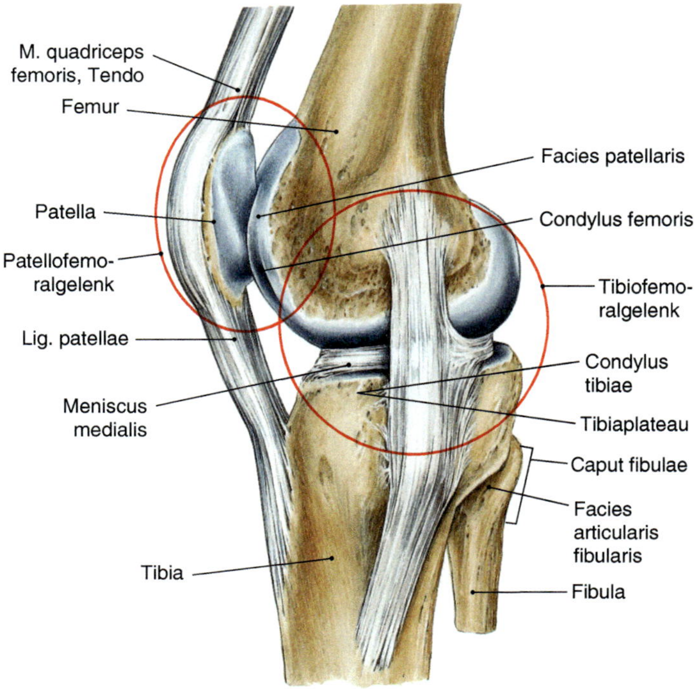

Abb. 2.3 Kniegelenk [S700]

- Sehr großes Gelenk, welches aus unterschiedlichen Anteilen besteht
- Das Tibiofemoral-Gelenk wird i. d. R. als das klassische Kniegelenk bezeichnet.

- **Bewegungsrichtungen:**
  - Anatomisch tibiofemoral:
    - Flexion – Extension
    - Innenrotation – Außenrotation (bei gebeugtem Knie, 90° Flexion)
  - Anatomisch patellofemoral:
    - Patellagleiten nach kaudal und kranial, minimal nach medial und lateral möglich
  - Funktionell Art. tibiofibularis proximalis/distalis:
    - Minimale Translationen der Fibula nach lateral anterior und medial posterior
- **Besonderheiten:**
  - Dieses Gelenk ist **inkongruent** zueinander, d. h. dass die Gelenkflächen nicht genau aufeinanderpassen. Die **Menisci** sorgen dafür, dass mehr Kongruenz entsteht. Sie haben auch eine **Pufferfunktion** für das Kniegelenk.
  - Zusätzlich wird das Kniegelenk durch einen sehr großen **Bandapparat** (Kreuzbänder, Kollateralbänder, etc.) stabilisiert.
  - Das Kniegelenk besteht aus mehreren Gelenkanteilen, es kann als **Art. composita** (zusammengesetztes Gelenk) bezeichnet werden.
  - Bei einer endgradigen Knie-Extension kommt eine **physiologische Schlussrotation** von 5° hinzu (in der Standbeinphase durch IR des Femurs, in der Spielbeinphase durch AR der Tibia). Diese wird unwillkürlich und somit automatisch ausgeführt. Hierfür sind die Form des Condylus lateralis femoris und das vordere Kreuzband verantwortlich. Zusätzlich unterstützen dabei noch der Meniscus lateralis, die Kollateralbänder und der Tractus iliotibialis (Platzer und Shiozawa-Bayer 2018).

IMPORTANT TO KNOW

Aufgrund der Bandspannung und der Eminentia intercondylaris kann die Rotationsbewegung des Kniegelenks (nicht die Schlussrotation!) nur bei einer Flexion von 90° stattfinden.

Fuß

Der Fuß besteht aus sehr vielen Gelenken. Grundsätzlich wird der Fuß folgendermaßen gegliedert (Platzer und Shiozawa-Bayer 2018; ➤ Abb. 2.4):

- **Tarsus** (Fußwurzel): Besteht aus sieben Anteilen: Talus, Calcaneus, Os naviculare, Os cuboideum, Ossa cuneiforme I–III.
- **Metatarsus** (Mittelfuß): Besteht aus den 5 Mittelfußknochen.
- **Digiti** (Zehen): Werden von den Phalangen gebildet.

All diese Knochen sind durch mehr oder weniger gelenkige Verbindungen verbunden.

Weiter gibt es viele kleine Gelenke zwischen den Fußwurzelknochen. Diese sind für die Mobilität des Fußes selbst und das Abfedern unseres Körpergewichts wichtig.

Art. talocruralis (OSG)

- **Gelenkflächen:** Malleolengabel: Facies malleolaris medialis et lateralis und Trochlea tali (Facies superior des Talus)
- **Gelenkform:** klassisches Scharniergelenk
- **Bewegungsrichtungen:** Plantarflexion – Dorsalextension

IMPORTANT TO KNOW

Der Talus ist ventral breiter als dorsal. Dies hat zur Folge, dass bei zunehmender Dorsalextension die Malleolengabel gespreizt wird und sich das OSG bei maximal möglicher Dorsalextension in verriegelter Stellung befindet. Dies ist vor allem bei der operativen Versorgung des OSG mit einer Stellschraube wichtig, da bei der Dorsalextension über die Null-Stellung hinaus (auch bei Vollbelastung des Fußes) durch den Talus die Malleolengabel gespreizt wird. Dadurch würde es zur Sprengung der Stellschraube kommen.

USG

Das USG besteht aus zwei Gelenken: einem vorderen Anteil, dem **Art. talocalcaneonavicularis,** und einem hinteren Anteil, dem **Art. subtalaris.**

- **Gelenkflächen:**
  - Art. subtalaris: Talus und Calcaneus
  - Art. talocalcaneonavicularis: Talus, Os naviculare, Lig. calcaneonaviculare plantare: sog. Pfannenband, welches von Faserknorpel überzogen ist und eine zusätzliche Gelenkfläche für den Talus bildet, und Calcaneus
- **Gelenkform:** Zapfengelenk
- **Bewegungsrichtungen:**
  - Pronation – Supination, i. d. R. nur mit fixiertem Calcaneus möglich.
  - Dieses Gelenk hat eine eigene Bewegungsachse, die **Henk-Achse** (➤ Kap. 2.3). Sie verläuft von kaudal, lateral, dorsal nach cranial, medial und ventral.

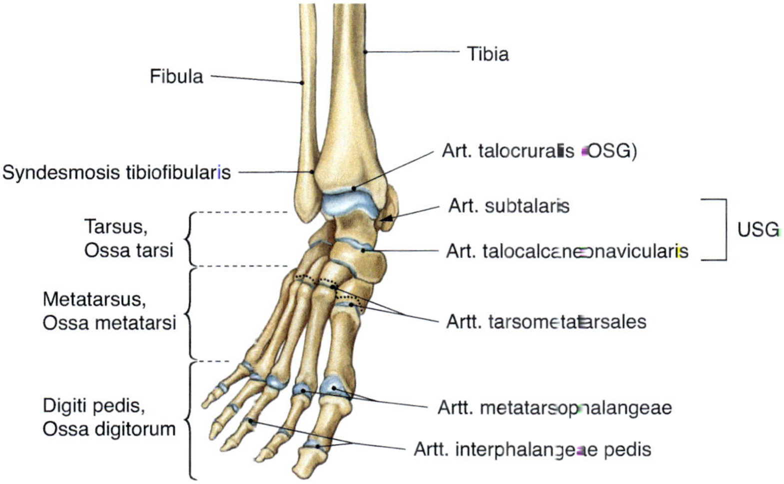

Abb. 2.4 Übersicht Fuß [S700]

  - Die Bewegungen, welche um die Henk-Achse verlaufen, sind Inversion und Eversion, nicht alleine Pro- und Supination!
- **Besonderheiten:**
  - Das USG besteht aus zwei Gelenken, weshalb es als **Art. composita** bezeichnet werden kann.
  - Die beiden Gelenke sind durch den Sinus tarsi voneinander getrennt, eine knöcherne Röhre, in der das Lig. talocalcaneum interosseum liegt.

OSG und USG in Kombination

- **Bewegungsrichtungen:**
  - Inversion: PF, ADD, Supination
  - Eversion: DE, ABD, Pronation

Artt. tarsometatarsales (zwischen Tarsus und Metatarsus)

- **Gelenkflächen:**
  - Ossa cuneiforma und Os cuboideum
  - Basen der Metatarsalia
- **Gelenkform:** plane Gelenke
- **Bewegungsrichtungen:** kleine Verschiebebewegungen v. a. in Pro- und Supination und DE und PF

Artt. metatarsophalangeae (Zehengrundgelenke)

- **Gelenkflächen:**
  - Köpfe der Ossa metatarsi I–V
  - Basen der Grundphalangen (Ossa digitorum pedis) I–V
- **Gelenkform:** Kugelgelenke
- **Bewegungsrichtungen:**
  - Flexion – Extension
  - Geringe Abduktion und Adduktion (Spreizen der Zehen)

Artt. interphalangeales (Zehenmittel- und -endgelenke)

- **Gelenkflächen:**
  - **Proximal (Zehenmittelgelenke):**
    - Distales Ende der Phalanx proximalis I–V
    - Proximales Ende der Phalanx media I–V
  - **Distal (Zehenendgelenke):**
    - Distales Ende der Phalanx media I–V
    - Proximales Ende der Phalanx distalis I–V
- **Gelenkform:** Scharniergelenke
- **Bewegungsrichtungen:** Flexion – Extension

POWER YOUR BODY

Rudern mit Theraband

ASTE:
- Basishaltung: hüftbreiter Stand, Knie zeigen nach ventral
- Leichte Squat-Position, dabei Gesäß leicht nach dorsal verschieben (Becken leicht gekippt)
- Bauchnabel sanft nach innen und Beckenboden nach oben und innen ziehen (Hoden bzw. Vagina und Anus hochziehen)
- Theraband auf Bauchnabelhöhe vor Körper befestigt

BA: Rudern, Arme von ventral nach dorsal am Körper vorbeiziehen, dabei die Ellenbogen flektieren – Scapulae hinten und unten zusammenziehen

Muskeleinsatz: scapualstabilisierende und bewegende Muskulatur, Mm. rhomboidei, M. trapezius pars transversa, M. serratus anterior, Rückenstrecker, Muskulatur v. a. im BWS-Bereich, Ellenbogenflexoren, Core-Muskulatur, Hüft- und Beinmuskulatur

Schultergelenk

- **Gelenkflächen** (➤ Abb. 2.5):
  - Cavitas glenoidalis (Scapula)
  - Caput humeri (Humeruskopf)
- **Gelenkform:** klassisches Kugelgelenk
- **Bewegungsrichtungen:**
  - Flexion (auch Anteversion) – Extension (auch Retroversion)
  - Abduktion (bis 90°, danach nur mit Elevation der Scapula) – Adduktion
  - Ab 90° wird sowohl die Abduktion als auch die Flexion als Elevation bezeichnet
  - Horizontale/transversale Abduktion + Adduktion
  - Außenrotation – Innenrotation
- **Besonderheiten:**
  - Kopf und Pfanne weisen eine geringe **Kongruenz** auf, sehr großer Oberarmkopf im Verhältnis zur kleinen Schultergelenkspfanne
  - Sehr großes Bewegungsausmaß
  - Im Gegensatz zum Hüftgelenk ist das Schultergelenk vor allem **muskulär gesichert.** Dies hat zur Folge, dass es eine Muskeldysfunktion schnell eine Pathologie hervorrufen kann.

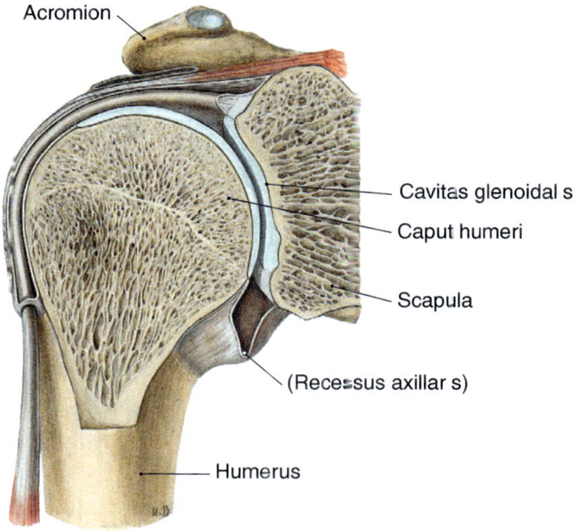

Abb. 2.5 Schultergelenk [S700]

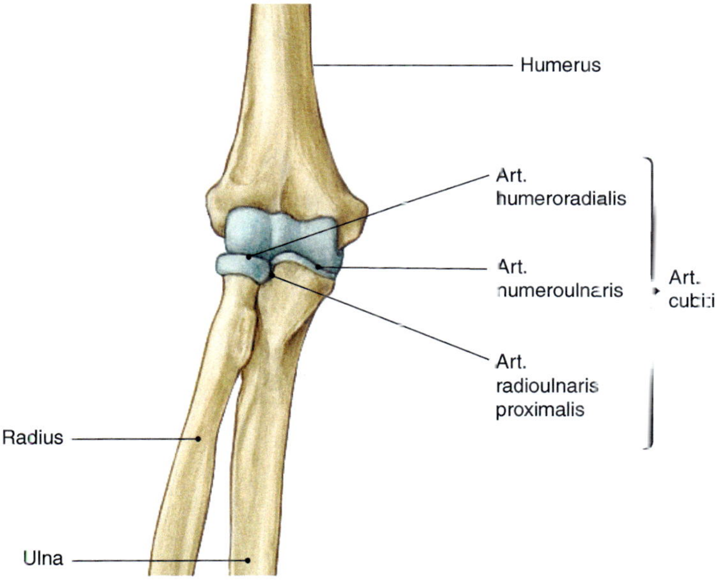

Abb. 2.6 Ellenbogengelenk [S700]

Art. cubiti (Ellenbogengelenk)

- **Gelenkflächen** (➤ Abb. 2.6):
  - Art. humeroradialis
    - Capitulum humeri (am Humerus)
    - Fovea articularis capitis radii (Radiusköpfchen)
  - Art. humeroulnaris
    - Trochlea humeri (Humerus)
    - Incisura trochlearis (Ulna)
  - Art. radioulnaris proximalis
    - Incisura ulnaris radii
    - Circumferentia articularis radii (Caput radii)
    - Lig. anulare radii (innenseitig überknorpelt), dient auch der Stabilisation des Gelenks
- **Gelenkform:**
  - Art. humeroradialis: Kugelgelenk
  - Art. humeroulnaris: Scharniergelenk
  - Art. radioulnaris proximalis: Zapfengelenk

- **Bewegungsrichtungen:**
  - Art. humeroradialis und humeroulnaris zusammen: Flexion – Extension
  - Art. radioulnaris proximalis: Pronation – Supination (kombinierte Bewegung der Ulnar-Radial-Gelenke)
- **Besonderheiten:**
  - Das Ellenbogengelenk wird als **Art. composita** bezeichnet. Es besteht aus verschiedenen Gelenkteilen (s. o.).
  - Funktionell wird oft das Art. radioulnaris distalis dazugezählt.
  - Das Ellenbogengelenk ist sowohl **knochen- als auch bandgesichert** (Platzer und Shiozawa-Bayer 2018). Ein wichtiger Aspekt ist hierbei, dass Pronation und Supination in allen Gelenkstellungen (Flex./Ext.) stattfinden können.
  - Bei der Pronation wickelt sich der Radius um die Ulna. Die Membrana interossea (➤ Abb. 2.7), eine bindegewebige Membran, welche sich zwischen Ulna und Radius spannt, ist funktionell wichtig. Diese kann Parallelverschiebungen von Radius und Ulna verhindern und Zug- und Druckbelastungen zwischen den Knochen übertragen (Platzer und Shiozawa-Bayer 2018).

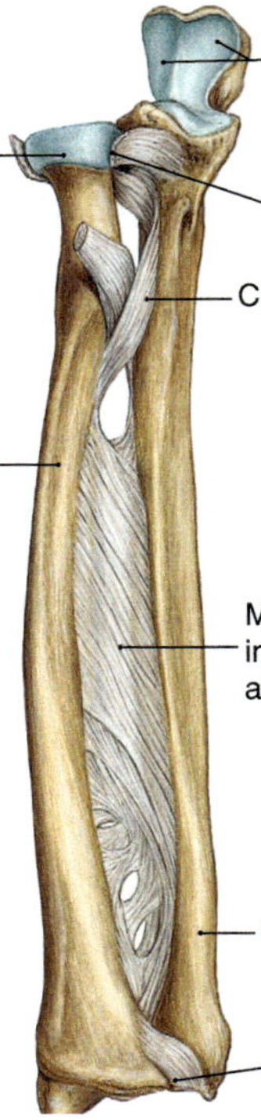

Abb. 2.7 Verbindung zwischen Ulna und Radius = Membrana interossea [S700]

Hand

Die Hand ist ähnlich wie der Fuß in verschiedene Abschnitte unterteilt (Platzer und Shiozawa-Bayer 2018, S. 136; ➤ Abb. 2.8):

- Carpus (Handwurzel): besteht aus 8 Handwurzelknochen (Ossa carpi), welche in 2 Reihen à 4 Knochen angeordnet sind:
  - **Proximale Reihe** (lateral beginnend): Os scaphoideum, Os lunatum, Os triquetrum, Os pisiforme
  - **Distale Reihe** (lateral beginnend): Os trapezium, Os trapezoideum, Os capitatum, Os hamatum
- Metacarpus (Mittelhandknochen): besteht aus 5 Ossa metacarpi
- Ossa digitorum manus (Fingerknochen): bestehen aus den Phalangen, dabei haben alle Finger drei Phalangen: Phalanx proximalis, Phalanx media und Phalanx distalis; Ausnahme Daumen (Pollex), dieser hat lediglich zwei Phalangen.

All diese Knochen sind (wie beim Fuß) mit mehr oder weniger gelenkigen Verbindungen verbunden.

Handgelenk

Art. radiocarpalis (proximales Handgelenk)

- **Gelenkflächen:**
  - Facies articularis carpalis (Radius)
  - Discus articularis (welcher sich distal der Ulna befindet)
  - Os scaphoideum
  - Os lunatum
  - Os triquetrum
- **Gelenkform:** Eigelenk
- **Bewegungsrichtungen:**
  - Palmarflexion – Dorsalextension
  - Radiale und ulnare Duktion

Art. mediocarpalis (distales Handgelenk)

- **Gelenkflächen:** proximale und distale Handwurzelreihe

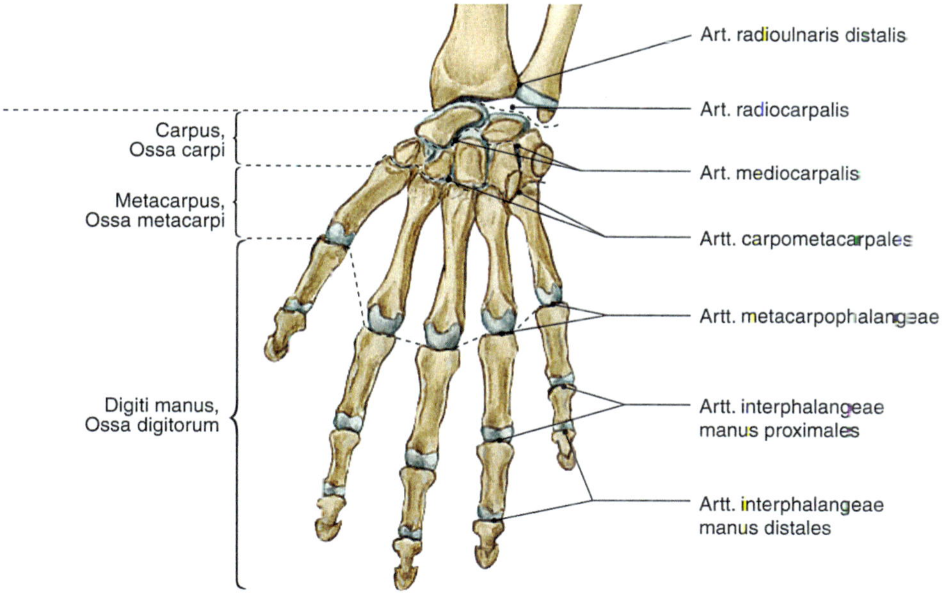

Abb. 2.8 Hand Übersicht [S700]

- **Gelenkform:** Scharniergelenk (verzahnt)
- **Bewegungsrichtungen:**
  - Palmarflexion – Dorsalextension
  - Radiale und ulnare Duktion
- **Besonderheiten:**
  - Das proximale und das distale Handgelenk werden funktionell zusammen als Handgelenk gezählt (Aumüller et al. 2020).
  - Beim Handgelenk handelt es sich um ein **Art. composita.**

Artt. carpometacarpales (Verbindung zwischen Carpus und Metacarpus)

- **Gelenkflächen:** distale Handwurzelreihe und Basen der Ossa metacarpalia
- **Gelenkform:** plane Gelenke (Amphiarthrosen)
- **Bewegungsrichtungen:** nur leichte Verschiebebewegungen sind möglich

Fingergelenke

Artt. metacarpophalangeae (Verbindung zwischen Mittelhand und Phalangen)

- **Gelenkflächen:** Caput ossis metacarpalis und Basen der proximalen Phalangen
- **Gelenkform:** MCP I: Scharniergelenk; MCP II–V: Kugelgelenke
- **Bewegungsrichtungen:**
  - Flexion – Extension
  - Geringe Abduktion und Adduktion

Artt. interphalangeae manus proximales et distales (Verbindungen zwischen den Phalangen)

- **Gelenkflächen:** jeweils die proximalen und distalen Enden der jeweiligen Phalangen
- **Gelenkform:** Scharniergelenke
- **Bewegungsrichtungen:** Flexion – Extension

Art. carpometacarpalis pollicis (Daumensattelgelenk)

- **Gelenkflächen:**
  - Os trapezium (Carpus)
  - Basis os metacarpale I
- **Gelenkform:** Sattelgelenk
- **Bewegungsrichtungen:**
  - Flexion, Extension
  - Ab- und Adduktion
  - Opposition und Reposition
- **Besonderheiten:** Die Verbindung zwischen der Mittelhand und der Phalanx des Daumens er-

möglicht eine große Beweglichkeit des Daumens. Er kann opponiert werden, was Vorteile in Bezug auf Greiffunktion und Geschicklichkeit der Hand bietet.

WIEDERHOLUNGSFRAGEN

Kap. 2.1 Die wichtigsten Gelenke – Aufbau und Bewegung

1. Nenne die Gelenkform des Hüftgelenks.
2. Nenne die möglichen Bewegungen, welche im Hüftgelenk stattfinden können.
3. Erkläre, warum das Hüftgelenk besonders stabil ist.
4. Aus welchen Gelenken setzt sich das Kniegelenk zusammen?
5. Nenne die Gelenkform des Kniegelenks.
6. Nenne alle Bewegungen, die im Kniegelenk stattfinden.
7. Erkläre die Notwendigkeit der Menisci beim Kniegelenk!
8. Erkläre, warum im Kniegelenk Rotation nur in einer bestimmten Gelenkstellung stattfinden kann; in welcher?
9. Nenne die Gelenkform des OSG.
10. Erkläre, warum bei einer Stellschraube im OSG eine Dorsalextension über die Null-Stellung hinaus kontraindiziert ist.
11. Nenne die zwei Anteile des USG.
12. Nenne die Gelenkflächen der beiden Anteile des USG.
13. Nenne die Gelenkform des USG.
14. Welche Bewegungen finden im OSG und welche im USG statt, welche Bewegungen laufen kombiniert in beiden Gelenken?
15. Erkläre die Besonderheiten des Schultergelenks.
16. Nenne die Gelenke, aus denen sich das Art. cubiti zusammensetzt.
17. Nenne die verschiedenen Abschnitte von Hand und Fuß.
18. Erkläre den Unterschied zwischen dem proximalen und distalen Anteil des Handgelenks.
19. Nenne die Bewegungen, welche im Daumensattelgelenk stattfinden können.

2.2 Die wichtigsten Körpersysteme

Die Behandlung von Patientinnen und Patienten setzt eine gute und detaillierte Kenntnis des menschlichen Körpers voraus. Dieses Kapitel gibt daher einen kurzen Überblick über den menschlichen Körper.

Der Körper ist ein Wunderwerk der Natur. Er besteht aus verschiedenen **Systemen,** die i. d. R. reibungslos zusammenarbeiten, wobei jedes einzelne System Höchstleistungen erbringt. Daher kann es schwierig sein, bei einer Störung herauszufinden, welche Ursache zu Grunde liegt. Es können mehrere Körpersysteme ursächlich betroffen sein, weshalb es wichtig ist, alle Systeme zu kennen.

Nervensystem

- Besteht aus zentralem Nervensystem (ZNS: Gehirn und RM) und peripherem Nervensystem (periphere Nerven)
- Aufgaben: Steuerung, Koordinierung und Weiterleitung von Informationen für den Körper

Bewegungs- und Haltungssystem (auch Bewegungsapparat)

- Besteht aus dem aktiven (Muskeln) und passiven (Knochen, Knorpel, Bänder, Faszien) Bewegungsapparat
- Aufgaben: Bewegung, Stabilisierung und Aufrechthaltung des Körpers

Herz-Kreislauf-System (inklusive Atmung)

- Besteht aus Herz, Gefäßen und Lunge
- Aufgaben: Versorgung des Körpers mit Sauerstoff und Nährstoffen, Entsorgung von Kohlendioxid und anderen Abbauprodukten

Verdauungsapparat

- Besteht u. a. aus Magen und Darm
- Aufgaben: Aufnahme, Verdauung und Bereitstellung von Nährstoffen für den Körper

Hormonsystem (endokrines System)

- Besteht aus vielen unterschiedlichen Bildungs- und Speicherorten der Hormone, wie z. B. Hypothalamus und Hypophyse; aber auch Eierstöcke und Hoden oder die Bauchspeicheldrüse gehören hierzu.
- Hormone sind Botenstoffe im Körper, die Kommunikation unter verschiedenen Organen ermöglichen. Sie beeinflussen damit unser Verhalten und Empfinden, aber auch z. B. unseren Energiestoffwechsel.

Urogenitalsystem

- Besteht aus Nieren, Blase und Geschlechtsorganen
- Aufgaben: Bildung und Ausscheidung von Urin, Fortpflanzung, Bildung wichtiger Hormone

Immunsystem (inklusive Blut und lymphatische Organe)

- Besteht aus vielen unterschiedlichen Anteilen, wie z. B. Thymus, Knochenmark, Lymphknoten, etc.
- Das Immunsystem dient der Aufrechterhaltung der Gesundheit des Körpers. Es muss so aktiv sein, dass es schädigende Erreger (Zellen) erkennt und diese vernichtet, aber wiederum auch nicht so aktiv, dass es den eigenen Körper angreift (Autoimmunerkrankung). Viele Bestandteile des Immunsystems, wie z. B. Leukozyten, sind Bestandteile des Blutes und werden mit dessen Hilfe transportiert.

Sinnessystem

- Der Mensch hat viele unterschiedliche Sinnesorgane (Nase, Auge, Ohr, etc.)
- Diese sind für die Reizaufnahme zuständig.

Haut- und Hautanhangsgebilde

- Die Haut umgibt unseren Körper.
- Sie hat die Funktion des Schutzes und der Aufnahme von Reizen.
- Als Hautanhangsgebilde werden Strukturen bezeichnet, welche mit der Haut verbunden sind und mit ihr eine funktionelle Einheit bilden, wie z. B. Haare, Nägel und Drüsen.

WIEDERHOLUNGSFRAGEN

Kap. 2.2 Die wichtigsten Körpersysteme

1. Nenne die Bestandteile des Nervensystems.
2. Nenne die Funktion(en) des Nervensystems.
3. Nenne die Bestandteile des Bewegungs- und Haltungssystems.
4. Nenne die Funktion(en) des Bewegungs- und Haltungssystems.
5. Nenne die Bestandteile des Herz-Kreislauf-Systems.
6. Nenne die Funktion(en) des Herz-Kreislauf-Systems.
7. Nenne die Bestandteile des Immunsystems.
8. Nenne die Funktion(en) des Immunsystems.

2.3 Achsen und Ebenen

Der menschliche Körper kann mit Hilfe von Achsen und Ebenen unterteilt werden (➤ Abb. 2.9). Hierbei muss der Patient aus der ASTE der anatomischen Nullstellung betrachtet werden (Daumen nach außen, ➤ Abb. 2.9).

Frontalebene

- Teilt den Körper in eine Vorder- und eine Rückseite
- ABD und ADD finden in der Frontalebene statt.
- Dazu steht in einem 90°-Winkel die Sagittalachse (sagittotransversal): Ab- und Adduktionsbewegungen bewegen sich um diese.

Sagittalebene

- Teilt den Körper in eine linke und rechte Hälfte (als würde ein Pfeil von hinten nach vorne durch den Körper geschossen; *lat.* sagittus = Pfeil)
- Flexion und Extension finden in der Sagittalebene statt.
- Dazu steht in einem 90°-Winkel die Frontal-/Transversalachse: Extensions-/Flexionsbewegungen (frontotransversal) bewegen sich um diese Achse.

Transversalebene

- Teilt den Körper von kranial nach kaudal in viele kleine Scheiben
- Rotationen und horizontale Ab- und Adduktionen finden in dieser Ebene statt.
- Dazu steht in einem 90°-Winkel die Longitudinalachse: Rotationen und horizontale Ab- und Adduktionen verlaufen um diese Achse.

Weitere wichtige Achsen

Mikulicz-Achse

Wenn ein Lot von der Mitte der Leiste (auf Hüftgelenkshöhe) ausgehen würde, dann sollte dies mittig durch Knie (Patella) und oberes Sprunggelenk verlaufen (➤ Abb. 2.10). Diese Achse wird als Mikulicz-Achse bezeichnet.

Fußachsen

Am Fuß gibt es verschiedene Achsen (➤ Abb. 2.11):

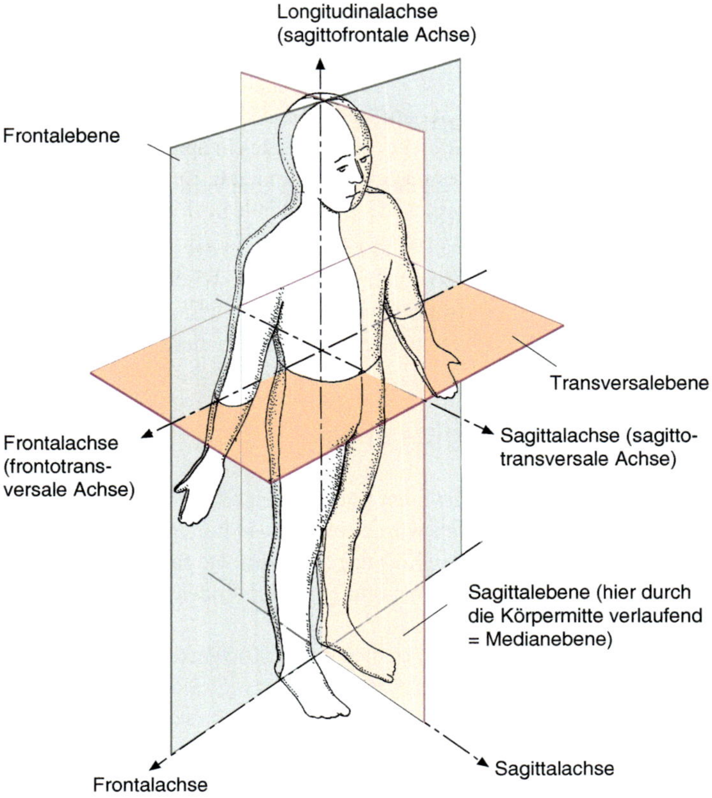

Abb. 2.9 Achsen und Ebenen [L190]

- **Funktionelle Fußlängsachse:** Lateral des Calcaneus bis zur Mitte des Großzehengrundgelenks
- **Anatomische Fußlängsachse:** Mitte Calcaneus durch das Grundgelenk der zweiten Zehe
- **Henk-Achse (USG-Achse):** Achse für die Bewegungen des USG, verläuft von kaudal, lateral, dorsal nach kranial, medial und ventral

WIEDERHOLUNGSFRAGEN

Kap. 2.3 Achsen und Ebenen

1. Wie verläuft die Frontalebene (was trennt sie)?
2. Welche Achse steht im rechten Winkel zur Frontalebene?
3. Wie verläuft die Sagittalebene?
4. Welche Achse steht im rechten Winkel zur Sagittalebene?
5. Wie verläuft die Transversalebene?
6. Welche Achse steht im rechten Winkel zur Transversalebene?
7. In welcher Ebene findet die ABD/ADD statt?
8. Um welche Achse findet die Flexion/Extension statt?
9. Nenne den Verlauf der Henk-Achse.

2.4 ASTEN, Lagerungen und Transfers

Vorbereitungen:
Vor allen Transfers müssen Katheter, Wunddrainagen, Zugänge etc. der Patientin bzw. des Patienten gesichert oder so positioniert werden, dass diese nicht im Weg sind oder dass Zug darauf ausgeübt werden könnte. Auch Hindernisse (Bettdecke, Kissen, Nachttisch, etc.) sollten entfernt werden. Dabei sollte das Bett bzw. die Liege immer so flach wie möglich eingestellt werden.

Beim Transfer zum Sitz (wenn Fußsohlen-Boden-Kontakt oder Aufstehen geplant ist) vorher feste Schuhe (keine Schlappen, Badelatschen, etc.!) so bereitstellen, dass der Therapeut sie erreichen kann, ohne den Patienten allein zu lassen! Beim Aufstehen ohne festes Schuhwerk, z. B. mit Schlappen oder Socken, kann es passieren, dass der Patient heraus- oder ausrutscht und stürzt; in diesem Fall wäre der Therapeut dafür haftbar.

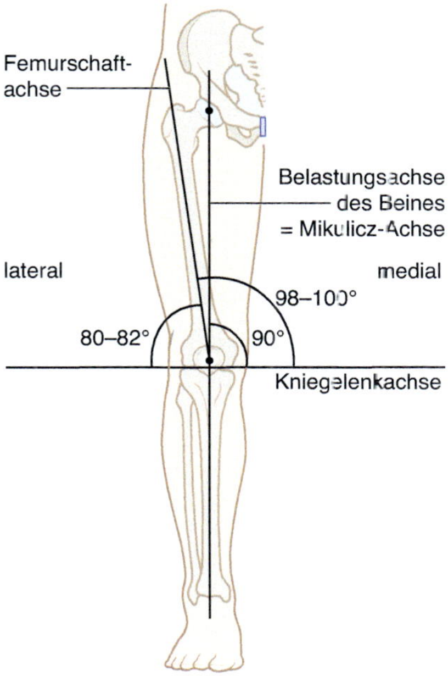

Abb. 2.10 Mikulicz-Achse [L126]

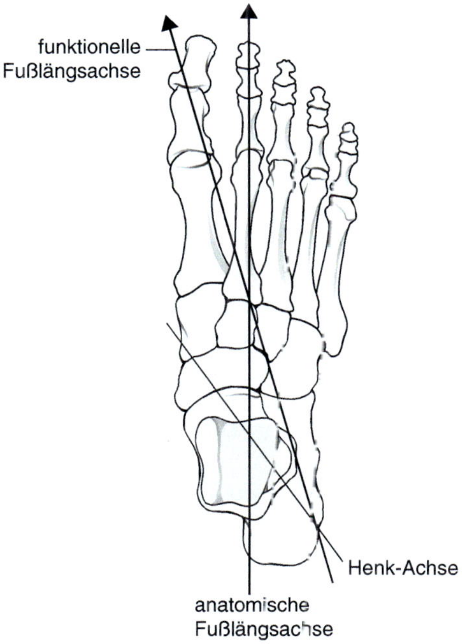

Abb. 2.11 Verschiedene Fußachsen [S700-L126]

Exkurs

Spitzfußprophylaxe

Bei Patienten, die viel liegen müssen, entwickelt sich häufig durch die Schwerkraft und das Gewicht der Bettdecke ein Spitzfuß. Patienten deswegen so positionieren, dass die Füße durch das Fußteil am Bettende in Dorsalextension (DE) gelagert werden können, oder die Füße mit einem Kissen oder einer Rolle zwischen Bettende und Füßen in DE lagern.

2.4.1 ASTE Rückenlage (RL)

Lagerung in Rückenlage (➤ Abb. 2.12):

- Patientenkopf (nicht die Schultern) in 10° Flexion mit dünnem Kissen unterlagern
- Bei Bedarf kann eine Halbrolle oder Rolle unter die Knie gelegt werden. Knieflexion 140°.
- Die Beine liegen in etwa hüftbreit auseinander.
- Arme nach Belieben, z. B. neben dem Körper

Transfer in RL

- Oft müssen Patienten auch in RL bewegt werden, z. B. an den Bettrand oder das Bettende.
- Dazu alle Lagerungsmaterialien entfernen und das Bett möglichst flach stellen.
- Es gibt folgende Möglichkeiten zur Bewegung:
  - **Bridging:** Patient hebt Oberkörper an, bewegt diesen (angehoben) in die gewünschte Richtung und legt ihn ab. Anschließend werden die Beine nachgeholt. Das Bridging zum Bewegen wird so oft ausgeführt, bis die gewünschte Position erreicht wurde.
  - Bewegen **durch Abstoßen der Beine;** dabei kann der Therapeut die Beine fixieren (zum Abstützen; ➤ Abb. 2.13a) oder den Oberkörper unterstützen (➤ Abb. 2.13b).
  - Bewegen durch **Verschieben über eine Unterlage,** Patienten dann mit Unterlage bewegen
  - **Hochtragen** des Patienten (durch zwei Therapeuten): dazu wird jeweils ein Arm und ein Bein gegriffen oder einer trägt den Oberkörper und der andere die Beine

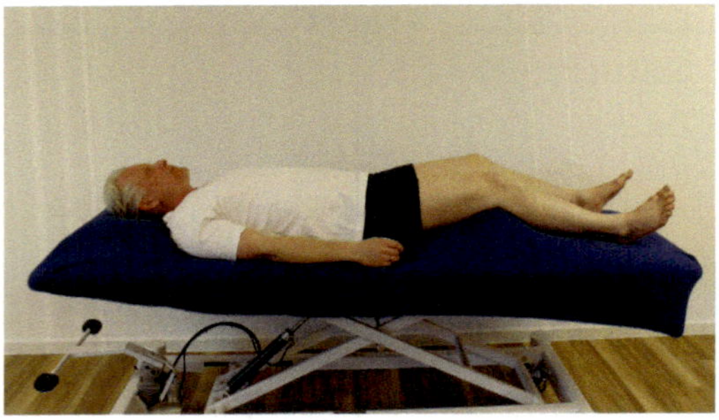

Abb. 2.12 Lagerung in RL [P1610]

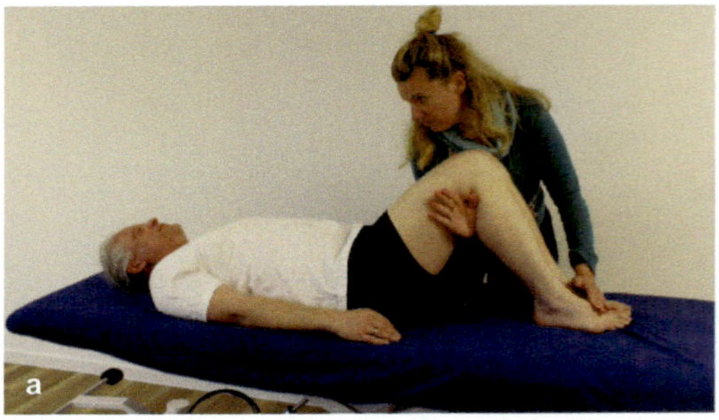

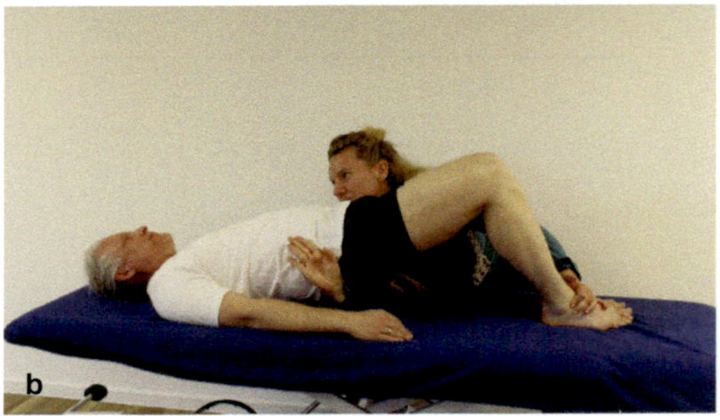

Abb. 2.13 Transfer in Rückenlage: a) Beine fixieren, b) Oberkörper unterstützen [P1610]

Transfer Rückenlage – Seitenlage

- Patient auf die Umlagerung vorbereiten, damit er weiß, was auf ihn zukommt.
- Zunächst Patienten an die gegenüberliegende Bank- bzw. Bettkante transferieren, dazu die Beine aufstellen, das Becken anheben und zur Bank- bzw. Bettkante hin ablegen, dann den Schultergürtel durch Aufstützen über die Ellenbogen (oder durch Therapeutenhilfe) nachrutschen lassen.
- Therapeutenfernes Bein oder beide Beine aufstellen.
- Therapeutennahen Arm so weit es geht und wenn es möglich ist (bis 90°) abduzieren.
- Therapeutenfernen Arm, wenn möglich, auf den Rumpf oder vor den Körper des Patienten legen (Einleitung der Drehung).
- Der Therapeut unterstützt nun den Patienten, indem er ihn am therapeutenfernen Becken oder Knie und Schultergürtel greift und zu sich dreht (➤ Abb. 2.14).
- Vor der Drehung soll der Patient aktiv seinen Bauchnabel nach innen ziehen.

IMPORTANT TO KNOW

Bei einer Hüft-TEP sollten beide Beine angestellt werden und dann ein Kissen oder eine Decke (dick genug!) zwischen die Knie bzw. OS gelegt werden, um eine ADD zu vermeiden. Die ADD ist häufig eine KI in der ersten Zeit nach einer Hüft-TEP-Implantation, da diese ggf. zu einer Luxation der Hüft-TEP führen kann. Erst dann kann der Transfer durchgeführt werden.

Transfer Rückenlage – Sitz

- Wenn Fußsohlen-Boden-Kontakt geplant ist, vorher Schuhe bereitstellen!
- Zunächst Transfer von RL in SL (s. oben)
- Der Patient soll beide Beine bis ca. 90° Hüftflexion anwinkeln (bei Hüft-TEP mit Kissen oder Decke zwischen Knie bzw. OS).
- Die Unterschenkel können vom Patienten über die Bankkante geschoben werden, sodass diese frei hängen und als Hebel zur Aufrichtung genutzt werden können. Bei Hüft-TEP sollten die US, wegen des langen Hebels, durch den Therapeuten unterstützt werden!
- Der obenliegende Arm sollte vor dem Körper aufgestützt werden, damit der Patient diesen zum Abstützen bei der Aufrichtung nutzen kann (➤ Abb. 2.15a).
- **Transfer mit wenig Hilfe:** Therapeut unterstützt den Patienten, indem er den Schultergürtel beim Aufsetzen mitaufrichtet.
- **Transfer mit viel Hilfe:** Ein Therapeutenarm unter dem Schultergürtel positionieren, der andere Arm umfasst beide Beine ungefähr auf Kniegelenkshöhe, dann wird der Patient aufgerichtet (➤ Abb. 2.15b).

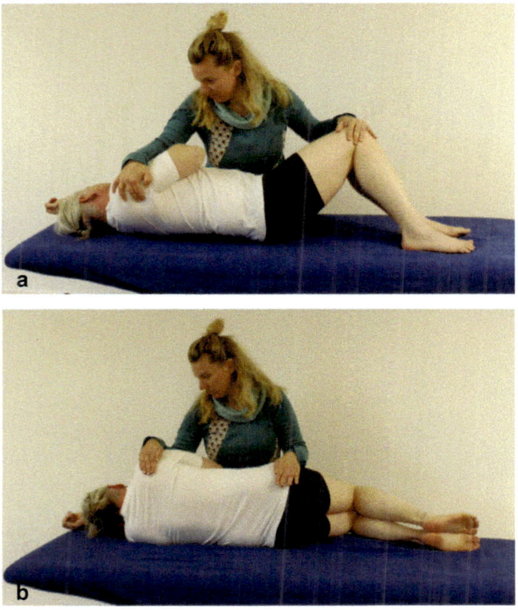

Abb. 2.14 Transfer Rückenlage in Seitenlage: a) ASTE, b) ESTE [P1610]

Transfer Rückenlage – Stand (ohne Sitz)

- Manche Verletzungen machen es notwendig, dass Patienten nicht sitzen dürfen (z. B. nach Beckenfrakturen), deshalb müssen die Patienten aus der RL in den Stand transferiert werden.
- In diesem Fall wird der Patient zunächst in die BL transferiert:
  - Der Patient muss zunächst an den therapeutenfernen Rand des Bettes transferiert werden.
  - Anschließend Transfer in SL, Patient soll nun den unten liegenden Arm nach oben strecken. Therapeut fazilitiert am oben liegenden Arm den Transfer in BL, dieser wird dazu eleviert.
- Ggf. kann der Therapeut am Beckengürtel bremsend unterstützen, wenn der Patient zu schnell in die Bauchlage fällt.
- Anschließend rutscht er mit den Beinen (einzeln oder beidbeinig) vorsichtig von der Bank herunter, bis der Fußsohlen-Boden-Kontakt erreicht wird.
- Aufrichten durch das Abstützen mit den Armen.

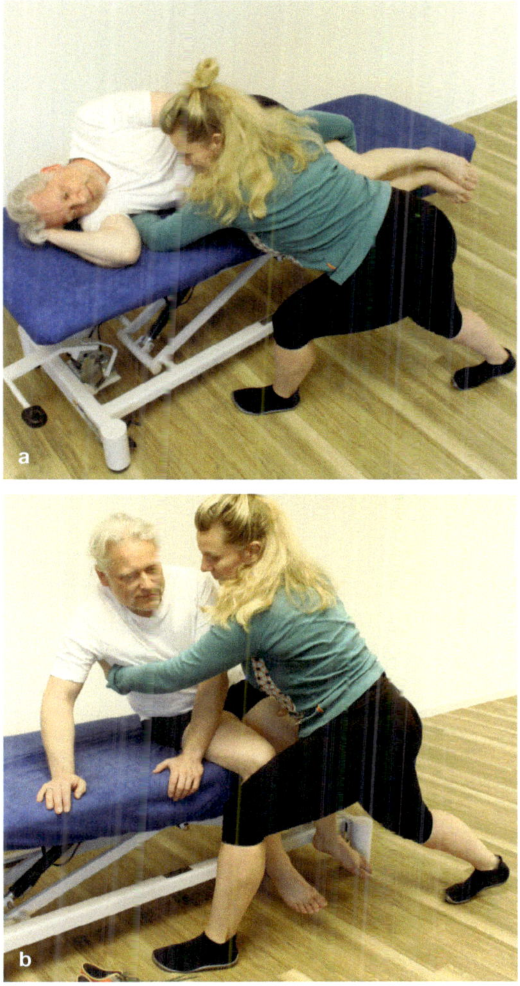

Abb. 2.15 Transfer Seitlage in Sitz: a) ASTE, b) Transfer in Sitz [P1610]

2.4.2 ASTE Seitenlage (SL)

- Das Kopfteil der Bank muss meist angepasst und höhergestellt werden; der Patient kann auch seinen Arm unter den Kopf legen.
- Der andere Arm kann seitlich auf dem Körper liegen, vor dem Körper abgestützt werden oder ebenfalls unter den Kopf gelegt werden (➤ Abb. 2.16a).
- Bei den Beinen gibt es drei Möglichkeiten:
  - Entweder bleiben die Beine in Verlängerung des Oberkörpers liegen, dann Kissen zwischen Knie bzw. US lagern. Dies ist jedoch eine eher

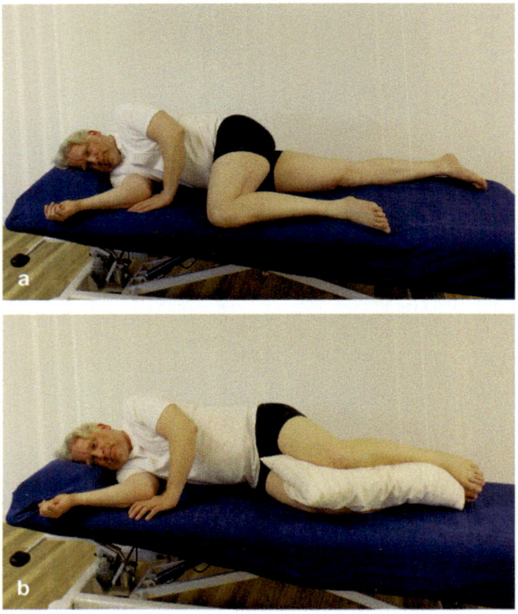

Abb. 2.16 Lagerung in Seitenlage: a) Lagerung 1, b) Lagerung 2 [P1610]

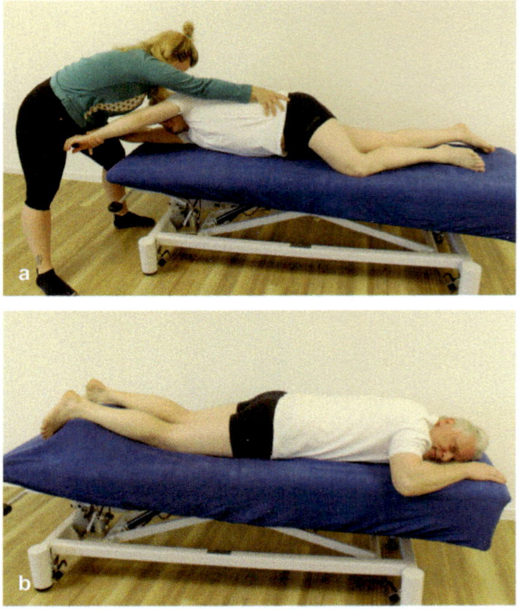

Abb. 2.17 Transfer Seitenlage in Bauchlage: a) ASTE, b) ESTE [P1610]

unsichere Lagerung, da der Patient, wenn er das Gleichgewicht nicht gut halten kann, leicht umfällt.
- Das obere Bein ist angewinkelt und das untere Bein ist, in Verlängerung des Oberkörpers, ausgestreckt (Lagerung 1, ➤ Abb. 2.16a).
- Beide Beine leicht anwinkeln, ein Kissen zwischen die Knie bzw. US lagern (Lagerung 2, ➤ Abb. 2.16b).

IMPORTANT TO KNOW

Bei Hüft-TEP muss diese Variante zwingend mit Kissen gewählt werden, um die ADD zu vermeiden.

Transfer Seitenlage – Bauchlage

IMPORTANT TO KNOW

Aufpassen, dass der Patient weit genug von der Bett- oder Bankkante entfernt ist, da er sonst bei der Umlagerung herunterfallen kann. Deshalb den Patienten vor dem Transfer an die entfernte Bett- oder Bankkante lagern.

- Untenliegenden Arm, wenn möglich, in maximaler Schulterflexion lagern, alternativ nah an den Körper anlegen (Hand evtl. unter den Körper schieben).
- Obenliegenden Arm ebenfalls in Elevation, ggf. zum Abstützen vor dem Körper benutzen.
- Griff am Becken und an der Schulter, dann den Patienten langsam zu sich drehen (➤ Abb. 2.17a)
- Patient lagern! (➤ Kap. 2.4.3, ➤ Abb. 2.17b)

2.4.3 ASTE Bauchlage (BL)

- Kopfteil sollte so flach wie möglich bzw. so hoch wie nötig eingestellt werden.
- Der Patient liegt mit dem Kopf gerade in dem Nasenschlitz (dabei leichtes Doppelkinn bzw. Chin in), wenn keiner vorhanden ist, ist der Kopf seitlich gedreht.

IMPORTANT TO KNOW

Keine Überstreckung v. a. der oberen Kopfgelenke!

- Bei Bedarf Rolle unter die Füße
- Arme können neben dem Körper liegen oder um den Kopf herum gelegt werden (➤ Abb. 2.17b).

- Viele Patienten finden es angenehm, wenn die Arme vorne oder unten, z. B. auf einem Pezziball unter dem Kopfteil, abgelegt werden.

2.4.4 ASTE Sitz

- Beine hüftbreit auseinander
- Becken in einer neutralen „Mittelposition" (Mitte zwischen maximal gekippt und maximal aufgerichtet)

Die Schultern hängen locker und die Schulterblätter werden nach hinten unten gezogen.

IMPORTANT TO KNOW

Keine Überkorrektur der Schulterblätter.

- Der Patient soll sich locker aufrichten und dabei ein leichtes Doppelkinn einstellen. Der Kopf soll dabei über dem Körper gehalten werden (Vorstellung: Marionette, die von einem Faden am Hinterkopf hochgezogen wird; ➤ Abb. 2.18).

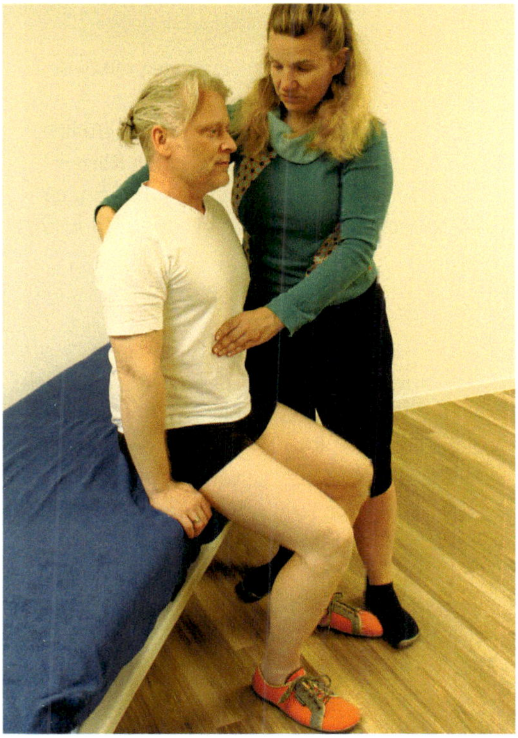

Abb. 2.18 Sitz [P1610]

Transfer Sitz – Sitz (Umsetzen)

- Transfer über den Stand: siehe unten, dann den Patienten umtreten lassen (nicht auf der Stelle drehen)
- Transfer über den Sitz (➤ Abb. 2.19):
  - Zunächst die weitere Sitzmöglichkeit bereitstellen – ggf. Lehnen (z. B. beim Rollstuhl) entfernen, damit ein einfacher Transfer möglich ist.
  - Die Höhen der beiden Sitzmöglichkeiten aufeinander abstimmen, der zu erreichende Sitz sollte niedriger sein, Arbeit mit der Schwerkraft.
  - Füße und Knie des Patienten sichern, indem der Therapeut die eigenen Füße vor die Füße des Patienten stellt oder das Bein bzw. die Beine des Patienten zwischen seinen sichert.
  - Griff um den Rumpf des Patienten.
  - Oberkörper des Patienten nach vorne verlagern und Patienten umsetzen.

IMPORTANT TO KNOW

Der Therapeut sollte hier besonders auf seine Bodymechanik (➤ Exkurs Bück- und Hebetechnik) achten! Wenn möglich Hilfsmittel (wie z. B. ein Rutschbrett) verwenden.

Transfer Sitz – Stand

- Patient hat Fußsohlen-Boden-Kontakt.
- Die Füße des Therapeuten sind (wenn nötig) vor den Füßen des Patienten abgestellt, um diese zu sichern.
- **Mit wenig Unterstützung:** Therapeut greift unter Achselhöhe um den Rumpf des Patienten.
- **Mit viel Unterstützung:** Therapeut greift unter Gesäß des Patienten (➤ Abb. 2.20).
- **Auch eine Kombination ist möglich, dann eine Hand um den Rumpf auf Schulterhöhe und die andere unter das Gesäß.**
- Patient soll nun den Oberkörper nach vorne verlagern und das Gewicht (wenn erlaubt) auf beide Füße bringen.
- Aufstehen, dabei das Gesäß nach ventral bringen und wieder in der Körperlinie einordnen.

IMPORTANT TO KNOW

Der Therapeut sollte hier besonders auf seine Bodymechanik (➤ Exkurs Bück- und Hebetechniken) achten!

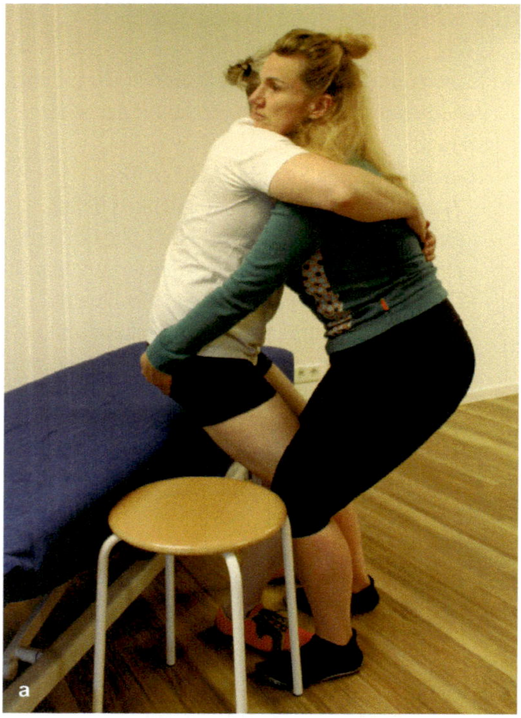

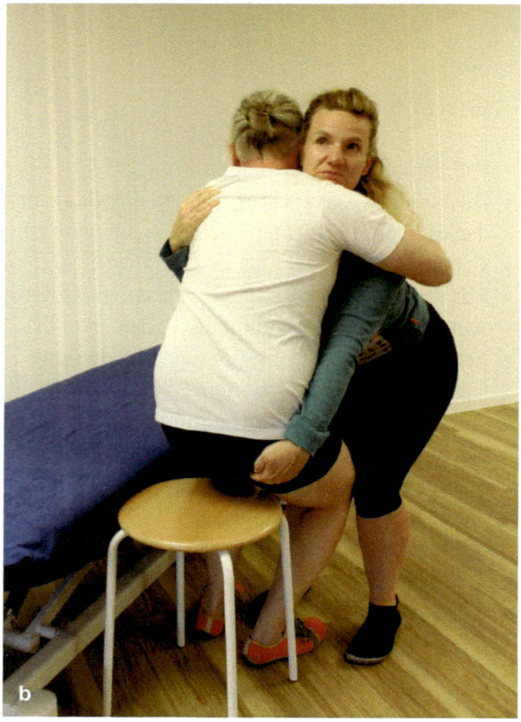

Abb. 2.19 Umsetzen: a) Start des Transfers b) Ende des Transfers [P1610]

Exkurs

Bück- und Hebetechniken

In der Physiotherapie müssen Patienten oft transferiert oder gehoben werden. Um dies lange und vor allem gesund durchführen zu können, sollten gewisse Regeln berücksichtigt werden:

- Anspannung der segmentalen Muskulatur bzw. Kernmuskulatur vor jedem Transfer oder Hebemanöver.
- Ökonomische Position des Rückens: Gesäß möglichst weit nach dorsal, Rücken weder komplett gebeugt noch komplett überstreckt, sondern in einer Mittelposition.
- Hierbei sollte vor allem eine Position gewählt werden, bei der die segmentalen Muskeln aktiviert bzw. angespannt werden können. Dies ist bei jedem Menschen individuell verschieden und sollte ausprobiert und geübt werden.
- Patienten körpernah transferieren!

2.4.5 ASTE Stand

- Beine stehen hüftbreit auseinander, die Füße stehen in leichter Divergenz.
- Der Oberkörper des Patienten ist aufgerichtet.
- Die Arme hängen locker neben dem Körper.
- Die Schultern hängen locker und die Schulterblätter werden nach hinten unten gezogen.

IMPORTANT TO KNOW

Keine Überkorrektur!

- Der Patient soll sich locker aufrichten und dabei ein leichtes Doppelkinn machen. Der Kopf soll dabei über dem Körper gehalten werden (Vorstellung: Marionette, die von einem Faden am Hinterkopf hochgezogen wird).
- Beinachse korrekt einstellen, d. h. die Knie sollten über den Füßen stehen und die Hüften über den Knien. Die Patella ist nach ventral gerichtet.
- Das Gewicht sollte auf beiden Beinen gleichmäßig verteilt sein.
- Die Knie sind in minimaler Flexion und damit nicht verriegelt (➤ Abb. 2.21).

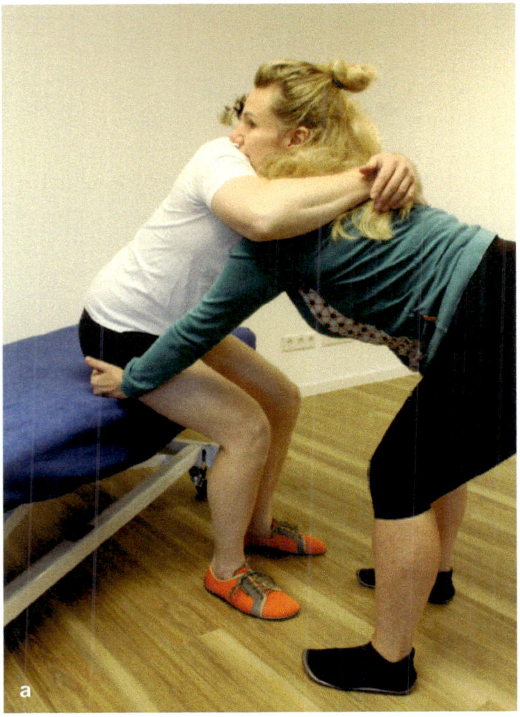

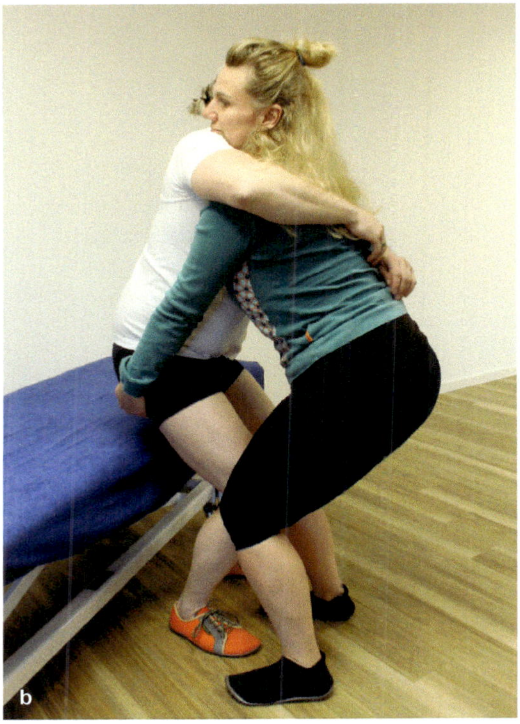

Abb. 2.20 Transfer Sitz – Stand: a) ASTE, b) Transfer in den Stand [P1610]

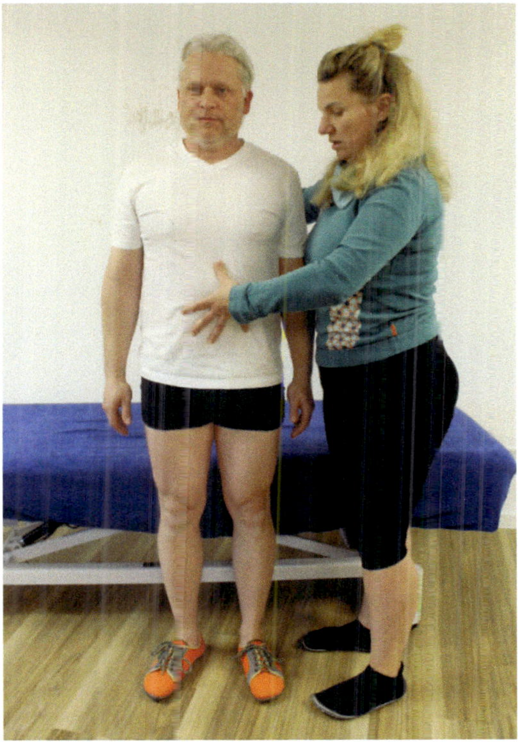

Abb. 2.21 Stand [P1610]

2.4.6 Weitere ASTEN

Zur Therapie können folgende weitere ASTEN genutzt werden:

- Seitsitz (≻ Abb. 2.22a)
- Ringsitz (≻ Abb. 2.22b)
- Langsitz (≻ Abb. 2.22c)
- Kniestand (hoch/tief; ≻ Abb. 2.22d)
- Einbeinkniestand (≻ Abb. 2.22e)
- Vierfüßlerstand (≻ Abb. 2.22f)
- Knie-Ellenbogenstütz (≻ Abb. 2.22g)
- Bärenstand (≻ Abb. 2.22h)
- Barhockersitz (≻ Abb. 2.22i)

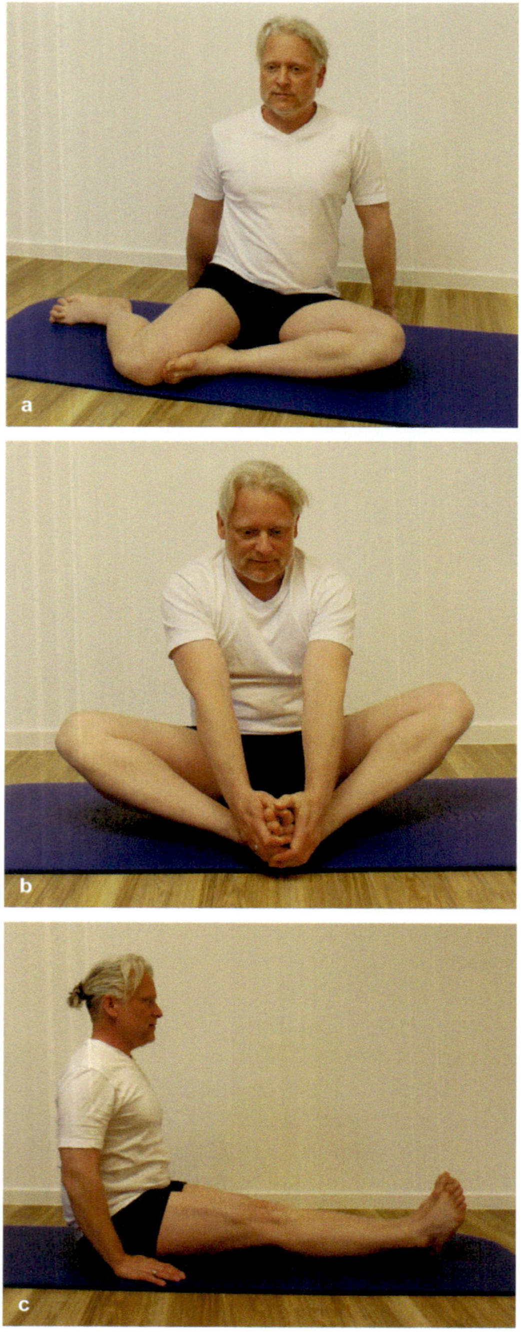

Abb. 2.22 Weitere ASTEN: a) Seitsitz, b) Ringsitz, c) Langsitz [P1610]

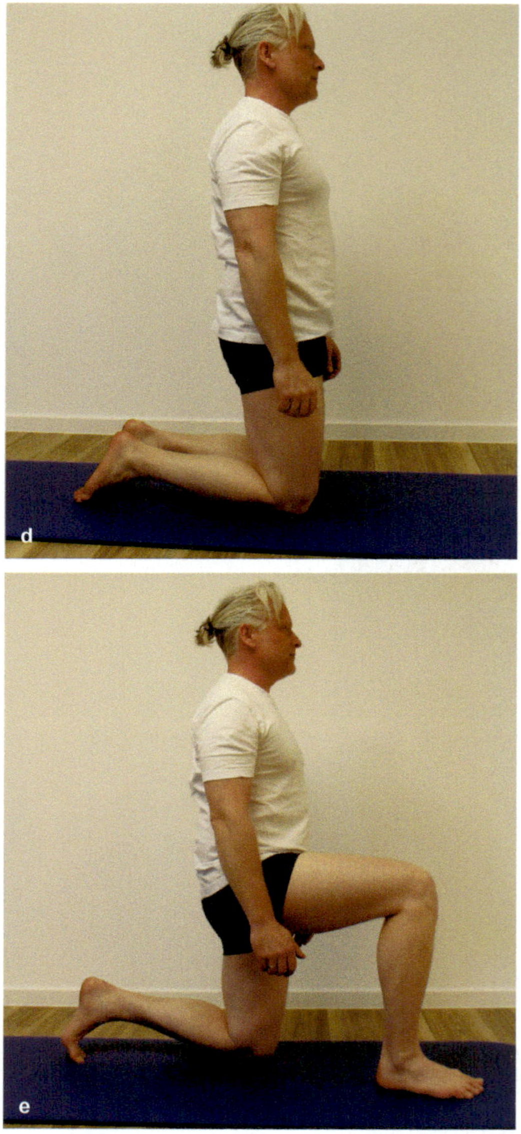

Abb. 2.22 Weitere ASTEN *(Forts.)*: d) Kniestand, e) Einbeinkniestand [P1610]

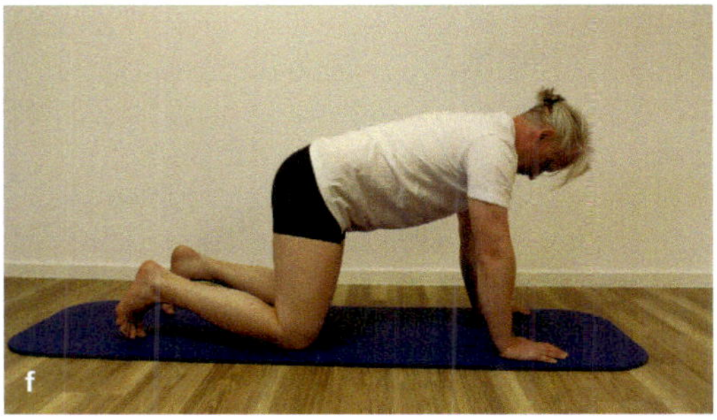

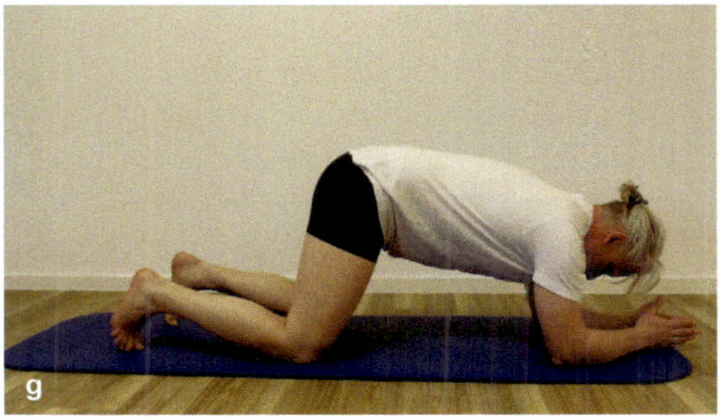

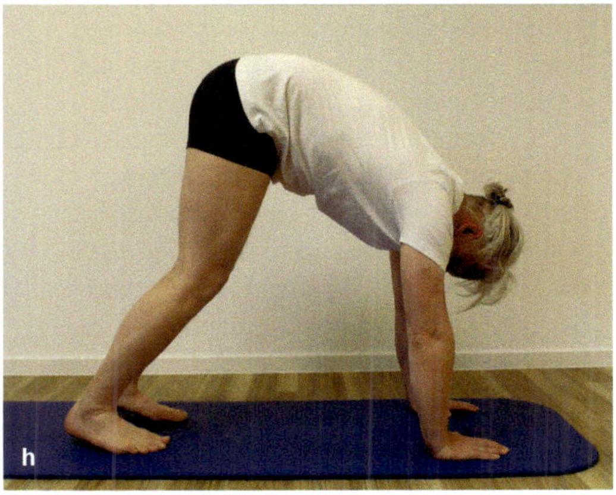

Abb. 2.22 Weitere ASTEN *(Forts.)*: f) Vierfüßlerstand, g) Knie-Ellenbogenstütz, h) Bärenstand [P1610]

WIEDERHOLUNGSFRAGEN

Kap. 2.4 ASTEN, Lagerungen und Transfers

1. Was könnte passieren, wenn du mit einem Patienten ohne festes Schuhwerk aufstehst?
2. Wie sieht eine geeignete Spitzfußprophylaxe aus?
3. Warum soll beim Transfer von Hüft-TEP-Patienten von der Rückenlage in die Seitenlage ein Kissen oder eine Decke zwischen die Beine gelegt werden? Was wären mögliche Folgen, wenn dies nicht geschieht?
4. Beschreibe die Merkmale der ASTE Stand.

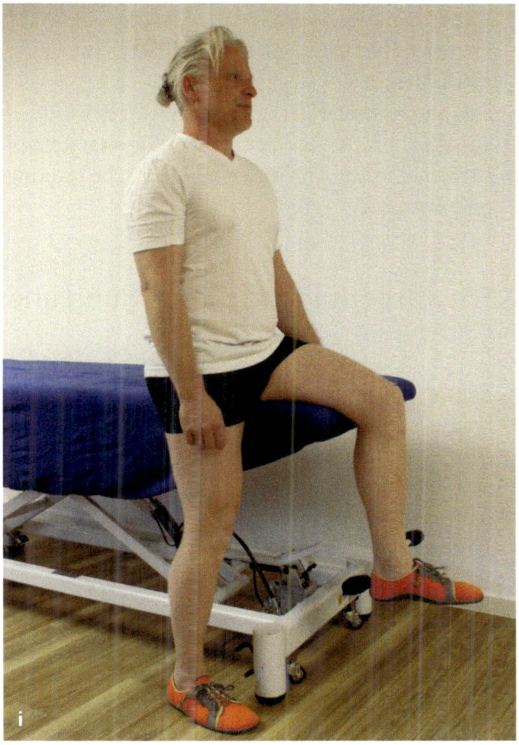

Abb. 2.22 Weitere ASTEN (Forts.): i) Barhockersitz [F1610]

2.5 Körperhaltung und Bewegung

In der Physiotherapie ist das Bewegungs- und Haltungssystem ein wesentliches Element bei Befundung und Therapie.

In diesem Kapitel wird bewusst vom Bewegungs- und Haltungsapparat bzw. -system gesprochen, da die Haltung oft in der althergebrachten Bezeichnung (Bewegungsapparat) vernachlässigt wird.

Kurze Wiederholung Bewegungsapparat

- Besteht aus aktiven (Muskeln) und passiven (Knochen, Knorpel, Bänder, Faszien) Anteilen

- Das Bewegungssystem hat die Funktion, den Körper zu bewegen, ihn zu stabilisieren und aufrecht zu halten.
- Das harmonische Zusammenspiel des Bewegungsapparates mit den anderen Körpersystemen ist Voraussetzung für eine physiologische Haltung und Bewegung.

2.5.1 Körperhaltung, -bewegung und Pathologien

- Es gibt Patienten mit außergewöhnlichen Körperhaltungs- oder Bewegungsmustern. Oft werden solche Bewegungsmuster pathologisiert und bestimmten Erkrankungen wie z. B. Arthrose oder Bandscheibendegeneration zugeordnet. Dies ist oft nicht richtig. Manche Körper scheinen sich an spezielle Bewegungs- und Haltungsmuster anzupassen, bzw. eine Strategie gefunden zu haben, diese zu kompensieren.
- Im Gegensatz dazu gibt es Patienten, die augenscheinlich „physiologische" Haltungs- und Bewegungsmuster aufweisen, aber trotzdem massive Schmerzen im Bewegungsapparat haben. Bei genauerer Betrachtung kann möglicherweise eine Schlüsselbewegung oder -haltung auffallen, welche mit den Schmerzen in Zusammenhang stehen kann. Es kann aber auch vorkommen, dass nichts gefunden wird.
- Es gibt auch Patienten, bei denen Haltungs- und Bewegungsmuster mit den Problematiken zusammenpassen, z. B. Kopf- oder Nackenschmerzen bei Bildschirmarbeitern, welche vorwiegend mit einem Turtle Neck arbeiten. Oder lumbale Rückenschmerzen bei Menschen, die überwiegend im Sitzen arbeiten.

Fazit

- Nicht jede Körperhaltung, die nicht „normgerecht" ist, ist automatisch mit einer Pathologie verbunden.
- Vice versa können auch „normgerechte" Bewegungs- und Haltungsmuster mit Schmerzen im Bewegungsapparat einhergehen.

Fallbeispiel

Eine Patientin kam mit der ärztlichen Diagnose HWS-Syndrom und einer Verordnung für KG in die Praxis. Sie klagte über ausstrahlende Schmerzen im Nacken. Zusätzlich strahlten die Schmerzen auch nach ventral in den Hals und bis zum Kiefergelenk bds. aus und es bestanden Ausstrahlungen in Form von Kribbelparästhesien in beide Arme bzw. Hände.

Nach einer eingehenden Untersuchung erschien zunächst alles unauffällig außer dem stark erhöhten Tonus der Mm. scaleni. Die Mm. scaleni wurden in der PT gedehnt und detonisiert, was nach jeder Behandlung zu einer temporären Besserung führte. Die Therapeutin konnte sich aber nicht erklären, warum die Mm. scaleni in jeder Behandlung von Neuem hyperton waren. Nach der vierten Behandlung und einer intensiven Zwischenbefundung fiel bei bestimmten Gesten besonders auf, dass die Patientin bei Gebrauch ihrer sehr intensiven Mimik oft ihre Mm. scaleni stark anspannte.

Nachdem die Therapeutin die Patientin darauf aufmerksam gemacht hatte, legten sie gemeinsam fest, dass die Hausaufgabe der Patientin zunächst darin bestand, sich selbst in dieser Hinsicht zu kontrollieren und zu beobachten, um die Anspannung bei der Mimik bewusst wahrzunehmen und damit auch zu kontrollieren.

Die Kombination von Therapie und Reedukation der Anspannung führte zum Erfolg.

Fazit:

Haltungs- und Bewegungsmuster können einen Einfluss auf Pathologien haben, welche Patienten entwickeln. Diese können offensichtlich sein und gut zusammenpassen oder sehr unscheinbar sein.

2.5.2 „Optimale" Körperhaltung versus individuell ökonomische Haltung

Die optimale Körperhaltung für jeden gibt es nicht. Dafür sind Menschen zu individuell. Hier werden verschiedene günstige und ungünstige Haltungsmuster vorgestellt.

Individuell ökonomischste Körperhaltung:

- Es ist sinnvoll von der für den jeweiligen Körper ökonomischsten Haltung zu sprechen, denn es gibt Haltungsmuster (z. B. Kopf über dem Körper tragen), die mit biomechanisch günstigen oder ungünstigen Verhältnissen (z. B. Kopf weit vor dem Körper tragen = Turtle Neck) einhergehen.
- Es muss immer die **Individualität** des gesamten Menschen und seines Körpers betrachtet werden und inwieweit sich die Biomechanik günstig oder ungünstig auf diese Körperhaltung auswirkt.
- Es ist wichtig, die biomechanischen Grundvoraussetzungen zu kennen, wie z. B. Hebel und Lastarme auf Gelenke, Muskeln und weitere Strukturen einwirken.
- Wenn eine Last ungleichmäßig verteilt auf eine Struktur trifft (z. B. Genu valgum oder varum), dann kommt es zu erhöhten Belastungen in einem Bereich und zu erniedrigten Belastungen in einem anderen Bereich. Dies führt zu einer ungleichmäßigen und übermäßigen Belastung der Strukturen (s. u. Ökonomisierung von Haltung und Bewegung).
- Da die Voraussetzungen, Gegebenheiten und Anforderungen an einen Menschen immer unterschiedlich sind, wird hier die „für den jeweiligen Körper ökonomischste Haltung“ als Idealhaltung favorisiert.

2.5.3 Definitionen Haltung, Fehlhaltung, Haltungsmuster

Haltung Haltung ist eine motorische (und keine passive) Leistung des Körpers (Smolenski et al. 2016). Dabei besteht die Haltung zum einen aus einem unbewussten (Haltungs- und Stellreflexe, Grundtonus) und einem bewussten Anteil (Einnahme der bewusst gewünschten Körperhaltung).

Schonhaltungen

- Entstehen i. d. R. durch Schmerzen, Schwächen, Verkürzungen, häufig genutzte Bewegungs- und Haltungsstereotype etc.
- Dadurch entwickeln sich unbewusst veränderte Haltungs- und Bewegungsmuster.
- Zunächst i. d. R. funktionell, mit der Zeit gehen diese dann in fixierte Haltungsmuster über.
- Mit zunehmender Dauer versucht der Körper, diese zu kompensieren, woraus dann Fehlhaltungen entstehen.

Fehlhaltungen Es werden funktionelle, reversible und fixierte Fehlhaltungen unterschieden.

Funktionelle oder reversible Fehlhaltungen können vom Patienten oder mit Hilfe des Therapeuten aktiv oder passiv korrigiert werden.

Fixierte Fehlhaltungen können nicht mehr aktiv oder passiv korrigiert werden.

Haltungsmuster:

Klassisch sind beispielsweise die verschiedenen Haltungsmuster der Wirbelsäule (Hüter-Becker 2016):

- Rundrücken
- Flachrücken
- Hohlrundrücken
- Hohlrücken.

Oft gehen diese Muster mit Verlagerungen des Körperschwerpunkts einher.

Exkurs

Körperschwerpunkt

Der Körperschwerpunkt befindet sich ungefähr auf Höhe von S2 und damit auf Höhe des Bauchnabels (Schünke 2018).

2.5.4 Ätiologie von „Fehlhaltungen“

Fehlhaltungen durch Erkrankungen oder Verletzungen

- Morbus Bechterew
- Frakturen
- Weitere Verletzungen
- Morbus Scheuermann
- Osteoporose
- Hüftdysplasien
- Schmerzzustände

Fehlhaltungen durch Haltungs- und Bewegungsstereotype

- Immer wieder durchgeführte Bewegungen bzw. eingenommene Haltungen können zu Fehlhaltungen führen.

- Der Körper (➤ Kap. 2.5.6) versucht, energiesparende Haltungs- und Bewegungsmuster zu nutzen, die nicht biomechanisch günstig sind.
- Zu häufiges und zu inaktives Sitzen.
- Diese Prozesse können zu individuell entwickelten Fehlhaltungen führen.

Beitragende Faktoren zur Entstehung von Fehlhaltungen

Muskelfaserverteilung

Die verschiedenen Muskelfasertypen verhalten sich unterschiedlich, wodurch manche Muskeln eher zu einer Hypertonie und andere zu einer Hypotonie neigen. Die Verteilung der Muskelfasertypen kann Haltungsmuster begünstigen.

Unterteilung der verschiedenen Muskelfasertypen ➤ Kap. 4.2.3

Tonische Muskeln versus phasische Muskeln

- Beim Menschen bestehen alle Skelettmuskeln zu unterschiedlichen Anteilen aus Typ-I-, Typ-II- und Typ-IIb-Fasern. Für die primäre Funktion eines Muskels sind die Mehrheitsanteile dieser Fasertypen ausschlaggebend.

IMPORTANT TO KNOW

Die Einteilung in Typ-I-, -II- und -IIb-Fasern ist nur die grobe Unterteilung der Muskelfasertypen; mittlerweile wissen wir, dass es noch weitere Subtypen gibt. Da dies aber noch in der Erforschung ist und zum besseren Verständnis werden zunächst nur die o.g. Typen benannt.

- Die Verteilung ist von Muskel zu Muskel unterschiedlich und genetisch festgelegt, aber durch Training und Gewohnheiten beeinflussbar.

Tonische Muskeln

- Bestehen überwiegend aus **Typ-I-Fasern.**
- Sind in der Lage, eine **gleichförmige Muskelspannung** über eine **längere Zeit** aufrechtzuhalten (Smolenski 2016).
- Ihre Funktion ist u. a. die **Aufrechterhaltung der Körperhaltung gegen die Schwerkraft.**
- **Aktivierungsmuster:** Bei Muskelarbeit werden die tonischen Muskeln bzw. die Typ-I-Fasern (Cinderella-Fasern) in der Regel **zuerst aktiviert;** diese haben eine **geringere Aktivierungsschwelle** (Weineck 2007). Deshalb neigen diese eher zu einem **Hypertonus** und damit ggf. zu einer Bewegungseinschränkung.
- Slow-Twitch-Fasern, aus denen tonische Muskeln überwiegend bestehen, neigen zur **Erhöhung ihres Grundtonus** (Schünke 2018).

Phasische oder dynamische Muskeln

- Bestehen überwiegend aus **Typ-II-Fasern.**
- Sind überwiegend für **Bewegungen** und das Halten des **Gleichgewichts** zuständig, ebenso für die **Lokomotion** und Ausführung von **Zielmotorik** (Smolenski 2016).
- **Aktivierungsmuster:** Typ-II-Fasern werden bei Muskelarbeit erst durch eine **stärkere Belastung aktiviert** (Weineck 2007). Durch die **höhere Aktivierungsschwelle** sind sie seltener von einem **Hypertonus** betroffen.
- Fast-Twitch-Fasern (aus denen dynamische oder phasische Muskeln bestehen) neigen dazu, ihren **Grundtonus zu verringern** (abzuschwächen), wenn sie nicht regelmäßig trainiert werden (Schünke 2018).

Verteilungsmuster der tonischen und phasischen Muskulatur (Lindel 2010, Smolenski 2016)

Tonische Muskeln (bestehen überwiegend aus Typ-I-/ST-Fasern):

- M. levator scapulae
- M. trapezius pars descendens
- Nackenstrecker
- Mm. scaleni
- M. biceps brachii
- M. subscapularis
- Mm. pectoralis major et minor
- Finger- und Handflexoren
- Lumbaler und zervikaler Anteil des M. erector spinae
- M. quadratus lumborum
- M. iliopsoas
- M. rectus femoris
- M. tensor fasciae latae
- Mm. adductores
- Ischiokrurale Muskeln
- M. piriformis
- M. soleus
- M. gastrocnemius

Phasische Muskeln (bestehen überwiegend aus Typ-II-/FT-Fasern):

- M. trapezius pars transversa et ascendens
- Mm. rhomboidei
- M. triceps brachii
- Thorakaler Anteil des M. erector spinae
- Mm. abdomines
- Glutealmuskulatur (maximus, medius et minimus)
- Vastus medialis et lateralis (als Anteile des M. quadriceps femoris)
- M. tibialis anterior
- Mm. peronei

Schwerkraft

- Die Schwerkraft hat einen Einfluss auf die Haltung und ist ein Faktor, mit dem alle Lebewesen leben müssen. Ohne die Schwerkraftwirkung würden unsere Körper degenerieren (siehe Astronauten).
- Die Schwerkraft ist deshalb ein Problem, weil unsere Körper evolutionsbedingt Energie sparen möchten. Das heißt, der Körper versucht den Muskeleinsatz (und Energieeinsatz) immer so gering wie möglich zu halten.
- Die Folge ist das Einnehmen einer „bequemen" Haltung (z. B. der Schwerkraft nachgeben, Verriegeln von Gelenken).
- Eine bequeme Haltung ist für eine kurze Zeit unproblematisch. Problematisch ist es aber, wenn solche bequemen Haltungen über längere Zeiten eingenommen werden und der Bewegungsapparat dabei immer inaktiver wird.

Lösung des Problems Schwerkraft:

- Schaffung eines Bewusstseins für die Wirkung der Schwerkraft
- Regelmäßiges Arbeiten gegen die Schwerkraft, um die Muskeln zu aktivieren, z. B. durch:
  - Regelmäßige Veränderung von Positionen (aktives Stehen und Sitzen)
  - Kein Sitzen, Stehen oder Gehen mit verriegelten Gelenken
  - Regelmäßiges Anspannen von segmentalen Muskeln (Beckenboden, M. transversus abdominis, etc.)

POWER YOUR BODY

Wandliegestütz

ASTE:

- Stand mit dem Gesicht zur Wand, Hände leicht unter Schulterhöhe an die Wand stützen (Ellenbogen immer leicht gebeugt lassen)
- Bauchnabel sanft nach innen ziehen und Beckenboden nach oben und innen ziehen (Hoden bzw. Vagina und Anus hochziehen)

BA: Liegestütz ausführen

Muskeleinsatz: Ellenbogenflexoren und -extensoren, UA- und Handmuskulatur, Mm. rhomboidei, M. trapezius pars transversa, M. serratus anterior, Mm. erector spinae v. a. im BWS-Bereich, Core-Muskeln

2.5.5 Klinik Haltungsstereotypen

Es gibt unterschiedliche Einteilungen von Haltungsmustern; in diesem Buch werden die **Haltungsstereotypen nach Janda** („Muskel-Imbalance Syndrom nach Janda", Smolenski et al. 2016) vorgestellt.

Janda unterscheidet drei klinischen Syndrome:

- „Oberes gekreuztes Syndrom"
- „Unteres gekreuztes Syndrom"
- „Etagensyndrom"

„Oberes gekreuztes Syndrom"

Symptomatik

- Reversibel verkürzte bzw. hypertone dorsal gelegene Nackenstrecker, M. trapezius pars descendens und M. levator scapulae
- Inhibiert sind dagegen die ventral liegenden M. longus colli.
- Reversibel verkürzte bzw. hypertone Mm. pectoralis major et minor und M. subscapularis
- Inhibiert sind M. trapezius pars transversa und Mm. rhomboidei

Inspektion

- Vorgezogener Kopf (Schildkrötenhaltung, Turtle-Neck-Haltung)
- Hyperlordose der HWS
- Schultern ventralisiert und kranialisiert

Klinische Folgen

- Vertikalisierung der Fossa glenoidale
- Scapula ist insuffizient auf dem Thorax stabilisiert (die weiteren scapulastabilisierenden Muskeln können insuffizient werden).

„Unteres gekreuztes Syndrom"

Symptomatik

- Reversibel verkürzte bzw. hypertone thorakolumbale Rückenstrecker
- Die Bauchmuskulatur ist inhibiert.
- Reversibel verkürzte bzw. hypertone Hüftbeuger
- Inhibition der Glutealmuskulatur

Inspektion

- Becken nach ventral gekippt
- Hyperlordose oder abgeflachte Lordose
- Oberkörper eingesunken
- Knie in leichter Flexion oder überstreckt

Klinische Folgen

- Gelenkdysfunktionen in LWS oder Beckengürtel
- Eingeschränkte Hüftextension beim Gehen

Etagensyndrom

Das Etagensyndrom ist laut Janda Ausdruck einer starken Inkoordination (Smolenski et al. 2016). Es kommt weniger häufig vor als die gekreuzten Syndrome.

Symptomatik

- Reversibel verkürzte bzw. hypertone M. levator scapulae und M. trapezius pars descendens
- Reversibel verkürzte bzw. hypertone thorakale und lumbale Rückenstrecker
- Reversibel verkürzte bzw. hypertone Glutealmuskeln
- Inhibition der Schulterblattstabilisatoren
- Inhibition der Glutealmuskeln
- Häufig bei chronischen Schmerzpatienten und Leistungssportlern zu finden.

Inspektion

- Ventralhaltung des Kopfes
- Rumpfanteflexion
- Hüftextension

Klinische Folgen

- Die Symptomatik kann über eine sehr lange Zeit bestehen, sodass es eine längere Zeit und Konsequenz benötigt, dieses Muster wieder aufzulösen!

Physiotherapie

Nach Janda besteht die Therapie der drei Symptome aus der Mobilisierung der tonischen Muskeln und der Fazilitation der phasischen Muskeln (Smolenski et al. 2016). Positiv wirkt sich generell eine aktive Haltung aus.

Grundsätze einer aktiven Haltung:

- Bei einer aktiven Haltung wird der Körper aktiv durch Muskelkraft gehalten und „hängt nicht in den passiven Strukturen".
- Wenn Fehlhaltungen vorhanden sind, sollten diese aktiv korrigiert werden (➤ Fallbeispiel).

IMPORTANT TO KNOW

Die aktive Muskelkraft darf nicht so groß sein, dass der Körper in seiner Bewegung eingeschränkt wird („stocksteifes Geradehalten"). Die Haltung sollte dynamisch, aktiv und aufrecht sein.

Aktive Sitzhaltung

- Gekennzeichnet durch regelmäßige Positionswechsel, die beste Sitzhaltung ist „die Nächste".
- Immer die individuellen Bedürfnisse und körperlichen Eigenschaften der Patienten berücksichtigen!
- Günstig ist, wenn die Körperabschnitte (überwiegend) locker in der Körperlängsachse angeordnet sind, da dann die Drehmomente auf Gelenke und Muskeln am ökonomischsten (geringsten) sind:
  - Becken in Mittelstellung,
  - Schultern und Scapulae leicht nach hinten und unten ziehen, sodass die Arme neben (und nicht vor) dem Körper hängen.
  - Der Kopf sollte über dem Körper getragen werden und weder überstreckt nach hinten noch in Turtle-Neck-Position gehalten werden.
  - Leichtes Chin-in (Doppelkinn) und den Hinterkopf lang machen (vorne kurz und hinten lang).

- Der wichtigste Grundsatz ist die Variabilität der Sitzhaltung, d. h., dass auch ein Fläzen, Lümmeln, etc. in Ordnung ist, solange die Position regelmäßig gewechselt wird.
- Regelmäßiges und niedrigintensives Anspannen der Kernmuskeln: segmentale Stabilisatoren der HWS, M. transversus abdominis, Mm. multifidi, Beckenboden, aktives Fußgewölbe, ohne die Zehen zu krallen.

Fallbeispiel

Ein Patient kam mit der Diagnose BWS-Syndrom und einer Verordnung von 6× Krankengymnastik in die Praxis.

Bei der Krankheitsanamnese gab der Patient an, etwa seit einem dreiviertel Jahr lokale Schmerzen rechts neben der Scapula zu haben. Die Intensität der Schmerzen sei variabel, aber grundsätzlich seien die Beschwerden immer da. Der Durchschnittsschmerz wurde auf einer NRS bei ca. 4–5 angegeben.

Der Patient ist Anfang 30, Vater einer kleinen Tochter und arbeitet als Ingenieur. Dabei ist er abwechselnd stehend und sitzend tätig, auch lange Autofahrten kommen regelmäßig vor. Der Patient betreibt regelmäßig klassisches Krafttraining.

Inspektion:
Der Patient ist muskulös, er zeigt aber eine protrahierte Schulterhaltung vor allem rechts. Die Scapulae sind nicht ausreichend auf dem Thorax fixiert (v. a. rechts), der Angulus inferior re. zeigt hier Abhebe- bzw. Absteh-Tendenzen.

Palpation:
Der M. pectoralis minor (v. a.) rechts war hyperton und sehr druckdolent. Medial der Scapula, an der beschriebenen Schmerzstelle, konnte der Schmerz durch Palpation gut lokalisiert und auch reproduziert werden. Die Muskelfaserbündel (vermutlich Mm. rhomboidei/M. trapezius pars transversa) waren fest und strangartig gut palpierbar.

Befundanalyse:
Es scheint, dass der Patient aufgrund seiner Gewohnheiten eine stereotype protrahierte Haltung entwickelt hat. Das Krafttraining ist zwar ein guter Ausgleich, aber dort trainiert er auch regelmäßig die Brustmuskeln, was die protrahierte Haltung noch verstärken kann, wenn das Verhältnis zum Rückentraining nicht ausgewogen ist. Das Verhältnis Brust- zu Rückentraining sollte mindestens etwa 1 : 3 betragen, d. h. dreimal mehr Rücken- als Brusttraining wegen der Faserverteilung (phasisch bzw. tonisch).

Der Schmerz kommt vermutlich von den Mm. rhomboidei und dem M. trapezius pars transversa, die aufgrund der Fehlhaltung in ständiger Überdehnung sind.

Therapieansätze:
- Aktive Haltungskorrektur der protrahierten Schulter rechts und auch links, inklusive Spiegelkontrolle zur Bewusstmachung der Fehlhaltung
- Stabilisierung der Scapulae auf dem Thorax unter korrigierter Schulterhaltung durch Übungen
- Längs- und Querdehnung mit aktiver Unterstützung des Patienten
- Der Patient soll sich im Alltag beobachten und versuchen, die Fehlhaltung immer, wenn sie ihm auffällt, zu korrigieren.

Ausblick:
Der Patient gab an, nach der Therapie eine sofortige Besserung gespürt zu haben, die einige Tage anhielt, dann aber wieder verschwand. Er versucht die Haltungskorrektur im Alltag umzusetzen, dies fällt ihm aber schwer. Nach sechs Sitzungen fällt es ihm deutlich leichter und der Schmerz hat sich auf NRS 3 gebessert. Er will versuchen, all die Hinweise weiter aktiv umzusetzen, um den Schmerz weiter zu senken.

Fazit:
Dies ist eine klassische Therapiesituation. In der Regel ist so eine Symptomatik über einen längeren Zeitraum entstanden und es ist daher auch normal, dass die Besserung erst über einen längeren Zeitraum erfolgt.

Das Problem ist zumeist, das Patienten mit abnehmenden Schmerzen ihre Übungen, Haltungsmodifikationen etc. nicht mehr regelmäßig ausführen, was dann wieder zu einer Schmerzzunahme führen kann.

Aktives Stehen

Aktives Stehen ist wichtig, damit die passiven Strukturen des Körpers entlastet werden. Beim aktiven Stehen werden die Muskeln genutzt, beim inaktiven Stehen werden die passiven Strukturen belastet, was zu vermehrtem Verschleiß bzw. zu Überlastung führen kann.

Hinweise zum aktiven Stehen:

- Individuelle Bedürfnisse und körperliche Eigenschaften der Patienten berücksichtigen!
- Gewichtstragende Gelenke aktiv in Muskelspannung halten, keine verriegelten Gelenke!, v. a. Knie- und Hüftgelenke in Spannung halten und nicht überstrecken.
- Gewicht auf beiden Füßen gleichmäßig verteilen.
- Beine hüftbreit nebeneinander, die Kniescheiben zeigen nach ventral und die Füße in leichter Divergenz (leicht nach außen gedreht) zueinander.
- Beispiel Kniegelenk: Das Kniegelenk ist ein Gelenk, welches häufig überstreckt wird. Wenn das Kniegelenk minimal flektiert wird, d. h. aus dieser Überstreckung herausgegangen wird, dann trägt u. a. der M. quadriceps femoris das Körpergewicht. Der passive Bewegungsapparat wird entlastet.
- Günstig ist, wenn die Körperabschnitte locker in der Körperlängsachse angeordnet sind. Hierdurch sind die Drehmomente auf Gelenke und Muskeln am ökonomischsten (geringsten).
  - Das Becken sollte in einer **Mittelstellung** zwischen Kippung und Aufrichtung stehen: Dies kann eingestellt werden, indem das Becken einmal maximal gekippt und einmal maximal aufgerichtet wird. Dann die Mittelstellung aus beiden Positionen einnehmen.
  - Die Schultern (Scapulae) **leicht** in Spannung nach hinten und unten ziehen, sodass die Arme neben (und nicht vor) dem Körper hängen.
  - Der Kopf sollte über dem Körper getragen werden und weder überstreckt nach hinten noch in Turtle-Neck-Position gehalten werden.
  - **Leichtes Chin-in** (Doppelkinn) und den Hinterkopf lang machen (vorne kurz und hinten lang).
- Aktives Stehen heißt auch, dass die Position immer wieder **leicht verändert wird** (z. B. durch Gewichtsverlagerung).
- **Regelmäßiges und niedrigintensives Anspannen** der Kernmuskeln: segmentale Stabilisatoren der HWS, M. transversus abdominis, Mm. multifidi, Beckenboden, aktives Fußgewölbe, ohne zu krallen.

Fallbeispiel

Die meisten Menschen wissen nicht, ob sie im Normalzustand ihre Gelenke gestreckt oder gebeugt haben oder in einem Genu valgum oder varum etc. sind, da ihr Fokus auf anderen Sachen liegt.

Wenn Therapeuten in den Beruf starten, handeln sie oft unbedacht bzw. sind unerfahren. So wies eine junge Therapeutin eine Patientin auf ihre überstreckten Kniegelenke hin. Diese kam in der nächsten Therapieeinheit zu ihr und fragte, ob es normal sei, dass sie auf einmal hinter den Kniescheiben Schmerzen hätte. Die Therapeutin hatte nicht bedacht, dass viele Patienten übertrieben auf Hinweise reagieren: Die Patientin hatte ihre Knie nun dauerhaft stark flektiert. Die Therapeutin ergänzte dann ihren Hinweis: Die Patientin sollte die Knie aus der Überstreckung in den „Normalzustand" bringen!

Aktives Bewegen

- **Bewegen ist aktiv, wird aber häufig inaktiv durchgeführt,** auch wenn dies schwer vorstellbar ist. Deshalb hierzu Beispiele:
  - Beim Gehen aufkommen **ohne Abfedern** des Körpergewichts (harte Landung), dies wird z. B. durch ein sehr lautes Aufsetzen des Fußes deutlich.
  - Gehen, Laufen etc. **ohne segmentale Kernstabilität**
  - Fortbewegung ohne **Einordnung** der Extremitäten und des Rumpfes in die **Körperlängsachse**
  - Beim Hinsetzen auf die Sitzfläche **fallen lassen** etc.
  - Beim Hinsetzen oder Aufstehen die **Beine aneinander,** im Genu valgum, **abstützen.**
- Viele Menschen bewegen sich mit so wenig Aktivität wie nur möglich fort.

- Bei **Bewegung** ist dies noch **unökonomischer,** da durch die Bewegung **mehr Kraft** auf den **passiven Bewegungsapparat** einwirkt, wenn dieser nicht aktiv stabilisiert wird.
- Beim aktiven Bewegen gelten die gleichen Grundsätze wie bei beim aktiven Sitzen und Stehen, außer dass hierfür eine bessere Koordination und mehr aktive Kopfarbeit der Patienten erforderlich ist:
  - **Individuelle Bedürfnisse und körperliche Eigenschaften der Patienten berücksichtigen**
  - Den Patienten müssen ihre Bewegungen verdeutlicht werden.
  - Hierbei ist es günstig, mit Spiegeln zu arbeiten oder die Patienten zu filmen (z. B. auch auf dem Laufband). Es gibt auch Druckmessplatten oder 4-D-Bewegungsanalysen, welche hierfür genutzt werden können. Die Bewegungsabläufe werden analysiert und korrigiert und die zu übenden Bewegungen mit den Patienten gemeinsam einstudiert (vgl. ➤ Kap. 8.3).

IMPORTANT TO KNOW

Für **Haltung** und **Bewegung** sollte eine **niedrig-intensive Grundspannung** im Körper aufgebaut und gehalten werden (➤ Kap. 5.3). Dies ist auch wichtig, um die Muskeln regelmäßig zu aktivieren (vgl. segmentale Stabilisation bei der aktiven Sitzhaltung).

Fazit: Die optimale Körperhaltung bzw. Bewegung ist individuell unterschiedlich, aber immer aktiv.

2.5.6 Entwicklung des Bewegungsverhaltens des Menschen

Viele Patienten sind sehr schwer zur Bewegung z. B. in Form von Übungsprogrammen zu bewegen, obwohl dies für ihre Gesundheit elementar ist. Es gibt mehrere Gründe für dieses Verhalten, die sich auf unsere **Evolution** zurückführen lassen.

Der Mensch in der Steinzeit

Betrachtet man den menschlichen Körper aus evolutionstheoretischer Sicht, ist seine **oberste Maxime Ökonomie.** In der Steinzeit bewegte sich der Mensch, um Durst, Hunger und den Fortpflanzungstrieb zu befriedigen und sich gegen andere Stämme oder Tiere zu verteidigen. Die Muskulatur wurde entweder funktional eingesetzt oder in Ruhe- und Hungerphasen abgebaut, um die Energie für andere Systeme zu nutzen. Der Schweinehund, der uns heutzutage von Bewegung abhält, hat in seiner Funktion als Wachhund dafür gesorgt, dass lange Winter und Hungerphasen energiesparend gemeistert wurden. Bis heute funktioniert unser Körper nach dem Steinzeitmodell (Eaton et al. 1988).

Bewegungsverhalten heute

Muskulatur wird abgebaut, sobald sie nicht ausreichend bewegt und benutzt wird. Dieser **Energiesparmechanismus** lässt sich in vielen Bereichen beobachten; der Körper nutzt viele Mittel, um Muskeln weniger zu nutzen und damit abbauen zu können.

Bewegungsabläufe

Bewegungen werden unbewusst vom Körper energiesparender und damit für ihn ökonomischer ausgeführt. Beispiele

- Beim Hinsetzen auf einen weichen Untergrund lässt man sich eher fallen, als das Gewicht langsam und dosiert mit Muskelkraft abzubremsen.
- Beine werden beim Aufstehen oder Hinsetzen in X-Beinstellung aneinander abgestützt, um weniger Muskeln nutzen zu müssen.
- Verriegelung der Knie bei langem Stehen, sodass das Gewicht nicht mehr von den Muskeln, sondern vom passiven Bewegungsapparat getragen wird.

So entwickeln sich **ungünstige Bewegungs- und Haltungsstereotype.** Menschen neigen dazu, gewohnte Bewegungen und Haltungen zu bevorzugen. Haben sich diese allerdings in der vorher beschriebenen Art und Weise entwickelt und werden beibehalten, ist dies für den Körper sehr ungünstig.

Bewegungsvariation ist für den Körper elementar, das heißt unterschiedliche Haltungs- und Bewegungsmuster sollten unbedingt gefördert werden. Auch dies vermeidet unser Steinzeitmodus, da dieser Gewohntes (nicht Gefährliches) bevorzugt.

Altern

In der Steinzeit wurden die Menschen nicht alt. Daher war es nicht wichtig, sich lange gesund zu erhalten, und ein muskelsparendes Verhalten war nicht problematisch.

Heutzutage wird der Mensch um ein Vielfaches älter und die **Degeneration** des Bewegungsapparates ist ein natürlicher Prozess.

Bewegungsnotwendigkeit

Die **Notwendigkeit für Bewegung** ist heutzutage **gering,** dennoch benötigt der Körper diese Aktivität, um gesund zu bleiben.

Die **Motivation** für Bewegung muss heute meistens **intrinsisch** generiert werden – dies muss den Menschen zunächst bewusst sein!

Fazit: Alle Haltungs- und Bewegungsmuster sollten so **aktiv** wie möglich sein. Ungünstige Haltungs- und Bewegungsstereotypen sollten korrigiert und motorisch neu gelernt werden. Der Körper braucht regelmäßige, ausreichende und abwechslungsreiche Bewegung.

IMPORTANT TO KNOW

Physische Anreize können über das **regelmäßige Integrieren** von **neuen** Bewegungsmustern und Bewegungen gegeben werden. Auch bei der Physiotherapie sollten Patienten regelmäßig **neue Reize** und **Herausforderungen** geboten werden. Die Patienten müssen aber auch auf **ungünstige und inaktive Bewegungs- und Haltungsstereotype** hingewiesen werden und neue aktiv erlernt werden.

IMPORTANT TO KNOW

Durch ein regelmäßig durchgeführtes Training können sich Menschen an Bewegung gewöhnen. Wenn die Bewegung dann ausbleibt, fehlt ihnen etwas und sie haben den Drang, sich zu bewegen. Dies könnte als Konditionierung auf Bewegung bezeichnen werden. Das Training muss dafür über einen längeren Zeitraum regelmäßig stattfinden, was oft ein Hindernis sein kann. Profi-, Berufs- oder Freizeitsportler haben oft eine solche Konditionierung.

Bewegungsetikette im digitalen Zeitalter

Bewegung ist eine wichtige Grundlage für Menschen, aber Bewegung muss kein Leistungssport sein. **Jede Art von Bewegung ist nützlich,** ob es Walken, Wandern, Spazierengehen oder Garten- bzw. Hausarbeit ist.

Die Erfahrung mit Patienten und auch die Studienlage zeigt, dass die **Bewegungsetikette abgenommen** hat. In Deutschland bewegen sich 42 % der Menschen zu wenig, zeigt eine 2018 im Lancet erschienene große Studie, die das weltweite Bewegungsverhalten erfasst hat (Guthold et al. 2018). Die Weltgesundheitsorganisation (WHO) hat Bewegungsempfehlungen erstellt, die aufzeigen, wie viel Bewegung Menschen verschiedener Altersklassen benötigen.

WHO-Leitlinie zur physischen Aktivität (WHO, Bull et al. 2020)

Kinder und Heranwachsende (5–17 Jahre):

- 60 Minuten täglich moderate bis heftige Aktivität im aeroben Bereich
- Muskelkräftigung an mindestens 3 Tagen die Woche – kein Krafttraining! Stemm- und Stützübungen, Hängeübungen mit dem eigenen Körpergewicht.

Erwachsene:

- Erwachsene sollten regelmäßig physisch aktiv sein, ein wenig physische Aktivität ist dabei besser als keine.
- Mischung von Kraft- und Ausdauertraining
- Pro Woche mind. 150–300 Min. moderate aerobe Aktivität oder 75–150 Min. intensive Aktivität oder eine Kombination aus beiden
- Gesundheitlicher Benefit, wenn zusätzlich an mindestens 2 oder mehr Tagen pro Woche ein Krafttraining mit moderater bis intensiver Intensität durchgeführt wird.
- Die sitzende bzw. bewegungsarme Lebensweise sollte beschränkt werden!

Ältere > 65 Jahre:

- Balance- und funktionelles Training reduzieren die Anzahl an Stürzen.
- Die Teilnahme an vielen verschiedenen Arten von physikalischer Aktivität kann helfen, eine große Anzahl an physischen Funktionen zu erhalten.
- Sturzrisiko ist erniedrigt, wenn folgende Trainingsmethoden kombiniert werden: Balance-, Kraft-, Ausdauer-, Gang- und Funktionstraining. Die Intensität sollte moderat bis intensiv sein.
- Die o. g. Empfehlungen gelten für alle älteren Menschen, auch solche mit einer schlechten Mobilität.
- Programme mit vielen verschiedenen Übungstypen haben signifikante Effekte auf die Knochengesundheit und die Osteoporose-Prävention.
- Auch das Risiko für Demenz und Depressionen wird durch regelmäßige Bewegung reduziert.

Fazit

Unser Körper ist immer noch ein Steinzeitmodell und die genetische Info ist 50.000 Jahre alt, deshalb müssen folgende Punkte berücksichtig werden:

- **Use it or loose it,** vor allem in Hinblick auf Muskulatur
- Regelmäßiges Ausbrechen aus der Bewegungskomfortzone durch neue Bewegungsmuster und Übungen
- Bewegungsetikette an die WHO-Richtlinien angleichen.

WIEDERHOLUNGSFRAGEN

Kap. 2.5 Körperhaltung und Bewegung

1. Erkläre, ob es einen Zusammenhang zwischen der Körperhaltung und Pathologien gibt.
2. Definiere jeweils die optimale Körperhaltung und die individuell ökonomischste Haltung.
3. Erkläre, wie aus einer „gesunden" Körperhaltung eine Fehlhaltung werden kann.
4. Erkläre den Unterschied zwischen einer reversiblen und einer fixierten Fehlhaltung.
5. Beschreibe, wo der Körperschwerpunkt liegt.
6. Nenne mögliche Ursachen von Fehlhaltungen durch Erkrankungen.
7. Erkläre, wie eine Fehlhaltung durch Haltungs- und Bewegungsstereotype entstehen kann.
8. Welche beitragenden Faktoren zur Entstehung von Fehlhaltungen gibt es?
9. Nenne verschiedene Haltungsmuster und verschiedene Haltungsstereotype.
10. Beschreibe kurz und in eigenen Worten die Grundsätze einer aktiven Sitzhaltung und des aktiven Stehens.
11. Erkläre, welche Mechanismen aus der Steinzeit in unserem Körper heute noch aktiv sind.
12. Nenne Bewegungsempfehlungen, welche für erwachsene Menschen (18–64 Jahre) gegeben werden.

LITERATUR

Aumüller G, et al. Duale Reihe Anatomie. 5. A. Stuttgart: Thieme, 2020.

Bull FC, et al. World Health Organisation 2020 guidelines on physical activity and sedentary behaviour. Br J Sports Med. 2020; 54: 1451–1462.

Eaton SB, Konner M, Shostak M. Stone agers in the fast lane: chronic degenerative diseases in evolutionary perspective. Am J Med. 1988 Apr; 84(4): 739–49.

Guthold R, Stevens GA, Riley LM, Bull FC. Worldwide trends in insufficient physical activity from 2001 to 2016: a pooled analysis of 358 population-based surveys with 1.9 million participants. Lancet Glob Health. 2018; 6: e1077–86.

Hüter-Becker. Physiotherapie in der Orthopädie. Stuttgart: Thieme, 2016.

Lindel K. Muskeldehnung, 2. A. Berlin, Heidelberg, New York: Springer, 2010.

Platzer W, Shiozawa-Bayer T. Taschenatlas Anatomie. Band 1: Bewegungsapparat. 12. A. Stuttgart: Thieme, 2018.

Schünke M. Topografie und Funktion des Bewegungssystems. 3. A. Stuttgart: Thieme, 2018.

Smolenski UC, Buchmann J, Beyer L. Janda Manuelle Muskelfunktionsdiagnostik. Theorie und Praxis. 5. A. München: Elsevier/Urban & Fischer, 2016.

Weineck J. Optimales Training. Leistungsphysiologische Trainingslehre unter besonderer Berücksichtigung des Kinder- und Jugendtrainings. 15. A. Balingen: Spitta, 2007.

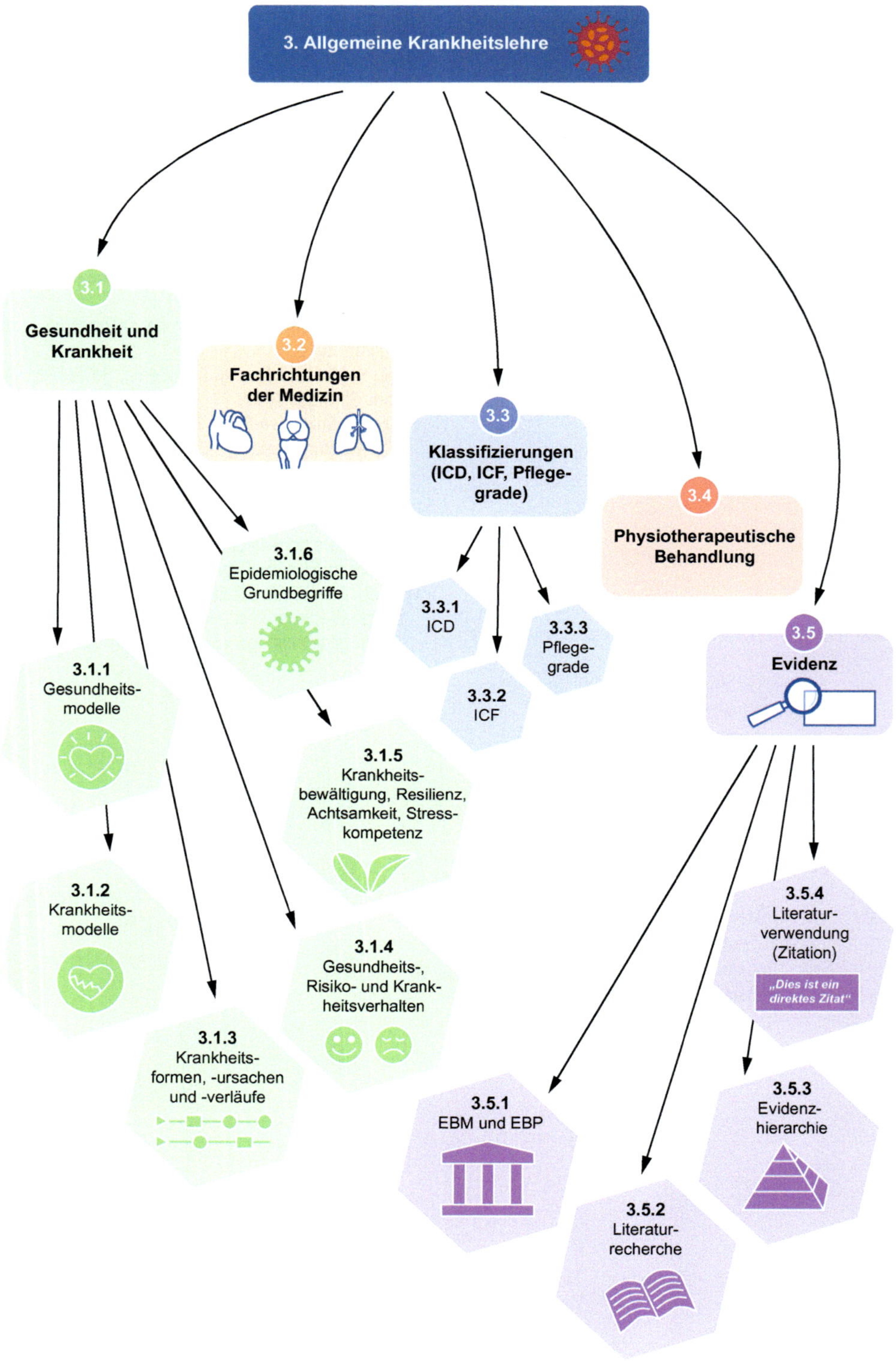
3. Allgemeine Krankheitslehre
3.1
Gesundheit und Krankheit
3.2
Fachrichtungen der Medizin
3.3
Klassifizierungen (ICD, ICF, Pflegegrade)
3.4
Physiotherapeutische Behandlung
3.5
Evidenz
3.1.1
Gesundheitsmodelle
3.1.2
Krankheitsmodelle
3.1.3
Krankheitsformen, -ursachen und -verläufe
3.1.4
Gesundheits-, Risiko- und Krankheitsverhalten
3.1.5
Krankheitsbewältigung, Resilienz, Achtsamkeit, Stresskompetenz
3.1.6
Epidemiologische Grundbegriffe
3.3.1
ICD
3.3.2
ICF
3.3.3
Pflegegrade
3.5.1
EBM und EBP
3.5.2
Literaturrecherche
3.5.3
Evidenzhierarchie
3.5.4
Literaturverwendung (Zitation)
„Dies ist ein direktes Zitat“

KAPITEL

3 Allgemeine Krankheitslehre

Einleitung

Zu Beginn werden die Begriffe Gesundheit und Krankheit definiert, unterschiedliche Modelle und deren Entwicklung vorgestellt. Dann werden die verschiedenen Krankheitsformen, -ursachen und -verläufe vorgestellt sowie das Gesundheits-, Risiko- und Krankheitsverhalten definiert und beitragende Faktoren beschrieben. Das Vorkommen und die Verbreitung von Viren und Bakterien sowie die Reaktion des Körpers auf diese anhand verschiedener Erkrankungen erläutert und die verschiedenen Arten der Immunisierung erklärt. Die Begriffe Krankheitsbewältigung, Resilienz, Achtsamkeit und Stresskompetenz werden vorgestellt, um sie für den Therapierendenalltag greifbar zu machen. Weiter führen ein erster Überblick über das Fachgebiet der Epidemiologie und die Erläuterung wichtiger epidemiologischer Grundbegriffe zu einem Grundverständnis dieser und dem Zusammenhang mit der Physiotherapie (➤ Kap. 3.1).

Anschließend werden die verschiedenen Fachrichtungen der Medizin (➤ Kap. 3.2) und ausgewählte Klassifizierungen wie die ICD, ICF und die Pflegegerade vorgestellt (➤ Kap. 3.3).

Als nächstes wird exemplarisch ein kompletter Behandlungsablauf mit den zugehörigen Fachbegriffen dargestellt. Die einzelnen Behandlungsschritte werden erklärt und anhand von Beispielen erläutert (➤ Kap. 3.4).

Die wichtigen Begriffe EBM und EBP werden erklärt, sowie der wissenschaftliche Prozess. Außerdem werden Grundlagen, um als Physiotherapeut oder Physiotherapeutin nach EBP zu arbeiten, mit vielen Praxisbeispielen erläutert (➤ Kap. 3.5).

3.1 Gesundheit und Krankheit

Gesundheit und Krankheit sind Begriffe, die jeder mit dem medizinischen Bereich verbindet und von denen jeder ein eigenes Verständnis hat. Dieses Verständnis der beiden Begriffe entwickelt sich individuell durch die eigenen Erfahrungen, die man selbst und sein Umfeld mit Erkrankungen und dem Umgang damit macht, und wie Familie und Bezugspersonen auf Gesundheit und Krankheit reagieren.

Wichtig ist, sich als Physiotherapeut oder Physiotherapeutin seines eigenen Verständnisses von Gesundheit und Krankheit bewusst zu werden und auch zu reflektieren, wie dieses zustande gekommen ist (z. B. schlechte Erfahrungen beim Besuch von Ärzten und Ärztinnen, Dramatisierung von Krankheiten in der Familie, Sprüche wie „Ein Indianer kennt keinen Schmerz." oder „Was einen nicht umbringt, macht einen nur stärker."). Zusätzlich sollte man sich als im Gesundheitsbereich tätige Person mit den unterschiedlichen (Fach-)Ansichten und Modellen von Gesundheit und Krankheit auseinandersetzen.

WEITERDENKAUFGABE 1

Bevor du weiterliest, schreibe deine Definition für Gesundheit und Krankheit auf.

3.1.1 Gesundheitsmodelle

Gesundheit ist als **elementares Grundrecht und Bedürfnis** im internationalen Menschenrechtsabkommen verankert.

Jeder Mensch hat ein **subjektives Verständnis** von Gesundheit, welches durch die eigenen Erfahrungen geprägt wird. Das Verständnis kann positiv (direkte inhaltliche Bestimmung) oder negativ (Bestimmung durch Ausschließen) geprägt sein.

Positive Interpretation:

- Gesundheit als Handlungsfähigkeit
- Gesundheit als Leistungsfähigkeit
- Gesundheit als subjektives (Wohl-)Befinden
- Gesundheit als Ausdruck von Stärke und Kraft
- Gesundheit als Harmonie und Gleichgewicht

Negative Interpretation:

- Gesundheit als Fehlen von Krankheit
- Gesundheit als Fehlen von Symptomen

Definitionen von Gesundheit

- *„Gesundheit ist ein Zustand des vollständigen körperlichen, geistigen und sozialen Wohlbefindens und nicht die bloße Abwesenheit von Krankheit oder Gebrechen. Sich des bestmöglichen Gesundheitszustandes zu erfreuen, ist eines der Grundrechte des Menschen, ohne Unterschied der Rasse, der Religion, der politischen Überzeugung, der wirtschaftlichen oder sozialen Stellung"* (Präambel der WHO-Verfassung der WHO 1948, zitiert nach der Übersetzung von Franzkowiak und Hurrelmann 2022)
  Anmerkung der Autorinnen: Seit 2019 ist der Begriff der Rasse in Bezug auf den Menschen obsolet, siehe Jenaer Erklärung. Die Genetik konnte nachweisen, dass es keine Rassen beim Menschen gibt.
- *„Grundlegende Bedingungen und konstituierende Momente von Gesundheit sind Frieden, angemessene Wohnbedingungen, Bildung, Ernährung, Einkommen, ein stabiles Öko-System, eine sorgfältige Verwendung vorhandener Naturressourcen, soziale Gerechtigkeit und Chancengleichheit."* (WHO 1986 – Ottawa Charta)
- *„Gesundheit ist für mich eine Fähigkeit zur Problemlösung und Gefühlsregulierung, durch die ein positives Selbstbild, ein positives seelisches und körperliches Befinden erhalten oder wiederhergestellt wird."* (Badura 1993)

Modell der Salutogenese

Das Modell der Salutogenese wurde in den 1970er-Jahren vom Medizinsoziologen Aaron Antonovsky (1923–1994) als Kritik am biomedizinischen Krankheitsmodell entwickelt. Der Begriff Salutogenese leitet sich aus dem lat. Begriff *salus* = Unverletztheit, Glück und *genese* (gr.) = Entstehung ab. Das Modell erklärt, was den Menschen trotz gesundheitsgefährdender Einflüsse gesund hält und wie Menschen sich von Erkrankungen wieder erholen. Es bezieht sich auf die Faktoren, die die Gesundheit **schützen und erhalten.**

Antonovsky vertrat die Vorstellung, dass der Mensch gleichzeitig gesund und krank ist und sich der aktuelle Zustand des Menschen auf einem **Kontinuum** abbildet (➤ Abb. 3.1). Gesundheit ist für ihn ein labiles, aktives und dynamisches Geschehen, welches immer wieder hergestellt und aufgebaut werden muss. Antonovsky ist für die Erweiterung des pathogenetischen Ansatzes (Suche nach spezifischen Krankheitsursachen) zur Krankheitsbekämpfung um den salutogenetischen Ansatz, also die **Suche nach gesundheitsfördernden Faktoren.** Er lenkt den Fokus weg von den Risiken und Defiziten und hin zu den **Ressourcen und Widerstandskräften.**

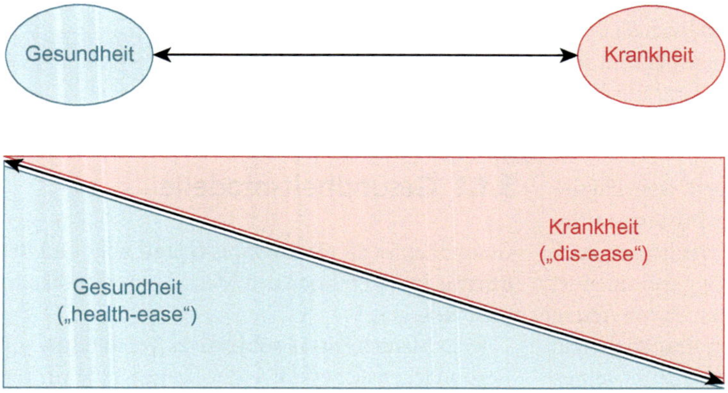

Abb. 3.1 Gesundheits-Krankheits-Kontinuum [P554, L143]

Fallbeispiel

Ein Patient wird nach einem Schlaganfall physiotherapeutisch behandelt. Durch den Schlaganfall ist sein linkes Bein paretisch und er kann nicht mehr selbstständig laufen. Für längere Strecken nutzt er einen Rollstuhl und kürzere Strecken bewältigt er mit UAGSt. In der Therapie liegt jetzt der Fokus auf den Ressourcen des Patienten. Die Physiotherapeutin übt mit ihm das Treppe gehen, damit er seine Tochter, die im zweiten Stock lebt, wieder zu Hause besuchen kann.

WEITERDENKAUFGABE 2

Vervollständige folgende Aussagen:

- Ich fühle mich gesund, wenn …
- Eine Schule ist gesund, wenn …
- Eine Umgebung ist gesund, wenn …
- Ein Stadtteil ist gesund, wenn …
- Eine Arbeit ist gesund, wenn …
- Eine Bevölkerung ist gesund, wenn …

3.1.2 Krankheitsmodelle

Es gibt verschiedene Definitionen zum Begriff Krankheit und verschiedene Modelle. Bei der Beschreibung von Krankheiten werden häufig die Begriffe **Pathogenese** und **Ätiologie** genutzt. Die Pathogenese beschreibt die **Entstehung von Krankheit** unter Berücksichtigung aller beteiligten Faktoren. Die Ätiologie beschreibt die **Ursache** für die Entstehung einer Krankheit.

Definitionen von Krankheit

- *„Störung von Lebensvorgängen in Organen oder im gesamten Organismus mit der Folge von subjektiv empfundenen und/oder objektiv feststellbaren körperlichen, geistigen oder seelischen Veränderungen."* (Pschyrembel online 2022)
- *„Krankheit ist ein regelwidriger Körper- und Geisteszustand, der die Notwendigkeit einer ärztlichen Heilbehandlung oder Arbeitsunfähigkeit zur Folge hat."* (SGB V, §27)

Biomedizinisches Krankheitsmodell

Das biomedizinische Krankheitsmodell sieht Gesundheit als Eigenschaft allen biologischen Lebens an. Von Doyal (1984) wurden fünf grundlegende Annahmen der Medizin aufgestellt:

1. „Der Körper ist eine Maschine, in der alle Teile miteinander verbunden sind, aber voneinander abgetrennt und separat behandelt werden können.
2. Gesundheit bedeutet das richtige funktionieren aller Körperteile
3. Kranksein ist die messbare Fehlfunktion bestimmter Körperteile.
4. Krankheit wird verursacht durch interne Prozesse (wie z. B. Alterungsprozess) oder durch externe Prozesse (wie z. B. das Eindringen von Krankheitserregern in den Körper) .
5. Medizinische Behandlung zielt darauf ab, das normale Funktionieren bzw. die Gesundheit des Körpers wiederherzustellen." *(Doyal 1984, S. 9)*

Das biomedizinische Krankheitsmodell wird vielfach kritisiert. So werden bei dieser Ansicht chronische und psychische Erkrankungen nicht berücksichtigt. Nach diesem Modell würden medizinische Interventionen erst dann notwendig, wenn Symptome vorhanden sind, Prävention wäre z. B. überflüssig. Psychosoziale Faktoren werden vernachlässigt.

Biopsychosoziales Modell

Das biopsychosoziale Modell stellt die Erweiterung des biomedizinischen Modells dar (➤ Abb. 3.2). Es wurde 1977 vom amerikanischen Internisten und Psychiater George L. Engel entwickelt und ist das aktuell international anerkannteste Krankheitsmodell. Neben den **biologischen Faktoren** werden in diesem Modell auch die **psychischen und sozialen Faktoren,** die zur Krankheitsentstehung beitragen können, mit einbezogen. Hierbei wird Wert darauf gelegt, dass die Faktoren nicht allein für sich stehen, sondern sich gegenseitig beeinflussen können und in einer **Wechselwirkung** stehen. Dies bedeutet, dass auch in der Therapie von Patienten und Patientinnen diese drei Faktoren zu berücksichtigen sind und in der Anamnese z. B. Arbeits- und Lebensverhältnisse oder Stressoren neben den körperlichen Beschwerden mit abgefragt werden sollten.

3

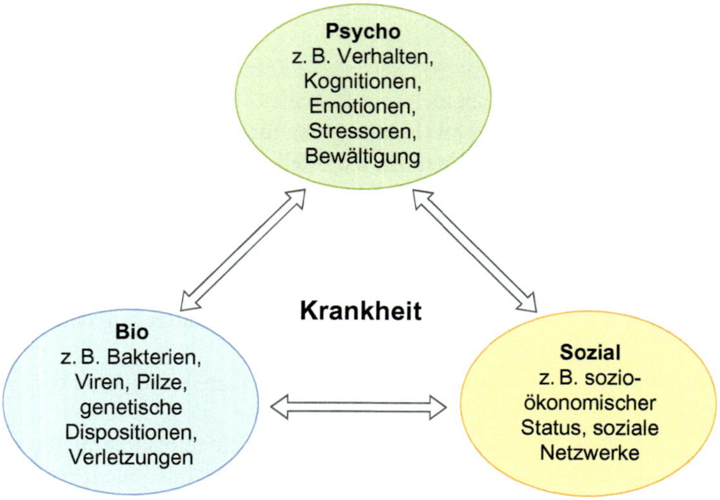

Abb. 3.2 Biopsychosoziales Modell [L138]

Auf dem biopsychosozialen Modell baut auch die Internationale Klassifikation der Funktionsfähigkeit, Behinderung und Gesundheit (ICF) der WHO auf (➤ Kap. 3.3.2).

Als Physiotherapeut ist es wichtig, die Entstehungsgeschichte der Krankheits- und Gesundheitsmodelle zu kennen, um die Wurzeln der verschiedenen Ansichten in der medizinischen Welt und der Struktur des Arbeitsalltags in medizinischen Einrichtungen erkennen und reflektieren zu können.

Auch die Forschung nutzt die Modelle, um z. B. Konzepte und Maßnahmen zur Förderung von Gesundheit theoretisch zu fundieren und z. B. Präventionsmaßnahmen zu begründen.

WEITERDENKAUFGABE 3

Nimm dir kurz Zeit, um deine Definition von Gesundheit und Krankheit zu lesen und ändere sie, wenn nötig, unter Berücksichtigung deines neuen Wissens aus diesem Kapitel.

3.1.3 Krankheitsformen, -ursachen und -verläufe

Krankheitsformen

Krankheitsformen können nach unterschiedlichen Gesichtspunkten eingeteilt werden:

- nach Systematiken (z. B. ICD-11-Klasssifikation)
- nach Umfang (z. B. Organerkrankung, Systemerkrankung)
- nach Ursachen (z. B. Erbkrankheiten, Infektionskrankheiten)
- nach betroffenem Organ (z. B. Lungenerkrankung)
- nach betroffenem Gewebe (z. B. Knochenerkrankung)
- nach Fokus (z. B. Grunderkrankung, Begleiterkrankung)
- nach zeitlichem Verlauf (z. B. akut, chronisch)
- nach Auftreten (z. B. kongenital, erworben)
- nach therapeutischen Optionen (z. B. behandelbar, nicht behandelbar)
- nach Prognose (z. B. spontan heilend, nicht heilbar)

Krankheitsursachen

Die Krankheitsursache (Ätiologie) kann in **Umweltfaktoren (exogene)** und **personenbezogene (endogene) Faktoren** unterteilt werden.

Zu personenbezogenen Krankheitsursachen zählen alle Faktoren, die dieser Mensch von innen (also aus sich heraus) mitbringt, wie z. B. (Epi-)Genetik, familiäre Vorerfahrungen, Geschlecht, weitere Erkrankungen, Fitness, Lebensstil, Gewohnheiten. Zu Umweltfaktoren zählen alle Faktoren, die von außen auf den Menschen wirken (z. B. Luftqualität, Familiensituation, Job, Einfluss von Ernährung, Krankheitserreger etc.).

Exkurs

Epigenetik

Lange waren Forscher und Forscherinnen der Meinung, dass die Genetik eines Menschen von der Befruchtung an festgelegt ist und nicht abänderbar ist; diese These konnte durch die Epigenetik widerlegt werden. Epigenetik erklärt den Einfluss von Umweltfaktoren auf die Gene (Umweltbundesamt 2023). Dies wirkt zunächst abstrakt, wird aber in folgendem Beispiel erklärt:

In unserem Genom haben wir Gene, die schlummern und somit nicht aktiviert sind, wie z. B. Gene für die Erkrankung Depression. Wenn ein Mensch diese Gene vererbt bekommen hat, dann kann es sein, dass sie zunächst nicht aktiviert sind, was grundsätzlich positiv ist, da diese Erkrankung dann vorerst nicht in Erscheinung tritt. Wenn dieser Mensch dann aber z. B. in der Pubertät traumatische Erfahrungen macht, dann kann es sein, dass diese Gene aktiviert werden und damit die Wahrscheinlichkeit, an einer Depression zu erkranken, massiv ansteigt.

Viren

- Viren sind **keine Lebewesen,** können aber ihre Vermehrung steuern und sich somit verändern und anpassen.
- Sie brauchen allerdings zur Vermehrung andere Lebensformen bzw. Zellen als **Wirte** (sie können z. B. auch Bakterien nutzen).

Vorkommen

- Viren begleiten uns schon sehr lange; die ersten Erkrankungen, wie z. B. Pocken, wurden bereits in der Antike beschrieben. Dies ist auch am Genom des Menschen erkennbar. Es besteht zu ca. 8 % aus rudimentären Abschnitten ehemaliger Viren-**RNA,** welche sich in unsere **DNA** umgewandelt und eingebaut hat (Streek 2021).
- Es wird geschätzt, dass es ca. noch 1,7 Millionen unerkannte Virenarten auf der Erde gibt, von denen etwa 400.000 für den Menschen gefährlich sein könnten (Streek 2021).

Abwehr des Körpers

- Das Immunsystem unseres Körpers schützt uns vor Viren, indem es an den Körperzellen **Rezeptoren** hat, die Viren erkennen können. Interferon ist dabei ein wichtiger Botenstoff des Körpers.
- Problem: Viren können sich so anpassen und **mutieren,** dass das Immunsystem die Viren nicht mehr erkennen kann (z. B. Coronaviren oder Grippeviren).
- Durch die **Globalisierung** und damit die schnelle Verbreitung z. B. durch Reisen (Corona-Pandemie) ist es für die Viren sehr einfach geworden. Die Verbreitung findet durch die Nähe von Menschen und Tieren sowie den Verzehr von Tieren statt (Streek 2021).
- Viren sind **spezialisiert** auf bestimmte Zellen oder bestimmte Lebewesen und können dementsprechend auch nur dort wirken.

Exkurs

Zoonose

Zoonosen (gr. zoon = Lebewesen, nosos = Krankheit) sind Infektionskrankheiten, die von Bakterien, Viren, Pilzen oder Parasiten verursacht werden und vom Tier auf den Menschen (Zooanthroponose) oder von Mensch zu Tier (Anthropozoonose) übertragbar sind.

Beispiele: Ebola (durch den Verzehr von Affenhirnen), Tollwut (Übertragung durch Tierbisse) und die Schweinegrippe.

Viruserkrankungen

Es gibt sehr viele verschiedene Viren. Bekannt sind z. B. die humanen Herpesviren (HHV), von denen es wiederum verschiedene Typen gibt, die unterschiedliche Erkrankungen und Symptome auslösen können, oder das Grippevirus.

Herpes-simplex-Virus Typ I:

- Verursacht Lippenherpes
- Überträgt sich durch Speichel, z. B. beim Küssen

Varizella-Zoster-Viren (VZV):

- Eine Ansteckung erfolgt meist im Kindesalter über Tröpfcheninfektion (Windpocken).

- Symptome sind Fieber und juckender Hautausschlag.
- Nach der Erkrankung bleiben die Viren schlummernd im Körper und können bei einer Reaktivierung durch Stress, hohes Alter oder ein geschwächtes Immunsystem eine Gürtelrose verursachen.
- Symptom einer Gürtelrose ist ein häufig einseitiger streifenförmiger Ausschlag, der meist am Rumpf auftritt und sehr schmerzhaft sein kann.
- Eine Gürtelrose ist weniger ansteckend (Schmierinfektion) und kann bei bisher nicht Erkrankten eine Windpockenerkrankung auslösen.

Influenza-Viren (Grippe):

- Übertragung durch Tröpfcheninfektion
- Symptome: plötzlich einsetzender Krankheitsbeginn, hohes Fieber, Gliederschmerzen, Krankheitsdauer zwei Wochen
- Folge kann eine Herzmuskelentzündung sein, besonders dann, wenn zu früh wieder mit Sport begonnen wird (Faustregel: Sport erst nach drei fieberfreien Tagen).

Therapie bei Virusinfektionen

- Ein **Antibiotikum** hilft nicht gegen Viren! Antibiotika können nur bei einer Infektion, die durch Bakterien verursacht wurde, eingesetzt werden.
- Möglich wäre der Einsatz eines **Virostatikums.** Dieses kann das Virus nicht abtöten, aber sein Wachstum verlangsamen.

WEITERDENKAUFGABE 4

Überlege, welche weiteren Möglichkeiten der Therapie oder Prophylaxe bei Virusinfektionen angewendet werden können.

Bakterien

Bakterien sind **einzellige Lebewesen,** die sich selbst versorgen und den menschlichen Körper physiologisch besiedeln.

Vorkommen

„Wir essen und trinken Bakterien und hinterlassen überall einen Fingerabdruck, wo wir waren." (Streek 2021, S. 74)

Bakterien können über die Atemluft eines Mitmenschen, über den Austausch von Körperflüssigkeiten oder durch Berührung übertragen werden.

- Wie bei den Viren gibt es auch bei Bakterien unterschiedliche Arten. Die Bakterien unterscheiden sich z. B. durch ihre Form (Stäbchen, Kokken, Spirellen) oder ihre Ernährung (aerob/anaerob).
- Viele Bakterienarten **besiedeln** den Körper **physiologisch** und sind Teil des **Immunsystems,** z. B. Bakterien der Haut oder Döderlein-Bakterien, die die Vaginalflora bilden. Bakterien können dem Körper aber auch schaden, wenn sie sich z. B. an einer falschen Stelle am Körper ansiedeln oder auf ein geschwächtes Immunsystem einwirken. **Beispiel:** *Streptococcus epidermidis* und *Staphylococcus aureus:* physiologisch besiedeln diese die Haut und halten andere ungünstige Erreger von uns fern, in Wunden können sie aber Infektionen verursachen.

Exkurs

Sporenbildende Bakterien

Es gibt sporenbildende Bakterien, wie z. B. *Bacillus anthracis* (Anthrax, Milzbrand). Diese Bakterien können sich in eine **Spore** zurückziehen und so eine sehr lange Zeit überleben bevor sie wieder zum Leben erwachen. Das Bakterium wurde z. B. für Anthrax-Anschläge in den USA genutzt, wo es in Briefen an Regierungsstellen und hochrangige Politiker und Politikerinnen versendet wurde.

Exkurs

Mitochondrien

Mitochondrien sind die Kraftwerke der Zelle und für die Energiebereitstellung zuständig. Da sie ein eigenständiges Genom besitzen und eine doppelte Zellmembran haben, wird angenommen, dass sie einstmals eigenständige Bakterien waren und eine Verbindung mit der Vorläuferzelle des Menschen eingegangen sind. Man ging bisher davon aus, dass die mitochondriale DNA nur maternal vererbt wird. Neuere Studien zeigen, dass auch eine biparentale Vererbung möglich sein kann (Shiyu et al. 2018).

Therapie bei bakteriellen Infektionen

Zur Behandlung bakterieller Infektionen werden **Antibiotika** eingesetzt. Die meisten Antibiotika greifen die Zellwand der Bakterien an.

NICE TO KNOW

Durch eine falsche Einnahme von Antibiotika können **Resistenzen** entstehen. Eine falsche Einnahme bedeutet, dass die Antibiotika bei einer Infektion mit Viren, z. B. einer Erkältung, eingenommen werden, um „schneller" wieder gesund zu werden. Eine häufige, zu kurze oder zu niedrig dosierte Einnahme von Antibiotika kann ebenfalls Resistenzen fördern, ebenso wie der Einsatz von Antibiotika in der Massentierhaltung (Antibiotika gelangen durch das Essen des Fleisches in den menschlichen Körper). Die Folge ist, dass bisher gut behandelbare Erkrankungen lebensbedrohlich werden können, andere Antibiotika mit stärkeren Nebenwirkungen gegeben werden müssen oder sich multiresistente Erreger (MRE) bilden.

Impfungen

Impfungen stellen eine Maßnahme dar, um Infektionskrankheiten zu vermeiden oder abzuschwächen. Sie bieten dabei sowohl einen Schutz für die geimpfte Person als auch für die gesamte Bevölkerung **(Herdenimmunität).** Durch die Impfung soll der Körper mit dem Erreger in Kontakt kommen und **Antikörper** gegen ihn bilden.

Exkurs

Erste Impfung

Die erste Impfung erfolgte schon im Jahr 1796, und zwar gegen Pocken. Der Arzt Edward Jenner infizierte ein 8-jähriges Kind mit Kuhpocken-Erregern, die er aus einer Kuhpockenpustel einer Milchmagd gewonnen hatte. Durch die dadurch angeregte Antikörperbildung gegen Kuhpocken war der Junge gegen die wesentlich gefährlicheren Menschenpocken immun (➤ Kap. 1.5.1).

Es werden zwei verschiedene Arten der Immunisierung unterschieden (Bundesministerium für Soziales, Gesundheit, Pflege und Konsumentenschutz 2024):

- **Aktive Immunisierung**
  - Abgetötete, abgeschwächte Erreger oder Teile eines Erregers werden verabreicht.
  - Aktive Immunantwort des Körpers
  - Langfristiger Schutz
  - Wirkung tritt erst nach einiger Zeit ein
- **Passive Immunisierung**
  - Antikörper gegen bestimmte Erreger werden verabreicht.
  - Antikörper bekämpfen Erreger sofort, werden dann aber vom Körper wieder abgebaut.
  - Bildet keinen langfristigen Schutz
  - Einsatz bei bestehenden und lebensbedrohlichen Infektionen

Patienten mit unklarem Impfstatus erhalten bei Tetanusgefahr eine **Simultanimpfung,** das heißt es wird eine aktive und passive Immunisierung gleichzeitig verabreicht.

NICE TO KNOW

Gegengifte **(Antivenine)** bei Schlangenbissen beruhen auf dem gleichen Prinzip wie die passive Immunisierung. Sie werden hergestellt, indem kleine Mengen des Giftes in Pferde, Ziegen, Schafe oder Kaninchen injiziert werden. Diese Tiere sind in der Lage, Antikörper gegen Schlangengifte zu bilden, die dann aus dem Blut der Tiere herausgefiltert werden.

Bei der **aktiven Immunisierung** werden **verschiedene Arten von Impfstoffen** genutzt (Bundesministerium für Soziales, Gesundheit, Pflege und Konsumentenschutz 2024):

- **Lebendimpfstoffe:**
  - Enthält abgeschwächte Erreger
  - Die Krankheit wird nicht ausgelöst, aber die Abwehrreaktion des Körpers mit der Antikörperbildung wird angeregt.
  - Bsp.: Masern, Mumps, Röteln, Windpocken (Varizellen)
- **Totimpfstoffe**
  - Erreger werden durch physikalische oder chemische Prozesse abgetötet oder inaktiviert.
  - Erreger können keine Infektion auslösen
  - Durch die schwächere Immunantwort müssen Impfungen mit Totimpfstoffen häufiger aufgefrischt werden.
  - Bsp.: Hepatitis A und B, Tetanus, Influenza
- **mRNA-Impfstoffe:**
  - Der Impfstoff enthält die **messenger-RNA (mRNA)** mit dem Bauplan für Antigen(e) des Virus (z. B. für das Spikeprotein = Oberflächenprotein bzw. Antigen des Coronavirus).
  - Die Körperzellen lesen die mRNA, produzieren das Protein und befördert es an die Zellmembran, wo dann Antikörper dagegen gebildet werden.

3

  - mRNA-Impfstoffe zeigen eine stärkere Immunantwort als herkömmliche Impfstoffe.
  - Bsp.: COVID-19-Impfung mit den Impfstoffen Comirnaty oder Spikevax
- **Vektorimpfstoffe:**
  - Vektorimpfstoffe enthalten Teile des Erbguts des Krankheitserregers. Dieses wird in harmlose Trägerviren eingebaut, die als Transportmittel dienen (z. B. bei der Impfung gegen COVID-19 den Bauplan für das Spikeprotein).
  - Die Körperzellen bilden dann Antikörper gegen das Antigen.
  - Bsp.: COVID-19-Impfung mit den Impfstoff Vaxzevria

Krankheitsverläufe

Krankheitsverläufe können in verschiedene **Stadien** eingeteilt werden, die sich an der Dauer der Erkrankungen orientieren:
- **Akut:** Dauer 0–6 Wochen, meist heftiger Verlauf, vollständige Heilung oft möglich
- **Subakut:** Dauer 6–12 Wochen, Gefahr der Chronifizierung (z. B. bei Rückenschmerzen) besteht
- **Chronisch:** ab 12 Wochen, zum Teil bis zum Lebensende, Unterscheidung in:
  - **chronisch-kontinuierlich** (Symptome bleiben in bekannter Ausprägung bestehen)
  - **chronisch-rezidivierend** (abwechselnd Phasen mit und ohne Symptome, z. B. Multiple Sklerose (MS))
  - **chronisch-progredient** (Zunahme der Symptome im Verlauf der Krankheit, z. B. Parkinson)

IMPORTANT TO KNOW

Die Einteilung kann Physiotherapeuten bei der besseren Zuordnung und Therapieauswahl der Patienten unterstützen, auch sind diese wichtig, um das Chronifizierungsrisiko von Patienten einzuschätzen.

3.1.4 Gesundheits-, Risiko- und Krankheitsverhalten

Das Verhalten von Menschen kann sich positiv oder negativ auf ihre Gesundheit auswirken. In der Betrachtung unterscheidet man das Gesundheits-, das Risiko- und das Krankheitsverhalten voneinander.

Gesundheits- und Krankheitsverhalten

Das **Gesundheitsverhalten** (engl. health behavior) umfasst alle Verhaltensweisen von gesunden Menschen, die nach den aktuell vorliegenden wissenschaftlichen Erkenntnissen die Wahrscheinlichkeit erhöhen, Krankheiten zu vermeiden und die Gesundheit zu erhalten.

Das **Krankheitsverhalten** (engl. illness behavior) schließt alle Verhaltensweisen ein, die eine Person mit bestehenden und von ihr wahrgenommenen Symptomen zeigt, um diese diagnostizieren und behandeln zu lassen.

Gesundheits- und Krankheitsverhalten werden über den **Sozialisationsprozess** erworben. Neben der familiären und schulischen Prägung sind auch die Arbeits- und Wohnbedingungen entscheidend.

Um das Verhalten gesundheitsförderlich zu gestalten, müssen mehrere Gegebenheiten vorliegen:
- **Bedrohungswahrnehmung:** Durch eine erlebte Bedrohung oder subjektive Verwundbarkeit wird gesundheitsförderliches Verhalten angeregt (Bsp.: durch Rauchen ausgelöster Lungenkrebs in der Familie fördert den Verzicht von Tabakkonsum).
- **Information:** Es muss ein verständliches und lebensnahes Wissen über Folgen und Hintergründe von schädlichen Verhaltensweisen geben und gleichzeitig müssen die Erfolgsaussichten der Verhaltensänderung bekannt sein (Bsp.: Patienteninformationen in leichter Sprache).
- **Verhaltensabsicht:** Es muss die Intention entwickelt werden, sich gesundheitsförderlich zu verhalten (z. B. Anmeldung im Fitnessstudio).
- **Kontrolle:** Die Person muss sich kompetent darin fühlen, ihr Verhalten ändern zu können.
- **Soziale Unterstützung:** Es muss ausreichend sozialen Rückhalt bzw. Unterstützung geben, um das Verhalten aufrechterhalten zu können (Bsp.: Abnehmgruppe zum Austausch untereinander).

Risikoverhalten

Das Risikoverhalten beinhaltet alle Verhaltensweisen oder Gewohnheiten, die nach aktuell vorliegenden wissenschaftlichen Erkenntnissen die Wahrscheinlichkeit erhöhen, eine Krankheit zu entwickeln.

Die Risikofaktoren werden in **verschiedene Gruppen** eingeteilt:

- Verhaltensbedingte Risikofaktoren
- Umweltbezogene Risikofaktoren
- Demografische, genetische, organische, physiologische und psychische Dispositionen

Verhaltensbedingte Risikofaktoren

- Schädlicher Alkoholkonsum, chronischer Alkoholmissbrauch
- Konsum von Tabak (einschließlich Passivrauchen)
- Bewegungsmangel
- Übergewicht, Adipositas
- Fehlernährung
- Erhöhter Blutfettspiegel und Fettstoffwechselstörungen
- Hypertonie
- Diabetes mellitus Typ 2
- Metabolisches Syndrom
- Chronische Stressbelastung (Disstress)
- Einnahme von Kontrazeptiva (besonders in Verbindung mit Rauchen, Bewegungsmangel)

Die verhaltensbedingten Risikofaktoren können besonders durch Aufklärung und Aufzeigen der Folgen positiv beeinflusst werden.

IMPORTANT TO KNOW

In unteren sozialen bzw. bildungsfernen Schichten ist das gesundheitsbewusste Verhalten oft wesentlich geringer als in mittleren bzw. bildungsnahen bis hohen sozialen Schichten, z. B. das Ernährungs- und Bewegungsverhalten. Dies wird häufig dem geringeren Einkommen zugeschrieben, hängt aber nicht immer damit zusammen (Hannover und Kleiber 2016).

Umweltbedingte Risikofaktoren

- Exposition gegenüber Schadstoffen
- Erhöhte Belastung durch Luftverschmutzung, Lärmbelästigung, Sonnenexposition und Ozonbelastung
- Schichtarbeit
- Berufsbedingte und arbeitsorganisatorische Risikokonstellationen

Umweltbedingte Risikofaktoren können nur teilweise beeinflusst werden, z. B. durch **Prävention** (Tragen von Lärmschutzkopfhörern, Auftragen von Sonnencreme), und werden z. B. durch das Arbeitsschutzgesetz geregelt.

IMPORTANT TO KNOW

An dieser Stelle sei auch erwähnt, dass jede Einzelperson natürlich einen Beitrag zur Reduktion umweltbedingter Risikofaktoren beitragen kann und z. B. gleichzeitig die eigene Komfortzone verlassen und sich sportlich betätigen kann (Beispiele dafür sind: den Weg zur Arbeit, Bäckerei, ins Fitnessstudio zu Fuß gehen oder mit dem Rad, statt mit dem Auto zu fahren).

Demografische, genetische, organische, physiologische und psychische Dispositionen (Auswahl)

- Zunehmendes Alter
- Männliches Geschlecht
- Genetisch bedingte Störungen des Fett- und Glukosestoffwechsels
- „Oxidativer Stress" (mangelnder Abbau freier Radikale mit anschließender Bildung schädlicher Ablagerungen [Beta-Amyloid-Plaques] im Gehirn)
- „Typ-A-Verhaltensmuster" (u. a. Daueranspannung, Kontrollambitionen, latente Feindseligkeit)
- Dauerhaft negative Emotionen (Indikatoren z. B. Depression, Angststörungen, chronischer Ärger)
- Persönliche Risikodispositionen (z. B. durch lebensverändernde kritische Ereignisse [Tod, Unfall] oder belastende Lebensphasen)

Diese Risikofaktoren sind zum großen Teil nicht beeinflussbar und es empfiehlt sich, wenn notwendig, eine professionelle Begleitung (z. B. Medikamente, Therapie).

3.1.5 Krankheitsbewältigung, Resilienz, Achtsamkeit, Stresskompetenz

Krankheitsbewältigung

Krankheitsbewältigung meint den Umgang mit der Krankheit und den daraus entstehenden Belastungen. Die Strategien, die dazu entwickelt werden, nennt man **Coping-Strategien.** Die Krankheitsbewältigung beginnt beim Wahrnehmen der ersten Symptome und der darauf (in den meisten Fällen) folgenden Behandlung. Hierzu ist eine **Krankheitseinsicht** erforderlich. Diese kann z. B. bei psychischen Erkrankungen manchmal nicht vorliegen. Häufig wird dann von Angehörigen ein Besuch beim Arzt arrangiert. Innerhalb der Behandlung setzt sich die betroffene Person aktiv mit der Erkrankung und deren Folgen (bis zum Tod) auseinander. Bei diesen Prozessen spielen auch das Umfeld und die Angehörigen eine große Rolle. Diese können die Krankheitsbewältigung sowohl positiv als auch negativ beeinflussen.

Resilienz

Resilienz (engl. *resilience* = Spannkraft, Widerstandsfähigkeit → im Gegensatz zu Verletzlichkeit bzw. Instabilität) ist ein Begriff aus der Physik und meint die Fähigkeit, nach einer Beeinträchtigung oder Belastung wieder in den ursprünglichen Zustand zurückzukehren (Beispiel: Schaumstoffe). Übertragen auf uns Menschen beschreibt Resilienz die **psychische „Widerstandsfähigkeit“,** also sich trotz Schwierigkeiten und belastender Rahmenbedingungen positiv zu entwickeln (Werner 2008).

Resilienz ist kein Persönlichkeitsmerkmal, sondern ein **dynamischer lebenslanger Interaktionsprozess** zwischen Individuum und Umwelt, in dem das Individuum immer wieder einen Umgang mit den Widrigkeiten des Lebens sucht. Durch diesen Prozess wird persönliches Wachstum ermöglicht und die Fähigkeit zur Selbst- und Lebensreflexion geschult. Angesichts massiver und rasanter Veränderungen in der (Arbeits-)Welt ist Resilienz mit persönlichen Kompetenzen auf verschiedenen Ebenen verbunden, um mit den ständigen Veränderungen und Anforderungen einen „gesunden“ Umgang zu finden.

Es gibt sieben Resilienzfaktoren:
- Lösungsorientierung
- Optimismus
- Opferrolle verlassen – proaktiv gestalten
- Verantwortung übernehmen
- Akzeptanz
- Netzwerkorientierung
- Zukunftsplanung/Zielorientierung.

Die genannten Faktoren haben einen positiven Einfluss auf die Resilienz einer Person und können auch **aktiv** von einer Person als Fähigkeiten weiter ausgebaut werden, um die Resilienz zu steigern.

Achtsamkeit

Achtsamkeit bezeichnet die Fähigkeit, im **gegenwärtigen Moment** wahrzunehmen, was gerade geschieht, und diese Wahrnehmung in einer **aufgeschlossenen** und **freundlichen Haltung** bewertungsfrei anzunehmen. Ein Beispiel dafür ist, sich hinzusetzen und ein Glas Wasser zu trinken und nur den gegenwärtigen Moment dabei wahrzunehmen. Achtsamkeit und Achtsamkeitstraining werden in unserer immer schnelllebigeren Welt immer bedeutsamer. Kleine Impulse können sowohl in die Therapie, aber auch in der Selbstfürsorge als Therapeut aufgenommen werden.

POWER YOUR BRAIN

Bewusster Moment

Nimm dir Zeit, einen Moment bewusst zu erleben, ohne diesen zu beurteilen oder zu bewerten. Setze dich hin, schenke dir ein Glas Wasser ein und trinke es in Ruhe. Beobachte dabei die Situation, höre dir die Geräusche an, die das Wasser macht, wenn es in das Glas geschüttet wird. Nimm wahr, wie sich das Wasser im Mund anfühlt und wie weit du es noch im Körper spürst, wenn du es hinunterschluckst.

Stresskompetenz

Stresskompetenz beschreibt die psychische Widerstandskraft, Belastbarkeit und Flexibilität einer Person im Umgang mit herausfordernden Ereignissen und Situationen. Es gibt **drei Säulen der Stresskompetenz:**

1. Selbstmanagement:
   - Organisation/Struktur
   - Zeitmanagement
   - Prioritäten setzen
   - Ressourcen identifizieren
2. Selbstführung:
   - Proaktiv gestalten
   - Annahme und Akzeptanz
   - Emotionsregulation
   - Grenzen kennen und achten

3. Selbstfürsorge:
   - Entspannungsfähigkeit
   - Entschleunigung
   - Bewegung und Ernährung
   - Freizeitgestaltung
   - Genussfähigkeit

Wichtig ist, dieses Wissen für **sich selbst als Therapeut anzuwenden,** da die Arbeit als Physiotherapeut sowohl physisch als auch psychisch belastend sein kann. Gleichzeitig kann das Wissen auch für die Arbeit mit Patienten genutzt werden.

NICE TO KNOW

Gerade Menschen, die in pflegenden oder therapeutischen Berufen arbeiten, neigen vermehrt dazu, die Selbstfürsorge zu vernachlässigen und auch im schlimmsten Fall ein Burnout zu entwickeln. Deshalb sollte sich jeder Therapeut schon zu Beginn des Berufslebens mit der eigenen **Selbstfürsorge** auseinandersetzen und sich regelmäßig dazu reflektieren.

WEITERDENKAUFGABE 5

Überlege in Ruhe, wie du deine Stresskompetenz steigern kannst, welche Arten der Selbstfürsorge dir guttun und wie du diese in deinen Alltag einbauen kannst.

3.1.6 Epidemiologische Grundbegriffe

Die Epidemiologie ist die Lehre von der Häufigkeit und der Verbreitung gesundheitsbezogener Zustände und Ereignisse in einer Bevölkerung oder bestimmten Populationen. In der Physiotherapie werden z. B. das Vorkommen von Krankheiten oder die Güte von Assessments mit diesen Begriffen beschrieben.
Wichtige **epidemiologische Grundbegriffe** sind:

Inzidenz Rate der Neuerkrankungen innerhalb eines definierten Zeitraums. Bsp.: Im April 2020 sind 20.000 Menschen einer Stadt an COVID-19 erkrankt.

Prävalenz Anzahl der Erkrankten in Relation zur Anzahl der untersuchten Personen zu einem definierten Zeitpunkt. Bsp.: 5 von 20 Personen in einer Klasse haben zum Schulstart eine Corona-Infektion.

Lebenszeitrisiko Wahrscheinlichkeit, im Laufe des Lebens an einer bestimmten Erkrankung zu erkranken. Bsp.: Jede dritte Person über 65 Jahre erkrankt an Demenz.

Sensitivität Anteil Test-positiver Probanden unter einer Gruppe Erkrankter. Ziel: hohe Sensitivität eines Tests, um eine Erkrankung sicher ausschließen zu können. Bsp.: Der Lachmann-Test (vorderes Kreuzband) hat eine hohe Sensitivität (85 %). Wenn man diesen bei einem Patienten durchführt und dieser negativ ist, kann man mit 85 % Wahrscheinlichkeit davon ausgehen, dass das Kreuzband nicht gerissen ist.

Spezifität Anteil Test-negativer Probanden unter einer Gruppe Nicht-Erkrankter. Ziel: hohe Spezifität eines Tests, um eine Erkrankung sicher bestätigen zu können. Bsp.: Der Lachmann-Test (vorderes Kreuzband) hat eine hohe Spezifität (90 %). Wenn man diesen bei einem Patienten durchführt und dieser positiv ist, kann man mit 90 % Wahrscheinlichkeit davon ausgehen, dass das Kreuzband gerissen ist.

Morbidität Häufigkeit einer Erkrankung innerhalb einer bestimmten Bevölkerungsgruppe in einem bestimmten Zeitraum. Bsp.: Im Jahr 2015 sind 270.000 Personen in Deutschland an einem Schlaganfall erkrankt (Heuschmann et al. 2010).

Mortalität Rate der Todesfälle innerhalb einer definierten Population zu einem bestimmten Zeitpunkt. Bsp.: In Deutschland sind im Jahr 2021 1.023.687 Personen gestorben.

Letalität Rate der Todesfälle unter Erkrankten. Bsp.: In Deutschland sind im Jahr 2021 45.181 Personen an einem Herzinfarkt gestorben (Statistisches Bundesamt (Destatis) 2022).

Epidemie Erhöhte Inzidenz in einer Population zu einem bestimmten Zeitraum. Bsp.: Ebola-Ausbruch im Kongo.

Endemie Dauerhaft erhöhte Inzidenz einer Erkrankung in einem geografisch begrenzten Bereich. Bsp.: Malaria in großen Teilen von Afrika.

Pandemie Länder- und kontinentübergreifende Ausbreitung einer Erkrankung. Bsp.: COVID-19-Pandemie.

Für die Beschreibung von epidemiologischen Aussagen werden häufig **statistische Tests** genutzt. Wichtige Grundbegriffe, die dabei genutzt werden, sind:

Signifikanz Die Signifikanz beschreibt, ob eine gemachte Beobachtung eine Bedeutung hat oder nur zufällig entstanden ist. Hierfür wird ein **Signifikanzniveau** (häufig 5 oder 10 %) angegeben. Das Niveau beschreibt dabei die maximale Fehlerwahrscheinlichkeit. Bsp.: Die Einnahme von Ibuprofen bei einer akuten Entzündung der Schulterkapsel reduziert bei den Studienteilnehmenden signifikant das Schmerzempfinden.

Relevanz Die klinische Relevanz bezieht sich auf den praktischen Nutzen der Studienergebnisse und beschreibt, ob die Ergebnisse sich positiv auf die Patientenversorgung auswirken. Bsp.: Die Physiotherapie bei Humerusfraktur zeigt nach vierwöchiger Anwendung einen relevanten Nutzen für die Patienten. Dieser spiegelt sich in der selbstständigen Aufnahme von ADLs (Haare föhnen, bürsten) wider.

Kausalität Die Kausalität beschreibt einen Ursache-Wirkungs-Zusammenhang zwischen zwei Variablen. Also aus A resultiert B. Bsp.: Rauchen verursacht Lungenkrebs.

Korrelation Eine Korrelation beschreibt einen Zusammenhang zwischen zwei Variablen. Bsp.: Der Physiker Bobby Henderson beschrieb als Ursache **(Kausalität)** für die globalen Erwärmung die abnehmende Zahl von Piraten seit Beginn des 19. Jahrhunderts. An diesem Beispiel wird deutlich, dass nur eine Korrelation der Variablen vorliegt und keine Kausalität.

Epidemiologische Aussagen werden häufig in Studien untersucht. Es wird zwischen **Primär- und Sekundärforschung** unterschieden. In der Primärforschung werden zielgereichtet Daten erhoben. Die häufigsten **Studientypen der Primärforschung** sind dabei:

Querschnittsstudien Untersuchung einer bestimmten Gruppe von Personen zu einem einzigen Zeitpunkt. Bsp.: Eine Befragung von Mitarbeitenden einer Physiotherapiepraxis zu ihrem Gesundheitsverhalten.

Längsschnittstudie Regelmäßige Beobachtung einer bestimmten Gruppe von Personen über einen längeren Zeitraum. Bsp. Körperliche Untersuchung einer Gruppe von 200 Physiotherapeuten alle 5 Jahre. Hierbei wird die Trendstudie (immer andere Physiotherapeuten) von der Panelstudie (feste Untersuchungsgruppe von Physiotherapeuten) unterschieden.

Fall-Kontroll-Studien Es werden erkrankte Personen und dazu passende Personen ohne diese Erkrankung (Kontrollgruppe) befragt oder deren Krankheitsgeschichte analysiert, um Unterschiede und mögliche Risikofaktoren für diese Erkrankung zu identifizieren.

Kohortenstudien Beobachtung einer bestimmten Gruppe von Personen (Kohorte) über einen längeren Zeitraum. In dieser Kohorte gibt es Personen mit bestimmten Risikofaktoren. Anhand der Beobachtungen wird verglichen, ob dieser Risikofaktor für eine bestimmte Erkrankung eine Rolle spielt. Bsp.: Adipositas als Risikofaktor für Herzinfarkt.

Randomisierte kontrollierte Studien (Randomised Control Trial, RCT) Die Wirkung einer Behandlung kann in einem RCT untersucht werden. Hierfür wird eine (neue) Behandlung gegenüber einer anderen oder keiner Behandlung **(Kontrollgruppe)** getestet. Dazu wird vor Studienbeginn eine Personengruppe, der die Teilnehmenden angehören müssen, gewählt. Es wird ein Zeitraum festgelegt und die Parameter (Outcomes) bestimmt, die gemessen werden sollen. Die Teilnehmenden werden dann zufällig **(randomised)** auf die Gruppen verteilt. Bsp.: Wirkung von Physiotherapie gegenüber Manueller Therapie bei Patienten mit HWS-Blockade. Aufteilung in drei Gruppen: A Physiotherapie, B Manuelle Therapie, C keine Therapie; Zeitraum: Behandlung über vier Wochen 2x wöchentlich; Outcomes: Schmerz (VAS), Beweglichkeit (Winkelmessung).

In der **Sekundärforschung** werden schon erhobene Daten, z. B. aus einem RCT, zusammengefasst und bewertet. Hierzu gehören die folgenden Studientypen:

Systematic Review (SR) Eine systematische Übersichtsarbeit fasst die Ergebnisse aller Studien zu einem Thema zusammen. Hierfür wird eine **systematische Literaturrecherche** genutzt und transparent dargestellt, um die Suche nach Literatur bei Bedarf wiederholen zu können. In der Datenanalyse wird dann auch die Qualität der gefundenen Studien bewertet, um die Ergebnisse einordnen zu können. SR sind besonders dann hilfreich, wenn man sich schnell einen Überblick über das Thema verschaffen möchte. Bsp.: Systematic Review zur Wirksamkeit physiotherapeutischer Maßnahmen zur Behandlung der lateralen Epicondylitis. Hierbei konnten 19 Artikel eingeschlossen werden, die zeigen, dass Manuelle Therapie und das exzentrische Krafttraining die beiden physiotherapeutischen Maßnahmen mit der größten positiven Auswirkung sind (Landesa-Pineiro und Leiros-Rodriguez 2022).

Metaanalyse Eine Metaanalyse ist ebenfalls eine systematische Übersichtsarbeit; hier werden aber zusätzlich noch quantitative und statistische Auswertungen durchgeführt. Bsp.: Metaanalyse zur Wirksamkeit physiotherapeutischer Maßnahmen zur Behandlung der Parkinson-Erkrankung. Hierbei konnten 39 Artikel eingeschlossen werden, die zeigen, dass physiotherapeutische Maßnahmen eine positive Auswirkung auf die Symptome der Erkrankung haben, z. B. auf die Geschwindigkeit (0,04 m/s, 95 % Konfidenzintervall 0,02–0,06, P < 0,001) (Tomlinson et al. 2012).

POWER YOUR BODY

Stuhlsquats

ASTE:
- Stand, mit einer Wasserkiste Abstand vor dem Stuhl (Rücken zum Stuhl)
- Bauchnabel sanft nach innen ziehen und Beckenboden nach oben und innen ziehen (Hoden bzw. Vagina und Anus hochziehen)

BA: Squats, dabei Gesäß weit nach hinten und OK nach vorne – kurz vor Sitzfläche stoppen und wiederholen
Muskeleinsatz: Hüftabd./-add., Hüftflexoren und -extensoren, Knieflexoren und -extensoren, M. triceps surae, prätibiale Muskulatur, kurze Fußmuskeln und Core-Muskeln

WIEDERHOLUNGSFRAGEN

Kap. 3.1 Gesundheit und Krankheit

1. Beschreibe kurz in deinen eigenen Worten das Modell der Salutogenese.
2. Beschreibe kurz in deinen eigenen Worten das biopsychosoziale Modell.
3. Nenne drei verschiedene Möglichkeiten, Krankheitsformen einzuteilen, und jeweils ein passendes Beispiel.
4. Wie kann eine Infektion mit Varizella-Zoster-Viren ablaufen?
5. Erkläre den Unterschied zwischen Bakterien und Viren.
6. Was muss bei der Einnahme von Antibiotika beachtet werden?
7. Was ist der Unterschied zwischen aktiver und passiver Immunisierung?
8. Benenne die Stadien von Krankheitsverläufen mit der entsprechenden Zeiteinteilung.
9. Zähle jeweils zwei verhaltensbedingte, umweltbezogene und demografische bzw. genetische Risikofaktoren auf.
10. Erkläre den Begriff Coping-Strategien.
11. Definiere den Begriff Resilienz.
12. Nenne drei der sieben Resilienzfaktoren.
13. Nenne die drei Säulen der Stresskompetenz.
14. Erkläre die Begriffe Sensitivität und Spezifität.
15. Beschreibe den Unterschied zwischen Quer- und Längsschnittstudien.
16. Wie unterscheiden sich Primär- und Sekundärforschung voneinander?
17. Wie unterscheiden sich Systematic Reviews und Metaanalysen voneinander?

3.2 Fachrichtungen der Medizin

In Deutschland existieren aktuell 34 medizinische Fachgebiete bzw. Facharztrichtungen (Bundesärztekammer 2024). Die zehn häufigsten Fachrichtungen (anhand der Anzahl beschäftigter Ärzte in Deutschland) sind:

- Innere Medizin
- Allgemeinmedizin
- Chirurgie
- Anästhesiologie
- Gynäkologie
- Kinder- und Jugendmedizin
- Psychiatrie und Psychotherapie
- Radiologie
- Neurologie
- Augenheilkunde.

Größere Fachrichtungen wie z. B. die Chirurgie werden in weitere Fachgebiete unterteilt, z. B. Herzchirurgie oder Viszeralchirurgie. Um in Deutschland als Arzt zu arbeiten, muss man Humanmedizin studieren.

Mit der Approbation kann man dann eine Facharztausbildung (4–6 Jahre) absolvieren.

POWER YOUR BRAIN

Kontaktatmung

Nutze die Übung, um deine Atmung wahrzunehmen und zu lenken. Lege dich entspannt in Rückenlage hin.

1. Spüre zuerst deine vorherrschende Atembewegung. Dafür legst du eine Hand auf deinen Bauch und die andere aufs Sternum. Spüre nach, wohin du vermehrt atmest.
2. Vergrößere dann deine vorherrschende Atembewegung. Deine Hand soll sich nun noch mehr bewegen.
3. Versuche, deine Atembewegung umzulenken, indem du die Atemrichtung wechselst. Es soll sich nun die andere Hand vermehrt bewegen.

3.3 Klassifizierungen (ICD, ICF, Pflegegrade)

Klassifikationssysteme dienen dazu, Objekte voneinander abzugrenzen und zu ordnen. Dabei werden die Objekte nach bestimmten gemeinsamen Merkmalen in Klassen oder Kategorien in einem System eingeordnet.

Im Gesundheitswesen werden verschiedenste Klassifikationssysteme genutzt. Diese dienen der **Verständigung** und **Vergleichbarkeit von Diagnosen** und sind wichtig für die Praxis, Politik und Wissenschaft. Hier werden exemplarisch drei Klassifizierungen vorgestellt, mit denen Physiotherapeuten in ihrem Arbeitsumfeld in Kontakt kommen.

3.3.1 ICD

Der ICD-Code (International Statistical Classification of Diseases and Related Health Problems) ist ein **international anerkanntes System zur Klassifikation von Krankheiten und verwandten Gesundheitsproblemen,** das von der **Weltgesundheitsorganisation (WHO)** erstellt wurde. Die Krankheiten werden hierbei eindeutig mit einem Kürzel aus Buchstaben und Ziffern benannt. Der Code wird regelmäßig überarbeitet und die Version in den Namen aufgenommen: ICD-11-Klassifikation (2022). Die „alte“ Version (ICD-10) gilt ab Erscheinungsdatum der neuen Version für eine Übergangsfrist von 5 Jahren parallel zur neuen Version.

In der Physiotherapie werden die ICD-Codes auf den ärztlich ausgestellten Verordnungen für Physiotherapie für die eindeutige Bezeichnung des Krankheitsbildes genutzt und müssen von den Physiotherapeuten gelesen und vor Abrechnung der Verordnung kontrolliert werden. Die ICD-Codes können z. B. online beim Deutschen Institut für Medizinische Dokumentation und Information (DIMDI) abgerufen werden.

3.3.2 ICF

Die ICF (International Classification of Functioning, Disability and Health) ist die **Internationale Klassifikation der Funktionsfähigkeit, Behinderung und Gesundheit der WHO.** Die ICF baut auf dem **biopsychosozialen Krankheitsmodell** auf und berücksichtigt auch die **Kontextfaktoren.** Sie ist universell anwendbar und ressourcenorientiert. Die Abbildung macht deutlich, dass die **Wechselwirkungen** der einzelnen Komponenten mitberücksichtigt werden (➤ Abb. 3.3). Die ICF dient in der Physiotherapie als Grundlage für die Erstellung von Befunden. Fach- und länderübergreifend wird diese als standardisierte und einheitliche Sprache zur Beschreibung des funktionalen Zustands von Patienten genutzt (Bundesinstitut für Arzneimittel und Medizinprodukte 2024).

Die funktionalen Symptome sind, genau wie bei der ICD, **kodiert** und können somit fachübergreifend benutzt werden. Für bestimmte Symptomkomplexe wurden auch Core Sets gebildet. Beispielcode: Code: b28013 – für Rückenschmerzen. Codes und zugehörige Symptome können z. B. auf der Homepage des Bundesinstitut für Arzneimittel und Medizinprodukte recherchiert bzw. eingesehen werden.

Die in ➤ Abb. 3.3 genannten Begriffe werden genauer erklärt, da der physiotherapeutische Befund, Assessments und Tests auch nach den verschiedenen **ICF-Ebenen** eingeteilt werden.

Gesundheitsproblem Oberbegriff für alle möglichen Störungen des Gesundheitszustandes oder Einflüsse auf diesen (z. B. durch Stress, Schwangerschaft, das Alter, …)

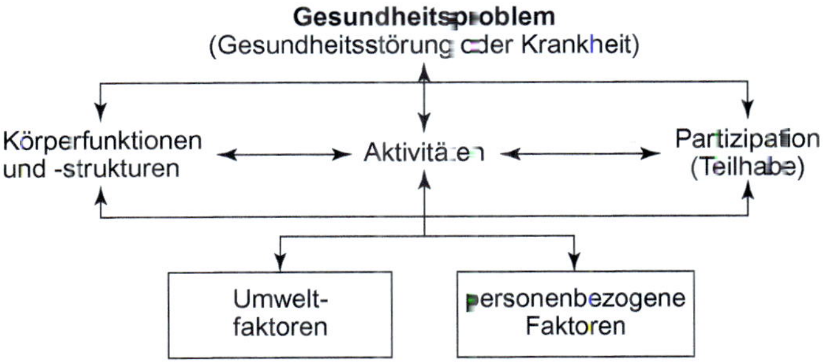

Abb. 3.3 ICF [W906-002]

Körperstrukturen Anatomische und/oder strukturelle Teile des Körpers: Muskel, Knochen, Arm, Bein, Rumpf, Arterien, Venen, Nerven, … Bei Pathologien einer Körperstruktur kann z. B. von einer Deformität, Ruptur, Fraktur, Entzündung, … gesprochen werden. Beispiele: Hypertonus, Delle nach Ruptur, …

Körperfunktion Physiologische bzw. psychologische Funktion von Körpersystemen (Muskel, Nerven, Organe, …). Hier kann z. B. die Funktionsfähigkeit der Muskulatur Auswirkungen auf die Bewegungsfunktion (ROM) haben.

Aktivität Durchführen einer Aktivität, z. B. Essen, Trinken, Schreiben, Gehen, Stehen, Sitzen, …

Partizipation Der Patient ist durch das Ausführen einer Aktivität einbezogen in die Gesellschaft bzw. einen sozialen Hintergrund. Beispiele: Teilnahme am Yogakurs, Tanzkurs, Stricktreff, aber auch das Aufpassen auf die Enkelkinder oder Einkaufen, …

Kontextfaktoren Alle weiteren Faktoren, die im Leben eines Menschen eine Rolle spielen. Diese werden eingeteilt in:

- **Umweltfaktoren:** Alle Faktoren, die von außen auf den Menschen wirken (z. B. Luftqualität, Familiensituation, Job, …)
- **Personenbezogene Faktoren:** Alle Faktoren, die der Mensch von innen (also aus sich heraus) mitbringt, wie z. B. (Epi-)Genetik, familiäre Vorerfahrungen, Geschlecht, weitere Erkrankungen, Fitness, Lebensstil, Gewohnheiten.

Was ist der Unterschied zwischen Funktion und Aktivität?

- Mit der Funktion ist tatsächlich die reine Funktion gemeint, z. B. ROM des Armes in Flexion und Extension. Dies lässt aber noch keine Aussage zu, ob aus der Funktion (Arm beugen und strecken) auch eine Aktivität werden kann, wie z. B. das Trinken. Hier werden noch wesentlich mehr Funktionen benötigt, wie z. B. die Rumpfkontrolle, aber auch Adaption des Herz-Kreislauf-Systems und des neuralen Systems.
- Man kann also sagen, die Aktivität setzt sich meistens aus mehreren Körperfunktionen zusammen.

WEITERDENKAUFGABE 6

Überlege, wie du dieses Wissen in der Physiotherapie nutzen kannst und was du z. B. in der Anamnese von Patienten tun kannst, um nach ICF zu arbeiten.

3.3.3 Pflegegrade

Die fünf Pflegegrade beschreiben den Grad der **Pflegebedürftigkeit** einer Person. Die Pflegegrade werden in Deutschland vom **Medizinischen Dienst der Krankenversicherung (MDK)** mittels eines **Pflegegutachtens** festgestellt. Ein Pflegegutachten wird erstellt, wenn zur Versorgung Leistungen der **Pflegeversicherung** in Anspruch genommen werden sollen. Insgesamt wird die Person in sechs Modulen beurteilt und jedes Modul mit einer Punktzahl bewertet (> Tab. 3.1). Die Punkte werden dann je nach Gewichtung des Moduls zusammenaddiert und die Person mit der Gesamtpunktzahl einem der fünf Pflegegrad zugeordnet. Je höher der Pflegegrad, desto größer die Pflegebedürftigkeit der Person.

Tab. 3.1 Module zur Beurteilung des Pflegegrads

Modul	Aktivitäten und Fähigkeiten	Gewichtung (in %)
1	Mobilität	10
2	Kognitive und kommunikative Fähigkeiten	15*
3	Verhaltensweisen und psychische Problemlagen	15*
4	Selbstversorgung	40
5	Bewältigung von und selbstständiger Umgang mit krankheits- oder therapiebedingten Anforderungen oder Belastungen	20
6	Gestaltung des Alltagslebens und sozialer Kontakte	15

* Nur der höhere Wert von Modul 2 oder 3 fließt in Gesamtbewertung mit ein.

WIEDERHOLUNGSFRAGEN

Kap. 3.3 Klassifizierungen (ICD, ICF, Pflegegrade)

1. Beschreibe in deinen eigenen Worten die ICF (International Classification of Functioning, Disability and Health).
2. Erkläre die Strukturebene und nenne ein Praxisbeispiel.
3. Erkläre die Funktionsebene und nenne ein Praxisbeispiel.
4. Erkläre die Partizipationsebene und nenne ein Praxisbeispiel.
5. Erkläre den Unterschied zwischen Aktivitäts- und Funktionsebene.

3.4 Physiotherapeutische Behandlung

➤ Abb. 3.4

Symptom(e)

Symptome sind **Anzeichen** oder **Merkmale** einer bestimmten Erkrankung oder Verletzung.

Als Physiotherapeut ist es wichtig, Symptome oder Symptomkombinationen zu erkennen die auf eine schwerwiegende Grunderkrankung (z. B. Krebs, Fraktur) hinweisen. Dafür gibt es sogenannte **Red Flags** (rote Flaggen):

- Unwohlsein, Krankheitsgefühl,
- Abgeschlagenheit,
- Fieber,
- vermehrtes (nächtliches) Schwitzen,
- ungewollter Gewichtsverlust (> 10 % in den letzten 3 Monaten).

Wenn man als Physiotherapeut diese Red Flags bei einem Patienten erkennt, sollte man den Patienten nicht direkt mit der vermuteten Grunderkrankung konfrontieren, sondern ihn darauf hinweisen, dass vor der Therapie eine nochmalige Abklärung von ärztlicher Seite notwendig ist. Es kann auch eine direkte Kommunikation mit dem Arzt angeboten werden. Wichtig ist, eine gewisse **Dringlichkeit der ärztlichen Abklärung** deutlich zu machen.

Syndrom

Ein Syndrom ist die Kombination gleichzeitig auftretender Symptome.

IMPORTANT TO KNOW

Häufig werden Syndrome oder Symptome mit Krankheiten gleichgesetzt, was aber falsch ist, da Syndrome und Symptome oft verschiedene Ursachen haben können. Beispiel: Kopfschmerzen (Symptom) können als Ursache haben: Wassermangel, erhöhte Muskelspannung, Bandscheibenpathologie, vermehrtes Zähneknirschen, Kiefergelenkspathologie und im schlimmsten Fall auch einen Hirntumor.

Anamnese

Anamnese stammt vom griechischen Wort *anamnesis* und bedeutet Erinnerung.

Die Anamnese beinhaltet die **Erhebung der bisherigen Krankheitsgeschichte** mit dem Ziel, durch strukturierte Befragung und Auswertung vorhandener Informationen einen Eindruck über den Patienten und die mutmaßliche Erkrankung zu erhalten. Auf der Basis der durch die Anamnese erhobenen Daten wird eine **Verdachtsdiagnose** gestellt und das weitere Vorgehen festgelegt.

Die Anamnese kann nach unterschiedlichen Schwerpunkten eingeteilt werden:

- **Befragte Person:**
  - Eigenanamnese (Angaben des Patienten über sich selbst)
  - Fremdanamnese (diese ist notwendig, wenn die zu untersuchende Person selbst aufgrund ihres Gesundheitszustandes (z. B. Demenz, Koma), Alters oder einer Sprachbarriere (z. B. Schlaganfall) keine (vollständigen) eigenen An-

gaben machen kann. Hier werden dann Dritte (Eltern bei Kindern, Lebenspartner, gesetzliche Betreuende, Pflegekräfte, Kollegen) befragt.

- **Gegenstand:**
  - Somatische Anamnese (körperliche Beschwerden)
  - Psychische Anamnese (seelischer Zustand, auch psychosomatisch)
  - Soziale Anamnese (persönliches und berufliches Umfeld (Hinweise auf Berufskrankheiten))
  - Familienanamnese (familiäres Auftreten von Erkrankungen, genetische Veranlagung (Disposition), Rollen bzw. Beziehungen oder Verhaltensmuster, die sich im Zusammenleben über die Zeit gebildet haben)
  - Suchtanamnese
  - Pflegeanamnese
  - Biografische Anamnese (Angaben zur Lebensgeschichte, häufiger eingesetzt bei pflegebedürftigen Personen)
  - Medikamentenanamnese (separat oder im Rahmen der somatischen und psychischen Anamnese)
  - …
- **Fokus:**
  - Vorliegen anderer bekannter Erkrankungen, besonders Allergien, Gerinnungsstörungen, chronische Erkrankungen, Infektionskrankheiten
  - Medikamenteneinnahme
  - Risikofaktoren
  - …
- **Fachgebiete:** z. B. gynäkologische Anamnese, urologische Anamnese …

Es gibt aber auch die Möglichkeit einer offenen Form, z. B. durch Erzählungen der betroffenen Person.

Diagnostik

Die Diagnostik ist die Gesamtheit aller Maßnahmen, die zur Erkennung einer Krankheit führen. Hierzu gehören z. B. das Anamnesegespräch, körperliche, seelische und weiterführende apparative Untersuchungen, Analysen von Körpergeweben, -flüssigkeiten und Ausscheidungen.

Assessments

Assessment ist ein Begriff aus dem Englischen und meint **Beurteilung** oder **Einschätzung**. Mit Assessments soll der Gesundheitszustand **quantifiziert** werden, damit eine **objektiviere Einschätzung** und **bessere Vergleichbarkeit,** z. B. im Verlauf einer Erkrankung, möglich ist. Durch manche Assessments ist auch eine Prognose für den weiteren Verlauf einer Erkrankung möglich.

Es gibt standardisierte Assessments, z. B. **Checklisten, Scores** oder **Skalen,** die häufig genutzt werden.

Beispiel: Schmerzskalen (➤ Abb. 3.5)

- Visuelle Analogskala (VAS)
- Numerische Ratingskala (NRS)
- Verbale Ratingskala (VRS)
- Affektive Ratingskala (z. B. Gesichterskala)

Beispiel: Timed-up-and-go-Test

Der Timed-up-and-go-Test ist ein einfach durchzuführender Test zur Messung der Mobilität von älteren Personen. Bei diesem Test wird ein standardisiertes Verfahren angewendet, damit die Messergebnisse miteinander verglichen werden können (Pschyrembel online 2018).

Material:

- Stuhl mit Armlehnen
- Klebeband
- Maßband
- Stoppuhr

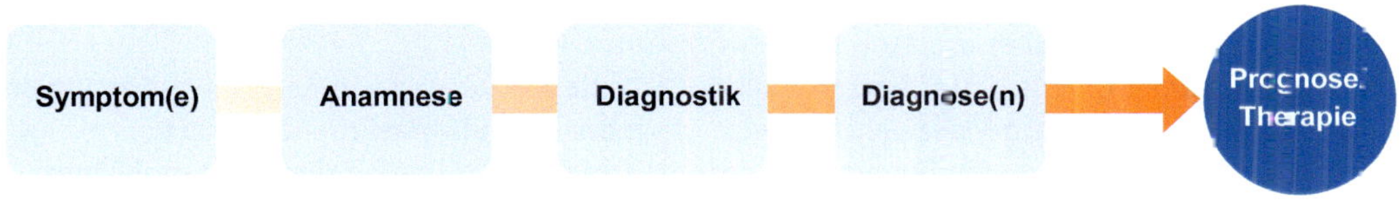

Abb. 3.4 Behandlungsschritte [P1610, L157]

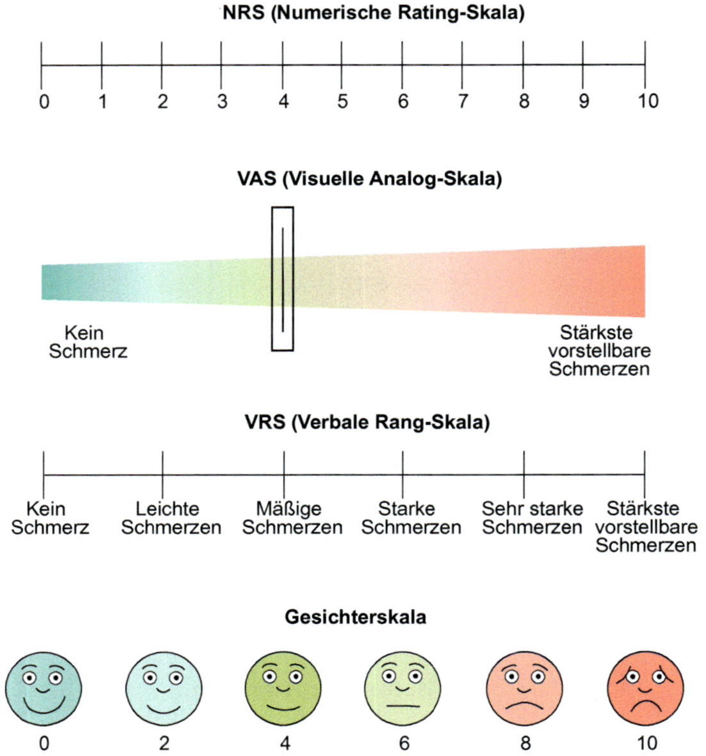

Abb. 3.5 Schmerzskalen [L143]

Testaufbau:
- Stuhl mit Armlehne
- Linie in 3 m Entfernung zum Stuhl auf dem Boden

Testdurchführung:
- Patient sitzt mit Kontakt zur Rückenlehne und locker aufgelegten Armen (Armlehnen) auf dem Stuhl
- Startsignal wird vom Therapierenden gegeben (Zeitmessung beginnt)
- Patient steht vom Stuhl auf (Armlehnen dürfen genutzt werden), läuft bis zur 3 m entfernten Linie, dreht um und setzt sich wieder mit Rückenkontakt auf den Stuhl (Zeitmessung wird gestoppt)
- Hinweis: Hilfsmittel (Rollator, UAGSt, …) dürfen genutzt werden.

Testauswertung: (➤ Tab. 3.2)
Der Test gibt Aufschluss über die **Mobilität** des Patienten und kann im Verlauf der Therapie angewendet Fortschritte oder auch Verschlechterungen dokumentieren. Wichtig ist, die Benutzung von Hilfsmitteln zu notieren, damit der Test immer standardisiert durchgeführt werden kann, z. B. auch bei Wechseln, Urlaub etc. der Therapierenden (Pschyrembel online 2018).

Tab. 3.2 Testauswertung Timed-up-and-go-Test (Pschyrembel online 2018)

Ergebnis	Interpretation
< 10 sec.	Mobilität uneingeschränkt
10 bis < 20 sec.	Mobilitätseinschränkung ohne Alltagsrelevanz
20 bis < 30 sec.	Eingeschränkte Mobilität, wahrscheinlich alltagsrelevant
> 30 sec.	Ausgeprägte Einschränkung der Mobilität

Gütekriterien

Für die Beurteilung von Assessmentinstrumenten werden folgende Gütekriterien genutzt:
- **Objektivität:** Das Instrument ist unabhängig von den ausführenden Personen. Bsp.: Zwei Personen nutzen ein Instrument und erhalten das gleiche

Ergebnis (Messung der Körpergröße mit dem Maßband).

- **Reliabilität:** Das Instrument ist verlässlich. Bsp.: Egal, wie oft ein Instrument genutzt wird, es kommt immer das gleiche Ergebnis dabei heraus (Messung der Körpergröße mit dem Maßband).
- **Validität:** Das Instrument misst, was es angibt zu messen. Bsp.: Ein Maßband misst die Länge von etwas und ist dafür geeignet; die Länge mit einer Waage zu messen wäre allerdings nicht valide.

Körperliche Untersuchung

Eine ärztliche körperliche Untersuchung findet meist in einem **Untersuchungs- bzw. Behandlungsraum** statt, um die Privatsphäre des Patienten zu schützen. Die Untersuchung besteht aus den folgenden Komponenten (Reimann 2019):

- Inspektion (Sichtbefund)
- Palpation (Tastbefund)
- Perkussion (Abklopfen)
- Auskultation (Abhören)
- Funktionsprüfung.

Hierfür können ggf. Hilfsmittel eingesetzt werden, wie z. B. Stethoskop, Spatel oder Reflexhammer.

Laboruntersuchungen

Häufig sind die Ergebnisse aus der Anamnese und der körperlichen Untersuchung noch nicht aussagekräftig. Dann können Ärzte Laboruntersuchungen anordnen. Hierbei werden dem Patienten Körperflüssigkeiten, wie z. B. Blut, Urin Stuhl, entnommen und meist in ein **medizinisches Labor** zur Untersuchung geschickt. Die Ergebnisse werden binnen Stunden oder Tagen an den Arzt übermittelt, die Befunde fließen in die weitere Diagnostik ein und werden mit dem Patienten besprochen.

Bildgebende Verfahren

Bildgebende Verfahren unterstützen die Ärzte bei der Diagnostik, indem sie (Teile des) Körperinneren abbilden (IQWiG 2024). ➤ Tab. 3.3 zeigt ausgewählte bildgebende Verfahren.

NICE TO KNOW

Seit 2021 ist durch die Strahlenschutzverordnung die Anzahl der Ultraschalluntersuchungen während der Schwangerschaft auf drei Ultraschalluntersuchungen im Rahmen der gesetzlichen Schwangerschaftsvorsorge reduziert worden. Obwohl die Strahlenbelastung für den Fötus nicht schädlich ist, möchte der Gesetzgeber ihn vor unnötigen Einwirkungen schützen. Sollten weitere Ultraschalluntersuchungen aus medizinischen Gründen notwendig sein, werden diese zusätzlich durchgeführt.

Funktionsuntersuchungen

Funktionsuntersuchungen werden von Ärzten angewendet, um z. B. die Leistung von Organen unter

Tab. 3.3 Ausgewählte bildgebende Verfahren

Bildgebendes Verfahren	Eingesetzte Mittel	Einsatzgebiet	Ablauf
Röntgen	Strahlung	• Frakturen • Fehlstellungen • Gelenkerkrankungen • Prothesenüberprüfung	• Unbekleidete Stelle des Körpers im Liegen, Sitzen oder Stehen zwischen Aufnahmegerät und Strahlenquelle • Dauer wenige Sekunden
Computertomografie (CT)	Strahlung, evtl. mit Kontrastmittel	Genaue Darstellung des Knochengewebes (Frakturen, Tumore, Nekrosen)	• Liegende Position in einem ringförmigen CT-Gerät (evtl. auch halboffenes Gerät) • Dauer 5–30 Minuten
Magnetresonanztomografie (MRT)	Magnetfelder Radiowellen	Darstellung von Weichteilen (Muskeln, Bänder, Gelenkknorpel)	• Liegende Position ganz oder teilweise in einem geschlossenem oder halboffenen röhrenartigen MRT-Gerät • Dauer: 15–30 Minuten
Ultraschall	Schallwellen	Darstellung von Organen und Gewebe	• Untersuchungsstelle entkleidet • Schallkopf wird mit Hilfe von Ultraschallgel über die Haut geführt • Dauer: bis zu mehreren Minuten

standardisierten Bedingungen zu prüfen. Beispiele hierfür sind die Lungenfunktionsprüfung oder die Ergometrie.

Endoskopische Untersuchungen

Bei einer Endoskopie **(Spiegelung)** werden Körperhöhlen und Hohlorgane untersucht. Bei der Untersuchung wird ein Endoskop (hochflexibler Schlauch mit Lichtquelle und Kamera) unter Nutzung einer lokalen Betäubung oder eines Schlafmittels in den Körper eingeführt (z. B. Magen- oder Darmspiegelung). Der Arzt kann den Zustand der Organe direkt bewerten und bei Bedarf eine Gewebeprobe zur weiteren Untersuchung entnehmen.

3

Diagnose

Die Diagnose (*gr.* Erkenntnis, Urteil) meint die Feststellung einer Krankheit, Verletzung oder Behinderung. Hierfür werden die Erkenntnisse über die Symptome und Befunde einer Person bewertet, zusammengefasst und die Erkrankung systematisch benannt.

Prognose

Die Prognose (von *gr. prognosis* = Vorwissen) ist die Vorhersage eines wahrscheinlichen Krankheitsverlaufs.

Therapie

Medizinische, psychologische und therapeutische Behandlungsmaßnahmen von seelischen und körperlichen Krankheiten, Verletzungen und Behinderungen, die deren Verlauf „positiv" beeinflussen sollen.
Es werden verschiedene **Arten der Therapie** unterschieden:

- **Kausal:** Beseitigung der krankheitserregenden Ursache
- **Symptomatisch:** Linderung vorhandener Beschwerden
- **Kurativ:** Ziel ist die Genesung
- **Palliativ:** Symptome lindern oder Komplikationen vorbeugen, ohne gegen das Grundleiden selbst zu wirken
- **Konservativ:** Einsatz von Medikamenten und/oder physikalische Maßnahmen, Physiotherapie
- **Operativ:** chirurgische Behandlung mittels Operation
- **Supportiv:** Behandlung von Nebenwirkungen
- **Kalkuliert:** Behandlung vor gesicherter Diagnose zur Lebensrettung
- **Elektiv:** freie Bestimmung des Zeitpunktes (z. B. beim Einsatz einer Knie-TEP)
- **Frustran:** vergebliche Therapie
- **Präventiv:** vorsorgliche Behandlung

Medikamente

„Arzneimittel oder Medikamente sind Produkte, die zur Behandlung, Verhütung, Erkennung oder zur Linderung von Krankheiten eingesetzt werden. Darunter fallen auch Diagnosemittel, medizinische Flüssigkeiten und Lösungen (Infusionen), homöopathische Mittel oder Arzneien, die in Apotheken zubereitet werden."
(Bundesministerium für Gesundheit 2022)

Medikamente werden in Deutschland nur von Ärzten verordnet. Trotzdem sollten Physiotherapeuten sich im Rahmen der Anamnese darüber informieren, welche Medikamente ihre Patienten einnehmen. Hierüber können dann Rückschlüsse auf mögliche Grunderkrankungen gezogen oder evtl. **Nebenwirkungen** bzw. **Wechselwirkungen** zu anderen Medikamenten erkannt werden. Wenn dieser Fall eintritt, sollte der Patient zur ärztlichen Abklärung geschickt werden.

Für die Einnahme von Medikamenten gibt es verschiedene **Applikationsformen:**

- **Transdermal:** über die Haut
- **Lingual/sublingual:** über die Zunge/unter der Zunge liegend
- **Enteral/oral:** über den Darm/Mund
- **Rektal:** über den Mastdarm
- **Pulmonal/endobronchial:** über die Lunge/über den Tubus nach einer endotrachealen Intubation
- **Intrakardial:** in das Herz
- **Intravenös:** in die Vene
- **Intraossär:** in den Knochen
- **Intramuskulär:** in den Muskel
- **Intranasal:** über die Nase

Pflege

„Pflege umfasst die eigenverantwortliche Versorgung und Betreuung, allein oder in Kooperation mit anderen Berufsangehörigen, von Menschen aller Altersgruppen, von Familien oder Lebensgemeinschaften sowie von Gruppen und sozialen Gemeinschaften, ob krank oder gesund, in allen Lebenssituationen (Settings). Pflege schließt die Förderung der Gesundheit, Verhütung von Krankheiten und die Versorgung und Betreuung kranker, behinderter und sterbender Menschen ein. Weitere Schlüsselaufgaben der Pflege sind Wahrnehmung der Interessen und Bedürfnisse (Advocacy), Förderung einer sicheren Umgebung, Forschung, Mitwirkung in der Gestaltung der Gesundheitspolitik sowie im Management des Gesundheitswesens und in der Bildung." (Deutscher Berufsverband für Pflegeberufe–DBfK Bundesverband e. V. 2025)

Hierbei wird die ambulante Pflege (häuslicher Bereich) und die stationäre Pflege (Krankenhaus oder Pflegeheim) unterschieden.

Rehabilitation

Die Rehabilitation hat die Verminderung des Gesundheitsschadens nach Krankheit oder Unfall zum Ziel und ist die Anschlussbehandlung an die Therapie nach medizinischen Eingriffen. Weitere Ziele sind die Wiederherstellung und/oder Stabilisierung des Gesundheitszustandes, die Teilhabe am bzw. die Reintegration ins Erwerbsleben als auch die Abwendung einer Erwerbsminderungsrente.

Prävention

Es werden vier verschiedene Arten der Prävention unterschieden:

- **Primärprävention:** Verhinderung von Krankheit (z. B. Impfung)
- **Sekundärprävention:** Früherkennung (z. B. Vorsorgeuntersuchung)
- **Tertiärprävention:** Vermeidung von Komplikationen (z. B. Wundversorgung)
- **Quartärprävention:** Rückfallprophylaxe (z. B. Check-ups, Verhaltenstraining)

WIEDERHOLUNGSFRAGEN

Kap. 3.4 Physiotherapeutische Behandlung

1. Was sind Red Flags? Nenne drei Red Flags, die du beim Patienten erkennen kannst.
2. Nenne drei Schwerpunkte, die du bei der Anamnese setzen kannst.
3. Was muss man bei dem Einsatz von Assessments beachten?
4. Welche verschiedenen Therapiearten gibt es?
5. Erkläre vier verschiedene Applikationsformen von Medikamenten.

3

3.5 Evidenz

Die Physiotherapie ist ein medizinischer Beruf, der dazu dient, Menschen mit körperlichen Erkrankungen und daraus resultierenden Einschränkungen zu helfen. Wie alles, was mit Medizin und Körperwissenschaften zu tun hat, unterliegt auch die Physiotherapie dem Prozess des lebenslangen Lernens und damit einer ständigen Veränderung und Erneuerung der bestehenden Therapie-, Diagnose- und Denkmodelle. Obwohl die Physiotherapie also ein praktischer Beruf ist, ist es wichtig, sich mit wissenschaftlichem Arbeiten und der Evidenz therapeutischer Maßnahmen auseinanderzusetzen.

Fallbeispiel

Eine Patientin kommt in die PT-Praxis. Sie hat unspezifische Rückenschmerzen und nachdem sie beim Orthopäden war, hat dieser sie mit einem Rezept für Krankengymnastik (KG) zum Physiotherapeuten geschickt.

Eigentlich war sie der Meinung, dass sie dringend eine Operation brauche, da sie sich fast sicher war, dass ihre Bandscheibe (wie bei ihrer Kollegin) herausgerutscht sei. Zumindest habe sie unfassbar schlimme Rückenschmerzen.

Der Orthopäde habe dies aber nach der Untersuchung ausgeschlossen und sie nun zur PT geschickt. Sie sei skeptisch, ob dies der richtige Weg sei. Sie habe auch von einer Freundin, die eine tolle pflanzliche Arznei nimmt, gehört. Die Freundin habe sich diese tollen Tabletten privat gekauft und einige Wochen genommen, nun sei der Rückenschmerz wie weggeblasen und ihr Rücken scheint geheilt und wieder gesund zu sein. Dies möchte die Patientin auch gerne versuchen.

Die Patientin ist dementsprechend der Physiotherapie gegenüber nicht gerade positiv eingestellt. Sie hofft aber, dass sie wenigstens massiert wird, denn der Orthopäde habe schließlich auch gesagt, dass ihre Muskeln so schlimm verspannt seien, dass es kaum verwunderlich sei, dass sie Rückenschmerzen habe. Auch wenn auf dem Rezept KG steht, möchte sie unbedingt massiert werden. Für die weitere Behandlung der Rückenschmerzen möchte die Patientin dann die Wundertabletten ihrer Freundin kaufen und einnehmen, die mit Sicherheit ihren Rücken heilen werden.

Kommentar zum Fallbeispiel

So oder so ähnlich kommen einige Patienten in die Praxis. Hier ist es wichtig, dass die Therapierenden dann sachlich argumentieren und aufklären können. Gegebenenfalls ist es auch nötig, eine Literaturrecherche zu machen, um herauszufinden, ob das betreffende Mittel (oder andere interessante Techniken etc.) tatsächlich sinnvoll ist und ob dazu valide Studien vorliegen, die seine Wirksamkeit bestätigen können.

3.5.1 EBM und EBP

Evidenz ist ein Wort, das häufig als Kurzform für evidenzbasierte Medizin (EBM) oder evidenzbasierte Praxis (EBP) verwendet wird. Der Begriff Evidenz selbst bedeutet Beleg oder Beweis. Häufig wird Evidenz (Kurzform) oder EBM bzw. EBP nur auf die wissenschaftlichen Ergebnisse aus Studien beschränkt.

EBM

Der Grundgedanke der EBM ist *„praktizierte medizinische bzw. therapeutische Konzepte aufgrund von Erfahrung in Konzepte mit objektivierter Beweislage umzuwandeln, die zeigt, dass die Praxishandlungen den gewünschten Nutzen erzeugen.“* (Mangold 2013, S. 36)

Insbesondere die Arbeitsgruppe um Sackett (2000) in Kanada prägte den Begriff und den Inhalt der EBM.

Definition evidenzbasierte Medizin (Evidence based medicine; Sackett et al. 2000, S. 1–2): *„EBM is the integration of the best research evidence with clinical expertise and patience values.“* Übersetzung aus Reinecke et al. 2024: *„EBM ist die Integration individueller klinischer Expertise des Therapierenden mit der bestverfügbaren klinischen Evidenz unter Berücksichtigung der Präferenzen des zu Behandelnden.“*

EBP

Die EBP ist aus der EBM entstanden und beschäftigt sich mit therapeutischen Fragstellungen.

Es gibt eine eigene **Definition evidenzbasierter Physiotherapie** (Evidence based physiotherapy; Herbert et al. 2005, S. 1): *„EBP is physiotherapy informed by relevant high quality clinical research. The practice of evidence-based physiotherapy should involve the integration of evidence (high quality clinical research), patient preferences and perspectives, practice-generated knowledge and other factors.“* (Übersetzung: „EBP ist Physiotherapie, die sich auf relevante, qualitative hochwertige klinische Forschung stützt. Die Praxis der evidenzbasierten Physiotherapie sollte die Integration von Evidenz (qualitativ hochwertige klinische Forschung), Patientenpräferenzen und -perspektiven, aus der Praxis generiertes Wissen und anderen Faktoren beinhalten.“)

Die EBP besteht also aus drei Säulen (➤ Abb. 3.6):

- Evidenz ist der vernünftige Gebrauch von Studien
- **UND** die Integration von individueller klinischer Expertise (das heißt die gesammelte Erfahrung des Praktikers!)
- **UND** dabei ist die Individualität und die Präferenz jedes einzelnen Patienten zu berücksichtigen.

IMPORTANT TO KNOW

Leider existiert noch häufig die Annahme, dass die EBP nur auf der externen Evidenz basiert. Wichtig ist aber, dass auch und vor allem die interne und die soziale Evidenz, die vom Therapierenden und den Patienten abhängig sind, miteingebunden werden. Denn nur, wenn alle drei Säulen berücksichtigt werden, kann die optimale Therapie erfolgen.

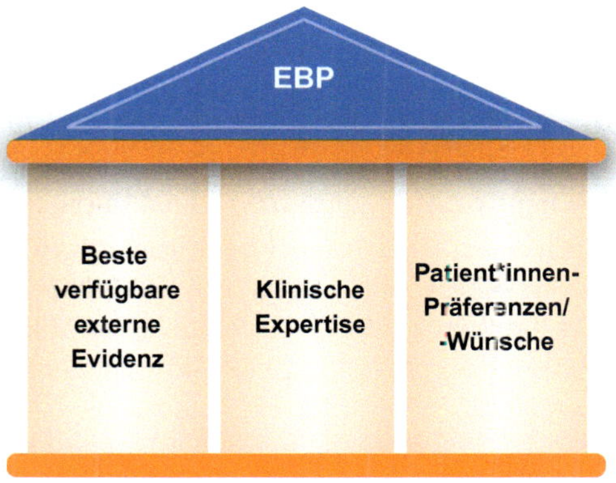

Abb. 3.6 Die drei Säulen der EBP [P1610, L157]

Wie sollten also Physiotherapeuten evident in der Praxis arbeiten?

- Systematisches Sammeln und dokumentieren von therapierelevantem Wissen (durch Erfahrung und valide Literatur)
- Ständige Selbstreflexion
- Mehrdeutigkeiten annehmen
- Anerkanntes kann und sollte angezweifelt und hinterfragt werden
- Alternativen zulassen und suchen

Warum wissenschaftlich arbeiten?

- Um geeignete und valide Literatur zu finden (Schutz vor Fake News!).
- Um die Literatur kritisch bewerten und interpretieren zu können.
- Um ggf. geeignete Instrumente zur Bewertung der Literatur an der Hand zu haben.
- Um dann diese gewonnenen Informationen therapierenden- und patientengerecht umsetzen zu können.

Um evidenzbasiert zu arbeiten, geht man schrittweise vor, wie in ➤ Abb. 3.7 dargestellt.

3.5.2 Literaturrecherche

Die Suche und Verwendung von Literatur ist ein großer und wichtiger Bestandteil in der Physiotherapie. Es gibt viele valide und gute Quellen, aber auch leider

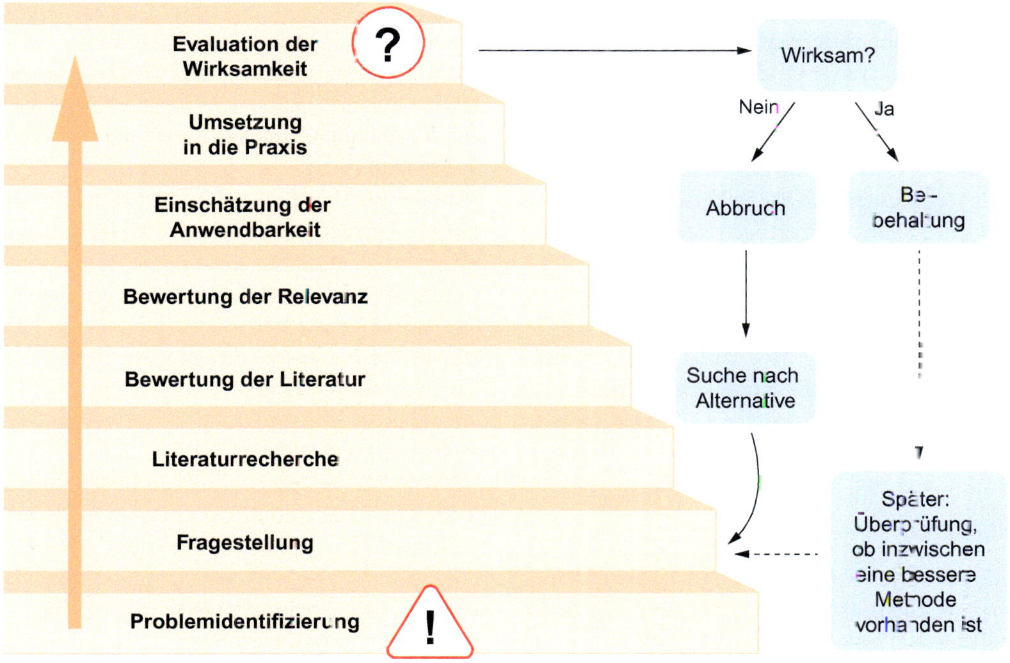

Abb. 3.7 Schritte der EBP nach Mangold (2013) [E1454, L157]

unheimlich viele Quellen, die nicht zuverlässig sind und zur Verbreitung von „Fake News“ beitragen.

Exkurs

Fake News

Fake News sind Falschmeldungen, die irrtümlich oder bewusst als Fakten bzw. Neuigkeiten und damit als Wahrheiten dargestellt werden.

Nicht alles, was geschrieben steht, ist wahr ... und in Zeiten des Internets, wo jeder frei seine Meinung schreiben und äußern kann (was ja auch durchaus positiv sein kann), muss man besonders vorsichtig sein. Gerade Verschwörungstheorien (Impfen, Bill Gates, Corona gibt es nicht, ...) werden immer populärer, und es ist sehr schwer einen seriösen Überblick über Fakten zu bekommen. Deshalb ist das Wissen um gute und valide Quellen und damit um eine gute Literaturrecherche das A und O!

Es gibt viele verschiedene Möglichkeiten, um gute und zuverlässige Literatur zu finden.

1. Überblick verschaffen:
   - Um sich anfangs einen Überblick über ein Thema zu verschaffen, ist es sinnvoll, zuerst die **üblichen Suchmaschinen** (Google, Yahoo, Ecosia, ...) zu verwenden.
   - Auch Wikipedia kann hierfür verwendet werden. Es ist wichtig zu wissen, dass es sich hierbei um eine freie Enzyklopädie handelt, aber es finden sich häufig Verweise auf Studien, denen dann nachgegangen werden kann.
   - Als Quellen- bzw. Literaturangabe sind Wikipedia und ähnliche Seiten jedoch gänzlich ungeeignet!
2. Literaturrecherche in **Medizinischen Datenbanken** oder **Leitliniendatenbanken.** In Deutschland existieren **Medizinische Leitlinien** zu vielen Krankheitsbildern.

Leitlinien

Leitlinien stellen **Hilfen zur Entscheidungsfindung** bei spezifischen Gesundheitsproblemen für Ärzte und medizinisches Personal dar. Die Leitlinien werden von medizinischen Fachgesellschaften unter Mitwirkung von Akteuren und Akteurinnen des Gesundheitswesens (z. B. Berufsverbänden der Physiotherapie, Interessensvertretungen von Patienten, etc.) systematisch auf Basis der aktuellen wissenschaftlichen Erkenntnisse erstellt und regelmäßig erneuert. Für jede Leitlinie setzt sich also eine Kommission zusammen, sichtet die Studienlage zum Thema der Leitlinie und erstellt daraus dann Behandlungsempfehlungen. Um die physiotherapeutischen Aspekte der Behandlung eines Krankheitsbildes einfließen zu lassen, arbeiten z. B. Vertreter und Vertreterinnen der Deutschen Gesellschaft für Physiotherapiewissenschaft (DGPTW) und der Berufsverbände der Physiotherapie an der Erstellung der Leitlinien mit. Die Leitlinien stellen nur eine Hilfe dar und sind **rechtlich nicht bindend** für Ärzte.

Im deutschen Raum gibt es verschiedene Organisationen, die medizinische Leitlinien erstellen. Zu ihnen gehören die **DEGAM** (Deutsche Gesellschaft für Allgemeinmedizin und Familienmedizin e. V.) und die **AWMF** (Arbeitsgemeinschaft der Wissenschaftlichen Medizinischen Fachgesellschaften e. V.). In der Regel wird in jeder Leitlinie festgesetzt, wann sie wieder **aktualisiert** werden soll. Das bedeutet, dass die Autoren und Autorinnen sich zu einem bestimmten Termin erneut zusammensetzen, die aktuelle Literatur studieren und darüber beraten, inwieweit Empfehlungen verändert werden müssen. Dadurch ist gewährleistet, dass die Leitlinien neuen Erkenntnissen angepasst sind und dem aktuellen Forschungsstand entsprechen. Der Begriff Leitlinie ist allerdings nicht geschützt und muss keine bestimmten Kriterien erfüllen. Und anders als Richtlinien sind sie nicht verbindlich. Somit dienen sie als **Orientierungshilfe,** sind aber kein starres Regelwerk. Die beteiligten Organisationen weisen im Gegenteil sogar darauf hin, dass man die Anwendbarkeit prüfen und im Einzelfall, wenn z. B. weitere Erkrankungen vorliegen, auch davon abweichen kann.

Einteilung von Leitlinien

Die AWMF unterteilt Leitlinien in **unterschiedliche Stufen.** Je nach methodischer Qualität werden die Leitlinien von S1 bis S3 klassifiziert, wobei S3 die höchste und S1 die niedrigste Qualitätsstufe darstellt (➤ Tab. 3.4). Neben der Einteilung der Leitlinie selbst gibt es noch **Klassifizierungen der Handlungsempfehlung.** Diese können sich zwischen den einzelnen Organisationen unterscheiden. So klassifiziert die

Tab. 3.4 Klassifizierung der Leitlinien

Stufe	Art der Leitlinie	Erstellung der Leitlinie
S3	Evidenz- und konsensbasierte Leitlinie	Repräsentatives Gremium, systematische Recherche, Auswahl und Bewertung der Literatur, strukturierte Konsensfindung
S2e	Evidenzbasierte Leitlinie	Systematische Recherche, Auswahl und Bewertung der Literatur
S2k	Konsensbasierte Leitlinie	Repräsentatives Gremium, strukturierte Konsensfindung
S1	Handlungsempfehlungen von Expertengruppen	Konsensfindung in einem informellen Verfahren

DEGAM z. B. die Empfehlungen mit Graden von A bis C. Grad A ist die höchste Stufe und bedeutet, dass die Empfehlung aufgrund von Studien mit hoher Qualität getroffen wurde. Grad C ist die niedrigste Stufe und wird vergeben, wenn die Empfehlung auf einer Expertenmeinung basiert. Die AWMF nutzt dagegen eine Einteilung mit den Graden von A, B und 0. Empfehlungsgrad A bedeutet hier eine starke Empfehlung, Empfehlungsgrad B eine Empfehlung, während Grad 0 eine offene „Kann"-Empfehlung ist.

NICE TO KNOW

Aktuell gibt es in Deutschland keine physiotherapeutischen Leitlinien. Die Physiotherapieverbände und die Deutsche Gesellschaft für Physiotherapiewissenschaft (DGPTW) arbeiten aber an der Erstellung von Leitlinien der AWMF mit und setzen sich dafür ein, dass bei ausgewählten Gesundheitsproblemen, die auch physiotherapeutisch behandelt werden können, zusätzliche Kapitel zur Physiotherapie integriert werden.

Leitlinien-Datenbanken

Es gibt sehr viele Leitlinien-Datenbanken; die größte in Deutschland ist die **AWMF-Datenbank** (www.awmf.org). Wenn Informationen zu einer bestimmten Erkrankung dort nicht zu finden sind, besteht auch die Möglichkeit, im **englischsprachigen Raum** zu suchen. Hier würde man dann beispielsweise über eine Suchmaschine oder beim **National Health Service in England (NHS)** nach Guidelines und der jeweiligen Erkrankung recherchieren. In den Niederlanden gibt es auch eigene physiotherapeutische Leitlinien zu verschiedenen Krankheitsbildern (www.kngf.nl/kennisplatform/guidelines).

Weitere Datenbanken:

- **PubMed** (www.ncbi.nlm.nih.gov/pubmed) sucht unter anderem in Medline (Medical Literature Analysis and Retrieval System Online) und ist eine der größten medizinischen Datenbanken, die es gibt. Sie ist kostenlos verfügbar.
- **PEDro** (Physiotherapy Evidence Database; www.pedro.org.au/german/) enthält ausschließlich Artikel, die sich speziell auf das Thema Physiotherapie beziehen. Der Vorteil von PEDro ist, dass klinische Studien hier bereits mit der PEDro-Skala, einem Bewertungsinstrument für klinische Studien, bewertet wurden. Dabei werden bis zu 11 Punkte verteilt. Je höher die Punktzahl der Studie, desto qualitativ hochwertiger ist sie.
- **Cochrane Database:** Diese umfasst verschiedene medizinische Datenbanken und ist nicht frei zugänglich.
- **DITA** (Diagnostic Test Accuracy Database; www.dita.org.au): für Tests und Assessments
- Es gibt aber noch viele weitere medizinische Datenbanken, wie **Cinahl, Embase**, …

Um die Datenbanken sinnvoll nach Literatur durchsuchen zu können, sollte man sich seine Fragstellung genau überlegen. Hierbei hilft das Vorgehen nach **PICO:**

- **P** = Person/Problem
- **I** = Intervention
- **C** = Comparison (Vergleich; muss nicht immer vorhanden sein)
- **O** = Outcome (Zielgröße).

Mithilfe der Fragstellung kann man nun die **Suchbegriffe** für die Recherche finden. Hier hilft es auch, nach **Synonymen** und **englischsprachigen Begriffen** zu suchen, besonders wenn in internationalen Datenbanken gesucht wird.

Diese Suchbegriffe werden dann mithilfe der **Boole'schen Operatoren** miteinander verknüpft (➤ Abb. 3.8). Synonyme werden hierbei mit **„OR"** verknüpft und die einzelnen Bestandteile der Fragstellung mit **„AND"**, um nur Literatur zu finden, die alle Anteile der Fragestellung enthält. **„NOT"** wird

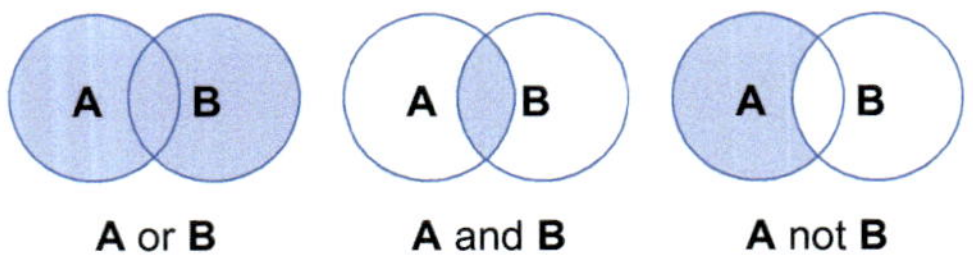

Abb. 3.8 Boole'sche Operatoren [L157]

nur sehr selten genutzt und schließt einen Begriff von der Suche aus.

Ein Beispiel für die Verbindung der PICO-Frage mit den Booleschen Operatoren zeigt ➤ Tab. 3.5.

POWER YOUR BRAIN

Körperreise

Bei der Körperreise konzentrierst du dich auf die Wahrnehmung deines Körpers und kannst entspannen. Am besten ist es, sich für die Körperreise in die Rückenlage zu legen (z. B. auf einer Matte, dem Bett oder der Couch), die Beine auszustrecken und die Arme entspannt neben dem Körper abzulegen. Die Körperreise ist online verfügbar und kann über den PIN/Rubbelcode auf der Innenseite des vorderen Buchumschlags abgerufen werden.

3.5.3 Evidenzhierarchie

Bei der Literaturrecherche sind häufig **Studien, Artikel** und **Bücher** als Ergebnis zu finden. Um deren Wertigkeit einschätzen zu können, hier ein Überblick über die Evidenzhierarchie, beginnend mit der geringsten Evidenz:

- Expertenmeinung und Fallberichte – könnte man auch Fachbüchern gleichsetzen!
- Korrelationsstudien und Einzelfallstudien
- Systematische Reviews von Korrelations- und Einzelfallstudien (Reviews sind Übersichtsarbeiten, bei denen mehrere Studien mit gleichem Outcome zusammengefasst werden)
- Kontrollgruppenstudien
- Systematische Reviews von Kontrollgruppenstudien
- Randomisierte und kontrollierte Studien (RCT)
- Reviews
- Systematische Reviews von RCT
- Metaanalysen von RCT
- Leitlinien: systematische Zusammenfassungen von aktueller Literatur (Übersichtsarbeiten), welche von einer Expertenkommission zusammengefasst werden

3.5.4 Literaturverwendung (Zitation)

Für die Darstellung von Quellen gibt es **festgelegte Regeln.** Diese Regeln gelten sowohl im Text (Zitation) als auch im Literaturverzeichnis.

- Zitierweise
  - **Direkte Zitierweise:** Der Text wird wortwörtlich übernommen und muss in Anführungszeichen gesetzt werden. Die genaue Quelle muss angegeben werden.
  - **Indirekte Zitierweise:** Hier wird der Text nicht wortwörtlich übernommen, sondern der Inhalt in eigenen Worten wiedergegeben. Auch hier muss die Quelle angegeben werden.
- Es muss immer ersichtlich sein, woher die Informationen stammen (aus einem Buch, einem Artikel, einer Leitlinie, etc.).
- Die unterschiedlichen Quellenarten werden im Literaturverzeichnis unterschiedlich dargestellt.
- Für die Darstellung der Quellen im Text und im Literaturverzeichnis gibt es unterschiedliche Zitierstile bzw. Zitierweisen, die bestimmten Regeln

Tab. 3.5 Verbindung der PICO-Frage mit den Booleschen Operatoren bei der Fragestellung: Welche Wirksamkeit hat Manuelle Therapie im Vergleich zur Krankengymnastik auf die Beweglichkeit im Kniegelenk nach Einsatz einer Knie-TEP?

Patient/Problem		Intervention		Comparison		Outcome
Knie-TEP	A	Manuelle Therapie	A	Krankengymnastik	A	ROM
OR	N	OR	N	OR	N	OR
Knie Totalendoprothese	D	MT	D	KG	D	Goniometrische Messung

folgen. Ein bekanntes Beispiel ist der **APA (American Psychological Association)-Zitationsstil.**

- Ein Zitationsbeispiel für einen Zeitschriftenartikel (indirekte Zitierweise):
  Häufig gehen Nackenschmerzen zusätzlich noch mit Komorbiditäten, wie zervikogenen Kopfschmerzen (Cote, Cassidy und Carroll 2000) oder Ausstrahlungen in die oberen Extremitäten (Borghouts et al. 1998) einher.

WIEDERHOLUNGSFRAGEN

Kap. 3.5 Evidenz

1. Nenne die drei Säulen der EBP.
2. Erkläre, wie du als Physiotherapeut in der Praxis evident arbeiten kannst.
3. Erkläre, was Leitlinien sind und wie sie eingeteilt werden.
4. Erkläre, was die Booleschen Operatoren sind und wie sie verwendet werden.

LITERATUR

Badura B. Gesundheitsförderung durch Arbeits- und Organisationsgestaltung. Die Sicht des Gesundheitswissenschaftlers. In: Pelikan JM, Demmer H, Hurrelmann K (Hrsg.). Gesundheitsförderung durch Organisationsentwicklung. Konzepte, Strategien und Projekte für Betriebe, Krankenhäuser und Schulen. Weinheim: Juventa, 1993.

Borghouts JA, Koes BW, Bouter LM. The clinical course and prognostic factors of non-specific neck pain: a systematic review. Pain. 1998; 77(1): 1–13.

Bundesärztekammer. (Muster-)Weiterbildungsordnung 2018. 2024. www.bundesaerztekammer.de/fileadmin/user_upload/BAEK/Themen/Aus-Fort-Weiterbildung/Weiterbildung/20240614_MWBO-2018.pdf (letzter Zugriff: 27.04.2025).

Bundesministerium der Justiz. Sozialgesetzbuch (SGB) Fünftes Buch (V) – Gesetzliche Krankenversicherung (Artikel 1 des Gesetzes v. 20. Dezember 1988, BGBl. I S. 2477). www.gesetze-im-internet.de/sgb_5/ (letzter Zugriff: 09.05.2025).

Bundesinstitut für Arzneimittel und Medizinprodukte. ICF Internationale Klassifikation der Funktionsfähigkeit, Behinderung und Gesundheit. www.bfarm.de/DE/Kodiersysteme/Klassifikationen/ICF/_node.html (letzter Zugriff: 06.01.2024).

Bundesministerium für Gesundheit. Arzneimittel: Eine Übersicht. https://gesund.bund.de/arzneimittel-uebersicht#:~:text=Arzneimittel%20oder%20Medikamente%20sind%20Produkte,die%20in%20Apotheken%20zubereitet%20werden (letzter Zugriff: 06.01.2024).

Bundesministerium Arbeit, Soziales, Gesundheit, Pflege und Konsumentenschutz. Die verschiedenen Arten von Impfstoffen. www.gesundheit.gv.at/leben/gesundheitsvorsorge/impfungen/impfstoffarten.html#was-sind-lebendimpfstoffe (letzter Zugriff: 06.01.2024).

Cote P, Cassidy JD, Carroll L. The factors associated with neck pain and its related disability in the Saskatchewan population. Spine. 2000; 25(9): 1109–1117.

Deutscher Berufsverband für Pflegeberufe. Definition der Pflege – International Council of Nurses ICN. 2025. www.dbfk.de/media/docs/newsroom/publikationen/Definition-der-Pflege-ICN-deutsch.pdf (letzter Zugriff: 27.04.2025)

Doyal L. More than parts. 1984. In: Naidoo J, Wills J (Hrsg.). Lehrbuch der Gesundheitsförderung. BZgA. Gamburg: Verlag für Gesundheitsförderung, 2003.

Franzkowiak P, Hurrelmann K. Gesundheit. 2022. In Bundeszentrale für gesundheitliche Aufklärung (BZgA) (Hrsg.), Leitbegriffe der Gesundheitsförderung und Prävention. Glossar zu Konzepten, Strategien und Methoden.

Hannover B, Kleiber D. Gesundheit und Bildung. In: Tippelt R, Schmidt-Hertha B (eds.). Handbuch Bildungsforschung. Springer Reference Sozialwissenschaften. Wiesbaden: Springer VS, 2016.

Herbert R, Jamtvedt G, Mead J, Hagen KB. Practical Evidence-Based Physiotherapy. Oxford: Butterworth-Heinemann, 2005.

Heuschmann PU, Busse O, Wagner M et al. Schlaganfallhäufigkeit und Versorgung von Schlaganfallpatienten in Deutschland. Akt Neurol. 2010; 37(07): 333–340.

IQWiG. Knochenuntersuchungen verstehen. www.gesundheitsinformation.de/knochenuntersuchungen-verstehen.html (letzter Zugriff: 06.01.2024).

Landesa-Pineiro L, Leiros-Rodriguez R. Physiotherapy treatment of lateral epicondylitis: A systematic review. J Back Muscoloskelet Rehabil. 2022; 35(3): 463–477.

Luo S, Valencia CA, Zhang J et al. Biparental Inheritance of Mitochondrial DNA in Humans. Proc Natl Acad Sci USA. 2018; 115(51): 13039–13044.

Mangold S. Evidenzbasiertes Arbeiten in der Physio- und Ergotherapie. 2. A. Berlin: Springer, 2013.

Pschyrembel online. Krankheit. 2022. https://www.pschyrembel.de/krankheit/K0C8J/doc/ (letzter Zugriff: 25.02.2025).

Pschyrembel online. Timed-up-and-go-Test. 2018. https://www.pschyrembel.de/Timed%20up%20and%20go%20test/B0A1V/doc/ (letzter Zugriff: 25.02.2025).

Reiman S. Befunderhebung. Grundlagenwissen für Physiotherapeuten. 5. A. München: Elsevier/Urban & Fischer, 2019.

Reinecke S, Mijic M, Ernst K, Lohmann M, Koch V, Dreher C et al. Expert*innen-Interviews zur Einschätzung der Implementation, Barrieren und Ressourcen der Evidenzbasierten Praxis (EBP) in der Physio-, Ergo- und Sprachtherapie in Deutschland, basierend auf den Ergebnissen einer EBP-Umfrage. physioscience. 2024; 20(03): 105–115.

Sackett DL, Straus SE, Richardson WS et al. Evidence-Based Medicine: How to Practice and Teach EBM. Edinburgh: Churchill Livingstone, 2000.

Streek H. Unser Immunsystem. Wie es Bakterien, Viren und Co. abwehrt und wie wir es stärken. München: Piper, 2021.

Statistisches Bundesamt. Todesursachenstatistik 2021: 7 % aller Todesfälle gehen direkt auf COVID-19 zurück. 2022. www.destatis.de/DE/Presse/Pressemitteilungen/2022/12/PD22_544_23211.html (letzter Zugriff: 28.06.2025).

Tomlinson CL, Patel S et al. Physiotherapy intervention in Parkinson's disease: systematic review a meta-analysis. BMJ. 2012; 6: 345–5004.

Umweltbundesamt. Epigenetik. 2023. www.umweltbundesamt.de/themen/gesundheit/belastung-des-menschen-ermitteln/epigenetik#:~:text=Epigenetik%3A%20Wie%20Umweltfaktoren%20die%20Aktivität,mögliche%20Wirkmechanismen%20auf%20zellulärer%20Ebene (letzter Zugriff: 06.01.2024).

Werner EE. Entwicklung zwischen Risiko und Resilienz. München: Ernst Reinhardt, 2008.

WHO – World Health Organisation. Ottawa-Charta zur Gesundheitsförderung. Genf, 1986.

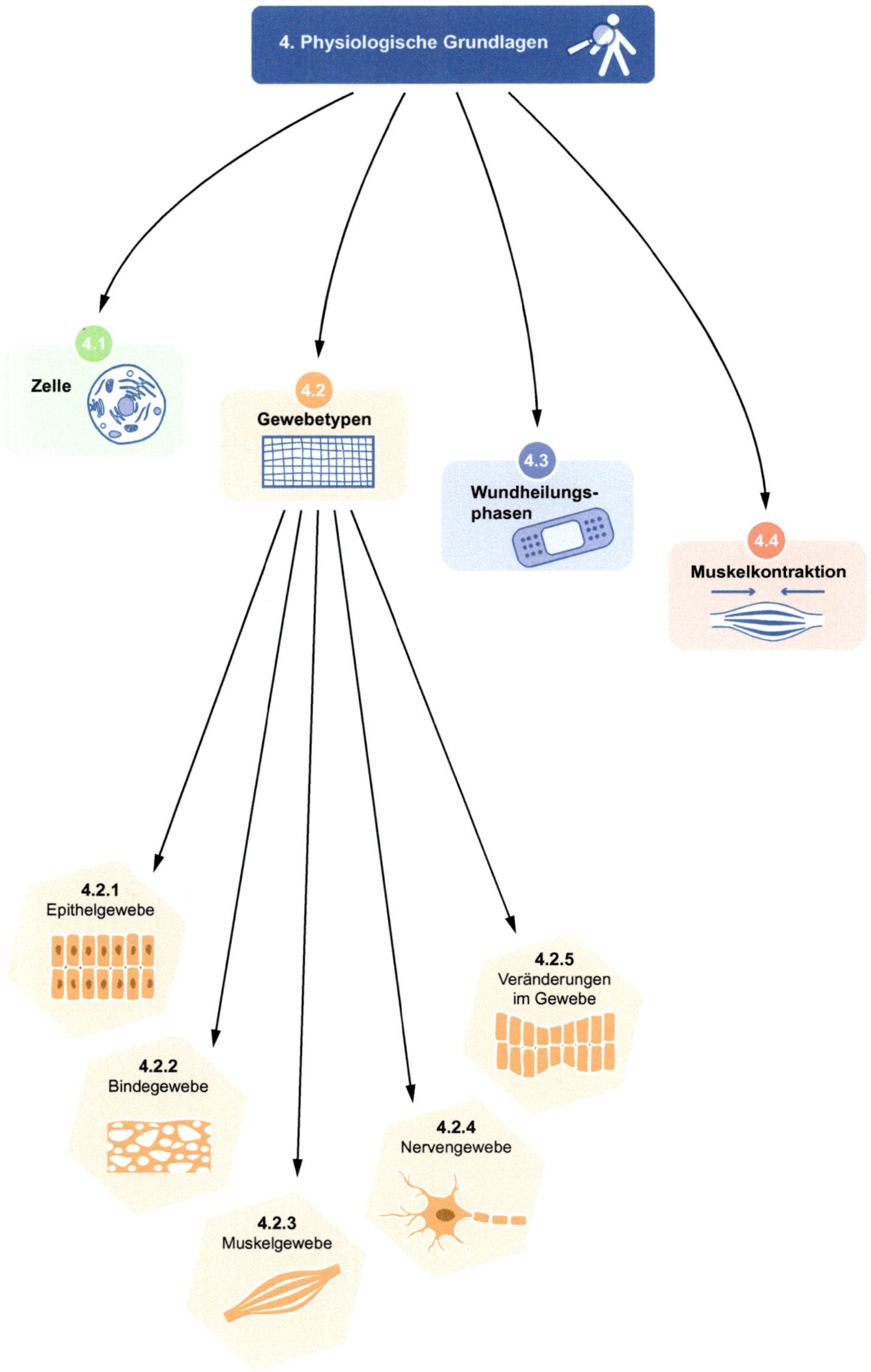

4. Physiologische Grundlagen
4.1
Zelle
4.2
Gewebetypen
4.3
Wundheilungs-
phasen
4.4
Muskelkontraktion
4.2.1
Epithelgewebe
4.2.2
Bindegewebe
4.2.3
Muskelgewebe
4.2.4
Nervengewebe
4.2.5
Veränderungen
im Gewebe

KAPITEL

4 Physiologische Grundlagen

Einleitung

Das Verständnis der physiologischen Vorgänge im menschlichen Körper ist die Grundlage, um als Physiotherapeut oder Physiotherapeutin Veränderungen durch Krankheiten oder Verletzungen verstehen zu können.

Zunächst wird ein Überblick über die Zelle und ihre Bestandteile gegeben (➤ Kap. 4.1). Danach werden die verschiedenen Gewebetypen und deren Besonderheiten vorgestellt (➤ Kap. 4.2). Darauf aufbauend werden die verschiedenen Phasen der Wundheilung erklärt und die Besonderheiten der einzelnen Phasen mit der physiotherapeutischen Behandlung verknüpft (➤ Kap. 4.3). Zum Abschluss des Kapitels wird der Ablauf der Muskelkontraktion von der Erregungsausbreitung über das α-Motoneuron bis zur eigentlichen Kontraktion erläutert (➤ Kap. 4.4).

4.1 Zelle

Die Zelle ist der kleinste Baustein im Körper des Menschen (➤ Abb. 4.1). Es gibt verschiedene Zelltypen, die sich in Aufbau und Funktion unterscheiden, aber alle die gleichen **Grundeigenschaften** besitzen:

- eigener Stoffwechsel (Energiegewinnung)
- Vermehrung und begrenzte Lebensdauer
- können auf elektrische und chemische Reize reagieren.

Aufbau der Zelle

Die Zellen des menschlichen Körpers folgen einem **Grundbauplan.** Sie bestehen aus:

- einem **Zellkern (Nukleus)** → enthält DNA (wichtig für Zellteilung),
- der **Zellmembran** → Abgrenzung zum Extrazellularraum,
- **Zytoplasma** → Innensubstanz der Zelle
  - **Zytoskelett** → fadenförmige Zellstruktur aus Proteinen, die die Form der Zelle bestimmt
  - **Zellorganellen** → bestimmte Funktionen innerhalb des Stoffwechsels.

Zellmembran

Die **Zellmembran** umschließt das Zytoplasma und grenzt die Zelle vom Extrazellularraum ab. Sie besteht aus einer zweilagigen Schicht von **Phospholipiden,** die **Lipiddoppelschicht** genannt wird (➤ Abb. 4.2). Die Phospholipide sind dabei **amphiphil,** das bedeutet, dass sie sowohl hydrophile (wasseranziehende) als auch hydrophobe (wasserabweisende) Anteile besitzen. Die hydrophilen Köpfe der Lipide liegen jeweils an der Oberfläche und die hydrophoben Schwänze begegnen sich in der Mitte der Lipiddoppelschicht.

Die Zellmembran ist **selektiv permeabel,** d. h. sie ist nur für bestimmte Moleküle durchlässig **(semipermeabel).** Zusätzlich sind in der Membran noch Proteine (Carrier- oder Transportproteine) eingebaut, die bestimmte Stoffe durch die Membran transportieren.

Zellorganellen

Es gibt verschiedene Zellorganellen, die unterschiedliche Funktionen für den Stoffwechsel der Zelle erfüllen. Je nach Art und Aufgabe der Zelle variiert die Anzahl der Zellorganellen. Einige wichtige Zellorganellen sind z. B.:

- **Mitochondrien** → „Kraftwerke der Zelle", sind für die Energiegewinnung (ATP – Adenosintriphosphat) zuständig
- **Endoplasmatisches Retikulum (ER)** → Vielzahl von Membranen mit eingeschlossenen Hohlräumen zur Proteinbiosynthese (raues ER) und

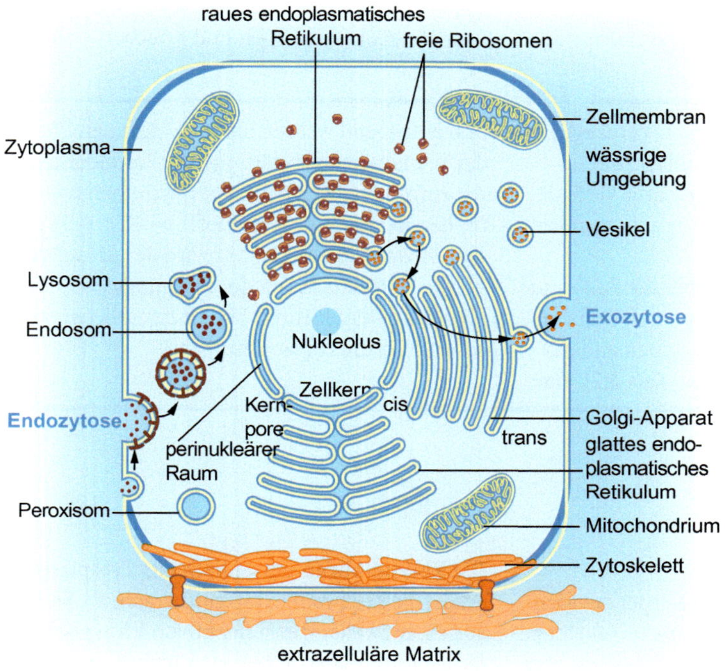

Abb. 4.1 Aufbau einer Zelle [L138]

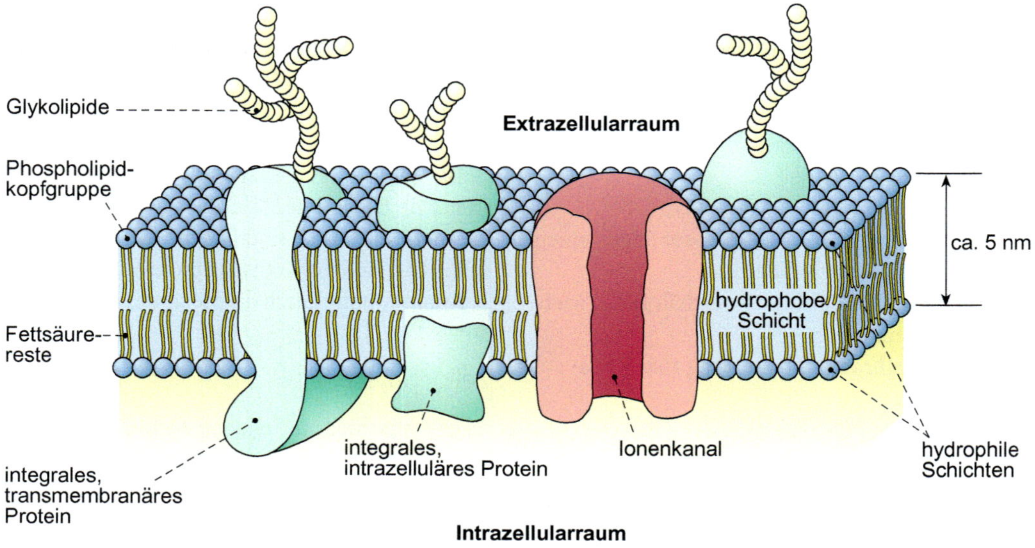

Abb. 4.2 Aufbau der Zellmembran [L106]

zur Fettsäureproduktion, Synthese von Steroiden (glattes ER)
- **Golgi-Apparat** → abgeflachte Membranstapel zum Umbau bzw. zur Modifikation der im ER produzierten Proteine
- **Lysosomen** → Vesikel mit hydrolytischen Enzymen, mit denen Fremdstoffe und körpereigene Stoffe abgebaut werden können.

Intra- und Extrazellularraum

Intrazellularraum

Bezeichnet den **Innenraum der Zelle.** Neben den bereits genannten Bestandteilen des Intrazellurraums befinden sich auch bestimmte Ionen (elektrisch geladene Teilchen) in der Zelle, z. B. Kalium, Natrium, Magnesium und Kalzium.

Extrazellularraum

Bezeichnet den **Bereich außerhalb der Zellen.** Dieser Bereich ist mit einer **extrazellulären Flüssigkeit** gefüllt. Diese wässrige Lösung enthält Sauerstoff, Nährstoffe und eine bestimmte Konzentration von Ionen, die für die Funktion der Zelle notwendig sind. Beispielsweise ist für die Erregung und Weiterleitung von Reizen ein sogenanntes **Ruhemembranpotenzial** erforderlich. Das bedeutet, dass die Konzentration von Kalium im Interzellularraum höher sein muss als im Extrazellularraum und die Konzentration von Natrium im Extrazellularraum höher als im Interzellurraum, um das Ruhepotenzial herzustellen.

Der Raum zwischen den Zellen wird auch als **Interstitium** bezeichnet.

WIEDERHOLUNGSFRAGEN

Kap. 4.1 Zelle

1. Beschreibe den Aufbau einer Zelle.
2. Nenne drei Zellorganellen.
3. Unterscheide den Intra- und Extrazellularraum voneinander.

4.2 Gewebetypen

Die **Histologie** (Gewebelehre) beschäftigt sich mit den verschiedenen Gewebearten. Als Gewebe bezeichnet man einen Verband gleichartig entwickelter Zellen in einer spezifischen Interzellularsubstanz. Jeder Gewebetyp hat spezifische Merkmale, die für diesen Gewebetyp besonders sind und eine bestimmte Funktion erfüllen.

Es gibt vier verschiedene Grundgewebetypen:
- Epithelgewebe,
- Binde-, Stütz- (Knorpel- und Knochen-) und Fettgewebe,
- Muskelgewebe,
- Nervengewebe.

Organe sind aus unterschiedlichen Geweben zusammengesetzt.

4

4.2.1 Epithelgewebe

Epithelgewebe wird auch als **Deckgewebe** bezeichnet, da es die Innenseite von Hohlorganen oder die Körperoberfläche bedeckt und somit den Körper von seiner Umwelt trennt (z. B. Haut, Schleimhaut). Es zeichnet sich durch einen **polaren Aufbau** (➤ Exkurs Polarität) und durch einen **eng geschlossenen Zellverband** aus, bei dem die Zellen in engem Kontakt zueinander stehen, d. h. es ist nur wenig Extrazellularraum vorhanden. Die Zellen des Epithelgewebes sitzen einer **Basalmembran** auf, die der **Verankerung** am darunter liegenden Gewebe dient. Die Basalmembran liegt im Extrazellularraum und ist eine dünne Schicht, die unter anderem aus **Kollagenfibrillen** und **Glykoproteinen** besteht und als Leitstruktur für den Zellverbund fungiert, diesen fixiert und begrenzt. Das Epithelgewebe selbst besitzt keine Blutgefäße, sondern wird vom darunter liegenden Gewebe durch Diffusion versorgt.

Exkurs

Polarität

Als polar werden Zellen bezeichnet, bei denen die Zellpole unterschiedliche Eigenschaften besitzen, durch welche die Ausrichtung der Zelle festgelegt wird. Die Zellmembran von Epithelzellen kann dabei in drei Abschnitte eingeteilt werden, die sich in Struktur und Funktion voneinander unterscheiden:
- **Apikaler Zellpol**
  - Zeigt nach außen oder zum Lumen eines Organs

- Membranspezialisierungen wie z. B. Mikrovilli (bewegliche Fortsätze) oder Zilien (fingerähnliche Ausstülpungen)
- **Laterale Zellpole**
  - Bildung von Kontaktstellen mit benachbarten Epithelzellen
- **Basaler Zellpol**
  - Kontaktstelle mit Basalmembran
  - Häufig zusammen mit lateralen Zellpolen → basolaterale Zellmembran

Die Zellen des Epithelgewebes stehen in sehr engem Kontakt zueinander. Dies ermöglicht einerseits einen schnellen Austausch von Stoffen durch **Gap Junctions** (Zellkanäle, die benachbarte Zellen miteinander verbinden) und andererseits eine **Verankerung,** die für die mechanische Festigkeit des Gewebes sorgt. Die Festigkeit entsteht durch sogenannte **Adhärenz-Kontakte** (Anheftungskontakte) und **Desmosomen** (Haftkontakte). Für Flüssigkeiten wie Wasser und gelöste Stoffe wird durch **Tight Junctions** (längsgerichtete Plasmaeiweiße sehr eng benachbarter Zellen, die verzahnt ineinandergreifen) eine Barrierefunktion geschaffen.

Das Epithelgewebe hat eine **gute Regenerationsfähigkeit.**

Es gibt verschiedene **Epithelarten** (➤ Abb. 4.3). Sie werden nach Funktion, Anordnung und Form der Epithelzellen unterschieden.

Funktion:

- **Oberflächenepithel**
  - Überzieht äußere und innere Körperoberfläche
  - Aufgabe: Abgrenzung, Schutz, Stoffaustausch, Reizaufnahme
- **Drüsenepithel**
  - Aufgabe: Herstellung und Sekretion von Stoffen (Sekret)
  - Unterscheidung zwischen exokrin (z. B. in der Schleimhaut) und endokrin (z. B. im Pankreas)
- **Sinnesepithel**
  - Aufgabe: Aufnahme und Weiterleitung von Sinnesreizen (z. B. in der Netzhaut)

Anordnung der Epithelzellen:

- **Einschichtig**
  - Plattenepithel
  - Isoprismatisches Epithel
  - Zylinderepithel
- **Mehrschichtig**
  - Zylinderepithel
  - Plattenepithel (unverhornt)
  - Nur die unterste Schicht hat Kontakt mit der Basalmembran
- **Mehrreihig**
  - Flimmerepithel
  - Nicht alle Zellen erreichen die Oberfläche, aber alle Zellen haben Kontakt mit der Basalmembran

Form der Epithelzellen:

- Plattenepithel: verhornt oder unverhornt
- Kubisches (isoprismatisches) Epithel
- Hochprismatisches (Zylinder-)Epithel
- Übergangsepithel: Zellen passen sich verschiedenen Spannungszuständen an

Exkurs

Drüsen

Drüsen sind Organe oder weit gefasst auch einzelne Zellen (z. B. Becherzellen), die bestimmte Substanzen herstellen und diese absondern (= sezernieren). Nach dem Ort der Freisetzung werden zwei Arten der Sekretion unterschieden:

- **Endokrine Sekretion:** Das Sekret gelangt in umliegendes Gewebe und wird dann über die Blutbahn weitertransportiert. Ein Beispiel dafür sind die Inselzellen des Pankreas, die z. B. Insulin in die Blutbahn abgeben, um den Blutzuckerspiegel zu regulieren.
- **Exokrine Sekretion:** Das Sekret wird an äußere (z. B. Haut) oder innere (z. B. Urogenitaltrakt) Oberflächen abgegeben. Beispiele hierfür sind die Schweißdrüsen, die Speicheldrüsen oder die Prostata.

NICE TO KNOW

Bei starker Beanspruchung verhornt das Oberflächenepithel (Hornhaut). Dadurch kann bei der physiotherapeutischen Inspektion die Belastung der Körperoberfläche gut erkannt werden. Ein Beispiel hierfür ist die **Hornhaut des Fußes:** Hier ist die Belastung des Fußes im Gangbild der Patienten und Patientinnen gut zu erkennen. Allerdings kann durch eine zuvor durchgeführte Fußpflege auch keine Hornhaut vorhanden sein, weshalb sich die Inspektion der **Schuhsohlen** anbietet, um an diesen die Hauptbelastungspunkte

	Epithelart	Vorkommen
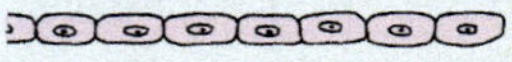	Einschichtiges Plattenepithel Beim **einschichtigen Epithel** sind alle Zellen mit der Basalmembran in Berührung (Bsp.: Auskleidung von Organen)	• Endothel (Glomeruli, Alveolen, Intima der Gefäße etc.) • Mesothel (Auskleidung von serösen Höhlen) • Innenschicht der Augenhornhaut • Kapsel der Nierenkörperchen
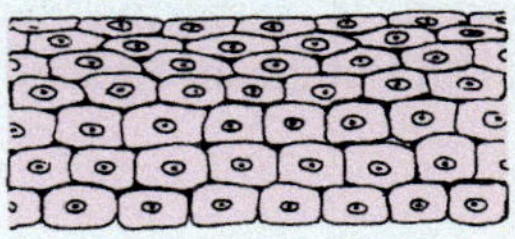	Unverhorntes mehrschichtiges Plattenepithel Beim **mehrschichtigen Epithel** berühren nur die Zellen der untersten Schicht die Basalmembran und das Epithelgewebe besteht tatsächlich aus mehreren Schichten (Bsp.: Haut)	• Lippen • Mundhöhle • Speiseröhre • Anus • Vagina
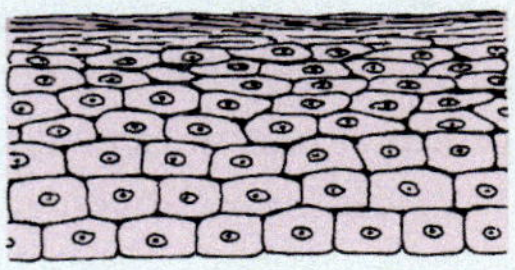	Verhorntes mehrschichtiges Plattenepithel	• Gesamte Oberhaut (Epidermis)
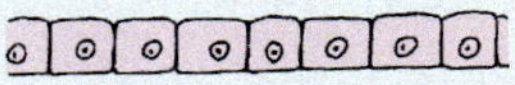	Kubisches *(isoprismatisches)* einschichtiges Epithel	• Nierenkanälchen • Schilddrüse
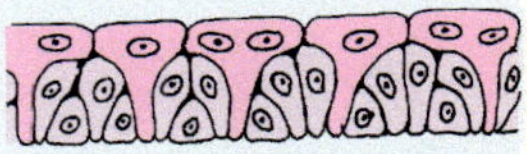	Übergangsepithel (hier gedehnt)	• Gut dehnbar, deshalb in Harnleiter und Harnblase (hier gefüllter Zustand)
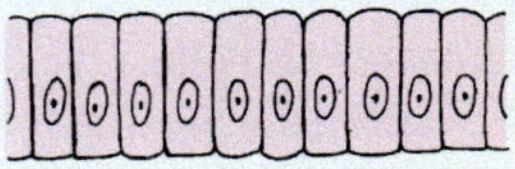	Einschichtiges *(hochprismatisches)* Zylinderepithel	• Schleimhaut des Magen-Darm-Kanals • Gebärmutter • Nebenhoden • Samenleiter • Gallenblase
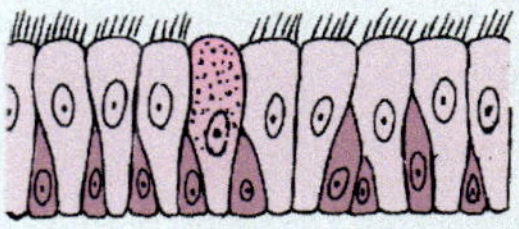	Mehrreihiges Zylinderepithel mit Flimmerbesatz und eingelagerter Becherzelle = *respiratorisches Epithel* Beim **mehrreihigen Epithel** sind ebenfalls alle Zellen mit der Basalmembran in Kontakt, aber nicht alle Zellen erreichen die Epitheloberfläche (Bsp. Flimmerepithel in den Luftwegen)	• Nasenhöhle • Luftröhre • Bronchialbaum • Tuben (Eileiter)

Abb. 4.3 Verschiedene Arten des Epithelgewebes [P1412, L190]

des Fußes zu erkennen. Eine Verhornung des Oberflächenepithels kann auch an Schleimhäuten auftreten. Dies ist z. B. bei neurologischen Patienten zu beobachten, die sich häufiger auf die Wangeninnenseite beißen.

4.2.2 Bindegewebe

Der Körper besteht zu einem großen Anteil aus Bindegewebe. „*Der Name Bindegewebe ist von der Funktion abgeleitet: Es verbindet Zellen und Gewebe. Bindegewebe findet sich überall im Körper und hält als eine Art Klebstoff die Körperteile zusammen.*“ (Stecco 2015, S. 1)

Das Bindegewebe **enthält unterschiedliche Bestandteile und bildet, je nach Zusammensetzung, unterschiedliche Strukturen des menschlichen Körpers.** Zum Bindegewebe gehört mit dem **Stützgewebe** auch **Knorpel-** und **Knochengewebe.** Auch das **Fettgewebe** wird zum Bindegewebe gezählt. Binde-, Stütz- und Fettgewebe haben dabei ihren **gemeinsamen Ursprung im Mesenchym** (in der Embryonalzeit gebildetes pluripotentes Füll- und Stützgewebe), unterscheiden sich aber deutlich in ihrem Aufbau.

Bestandteile des Bindegewebes

Das Bindegewebe ist aus **drei Bestandteilen** aufgebaut:

1. Zellen:
   - Spezifische ortsansässige Bindegewebszellen: **Fibroblasten,** die das Bindegewebe bilden und aus denen Osteoblasten/Osteozyten (Knochenzellen), Chondrozyten (Knorpelzellen) und Adipozyten entstehen können (Fettzellen)
   - **Eingewanderte freie Zellen:** dienen der spezifischen und unspezifischen Abwehr, z. B. Leukozyten, Makrophagen, Plasmazellen
2. Interzellularsubstanz
3. Faseranteile:
   - Kollagenfasern (Festigung)
   - Retikuläre Fasern (Stützfunktion)
   - Elastische Fasern (Elastizität, dehnbar).

Exkurs

Kollagen

Kollagene sind **Proteine,** die sich im Extrazellularraum befinden. Sie machen ca. 25 % der Gesamtmenge der Proteine im menschlichen Körper aus. Kollagenfibrillen bestehen aus mehreren gegeneinander versetzten Kollagenmolekülen. Dadurch entsteht eine im Elektronenmikroskop erkennbare **Querstreifung.** Die Kollagenfibrillen können je nach Aufgabe des Gewebes einen unterschiedlichen Durchmesser haben. In den Ligamenten und Sehnen sind die Kollagenfibrillen für die Reißfestigkeit verantwortlich, in den Knochen für deren Flexibilität und im Knorpel für die Druckresistenz.

Bindegewebstypen

Je nachdem, wie viele der oben genannten Fasern ein Gewebe enthält, ergibt sich daraus der **Gewebetyp.** Aus den unterschiedlichen Gewebetypen bilden sich **Strukturen,** wie z. B. Gelenkkapsel, Bänder, Menisci, Faszien, Knorpel, etc.

Lockeres kollagenes BG

Das lockere Bindegewebe kommt am häufigsten im Körper vor und **bildet das Stroma (Stützgerüst) der Organe.** Es liegt auch unter den Oberflächenepithelien, wo Gefäße und Nerven entlanglaufen. Sein Hauptbestandteil ist die Grundsubstanz, die eine hohe Wasserbindungskapazität hat. Bindegewebszellen und -fasern kommen nur vereinzelt vor.

Beispiele für lockeres BG: Unterhaut, zwischen den Organen

Straffes kollagenes BG

Der Hauptbestandteil des straffen Bindegewebes sind **Kollagenfaserbündel.** Diese verlaufen z. B. in Sehnen und Bändern parallel angeordnet und in Organen, Gelenkkapseln, Knochenhaut und Herzklappen geflechtartig.

Beispiele für lockeres BG: Organ- und Gelenkkapsel, Bänder und Sehnen, Perichondrium, Periost, Muskelfaszien

Exkurs

Faszien

Faszien sind die **Hüllen unserer Muskeln, Organe und Nerven.** Die Faszien durchweben sozusagen den Körper. Kapsel-Band-Apparat und Sehnen werden ebenfalls oft zu den Faszien gezählt. Faszien bestehen zu einem großen Teil aus kollagenen Fasern. In der Literatur gibt es noch keine Einigkeit über eine allgemeingültige Definition des Begriffs Faszie.

Verschiedene **Definitionen der Faszien:**

- **Anatomische Definition Faszien (Mense 2021):** Anatomisch gehören Faszien zu den straffen, geflechtartigen und kollagenen Bindegeweben. Dieses Bindegewebe durchzieht und durchsetzt den ganzen Körper. Es kommt vor in Form von Organkapseln, Muskelumhüllungen oder stellt Verbindungen zu anderen Muskeln her. Es sorgt z. B. auch für die Formkonstanz der Organe.
- **Funktionelle Definition Faszien (Stecco 2016):** Als Faszien werden alle Arten von Bindegewebe bezeichnet, die als Teil eines körperweiten Zugspannungs-Netzwerkes

fungieren. Dazu gehören die tiefen und oberflächlichen Faszien. Zu den tiefen Faszien zählen aponeurotische Faszien (z. B. die tiefen Faszien der Extremitäten oder die Fascia thoracolumbalis) und myofasziale Ausläufer (Verbindungen zwischen Muskeln). Zu den oberflächlichen Faszien zählt die sogenannte Subkutis.

Oft werden auch Sehnen, Sehnenplatten, Gelenkkapseln, intramuskuläres Bindegewebe, Bänder, Organkapseln, Nervenumhüllungen, als auch das Bindegewebe als Ganzes in die Definition der Faszie einsortiert.

Faszien sind in den letzten Jahren sehr stark in den Fokus der Medizin gerückt. Zuvor wurde ihnen keine oder wenig Beachtung geschenkt. Zunächst wurde den Faszien nur eine passive Schutzfunktion zugeordnet. Neue Forschungsergebnisse haben jedoch gezeigt, dass Faszien sehr viele Funktionen haben.

Funktion der Faszien:

- Schutz- und Barrierefunktion (durch das Umhüllen von Strukturen)
- Spannungsüberträger und Energiespeicher: Faszien können Bewegungsenergie speichern und Muskelkräfte übertragen.
- Sensorische Funktion: Aufnahme von Informationen aus dem Körper, z. B. aus der Muskulatur, den Propriozeptoren, den Schmerzrezeptoren, etc. und Weitergabe an das ZNS. Hierdurch kann das ZNS Muskelspannung, Gelenkstellung etc. adaptieren.

Weitere Eigenschaften:

- **Kontraktionsfähigkeit:**
  - Faszien können kontrahieren, sie brauchen einen längeren Zeitraum von Minuten bis Stunden dafür.
  - Myofibroblasten und ein veränderter Wassergehalt sind für die Kontraktion und Formänderung der Faszie verantwortlich.
  - Schleip et al. (2019) haben herausgefunden, dass die Kontraktionsfähigkeit von Faszien u. a. vom Erregungszustand des vegetativen Nervensystems abhängt.
  - Je höher die Erregung des vegetativen Nervensystems (Sympathikotonus hoch), desto höher ist der Tonus der Faszien.
- **Myofasziale Ketten:** Es werden myofasziale Ketten vermutet. Diese werden als Fasziales Kontinuum bezeichnet (Krause und Wilke 2017). Drei dieser myofaszialen Ketten konnten nachgewiesen werden (oberflächliche Rückenlinie, funktionelle Rückenlinie und funktionelle Frontallinie; Krause und Wilke 2017). Hierunter werden Verbindungen durch fasziales Gewebe einzelner Anteile des Bewegungsapparates verstanden. Diese faszialen Ketten sind nicht nur im Bewegungsapparat zu finden, sondern auch im Organ- und im neuralen System, wodurch z. B. die Mobilisation der Faszien des Fußes zu einer Besserung von Rückenschmerzen oder einer Bewegungserweiterung beim Hinunterbeugen führen kann.

Fasziendysfunktionen:

Fasziendysfunktionen können durch unterschiedliche Faktoren entstehen, wie z. B. durch:

- zu viel oder zu wenig Spannung,
- Fehlhaltungen,
- Stress,
- Fehlernährung oder Flüssigkeitsmangel (dann können Faszien schlecht aneinander vorbei gleiten),
- zu dichte Faszien, z. B. durch Überbelastung, aber auch durch Fehlbelastung oder zu frühe Belastung nach einer Verletzung,
- einen erhöhten Sympathikotonus, durch z. B. Stress, Überbelastung.

Retikuläres BG

Das retikuläre Bindegewebe besteht aus **Retikulumzellen,** die einen netzartigen Zellverband bilden und Kollagenfasern einlagern. Es bildet das **Gerüst der lymphatischen Organe.** Die Kollagenfasern sind auch mit Proteoglykanen verbunden, die einen großen Bestandteil der extrazellulären Matrix ausmachen. Das **Fettgewebe** wird als Sonderform des retikulären Bindegewebes betrachtet (Zalpour 2022).

Beispiele für retikuläres BG: Milz und Lymphknoten, Fettgewebe

PRAXISTIPP

Für das Bindegewebe ist eine **regelmäßige und vor allem vielseitige Belastung** (z. B. unterschiedliche Sportarten und Bewegungsübungen) sehr wichtig. Besonders nach einer Verletzung sollte frühzeitig im erlaubten Bewegungsausmaß bewegt werden, damit die Zellen die Information erhalten, in welche Richtung sie sich anordnen sollen. Hierdurch können sich die Zellen der Bewegungsrichtung nach ausrichten und sind dann nach der Regeneration wieder besser belastbar (➤ Kap. 4.3). Zudem sind eine ausgewogene und gesunde Ernährung (Verzicht auf Fertigprodukte etc.) und eine ausreichende Flüssigkeitszufuhr für den Aufbau und Erhalt des Bindegewebes wichtig.

Funktionen des Bindegewebes

- **Bindefunktion:** verbindet verschiedene andere Gewebearten miteinander
- **Stabilisierung:** Bänder stabilisieren Gelenke
- **Kraftübertragung:** Sehnen übertragen die Kraft vom Muskel auf den Knochen
- **Stoffwechsel:** Nährstoffe diffundieren in die Interzellularsubstanz und werden weiterverteilt; Ausscheidungsstoffe, z. B. Harnstoff oder abgestorbene Zellen (➤ Exkurs Schlacken im Körper) werden über das Bindegewebe weitergegeben an das Blut- und Lymphsystem
- **Wasserspeicherung:** In der Interzellularsubstanz kann zusätzlich auch eine große Menge an Wasser gespeichert werden, sodass das Bindegewebe einen Einfluss auf den Wasserhaushalt hat (**CAVE:** Ödeme).
- **Wundheilung:** Ab dem 3./4. Tag bildet sich Granulationsgewebe (junges Bindegewebe, in das Fibroblasten aus dem umliegenden Gewebe eingewandert sind; mit vielen Kapillaren durchzogen), welches in Narbengewebe umgewandelt wird (➤ Kap. 4.3).
- **Immunabwehr:** Bindegewebe enthält verschiedene Formen von Leukozyten
- **Speicherfunktion:** z. B. werden im Fettgewebe Kalorien gespeichert

Exkurs

Schlacken im Körper

Der Begriff „Schlacken“ wird häufig verwendet, ist aber wissenschaftlich nicht haltbar. Der Körper hat einen Stoffwechsel, nimmt also Stoffe auf und scheidet Stoffe aus, die er nicht benötigt oder die schädlich für ihn sind. Auch das Bindegewebe spielt dabei eine Rolle. Im Bindegewebe kann der Körper jedoch Flüssigkeiten speichern; dies ist ein natürlicher Prozess, der je nach Wetterlage und Hormonstatus variieren kann. Dies sind dann aber keine Schlacken.

Es gibt jedoch den Prozess der **Autophagie,** der von Yoshinori Ohsumi entdeckt und dessen Entdeckung 2016 mit einem Nobelpreis ausgezeichnet wurde. Der Wissenschaftler konnte zeigen, dass sich der Körper beim Fasten selbst recycelt und den Prozess der Autophagie nutzt, bei dem ältere oder kaputte Zellbestandteile wie Zellorganellen, Eiweißbausteine oder Zellmembranen abgebaut werden. Dabei werden die Bestandteile von Lysozymen aufgelöst und wiederverwertet. Dies kann im Körper jedoch nur unter Fastenbedingungen (intermittierendes oder vollständiges Fasten) geschehen.

POWER YOUR BODY

Dragon Squats

ASTE:

- Hüftbreiter Stand – Knie zeigen nach ventral
- Bauchnabel sanft nach innen ziehen und Beckenboden nach oben und innen ziehen (Hoden bzw. Vagina und Anus hochziehen)

BA: Ein Bein so weit wie möglich hinter dem anderen her führen und mit dem Standbein squaten (Knie nach ventral)

Muskeleinsatz: Hüftabd./-add., Hüftextensoren- und -flexoren,Knieextensoren und -flexoren, M. triceps surae, prätibiale Muskulatur, kurze Fußmuskeln und Core-Muskeln

Stützgewebe

Knorpelgewebe

Knorpelgewebe ist **zugfest und druckelastisch.** In den Gelenken hat es die Aufgabe, eine glatte Oberfläche zu bilden und den Druck gleichmäßig zu verteilen (z. B. Kniegelenk). An der Ohrmuschel und der Trachea hat es eine formgebende Funktion.

Die **Knorpelzellen (Chondrozyten,** Jugendform: Chondroblasten) bilden zusammen mit der **Interzellularsubstanz** (hohes Wasserbindungsvermögen) und den **Kollagenfibrillen** (verantwortlich für Festigkeit) das Knorpelgewebe. Das Knorpelgewebe (z. B. Menisken und Bandscheiben) und die Interzellursubstanz besitzen kaum Gefäße und Nervenendigungen. Die Ernährung des Knorpels erfolgt daher durch Diffusion aus den Kapillaren des umliegenden Gewebes oder in den Gelenken durch die Synovia (Gelenkflüssigkeit). Die **Synovia** ist eine visköse, klare Flüssigkeit, die Proteine, Lipide und Wasser enthält. Bei Bewegung wird der Knorpel zusammengedrückt („ausgepresst wie ein Schwamm") und bei Entlastung nährstoffreiche Gelenkflüssigkeit aufgenommen („aufgesaugt wie bei einem Schwamm").

NICE TO KNOW

In der Physiotherapie kann die Bewegung und Entlastung des Knorpels z. B. durch **intermittierende Traktion** erreicht werden. Wichtig ist es, Patienten mit Knorpelschäden (z. B. Arthrose) über die Ernährung des Knorpels aufzuklären und **gelenkschonende Sportarten** zu empfehlen. Es gilt der Grundsatz: **viel Bewegung, wenig Belastung.** Geeignet sind Sportarten wie Schwimmen, Radfahren oder Wandern auf ebenen Wegen. Um die Belastung des Knorpels weiter zu reduzieren, ist gegebenenfalls auch eine Gewichtsreduktion erforderlich. Auch auf einen ausreichenden Muskelaufbau, um die Gelenke muskulär zu entlasten, ist zu achten!

Knorpelarten

Man unterscheidet drei verschiedene Arten von Knorpel:

- **Hyaliner Knorpel :** Hier überwiegt die Interzellularsubstanz, Fasern kommen nur vereinzelt vor. Durch den hohen Anteil an Interzellularsubstanz und die damit einhergehende Gefäßarmut ist der Knorpel anfällig für degenerative Prozesse. Durch den mit dem Alter einhergehenden abnehmenden Wassergehalt wird auch die Belastungsfähigkeit des Knorpels reduziert.
  - **Beispiel:** Gelenkknorpel
  - **Funktion:** druckelastisch
- **Elastischer Knorpel:** Dieser enthält zahlreiche elastische Fasern und ist netzartig angeordnet.
  - **Beispiel:** Ohrmuschel
  - **Funktion:** elastisch
- **Faserknorpel:** Der Faserknorpel hat wenig Chondrozyten, es überwiegen dicke Kollagenbündel.
  - **Beispiel:** Discus intervertebralis, Symphyse
  - **Funktion:** wenig elastisch

Knochengewebe

Das Knochengewebe gehört zum **Stützgewebe** des Körpers. Es schützt die inneren Organe vor Verletzungen (vgl. Brustkorb). Es gibt verschiedene **Zellarten** mit unterschiedlichen Aufgaben:

- **Osteoblasten:** große, unregelmäßig geformte Zellen mit vielen Zellkernen; bauen Knochensubstanz auf
- **Osteozyten:** entstehen während der Osteogenese aus Osteoblasten, sind in der Knochensubstanz eingelagert = klassische Knochenzelle
- **Osteoklasten:** Resorption der Knochensubstanz, d. h. diese Zellen bauen in regelmäßigen Abständen Osteozyten ab, da der Knochen sich (wie fast alle Zellen im Körper) regelmäßig ab- und wieder aufbaut

Der **ständige Auf- und Abbau von Knochengewebe** ermöglicht Wachstum und eine Anpassung der Knochenform und -stärke an besondere Belastungen (z. B. Leistungssport). Dieser Prozess ist auch für die Knochenheilung nach Frakturen von Bedeutung.

Etwa ab dem 40. Lebensjahr überwiegt der Knochenabbau. Bewegungsmangel, schlechte Ernährung, bestimmte Erkrankungen (Osteoporose), bestimmte Medikamente (z. B. Kortison) und die Hormonlage (insbesondere Wechseljahre bei der Frau) können den Abbau noch verstärken.

Exkurs

Osteoporose

Bei Osteoporose (umgangssprachlich: Knochenschwund) werden die Knochen porös und können so leichter frakturieren. Osteoporose entsteht, wenn der Knochenabbau den Knochenaufbau überwiegt. Besonders häufig ist die Erkrankung bei **Frauen in den Wechseljahren,** weil dann die Produktion des Hormons Östrogen nachlässt, welches die Osteoklasten und damit den Knochenabbau hemmt.

Im Anfangsstadium handelt es sich zunächst um eine **Osteopenie** (= verminderte Knochendichte), die zunächst keine Beschwerden verursacht. Meist wird eine Osteoporose erst bemerkt, wenn eine Fraktur auftritt. Die Diagnose wird mittels **Knochendichtemessung** an der Lendenwirbelsäule oder am Femur gestellt. Die Therapie besteht aus einer Kombination von **medikamentöser Behandlung (Kalzium und Vitamin D) und Bewegung.** Bei der körperlichen Aktivität sollte besonderer Wert auf das **Krafttraining** gelegt werden, welches auch unter physiotherapeutischer Anleitung erfolgen kann. Joggen bzw. Walken ist ebenfalls eine empfehlenswerte Sportart, um die Knochen zu stärken. Dabei kommt es zu einer wiederholten hohen Belastung, die den Druck auf den Knochen erhöht. Dieser Druck stimuliert das Knochenwachstum. Alle Sportarten, die gegen die Schwerkraft erfolgen, sind also bei Osteoporose gut geeignet.

Die **Grundsubstanz der Knochen** besteht aus kollagenen Fasern (Typ 1), Proteoglykanen, Glykoproteinen und mineralischen Bestandteilen.

Die Knochen zeichnen sich durch hohe Druck- und Schwerlastbelastbarkeit bei einem geringen Eigengewicht durch die sogenannte **Leichtbauweise** (Substantia spongiosa) aus.

Exkurs

Ermüdungsbruch

Der Ermüdungsbruch, auch **Stressfraktur** genannt, entsteht durch **eine Überlastung.** Meist kommt es dabei nicht zu einer vollständigen Fraktur, sondern zu vielen kleinen Verletzungen (Rissen) des Knochens. Ursache der Verletzung ist eine immer wiederkehrende Belastung (z. B. langes Gehen mit viel Gewicht, wie z. B. einem schweren Rucksack), ohne dass der Knochen ausreichend Zeit hat, die Verletzungen selbst zu reparieren. Dieser Belastung (z. B. Gewicht, Stöße) besonders ausgesetzt sind das **Fußskelett** (besonders Ossa metatarsalia) und die **Tibia.** Häufig betroffen sind Menschen, die Hochleistungssport betreiben, sowie Freizeitsportler und -sportlerinnen mit einer abrupten Steigerung der Trainingsintensität. Auch typisch hierfür ist eine **Marschfraktur,** die bei Bundeswehrsoldaten auftritt, die lange Strecken mit viel Marschgepäck zurücklegen. Als **Leitsymptom** entwickeln sich Schmerzen. Hier ist eine sofortige Belastungspause wichtig, um eine vollständige Fraktur oder eine Entzündung des Knochens zu vermeiden. Die Diagnose kann durch Anamnese und Röntgen/MRT gestellt werden.

Arten von Knochen

Es werden verschiedene Arten von Knochen unterschieden (➤ Abb. 4.4).

Knochenaufbau

Der Knochen besteht aus einer äußeren kompakten Schicht **(Kortikalis = Knochenrinde;** beim langen Röhrenknochen sehr breit = Substantia compacta) und einem inneren schwammartigen Geflecht aus **Knochenbälkchen** (Substantia spongiosa). Die Bälkchen sind in Richtung des größten Zugs und Drucks angeordnet.

Im Inneren des Knochens befindet sich **rotes, blutbildendes Knochenmark** oder **Fettmark.** Bei Kindern ist das rote Knochenmark in allen Knochen zu finden. Während des Wachstums wird dieses langsam durch das gelbe Fettmark ersetzt. Bei einer erwachsenen Person ist das rote Knochenmark nur noch in kurzen (z. B. Handwurzelknochen), platten (z. B. Scapula) und irregulären Knochen (z. B. Wirbelkörper) sowie in den Epiphysen der Röhrenknochen von Humerus und Femur vorhanden.

Der Knochen ist vom **Periost (Knochenhaut)** umhüllt. Das Periost ist gut durchblutet und versorgt den Knochen mit Nährstoffen. Außerdem enthält das Periost viele Nerven, weshalb es sehr schmerzempfindlich ist (z. B. Tritt gegen die Tibia).

IMPORTANT TO KNOW

Bei einer Fraktur des Femurs oder eines anderen Röhrenknochens kann es zu einer **Fettembolie** kommen. Dabei treten Fetttröpfchen aus dem Knochenmark aus, gelangen in die Blutbahn und können, wenn sie die Lungenarterie erreichen, deren Lumen vollständig verstopfen und eine Lungenembolie auslösen.

	Knochenformen	Vorkommen
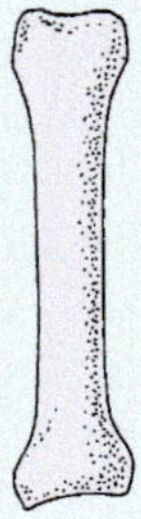	Röhrenförmige Knochen	• Extremitäten
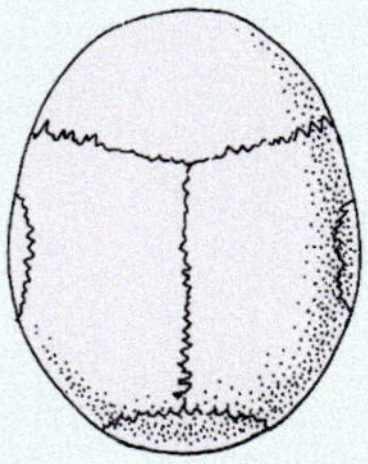	Platte Knochen	• Schädel • Schulterblatt • Brustbein • Rippen • Becken
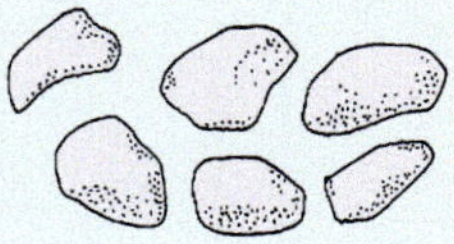	Kurze unregelmäßige und würfelförmige Knochen	• Gesichtsknochen • Handwurzelknochen • Fußwurzelknochen • Wirbel

Abb. 4.4 Verschiedene Arten von Knochen (Röhrenknochen, platte Knochen und irreguläre Knochen) [P1412, L190]

Der Knochen wird in **drei Teile** unterteilt (➤ Abb. 4.5):

- **Diaphyse** = Knochenschaft
- obere/untere **Epiphyse** an beiden Enden
- **Metaphyse:** zwischen Epiphysen und Diaphyse

Knochenbildung

Es gibt zwei Formen der Knochenbildung:

- **Desmale (direkte) Ossifikation:** Aus den Mesenchymzellen (embryonales Bindegewebe) entstehen Osteoblasten, die dann mineralisieren (verkalken). Die Osteoklasten bauen diese von innen wieder ab, sodass ein Hohlraum entsteht. So entstehen z. B. die Schädelknochen.
- **Chondrale (indirekte) Ossifikation:** Bei der chondralen Ossifikation entsteht aus dem Mesenchym zunächst ein Knorpelmodell (Primoridalskelett), welches dann nach und nach durch Knochengewebe ersetzt wird.

NICE TO KNOW

Die Knochen von Kindern sind noch sehr weich und biegsam. Außerdem haben die Knochen ein sehr elastisches Periost. Das führt dazu, dass selten „echte" Frakturen auftreten, sondern häufig **„Grünholzbrüche"** (unvollständige Brüche, bei denen das Periost nicht oder nur sehr wenig einreißt) oder Biegungsbrüche.

Fettgewebe

Das **Fettgewebe** besteht aus Fettzellen **(Adipozyten),** deren Aufgabe es ist, Energie in Form von kleinen Fetttröpfchen (Triglyzeride = Triacylglycerole, TAG) zu speichern.

Es wird zwischen weißem und braunem Fettgewebe unterschieden. Das **weiße Fettgewebe** kann in **Speicherfett** (Energiespeicher/-freisetzung) und **Baufett** (Schutz- und Polsterfunktion) unterteilt werden. Die Menge an Speicherfett ist abhängig vom Ernährungszustand und es wird größtenteils im Unterhautfettgewebe eingelagert. Es kann aber auch viszeral (um die Organe) eingelagert werden. Besonders Männer haben ein höheres Risiko für viszerale Fettansammlungen. Je mehr **Viszeralfett** sich anlagert, desto hö-

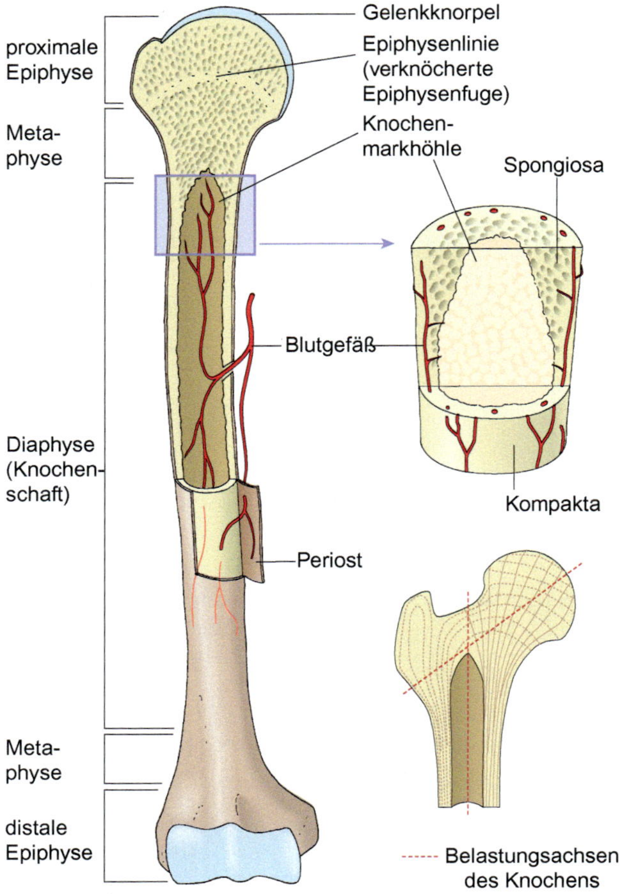

Abb. 4.5 Aufbau des Knochens [L190]

her ist das Risiko für Herz-Kreislauf-Erkrankungen wie Herzinfarkt oder Schlaganfall und Stoffwechselerkrankungen wie z. B. Diabetes mellitus. Wird das Speicherfett abgebaut, nehmen die Zellen die Form von Retikulumzellen an.

Das **braune Fettgewebe** kommt vor allem bei Säuglingen zur **Wärmeproduktion** (Thermogenese) vor. Bei Erwachsenen findet sich braunes Fettgewebe nur noch an wenigen Stellen (z. B. im Halsbereich). Das Vorkommen ist individuell verschieden, Frauen haben mehr braunes Fettgewebe als Männer (Cypess et al. 2009). Lee et al. (2014) und Yoneshiro et al. (2013) konnten zeigen, dass braunes Fettgewebe durch Kälte vermehrt gebildet wird.

4.2.3 Muskelgewebe

Die **kontraktilen Organe** des Körpers werden als Muskeln bezeichnet. Diese sind aus Muskelgewebe aufgebaut, welches sich histologisch in drei verschiedene Arten von Muskelgewebe unterteilen lässt:

- **Skelettmuskulatur:** quergestreift,
- **Herzmuskulatur:** Sonderform der quergestreiften Muskulatur mit eigenem Erregungsleitungssystem (➤ Exkurs Reizleitungssystem Herz),
- **Glatte Muskulatur.**

Skelettmuskulatur

Die Skelettmuskulatur, auch **Bewegungsmuskulatur** genannt, ermöglicht Bewegung und übernimmt wichtige Stütz- und Haltefunktionen. Sie macht ca. 30–40 % des Körpergewichts aus. Die typische **Querstreifung** resultiert aus der regelmäßigen Anordnung ihrer kontraktilen Elemente **Aktin und Myosin.** Die kontraktilen Elemente sind plastisch und können sich verformen (z. B. dehnen).

Der aktive Bewegungsapparat, d. h. die Muskulatur ist der „Motor" des passiven Bewegungsapparates. Die Muskeln nutzen die durch die knöchernen Hebel und das jeweilige Gelenk vorgegebenen Bewegungsmöglichkeiten zur Ausführung motorischer und präziser alltäglicher bzw. sportlicher Bewegungsabläufe.

Die Muskulatur kann **willkürlich** (und teilweise auch unwillkürlich) gesteuert werden (Beispiel: Ich entscheide mich, aufzustehen und weiterzugehen → mein Körper steht auf und geht weiter = Willkürmotorik/Zielmotorik). Der Spannungszustand der Skelettmuskulatur wird als **Muskeltonus** bezeichnet.

Unter normalen Bedingungen sind immer einige Muskelfasern eines Muskels kontrahiert, während andere entspannt sind. Durch diese Kontraktionen wird der Muskel zwar angespannt, jedoch nicht ausreichend, um eine Bewegung zu erzeugen. Dies wird als **Grundtonus** bezeichnet. Die Skelettmuskulatur ermöglicht damit die aufrechte Haltung des Körpers, die als **Stützmotorik** bezeichnet wird.

Muskelformen

Muskeln liegen in verschiedenen Formen (➤ Abb. 4.6) im Körper vor. Die Form der Muskeln passt sich ihrer **Funktionalität** an:

- Spindelförmiger, parallelfaseriger Muskel – M. tibialis anterior
- Zweiköpfiger Muskel – M. biceps femoris
- Zweifach gefiederter Muskel – M. rectus femoris
- Einfach gefiederter Muskel – M. extensor digitorum longus
- Zweibäuchiger Muskel – M. digastricus
- Mehrbäuchiger Muskel – M. rectus abdominis
- Platter Muskel – M. obliquus externus abdominis
- Ringförmiger Muskel – M. sphincter ani externus

Fasertypen der quergestreiften Skelettmuskulatur

Im menschlichen Körper kommen verschiedene Muskelfasertypen vor. Der Körper braucht schnell und

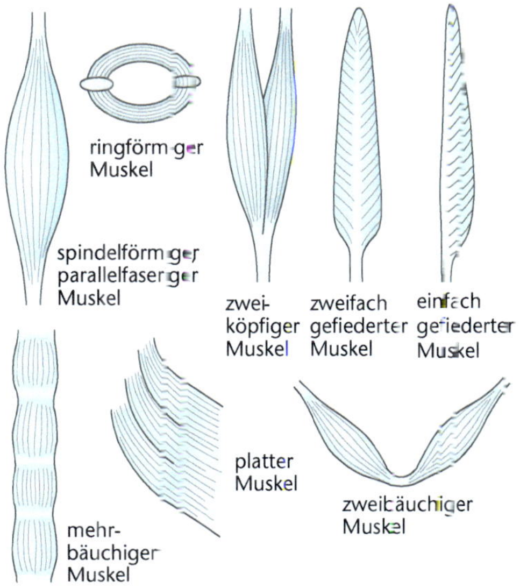

Abb. 4.6 Muskelformen [L234]

kräftig arbeitende Muskulatur, die z. B. beim Husten und Niesen eine Inkontinenz verhindern können. Es werden aber auch Fasern benötigt, die mit einer geringen Kraft und dafür andauernd arbeiten.

Die **Muskelfasertypen** werden nach Smolenski et al. (2016) wie folgt eingeteilt:

- **Typ-I-Fasern: Slow Twitch oder rote Muskelfasern**
  - Langsame Kontraktion
  - Resistent gegen Ermüdung
  - Reich an Myoglobin, deshalb die rote Färbung
  - Energiegewinnung vorwiegend aerob
  - Bsp.: Diaphragma, Muskelspindeln
- **Typ-IIb-Fasern: Fast Twitch oder weiße Muskelfasern**
  - Schnelle und dynamische Kontraktion
  - Weniger Hämoglobin, weniger Mitochondrien, daher weiß
  - Ermüden rascher als Typ-I-Fasern
  - Decken ihren kurzfristig hohen Energiebedarf im Wesentlichen über den Abbau von Glucose und speichern daher viel Glykogen
  - Bsp.: M. orbicularis oculi
- **Typ-IIa-Fasern und Typ-IIc-Fasern: Übergangstypen – intermediäre oder rosa Muskelfasern**
  - Schnelle, dynamische Kontraktion

- Sowohl oxidativ (benötigen Sauerstoff) als auch Glucose als Energieträger
- Sind ermüdungsresistenter als die Typ-I-Fasern
- Stoffwechsel bevorzugt aerob (Weineck 2007)

IMPORTANT TO KNOW

Es gibt noch weitere Typen von Muskelfasern, diese befinden sich jedoch noch in der Erforschung. Zum besseren Verständnis werden daher hier nur die drei genannten Typen vorgestellt.

4

Aufbau des Skelettmuskels

Der Skelettmuskel kann in einen **Muskelkopf (Caput)** und einen **Muskelbauch (Venter)** unterteilt werden (➤ Abb. 4.7). Weiter wird zwischen **Ursprung (Beginn)** und **Ansatz (Ende) des Muskels** unterschieden. An den Extremitäten liegen die Ursprünge (Origines) der Muskeln proximal und die Ansätze (Insertiones) distal.

Bündelung der Muskelfasern

Die Muskulatur wird in mehreren Schichten von Bindegewebe umschlossen (Darstellung von innen nach außen; ➤ Abb. 4.8):

- **Endomysium** – Umhüllung einer Muskelfaser
- **Perimysium** – Umhüllung eines Muskelfaserbündels durch Septen aus starkem Bindegewebe
- **Epimysium** – Umhüllung des gesamten Muskels (Zusammenschluss mehrerer Muskelfaserbündel)

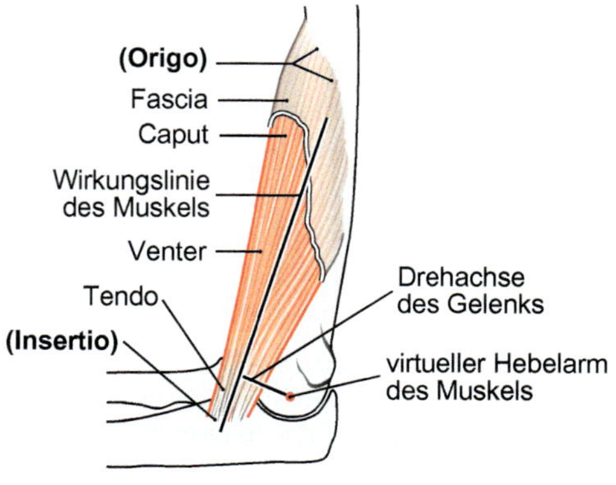

Abb. 4.7 Gliederungsprinzip des Skelettmuskels am Beispiel des M. brachialis [L126]

- **Muskelfaszie** – Muskelhülle um Epimysium, die den Muskel in seiner äußeren Form hält

Muskelzelle

Der Muskel ist ein Bewegungsorgan, das aus einer Vielzahl von Muskelzellen (Muskelfasern) zusammengesetzt ist. Hierbei verschmelzen viele Muskelzellen zu einem **Synzytium,** es entsteht eine langgestreckte, vielkernige, bis zu mehreren Zentimetern lange **Muskelfaser** mit regelmäßigen Einstülpungen der Zellmembran. Diese nennt man **transversale Tubuli** (T-System). Dadurch entstehen gleichmäßige Abschnitte, die Muskelfasern (1 mm bis mehrere Zentimeter lang).

Umgangssprachlich wird die Bezeichnung Muskelfaser für die sichtbare Muskelfaser verwendet, also für ein **Muskelbündel,** das aus mehreren anatomisch-histologischen Muskelfasern besteht (➤ Abb. 4.9).

Man bezeichnet die Zellmembran der Muskelfaser als **Sarkolemm,** das Zytoplasma als **Sarkoplasma** und das Endoplasmatische Retikulum (ER) als **Sarkoplasmatisches Retikulum** (SR).

- **Sarkolemm:** besteht aus Plasmamembran und einer kollagenhaltigen Schicht, geht an beiden Enden in die Sehnen über
- **Sarkoplasma:** in diesem befinden sich die Zellorganellen
- **Sarkoplasmatisches Retikulum:** Ca^{2+}-Speicher, wichtige Rolle bei der **Erregungsbildung und -weiterleitung** der Muskulatur durch Ca^{2+}-Ausstrom

Das SR bildet ein Netzwerk von Tubuli, die die Myofibrillen einer Muskelzelle umhüllen. Dabei ist das SR in Längsrichtung ausgerichtet und wird deshalb auch als **longitudinale Tubuli** oder L-System bezeichnet.

Zu den T-Tubuli hin sind diese Röhren, die Ca^{2+} enthalten, etwas vergrößert (terminale Zisternen) und über einen sehr engen Spaltraum miteinander in engem Kontakt. Der enge Kontakt bewirkt eine schnelle Weiterleitung des Aktionspotenzials und eine daraus resultierende Ausschüttung von Ca^{2+}-Ionen aus dem SR (➤ Abb. 4.15). Die Verbindung von zwei Teilen L-System und einem Teil T-System wird als **Triade** bezeichnet.

Das Sarkoplasma enthält neben den üblichen Zellorganellen auch besondere, 1 µm dünne Schläuche, die **Myofibrillen,** die auf Höhe der T-Tubuli über elastische Fasernetze (Zwischen-Scheiben, Z-Streifen)

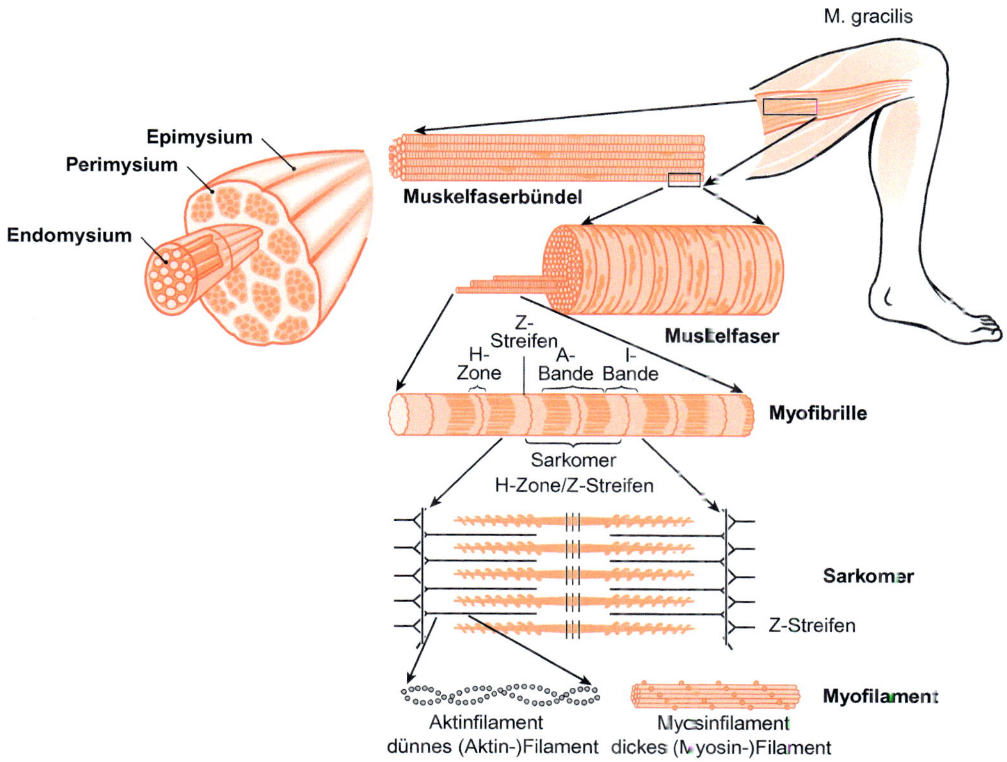

Abb. 4.8 Aufbau eines Skelettmuskels. Alle Skelettmuskeln des Körpers sind grundsätzlich gleich aufgebaut. Sie bestehen aus Muskelfasern. Kleinste funktionelle Einheit ist das aus Myofilamenten (F-Aktin und Myosin, 2 kontraktile Proteine) aufgebaute Sarkomer. Sarkomergruppen sind in Reihen (End zu End) und parallel (nebeneinander) gelagert und bilden damit eine Myofibrille. Gruppen aus Myofibrillen sind von Bindegewebe (Endomysium) umgeben und bilden eine Muskelfaser. Diverse Muskelfasern wiederum sind in Bindegewebe eingelagert (Perimysium) und bilden damit ein Muskelbündel (Faszikel). Faszikel sind schließlich von einem umgebenden Bindegewebe (Epimysium) umschlossen, das den Skelettmuskel (z. B. M. gracilis) bildet. [S701-L126]

miteinander verbunden sind. Die **Z-Streifen** sind proteinhaltige Haltestrukturen, die die Myofibrillen in **Sarkomere** unterteilen.

Im Inneren jeder Myofibrille befinden sich in einer charakteristischen Anordnung **Myofilamente,** das sind besondere Eiweißstrukturen, die eine Muskelfaser zur Kontraktion bringen können (➤ Abb. 4.8). Sie heißen **Aktin** und **Myosin.**

Das **Sarkomer** (Bereich zwischen zwei Z-Scheiben) bildet die **kleinste kontraktile Einheit** des Muskels (➤ Abb. 4.8). Durch Verschieben der Myofilamente gegeneinander kann sich das Sarkomer verkürzen und weiterverlaufend die Myofibrille, die Muskelfaser, das Muskelbündel und damit der gesamte Muskel.

Wenn man ein Sarkomer unter dem Mikroskop betrachtet, kann man den in ➤ Abb. 4.10 dargestellten Aufbau erkennen. Die entsprechenden Bezeichnungen sind in ➤ Tab. 4.1 näher erläutert.

Der Ablauf der Muskelkontraktion wird in ➤ Kap. 4.4 erklärt.

Myofilamente

Aktin

- Strukturprotein
- Durchmesser ca. 4–8 nm
- Das filamentöse Aktin (F-Aktin) wird aus mehreren Aktinmonomeren (G-Aktin) gebildet, indem sich die Monomere in Form einer Doppelhelix umeinanderwickeln = ineinandergeschlungene Kette
- Tropomyosinfäden sind um die Aktinmoleküle herumgewoben

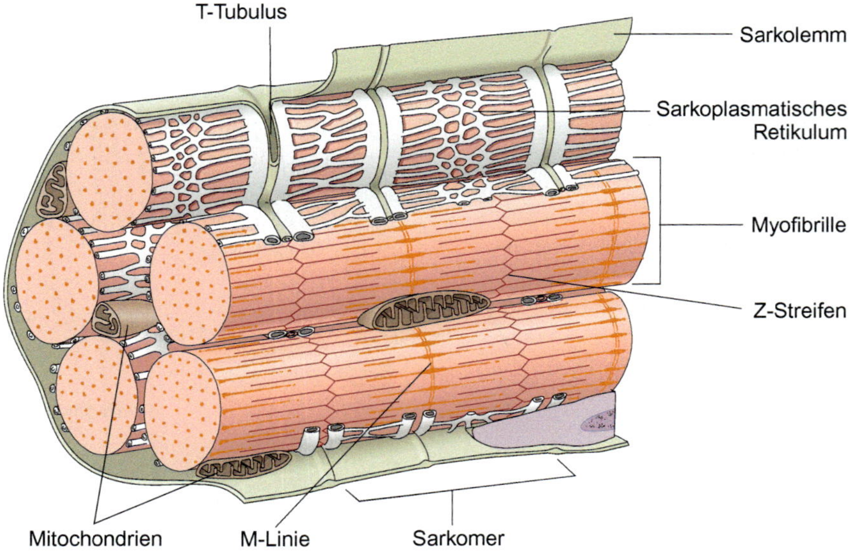

Abb. 4.9 Muskelzelle [L190]

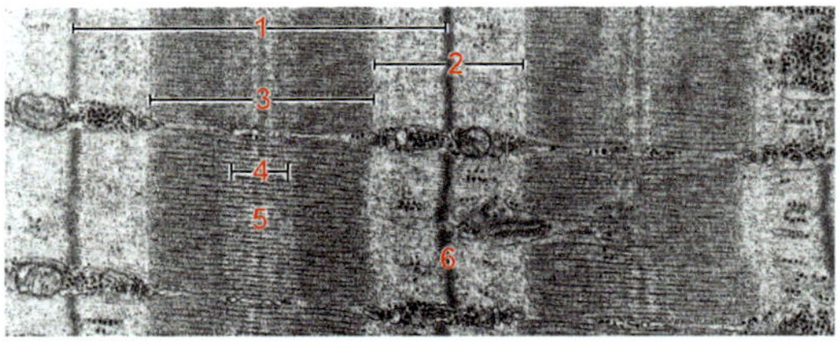

Abb. 4.10 Mikroskopischer Aufbau Sarkomer (elektronenmikroskopische Aufnahme) [M375]
1 Sarkomer zwischen zwei Z-Scheiben, 2 I-Bande, 3 A-Bande, 4 H-Zone, 5 M-Linie, 6 Z-Scheibe

- Troponinmoleküle sind in das Aktin eingebettet
- Aktin spielt zusammen mit Myosin eine große Rolle bei der Muskelkontraktion (➤ Kap. 4.4).

Myosin

- Proteinmolekül
- Durch das Titinmolekül elastisch mit der Z-Scheibe des Sarkomers verbunden
- 6 Köpfchen pro Seite
- Während der Muskelkontraktion kann das Myosin über die Myosinköpfchen Verbindungen (Querbrücken) zum Aktin aufbauen.

Tab. 4.1 Bezeichnungen Sarkomer

Z-Scheibe	• „Z" = „zwischen" • Bestandteil des Sarkomers • Zickzackförmige Proteinstruktur, die den dünnen Filamenten als Ansatz dient
I-Bande	• „I" = „isotrop" (= einfach brechend) • Hellste Bande des Sarkomers • Enthält nur Aktin-Filamente • Jeweils durch die Mitte der I-Bande verläuft Z-Streifen
A-Bande	• „A" = anisotrop (= doppelt brechend) • Dunkelste Bande des Sarkomers • Überlappung von Aktin- und Myosin-Filamenten
H-Zone	• „H" = hell • Aktinfreie Zone
M-Linie	• „M" = mittel • Ansatz für die dicken Filamente • Teilt die A-Bande in zwei Hälften

Titin

- Fadenförmiges Proteinmolekül (etwa 1 mm lang), erstreckt sich von der Z-Scheibe bis zur M-Linie
- Ein Ende ist an der Z-Scheibe mit den Aktinfilamenten verbunden.

- Jeweils sechs Titinfilamente umgeben ein Myosinfilament.
- Der Rest des Moleküls ist elastisch und ändert seine Länge wie eine Feder, wenn der Muskel kontrahiert oder sich entspannt.
- Zieht die Filamente wie auf einer Leitlinie nach einer Dehnung wieder in die Ausgangsposition zurück (vgl. Feder)
- Stellt die Ausgangslänge zum Teil wieder her (elastische Kräfte)
- Titin = Ursache der Ruhespannung
- Titin = Widerstand, den der Muskel einer Dehnung entgegensetzt

Herzmuskulatur

Die Herzmuskulatur als **Sonderform der quergestreiften Muskulatur** arbeitet ständig, kann nicht krampfen (vgl. Wadenkrampf) und besitzt ein eigenes **Reizleitungssystem.** Die Herzmuskulatur arbeitet also **unwillkürlich** (Beispiel: Die Herzfrequenz steigt, wenn ich renne, aber nicht, wenn ich möchte, dass die Herzfrequenz jetzt ansteigt).

Exkurs

Reizleitungssystem Herz

Das Reizleitungssystem oder Erregungsleitungssystem des Herzens besteht aus sogenannten **Schrittmacherzellen,** die die elektrischen Impulse, welche für den Herzschlag benötigt werden, weitergeben (➤ Abb. 4.11). Der primäre Schrittmacher des Herzens ist der **Sinusknoten** (60–80 Schläge/min). Der AV-Knoten ist der sekundäre Schrittmacher des Herzens und kann bei Ausfall des Sinusknotens die Erregung des Herzens aufrechterhalten (40–50 Schläge/min.). Beide Knoten leiten die Erregung über das HIS-Bündel zum linken und rechten Tawara-Schenkel und zu den Purkinje-Fasern weiter. Die Erregung wird also von den Vorhöfen über das Septum zu den Herzkammern weitergeleitet, was zu einer Kontraktion des Herzens und damit zu einem Herzschlag führt, der das Blut in die Arterien pumpt.

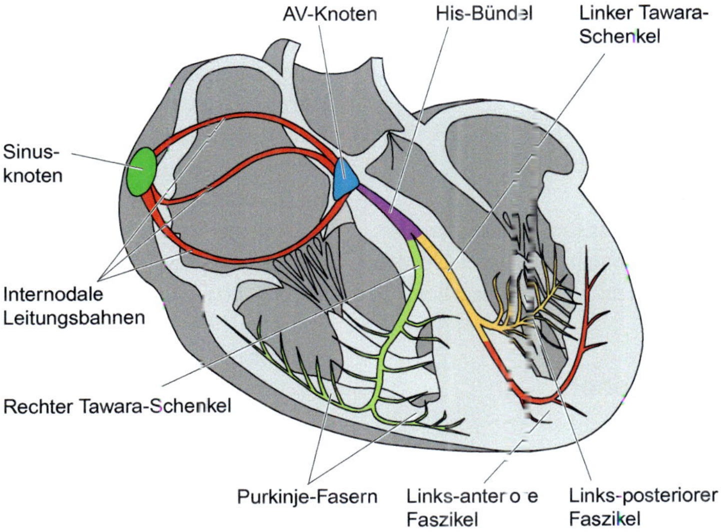

Abb. 4.11 Reizleitungssystem Herz [L143]

Glatte Muskulatur

Die glatte Muskulatur besitzt keine Querstreifen und wird **vom vegetativen Nervensystem innerviert und gesteuert (unwillkürlich).** Sie ist in den Wänden der meisten Hohlorgane, z. B. im Darm, den Bronchien und den Blutgefäßen zu finden.

Exkurs

Vegetatives Nervensystem

Das vegetative Nervensystem setzt sich aus drei Anteilen zusammen:

- **Sympathikus:** Kampf- und Fluchtverhalten
- **Parasympathikus:** Fress- und Ruheverhalten
- **Enterisches Nervensystem:** eigenes Nervensystem des Darms.

Sympathikus und Parasympathikus sind Gegenspieler. Beispiel: Wenn ich zum Bus renne, werden meine Muskeln gut durchblutet und mein Verdauungssystem weniger durchblutet. Diese Steuerung erfolgt u. a. durch die glatte Muskulatur in den Blutgefäßen, die durch Vasokonstriktion (Zusammenziehen der Gefäße) und Vasodilatation (Erweiterung des Gefäßlumens), gesteuert durch das vegetative Nervensystem (hier den Sympathikus), den Zufluss zu den Organen regelt.

4

4.2.4 Nervengewebe

Die Zellen des Nervensystems sind hochspezialisiert. Es werden zwei Zelltypen voneinander unterschieden, die Nervenzellen (Neuronen) und die Gliazellen.

Nervenzellen (Neuronen)

Eine Nervenzelle, auch Neuron genannt, ist für die **Reizaufnahme, -verarbeitung und -weitergabe** im menschlichen Körper zuständig. Nervenzellen haben meist einen großen Zellkörper und lange Ausläufer, die für die Informationsübertragung vom Axon (Zellkörper) zum Dendriten genutzt werden. Die Weiterleitung des Reizes über das Axon findet über das Aktionspotenzial (➤ Exkurs Aktionspotenzial) statt.

Aufbau einer Nervenzelle (➤ Abb. 4.12)

Markscheiden

Bei den peripheren Nerven besitzt jedes Axon eine schlauchartige Isolierung aus speziellen Gliazellen, den **Schwann-Zellen.** Das Axon und die umgebenden Schwann-Zellen bezeichnet man als Nervenfaser.

Bei etwa ⅓ aller Nervenfasern wickelt sich die Schwann-Zelle mehrfach um das Axon herum und bildet eine dicke Hülle aus einem Fett-Eiweiß-Gemisch, dem Myelin. Diese Isolierung wird als **Markscheide** oder **Myelinscheide** bezeichnet. Man kann dies mit einem Elektrokabel vergleichen, das von einer Isolierung umgeben ist. Diese elektrische Isolierung erhöht die Übertragungsgeschwindigkeit der Nervensignale. Axone, die eine hohe Leitungsgeschwindigkeit haben müssen (z. B. Schmerzfasern), bezeichnet man wegen ihrer dicken Myelinummantelung als **markhaltige Nervenfasern.** Die meisten Nervenfasern sind jedoch weniger gut isoliert, da ihre Leitungsgeschwindigkeit nicht so entscheidend ist. Sie werden als **marklose Nervenfasern** bezeichnet.

Ranvier-Schnürringe

Die hohe Übertragungsgeschwindigkeit der markhaltigen Nervenfasern ist auf ihre besseren elektrischen Eigenschaften zurückzuführen. In bestimmten kurzen Abschnitten haben sie nur ihren normalen dünnen Durchmesser. Diese Bereiche bezeichnet man als **Ranvier-Schnürringe.** In diesem Bereich nimmt das elektrische Nervensignal Kontakt mit der Umgebung auf. Das kostet zwar Zeit, aber die Ausbreitung des elektrischen Signals auf den großen Interzellularraum hat zur Folge, dass sich der Aktionsstrom schnell bis zum nächsten Ranvier-Schnürring ausbreiten kann und somit die Leitungszeit verkürzt wird. Dieses Phänomen wird als **saltatorische Erregungsleitung** bezeichnet.

Synapsen

Synapsen sind die Verbindungen der Endknöpfchen eines Neurons mit den Dendriten oder dem Soma eines nachgeschalteten Neurons (Ausnahme α-Motoneuron: hier besteht eine Verbindung vom Endknöpfchen zur Muskelfaser). Die Aufgabe der Synapse ist die **Erregungsübertragung** (Informationsübertragung).

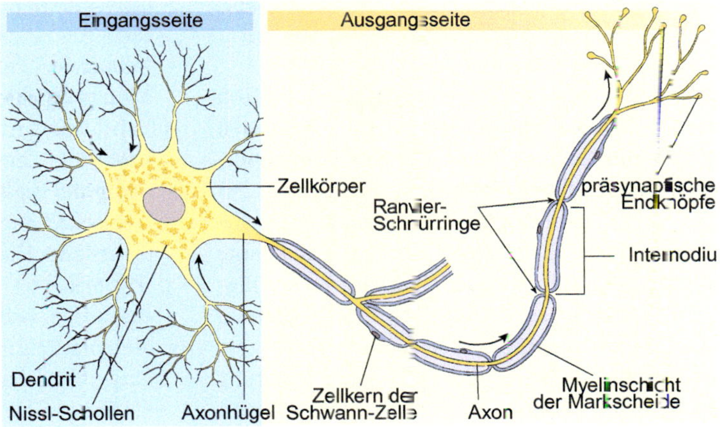

Abb. 4.12 Aufbau einer Nervenzelle am Beispiel α-Motoneuron. Die Pfeile geben die Richtung der Erregungsleitung an. Die linke Bildhälfte stellt die „Eingangsseite" des Neurons dar, wo Informationen empfangen werden; die rechte Bildhälfte die „Ausgangsseite", die Informationen über das Axon fortleitet. [L190]

Bündelung der Nervenfasern

Auch die Nervenzellen werden, wie die Muskelzellen, in mehreren Schichten von Bindegewebe umschlossen (Darstellung von innen nach außen):

- **Endoneurium:** Umhüllung jeder Nervenfaser
- **Perineurium:** Umhüllung eines Nervenfaserbündels (bis zu 100 Nervenfasern)
- **Epineurium:** Umhüllung der Nervenfaserbündel zu einem Nerv.

Exkurs

Aktionspotenzial (AP)

Das Aktionspotenzial ist eine rasche, kurzzeitige und immer gleich ablaufende Änderung des Membranpotenzials, die durch das präzise Zusammenspiel spannungsabhängiger Ionenkanäle an der Zellmembran erzeugt wird. Es ermöglicht die schnelle Weiterleitung elektrischer Signale entlang von Axonen und dient der Erregungsübertragung auf Muskelzellen. Wird der Schwellenwert des Membranpotenzials erreicht, öffnen sich spannungsabhängige Natriumkanäle, was zu einem schnellen Na^+-Einstrom und einer Umkehr des Membranpotenzials **(Depolarisation)** führt. Daraufhin öffnen sich spannungsabhängige Kaliumkanäle, die einen K^+-Ausstrom bewirken **(Repolarisation).** Kurzzeitig kommt es dabei zu einer **Hyperpolarisation,** bei der das Membranpotenzial unter das Ruhepotenzial absinkt, bevor sich die Ionenverteilung durch die Aktivität der Natrium-Kalium-Pumpe wieder stabilisiert.

Das Aktionspotenzial ist somit ein zentraler Mechanismus, um Reize in elektrische Signale zu übersetzen und gezielt Muskelkontraktionen auszulösen.

Gliazellen

Gliazellen sind u. a. **Stützzellen** des Nervengewebes und kommen im Verhältnis 10:1 zu den Neuronen vor. Man unterscheidet mehrere Arten von Gliazellen. Im Folgenden werden vier Typen näher beschrieben:

- **Oligodendrozyten:**
  - Bilden Fortsätze aus, um sich um Axone von Neuronen zu wickeln
  - Bilden mehrere Myelinsegmente
  - Vorkommen im zentralen Nervensystem
- **Schwann-Zellen:**
  - Wickeln sich um Axon eines Neurons
  - Bilden ein Myelinsegment
  - Vorkommen im peripheren Nervensystem
  - Können die axonale Regeneration (Nachwachsen des Axons) steuern
- **Astrozyten (Astroglia):**
  - Größte Gliazellen, sternförmig
  - Ummanteln die Außenfläche von Blutgefäßen im Gehirn und sind beteiligt an Blut-Hirn-Schranke
- **Mikroglia:**
  - Kleinste Gliazellen

- Reagieren auf Verletzungen oder Krankheiten, indem sie tote oder absterbende Neurone entfernen und Entzündungsprozesse auslösen

Lange Zeit wurde angenommen, dass die **Funktion** der Gliazellen hauptsächlich darin besteht, **Neuronen zu unterstützen,** d.h. sie mit Nährstoffen zu versorgen, Abfallprodukte zu entsorgen und ein physisches Grundgerüst zu bilden, das die neuronalen Schaltkreise zusammenhält. In den letzten Jahren konnte jedoch gezeigt werden, dass Gliazellen an der **Signalübertragung** beteiligt sind, indem sie Signale an Neuronen senden und von Neuronen empfangen. Zudem kontrollieren sie die Bildung und Erhaltung von Synapsen zwischen Neuronen (Lotsenfunktion durch Ausschüttung von Lockstoffen) und bilden gliale Schaltkreise.

Exkurs

Blut-Hirn-Schranke

Die Blut-Hirn-Schranke bildet eine Grenze zwischen Blut und Gehirn. Durch die Zellen, die den Blutgefäßen von außen anliegen (z.B. Astrozyten), können nur bestimmte Stoffe aus dem Blutgefäß austreten und ins Gehirn gelangen. Dadurch wird das Gehirn vor schädlichen Stoffen geschützt und es herrscht ein konstantes inneres Milieu, sodass die Hirnfunktionen weitgehend ungestört ablaufen können.

Aus diesem Grund kann beispielsweise Dopamin nicht „pur" als Medikament bei Parkinson-Patienten gegeben werden, sondern es muss leicht chemisch verändert werden zu L-Dopa, da Dopamin allein von der Blut-Hirn-Schranke herausgefiltert werden würde und damit wirkungslos wäre.

4.2.5 Veränderungen im Gewebe

Es gibt verschiedene Veränderungen, die im Gewebe entstehen können:

- **Hypertrophie:** Die Hypertrophie bezeichnet eine Vergrößerung der Zellen oder des gesamten Organs. Die Anzahl der Zellen bleibt dabei gleich.
- **Hyperplasie:** Für die Hyperplasie kennzeichnend ist die Zunahme der Zellanzahl. Die Zellgröße bleibt gleich. Eine Hyperplasie kann reversibel sein.
- **Neoplasie:** Die Neoplasie ist eine Gewebeneubildung durch einen Anstieg der Zellzahl. Diese Entwicklung ist nicht reversibel. Eine Neoplasie kann gut- oder bösartig sein.
- **Atrophie:** Die Atrophie bezeichnet einen Gewebeschwund durch Abnahme der Zellzahl (Hypoplasie) oder einer Verkleinerung der Zellen (Hypotrophie). Es kann auch eine Kombination aus beidem vorliegen.
- **Metaplasie:** Als Metaplasie wird die Umwandlung einer Zellart in eine andere bezeichnet. Ein Beispiel hierfür ist die Umwandlung von Flimmerepithel der Atemwege durch Rauchen in Plattenepithel.

POWER YOUR BRAIN

Tief durchatmen

Setze oder lege dich bequem hin. Schließe deine Augen. Konzentriere dich auf deine Atmung. Atme bewusst ein und zähle dabei innerlich bis vier. Atme dann langsamer aus, indem du bis sechs zählst. Wiederhole die Übung mehrere Atemzüge lang.

WIEDERHOLUNGSFRAGEN

Kap. 4.2 Physiologische Grundlagen

1. Nenne die vier verschiedenen Gewebetypen.
2. Beschreibe, was das Epithelgewebe auszeichnet.
3. Gib jeweils ein Beispiel für endokrine und exokrine Sekretion.
4. Warum ist es wichtig, Sehnen und Bänder nach Verletzungen früh wieder zu mobilisieren?
5. Nenne fünf Funktionen des Bindegewebes.
6. Beschreibe die drei Arten von Knorpel.
7. Beschreibe den Aufbau eines Knochens und begründe diesen.
8. Welche drei Arten von Muskelgewebe gibt es im menschlichen Körper?
9. Beschreibe kurz die verschiedenen Muskelfasertypen nach Smolenski et al. (2016).
10. Welche Aufgabe haben die Schwann-Zellen?
11. Begründe, warum man Dopamin nicht „pur" als Medikament nehmen kann.
12. Nenne die möglichen Veränderungen eines Gewebes.

4.3 Wundheilungsphasen

Die Wundheilung ist ein physiologischer Prozess, der im Körper nach einer Verletzung in Gang gesetzt wird. Die Wundheilung läuft in mehreren aufeinanderfolgenden Phasen ab, die sich in ihrer Ausprägung und Dauer je nach Gewebeart unterscheiden können.

Die **drei Phasen der Wundheilung** sind (Koller 2022; ➤ Abb. 4.13):

- Entzündungsphase,
- Proliferationsphase,
- Remodulierungsphase.

Die verschiedenen Gewebearten haben unterschiedlich lange Heilungszeiten, die bei der Therapieplanung berücksichtigt werden müssen (➤ Tab. 4.2)

Entzündungsphase

Vaskuläre Phase

- Vasodilatation im umliegenden Gewebe → gute Versorgung mit Nährstoffen
- Hämostasis (Blutstillung)
- Bildung von Granulationsgewebe zur Wundverschließung

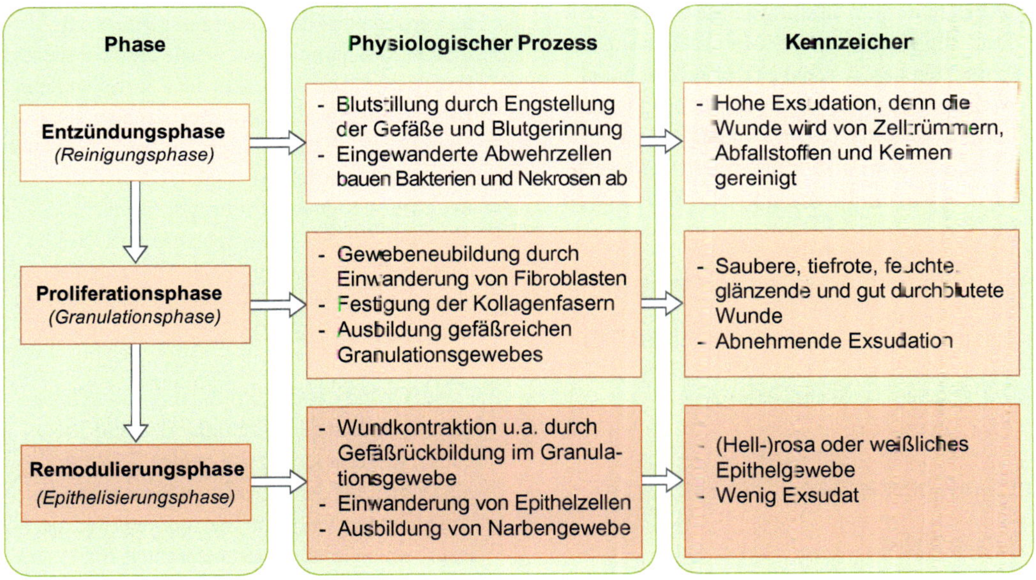

Abb. 4.13 Wundheilungsphasen Übersicht [P554, L138]

Tab. 4.2 Heilungszeiten der unterschiedlichen Gewebearten (nach Koller 2022) [E1455]

	Entzündungsphase	Proliferationsphase	Remodulierungsphase
Kapsel-Bindegewebe/Faszien	0.–3. Tag bis 5. Tag	3.–5. Tag bis 6. Woche	Ab 6. Woche
Meniskus	0.–5. Tag	5. Tag bis 10. Woche	Ab 10. Woche
Discus intervertebralis	0.–5. Tag	5. Tag bis 3. Woche	Ab 3. Woche
Sehnengewebe extrinsisch	0.–3. Tag bis 5. Tag	3.–5. Tag bis 4. Woche	Ab 4. Woche
Sehnengewebe intrinsisch	Nur bedingt	9.–12. Woche	Ab 9.–12. Woche
Knochen	0.–3. Tag bis 5. Tag	3.–5. Tag bis 3. Woche	Ab 4. Woche bis 8.–12. Woche
Sehnen-Knochen-Übergang	0.–5. Tag	5. Tag bis 6. Woche	Ab 4.–6. Woche
Muskelgewebe	0.–4. Tag	4. Tag bis 3. Woche	Ab 3. Woche

Zelluläre Phase

- Neubildung von Fibroblasten bzw. Myofibroblasten (Zwischenform von Fibroblast und einer glatten Muskelzelle; wandern in Wundgebiet ein und produzieren extrazelluläre Kollagenfasern; können auch in faszialem Bindegewebe vorkommen und können somit kontrahieren! ➤ Kap. 4.2.2 Exkurs Faszien)

Physiotherapie in der Entzündungsphase

- Entlastung
- Immobilisation
- Max. hubfreie Mobilisation
- **CAVE:** In der Entzündungsphase darf der Patient durch die Physiotherapie (Mobilisation) keine Schmerzen haben, sonst ist der Reiz zu hoch!
- **Wichtig:** Werden in der Entzündungsphase zu starke Reize gesetzt oder wird der Patient überlastet, kann die Entzündungsphase verlängert werden, was für die Heilung nicht förderlich ist!

NICE TO KNOW

- Gut durchblutetes Gewebe → starke, aber kurze Entzündungsphase (z. B. Muskel)
- Schlecht durchblutetes Gewebe bzw. Gewebe, das durch Diffusion ernährt wird (z. B. Sehne) → minimale, aber längere Entzündungsphase

Entzündungszeichen

- Rötung (Rubor)
- Überwärmung (Calor)
- Schwellung (Tumor)
- Schmerz (Dolor)
- Eingeschränkte Funktion (Functio laesa)

Fallbeispiel

Entzündungszeichen CMD

Eine Patientin mit einem Rezept für CMD kam schon das 10. Mal zur Behandlung, da sie beim Zahnarzt eine neue Brücke (Backenzahnbereich rechts) erhalten hatte.

Ziel der Behandlung war die Anpassung ihres Bisses bzw. ihrer Muskulatur und des Kiefergelenks an die neue Brücke.

Die Patientin hatte Schmerzen (VAS 7) im Bereich des rechten Kiefergelenks bzw. der rechten Mandibel, auch ihre Mundöffnung war noch eingeschränkt.

Durch die Behandlung wurden die Schmerzen zwar immer wieder ein wenig besser, aber sie blieben grundsätzlich bestehen und änderten sich in ihrer Gesamtheit nicht.

Es wurden während der Therapie Dehntechniken und Querfriktionen der Kiefermuskulatur angewendet, zusätzlich auch Traktionen für das Kiefergelenk. Weiter wurden der Patientin noch Übungen zur Eigenmobilisation und Kräftigung gezeigt.

Dennoch trat weiterhin nur eine kurze Besserung nach der Behandlung ein. Nach mehreren Behandlungen wurde die Therapeutin skeptisch. Sie erfragte, was die Kontrollen beim Zahnarzt ergeben hatten. Hier war aber alles unauffällig.

Entzündungszeichen:
Bei einer CMD-Behandlung kommt man dem Gesicht der Patienten sehr nah. Bei einer Behandlung nahm die Therapeutin einen ungewöhnlichen und fauligen Geruch wahr, der auf der rechten Seite deutlich zu riechen war.

Auf Grund dessen und der ungewöhnlichen Langwierigkeit der Symptome maß die Therapeutin die Temperatur auf beiden Seiten der Mandibel. Auf der betroffenen Seite zeigte das Thermometer (Infrarot Thermometer für die Haut) einen Temperaturunterschied von einem Grad an. Dies weist auf eine Entzündungssymptomatik hin.

Die Therapeutin schickte die Patientin mit diesem Hinweis direkt zu ihrem Zahnarzt. Dieser röntgte diesmal die Brücke und es wurde unter der Brücke eine akute Wurzelentzündung entdeckt.

Nach der Entdeckung wurde die Brücke entfernt und die Wurzelentzündung behandelt. Damit hörten auch die Schmerzen der Patientin auf. Die Behandlung wurde danach unterbrochen, da die Patientin noch über den weiteren Verlauf der zahnärztlichen Behandlung nachdenken musste (Implantat etc.).

Fazit:
Auch bei Patienten, die mit einem Rezept vom Arzt kommen, muss immer auf Red Flags (➤ Exkurs Flaggen) geachtet werden. Diese können manchmal auch plötzlich auftreten.

Proliferationsphase

- Fibroblasten sind aktiv (Produktion von Baustoffen).
  - Kollagene Fasern Typ III (mechanisch instabil) → Entwicklung eines ungeformten Bindegewebeknäuels
  - **Wichtig:** Setzen eines adäquaten mechanischen Reizes, damit sich die Kollagenfasern funktionell ausrichten können (➤ Abb. 4.14)!
- Myofibroblasten sorgen für Stabilität des Gewebes und ziehen Wundränder zusammen.
- Gefäße sprießen ins Wundgebiet ein.
- Geringe Produktion von Grundsubstanz

Exkurs

Flaggen

In der Medizin und damit auch in der PT wird ein Flaggen-System verwendet, um ernsthafte Probleme von Patienten zu erkennen und herauszufiltern. Es werden dabei verschiedene Flaggenfarben verwendet.

- **Red Flags:** Warnsignale, die auf eine ernsthafte Erkrankung (= ärztlich abklärungs- oder behandlungsbedürftig) von Patienten hinweisen können. Wenn eine oder sogar mehrere Red Flags bei einem Patienten vorhanden sind, müssen diese also zeitnah ärztlich abgeklärt werden und die Therapie sollte ggf. bis zur Abklärung ausgesetzt werden! Es gibt allgemeine, z. B. Schmerzen, welche nach einem Trauma vorhanden sind, und unspezifische Red Flags, z. B. starkes Krankheitsgefühl, ungewollter Gewichtsverlust (> 10 % des Körpergewichts in 3 Monaten), nächtliches Schwitzen, anhaltendes Fieber.
- **Yellow Flags:** Warnsignale, die darauf hindeuten, dass die Beschwerden eines Patienten chronifizieren könnten. Yellow Flags sind psychosoziale Faktoren, wie z. B. Unzufriedenheit am Arbeitsplatz, Angst, Vermeidungsverhalten oder negative Bewältigungsstrategien.
- **Blue Flags:** Hierunter werden berufliche Einflüsse zusammengefasst, wie z. B. starke körperliche Belastung durch berufliche Tätigkeit oder auch Mobbing am Arbeitsplatz. Diese können eine Auswirkung auf die Erkrankung und die Therapie haben.
- **Black Flags:** Diese Flagge bezieht sich auf die finanziellen Folgen einer Erkrankung und kann den Krankheits- und Therapieverlauf positiv wie negativ beeinflussen. Eine ausstehende Schmerzensgeldklage könnte sich z. B. negativ auswirken, die Aussicht, ins Krankengeld zu wechseln, könnte den Patienten motivieren, mehr in der Therapie mitzuarbeiten.

Physiotherapie in der Proliferationsphase

- Auch hier gilt: Die Patienten sollten durch die Therapie keine oder höchstens geringe Schmerzen haben und es muss auf eine dosierte Belastung und eine gewisse Entlastung geachtet werden.
- Allerdings sind eine dosierte PT und Bewegung sehr wichtig, um die korrekte Ausrichtung der Fasern zu gewährleisten.
- Wird dies nicht beachtet, kann es entweder zu einer Verlängerung dieser Phase oder im schlimmsten Fall zu einem Rückfall in die Entzündungsphase kommen.

Remodulierungsphase

Konsolidierungsphase

- Kollagen Typ III wird durch Kollagenfasern Typ I ersetzt → wichtig! in gleicher Ausrichtung deshalb muss in der Proliferationsphase ein **adäquater Reiz** gesetzt werden, um Funktionalität zu gewährleisten.
- Mechanische Reize müssen in dieser Phase länger und stärker sein, damit Kollagenfasern vom Typ I gebildet werden.

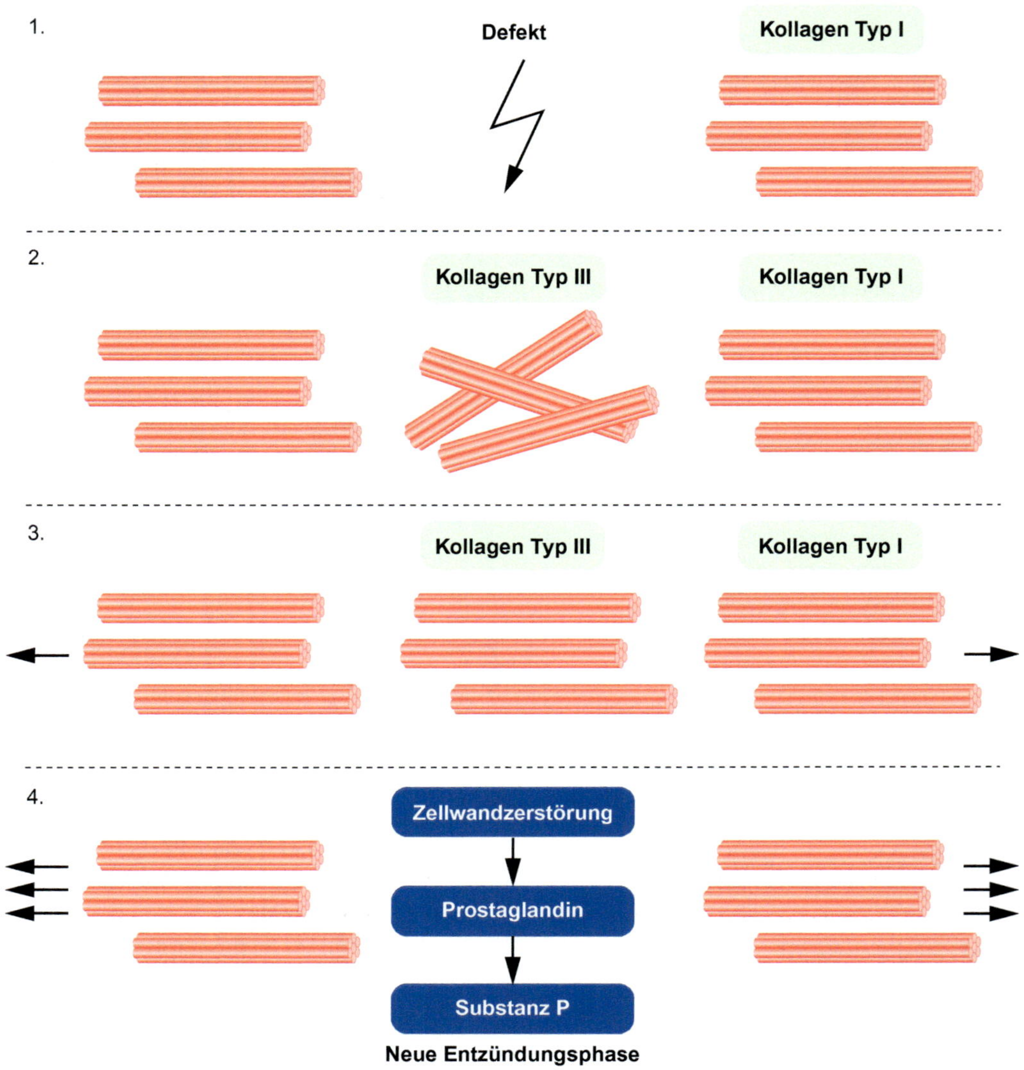

Abb. 4.14 Kollagenstruktur nach Wundheilung mit und ohne Immobilisation [E1455, L157]
1. Defekt in der Kollagenstruktur
2. Kollagen-Typ-III-Synthese ohne mechanische Reize; es entsteht ein ungeformtes Bindegewebsknäuel
3. Kollagen-Typ-III-Synthese mit adäquaten mechanischen Reizen; Kollagenfasern richten sich nach Funktion des Gewebes aus
4. Reaktion auf zu hohe Reize: Durch Zellwandzerstörung kommt es zur Ausschüttung von Prostaglandin, dadurch wird Substanz P ausgeschüttet und es beginnt eine neue Entzündungsphase.

- Produktion der Grundsubstanz wird erhöht.
- Belastbarkeit des Gewebes ist erhöht.

Organisations- und Umbauphase

Entwicklung von zellulärem Gewebe zu normalem kollagenem Bindegewebe

Physiotherapie in der Remodulierungsphase

- Vorsichtige manuelle Dosierung in der Proliferationsphase, langsame Steigerung in der Remodulierungsphase (Koller 2022)

- Je länger die Proliferationsphase des betroffenen Gewebes gedauert hat, desto länger sollte in der Remodulierungsphase vorsichtig dosiert werden, da der unspezifische und provisorische Kollagen-Typ III auch länger im Gewebe aktiv ist (Koller 2022).

WIEDERHOLUNGSFRAGEN

Kap. 4.3 Wundheilungsphasen

1. Nenne die verschiedenen Wundheilungsphasen mit ihren Besonderheiten.
2. Nenne alle fünf Entzündungszeichen.

4.4 Muskelkontraktion

Die Muskelkontraktion bildet die Grundlage nahezu jeder Bewegung des menschlichen Körpers, wie z. B. Gehen oder Aufrechthalten des Körpers im Stehen. Das Verständnis der Mechanismen ist wichtig, um Bewegungsabläufe zu analysieren, Störungen zu erkennen und gezielte therapeutische Maßnahmen einzusetzen.

Die **Muskelkontraktion** verläuft nach einem festgelegten Schema, welches hier in den einzelnen Schritten aufgezeigt wird:

1. In der Ausgangsstellung des Muskels, also vor einer Kontraktion, haben Aktin und Myosin noch keinen Kontakt zueinander (➤ Abb. 4.16). Das Myosinköpfchen steht im rechten Winkel zum Aktin-Filament. ATP ist in Form von ADP+P im Myosinköpfchen angelagert. Durch die Spaltung von ATP zu ADP+P wird der **Myosinkopf vorgespannt.**
2. Eine Muskelkontraktion wird ausgelöst, wenn über ein α-Motoneuron ein **Aktionspotenzial** (AP, ➤ Kap. 4.2.1 Exkurs Aktionspotenzial) den Muskel erreicht (➤ Abb. 4.15). Das Aktionspotenzial läuft entlang des Axons des α-Motoneurons bis zum Endknöpfchen. Am Endknöpfchen geht das α-Motoneuron eine Verbindung mit dem Sarkolemm ein **(motorische Endplatte).**
3. Diese Verbindung wird als Synapse bezeichnet. Hierbei wird über das einlaufende Aktionspotenzial eine Spannungsänderung am Endknöpfchen bewirkt, wodurch es zur **Öffnung spannungsgesteuerter Kalziumkanäle** im Endknöpfchen kommt. Der Einstrom von Kalzium (Ca^{2+}) bewirkt, dass die mit dem **Transmitter Acetylcholin (ACh)** gefüllten Vesikel mit der präsynaptischen Membran (Membran des Endknöpfchens) verschmelzen und **Acetylcholin** in den synaptischen Spalt freigesetzt wird (➤ Abb. 4.15). Das Acetylcholin diffundiert durch den synaptischen Spalt und öffnet an der **Postsynapse** (Sarkolemm) die **Kanäle für Natrium-Ionen** (Na^+). So kann Na^+ in die Muskelzelle einströmen. Der Einstrom von Na^+ bewirkt eine Spannungsumkehr, diese wird als exzitatorisches postsynaptisches Potenzial (EPSP) bezeichnet.

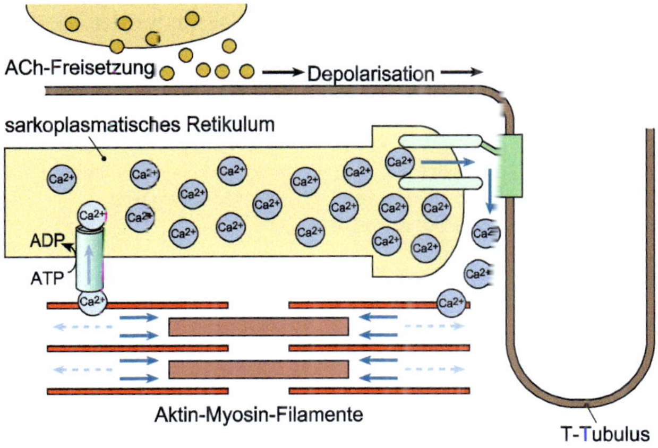

Abb. 4.15 Ablauf Muskelkontraktion [O647, L141]

4. Dadurch wird ein **überschwelliges Endplattenpotenzial** ausgelöst und die Erregung (Depolarisation) breitet sich augenblicklich und gleichmäßig über die gesamte Zelloberfläche (Muskelfasermembran = Sarkolemm) aus (➤ Abb. 4.15).
5. Durch die beschriebene Spannungsumkehr werden innerhalb von Millisekunden überall **Ca^{2+}-Kanäle** (spannungsgesteuert) des weitverzweigten sarkoplasmatischen Retikulums geöffnet. Die im SR gespeicherten Kalzium-Ionen treten aus (➤ Abb. 4.15).
6. Kalzium-Ionen (als elektromechanisches Kopplungsglied) binden sich an die **Troponin-Moleküle** und bewirken bei ihnen eine geringe Verformung.
7. Die Troponin-Moleküle schieben die fadenförmigen **Tropomyosin-Moleküle** beiseite (in die **Aktinfurche**), die bis dahin an den Aktinfilamenten wie Abdeckplanen Andockstellen für Myosin-Moleküle verborgen gehalten haben. Troponin und Tropomyosin nennt man deshalb **Regulatorproteine.**
8. Die Myosinköpfchen rasten an den freigelegten Andockstellen am Aktin ein und bilden eine sogenannte **Querbrücke** (➤ Abb. 4.16). Jetzt erst können sie das ADP+P abgeben, das sie noch von der vorangegangenen Aktion an sich gebunden tragen. Somit wird Platz frei für die Anlagerung von ATP zu einem späteren Zeitpunkt.
9. Durch die Freisetzung von ADP+P wird die Verspannung des Myosinkopfes in **mechanische Energie** umgewandelt und es kommt zu einer kräftigen Kippbewegung **(Kraftschlag)** der eingerasteten Köpfchen und der Hälse des Myosins (Aktin-Myosin-Komplex, Querbrücke), wodurch die Aktinfilamente zur Mitte des Sarkomers hin gezogen werden = **Gleitfilamenttheorie.** (➤ Abb. 4.16)

Bis hier laufen alle Aktionen **ohne Energieaufwendung!**

IMPORTANT TO KNOW

Die sichtbare Muskelkontraktion setzt sich aus einer Vielzahl von Kippbewegungen der Myosinköpfe zusammen. Dadurch gleiten die Aktinfilamente nach und nach zur Mitte des Sarkomers. Insgesamt verkürzt sich der Muskel dabei um 1 % der Sarkomerlänge (die I-Bande, H-Zone und Sarkomerlänge verkürzen sich, die Z-Streifen nähern sich an, die Filamentlänge und die A-Bande bleiben gleich). Bei der Verkürzung einer Vielzahl von Sarkomeren kann sich der Muskel insgesamt sichtbar verkürzen.

10. ATP (das im Plasma gelöst ist) besetzt die von ADP+P freigegebenen Stellen an den Myosinköpfchen. Das Myosin löst sich dadurch vom Aktin (➤ Abb. 4.16); dieser Prozess wird als **Weichmacherwirkung von ATP** bezeichnet.
11. Am Myosinköpfchen wird ATP durch das **Enzym ATPase** und den **Cofaktor Magnesium** in ADP+P aufgespalten, welches am Myosinköpfchen verbleibt. Dabei wird Energie frei, die für die Konformationsänderung von Myosin (nämlich erneute Streckung und Spannung von Kopf und Hals) benötigt wird. Die ablaufenden Prozesse werden auch als **Querbrückenzyklus** bezeichnet (➤ Abb. 4.16).
12. Innerhalb von ca. 30 Millisekunden nach der Öffnung der Poren im sarkoplasmatischen Retikulum werden die gesamten Kalzium-Ionen von einer **ATP-getriebenen Membranpumpe**

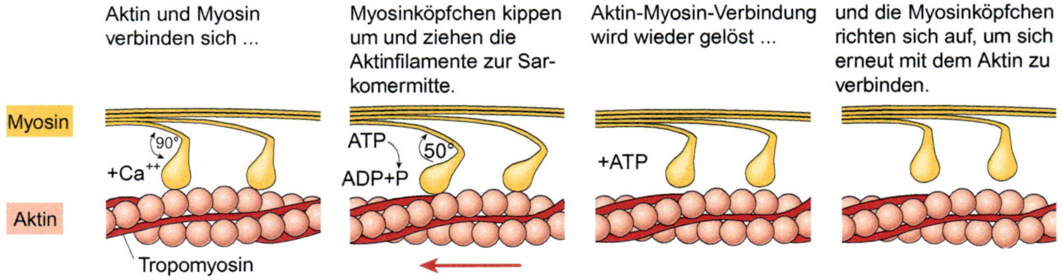

Abb. 4.16 Mechanismus der Muskelkontraktion nach dem Modell des Querbrückenzyklus [L190]

wieder in das sarkoplasmatische Retikulum zurückgepumpt.

13. Nach dem Abpumpen der Kalzium-Ionen verformt sich der Troponin-Tropomyosin-Komplex in seine Ruhestellung zurück; er blockiert dann wieder die Einrastestellen für Myosin am Aktin.

Damit es zu einer weiteren oder dauerhaften Verkürzung der Sarkomere kommt, müssen also durch immer neue Nervenimpulse immer wieder Kalzium-Ionen freigesetzt werden. Der Kalziumspiegel im Sarkoplasma bleibt dann erhöht. Hier unterscheidet man den vollständigen und unvollständigen **Tetanus** voneinander:

Vollständiger Tetanus:

- Mehrere AP kommen hintereinander an Muskelzelle an.
- Es sind Einzelzuckungen zu erkennen.
- Die Anzahl der Muskelkontraktionen entspricht der Anzahl der AP.

Unvollständiger Tetanus:

- Sehr hohe Frequenz ankommender AP
- Keine Einzelzuckungen erkennbar.
- Es erfolgt eine Dauerkontraktion des Muskels.

IMPORTANT TO KNOW

Die Myosinmoleküle schlagen asynchron. Bei wiederholten Nervenimpulsen bleiben daher trotz der Ablösung des Myosins vom Aktin viele Kontakte zwischen Myosin und Aktin bestehen. Die Spannung bzw. Verkürzung im Sarkomer bleibt also erhalten.

Das Ineinandergleiten kann nur etwa bis zu einer 50-prozentigen Sarkomerverkürzung (im Vergleich zur Ausgangslänge) erfolgen, da sich danach die gegenüberliegenden Aktinfilamente begegnen.

Die Rolle von ATP: Die Spaltung von ATP als energieliefernder Prozess ist nicht nur eine Voraussetzung für die Muskelkontraktion, sondern auch für die Erschlaffung (Relaxation) des Muskels. Man spricht im Zusammenhang mit der Muskelerschlaffung auch von der **Weichmacherwirkung** des ATP.

NICE TO KNOW

Nach dem Tod erstarrt die gesamte Muskulatur (Totenstarre), weil sie sich durch das allmähliche Herausdiffundieren von Kalzium-Ionen aus dem sarkoplasmatischen Retikulum zwar verfestigt, ohne die ständige Nachlieferung von ATP jedoch nicht mehr erschlaffen kann.

POWER YOUR BODY

Sumo-Squats

ASTE:

- Stand in weiter Hüftgelenks-ABD – Knie zeigen dabei nach lateral
- Bauchnabel sanft nach innen ziehen und Beckenboden nach oben und innen ziehen (Hoden/Vagina und Anus hochziehen)

BA: Squats ausführen

Muskeleinsatz: Hüftabd./-add., Hüftflexoren und -extensoren, Knieflexoren und -extensoren, M. triceps surae, prätibiale Muskulatur, kurze Fußmuskeln und Core-Muskeln

WIEDERHOLUNGSFRAGE

Kap. 4.4 Muskelkontraktion

1. Beschreibe den Mechanismus der Muskelkontraktion in eigenen Worten.

LITERATUR

Cypess AM, et al. Identification and Importance of Brown Adipose Tissue in Adult Humans. N Engl J Med 2009; 360: 1509–1517

Krause F, Wilke J. Relevanz myofaszialer Ketten in der Bewegungstherapie muskuloskelettaler Erkrankungen. manuelletherapie. 2017; 21: 189–194.

Koller T. Grundlagen zur Gewebephysiologie und Wundheilung. In: Koller T. Rehabilitation komplexer muskuloskelettaler Verletzungen. Berlin, Heidelberg: Springer, 2022.

Lee P, et al. Temperature-Acclimated Brown Adipose Tissue Modulates Insulin Sensitivity in Humans. Diabetes. 2014; 63 (11): 3686–3698.

Mense S. Muskeln, Faszien und Schmerz. 1. A. Stuttgart: Thieme, 2021.

Ohsumi Y. Nobel Lecture. Molecular Mechanisms of Autophagy in Yeast. Tokyo: Tokyo Institute of Technology, 2016.

Schleip R, et al. Fascia Is Able to Actively Contract and May Thereby Influence Musculoskeletal Dynamics: A Histochemical and Mechanographic Investigation. Front Physiol. 2019; 10: 336.

Smolenski UC, Buchmann J, Beyer L. Janda Manuelle Muskelfunktionsdiagnostik. Theorie und Praxis. 5. A. München: Elsevier/Urban & Fischer, 2016.

Stecco C. Atlas des menschlichen Fasziensystems. 1. A. München: Elsevier/Urban & Fischer, 2016.

Weineck J. Optimales Training. Leistungsphysiologische Trainingslehre unter besonderer Berücksichtigung des Kinder- und Jugendtrainings. 15. A. Balingen: Spitta, 2007.

Yoneshiro T, et al. Recruited brown adipose tissue as an antiobesity agent in humans. J Clin Invest. 2013; 123(8): 3404–3408.

Zalpour C. Anatomie und Physiologie für die Physiotherapie. 5. A. München: Elsevier/Urban & Fischer, 2022.

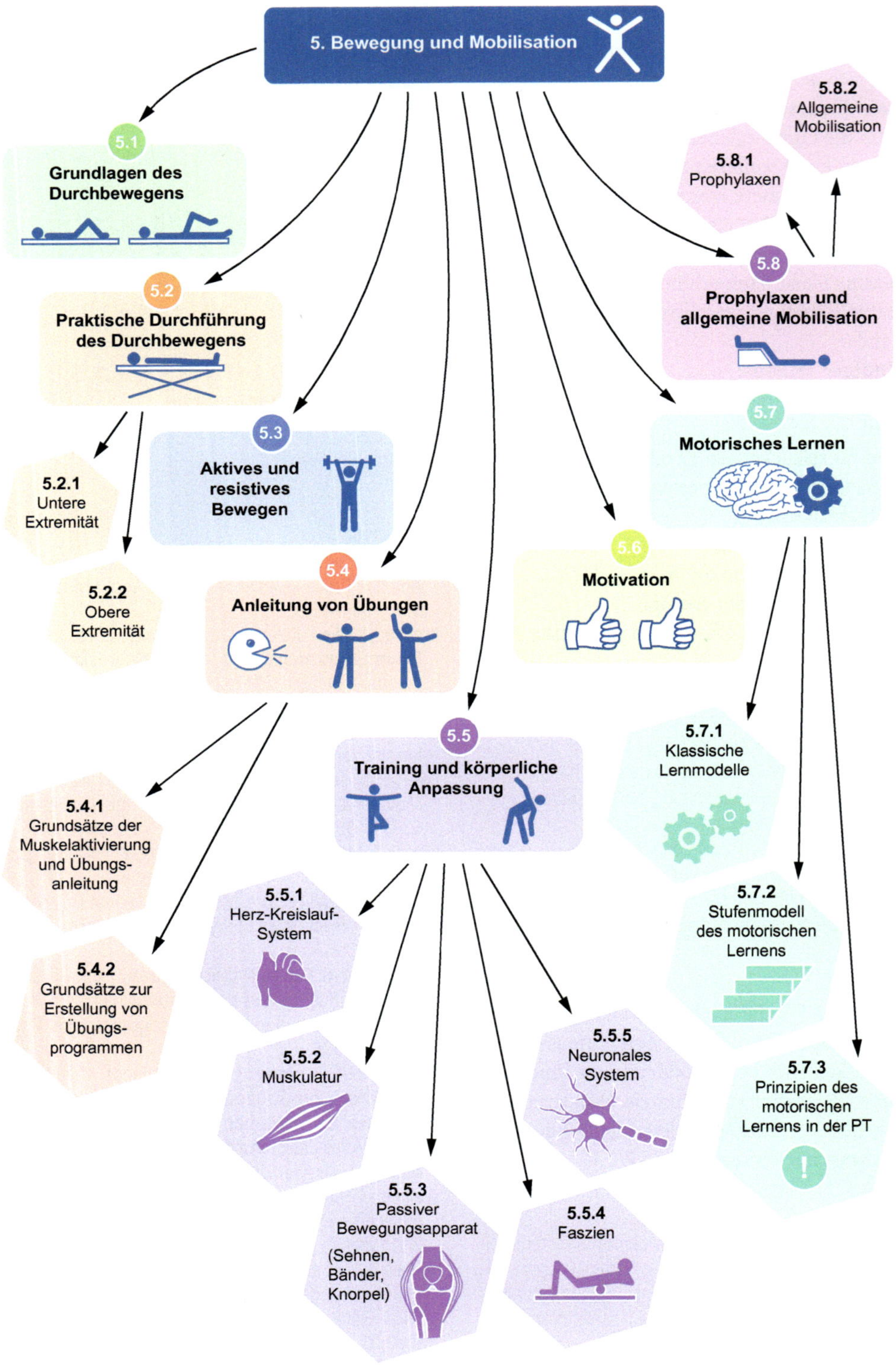
5. Bewegung und Mobilisation
5.1
Grundlagen des Durchbewegens
5.2
Praktische Durchführung des Durchbewegens
5.2.1
Untere Extremität
5.2.2
Obere Extremität
5.3
Aktives und resistives Bewegen
5.4
Anleitung von Übungen
5.4.1
Grundsätze der Muskelaktivierung und Übungs-anleitung
5.4.2
Grundsätze zur Erstellung von Übungs-programmen
5.5
Training und körperliche Anpassung
5.5.1
Herz-Kreislauf-System
5.5.2
Muskulatur
5.5.3
Passiver Bewegungsapparat
(Sehnen, Bänder, Knorpel)
5.5.4
Faszien
5.5.5
Neuronales System
5.6
Motivation
5.7
Motorisches Lernen
5.7.1
Klassische Lernmodelle
5.7.2
Stufenmodell des motorischen Lernens
5.7.3
Prinzipien des motorischen Lernens in der PT
5.8
Prophylaxen und allgemeine Mobilisation
5.8.1
Prophylaxen
5.8.2
Allgemeine Mobilisation

KAPITEL

5 Bewegung und Mobilisation

Einleitung

Das Kapitel beinhaltet die Grundlagen und Techniken zu den Bewegungsumfangsübungen, die an Patientinnen und Patienten ausgeführt werden. Dabei werden alle dazu nötigen Techniken und Prinzipien erklärt, erläutert und aufgezeigt.

➤ Kapitel 5.1 zeigt die Funktion der Bewegungsumfangsübungen, Indikationen und Kontraindikationen des passiven/assistiven Bewegens auf. Die Grundlagen der praktischen Durchführung werden erklärt.

Weiter werden die praktischen Möglichkeiten des passiven/assistiven (➤ Kap. 5.2) und des aktiven/resistiven (➤ Kap. 5.3) Bewegens von unterer und oberer Extremität aufgezeigt, sodass die Lesenden anschließend in der Lage sind, diese eigenständig durchführen zu können, oder Ideen haben, wie sie Patienten durchbewegen/anleiten können.

➤ Kapitel 5.4 zeigt die Grundlagen der Übungsanleitung von Patienten und gibt Tipps für die Erstellung eines Übungsprogrammes.

Weiter wird die Grundlage des Trainings und die körperlichen Anpassungen der verschiedenen Körpersysteme (Herz-Kreislauf-System, Muskulatur, passiver Bewegungsapparat und neuronales System) erklärt (➤ Kap. 5.5).

Die folgenden Kapitel beschäftigen sich mit der Motivierung von Patienten (➤ Kap. 5.6) und der Anwendung motorischen Lernens im Rahmen der Physiotherapie (➤ Kap. 5.7).

In ➤ Kapitel 5.8 werden die Durchführung verschiedener Prophylaxen in der Physiotherapie vorgestellt und abschließend wird die allgemeine Mobilisation von postoperativen oder bettlägerigen Patienten erläutert.

5.1 Grundlagen des Durchbewegens

Das **passive bzw. assistive Durchbewegen** ist ein wichtiges Werkzeug in der Physiotherapie, das häufig eingesetzt wird. Oft wird passives Durchbewegen mit der Mobilisation von komatösen Patienten assoziiert. Dies ist aber nur ein Beispiel dafür, wo diese Technik eingesetzt werden kann. Es ist es sinnvoll, den Patienten immer **so aktiv wie möglich** an der Therapie teilnehmen zu lassen. Allerdings gibt es Gegebenheiten, bei denen eine assistive Therapie nicht möglich bzw. kontraindiziert ist, z. B. nach Muskelnähten, bei Lähmungen etc.

Indikationen

- Kontrakturprophylaxe, Erhaltung der Mobilität von Gelenken und Bindegewebe
- Anregung des (Gelenk-)Stoffwechsels
- Förderung des Heilungsprozesses nach einer OP oder Verletzung
- Erhaltung des Bewegungsbewusstseins des Patienten
- Schmerzlinderung
- Auch für weitere Prophylaxen geeignet, z. B. zur Überbrückung der Pausen in der Pneumonieprophylaxe oder als Thromboseprophylaxe, wenn Patienten diese nicht selbstständig durchführen können.
- Wenn der Patient nicht in der Lage ist, Bewegungen selbstständig auszuführen, oder Unter-

stützung bei der Bewegung benötigt, weil er z. B. nicht in der Lage, ist die Achsen einzuhalten
- Unterstützung bei der (z. B. endgradigen) Bewegung und somit zur Bewegungserweiterung
- Vorbereitung auf aktive Bewegungen
- Untersuchung der Gelenkbeweglichkeit, der Gewebebeweglichkeit, etc.
- Vollständige Lähmungen/Plegien
- Unvollständige Lähmungen/Paresen
- Wenn bestimmte Voraussetzungen das aktive/assistive Bewegen nicht erlauben, wie z. B. Muskelnähte
- Nach bestimmten OP-Techniken, die eine Muskelanspannung bzw. Zug auf die Muskeln verbieten
- Koma
- Schmerzen
- Zur Untersuchung des Bewegungsapparates

Kontraindikationen
- Bei Lagerungsstabilität
- Wenn der behandelnde Arzt dies verbietet

Durchführung
- Den Patienten zunächst darüber informieren, was passiert und warum dies durchgeführt wird.
- Den Patienten über die Bewegungen aufklären und diese ggf. vormachen, damit er die Bewegungen auch zulassen kann.
- Der Patient soll die Bewegungen **mit seinen Gedanken begleiten (gedachte Bewegungen),** v. a. beim passiven, aber auch beim assistiven Bewegen. Darauf muss er vor der Durchführung (und auch währenddessen) hingewiesen werden.
- Die Therapeutin bzw. der Therapeut übernimmt das gesamte Gewicht **(passives Bewegen),** ein Teilgewicht **(assistives Bewegen)** oder gibt einen **Führungskontakt** an den entsprechenden Körperabschnitten (assistiv/aktiv).
- Wenn der Patient nicht assistiv oder aktiv bewegen darf, muss unbedingt darauf geachtet werden, dass er dies einhält (Patienten regelmäßig darauf hinweisen!). Der Therapeut sollte dies regelmäßig überprüfen, indem er wahrnimmt, ob der Patient versucht, das Gewicht der Extremität zu übernehmen und die Bewegungen selbstständig durchführt. Die Gewichtsübernahme des Körperteils und die selbstständige Durchführung der Bewegung sind kein passives Bewegen und damit kontraindiziert!
- Sicher und flächig greifen, d. h. gelenknah, aber ohne einzuschränken.
- Den Patienten **beobachten:** Mimik und Gestik können Aufschluss über Schmerz, Empfindungen, etc. des Patienten während des Bewegens geben.
- Wenn der Patient sich verbal äußern kann, soll er immer Rückmeldung zur Durchführbarkeit der Bewegung geben. Auch darüber, ob sich eine Bewegung unangenehm anfühlt oder er Schmerz empfindet.
- Bewegungen **langsam und gleichmäßig** durchführen.
- Die Bewegungen sollten **endgradig** (je nach Mobilität des Patienten) durchgeführt werden.
- Jede Bewegung in der Regel ca. 5- bis 10-mal durchführen (Abweichungen je nach Ziel und Diagnose möglich).
- **Immer und unbedingt (wenn möglich) achsengerecht arbeiten!**
- **Wenn achsengerechtes Arbeiten auf Grund der Gegebenheiten des Patienten nicht möglich ist, liegt der Schwerpunkt auf dem Erhalt der möglichen Bewegung bzw. Beweglichkeit!**

WIEDERHOLUNGSFRAGEN

Kap. 5.1 Grundlagen des Durchbewegens

1. Nenne zehn Indikationen für das passive bzw. assistive Durchbewegen.
2. Nenne eine Kontraindikation für das passive Durchbewegen.
3. Erkläre den Unterschied zwischen passivem und assistivem Bewegen.
4. Erkläre, wann und warum es in Ordnung ist, beim Durchbewegen von Patienten nicht achsengerecht zu arbeiten.

5.2 Praktische Durchführung des Durchbewegens

5.2.1 Untere Extremität

IMPORTANT TO KNOW

Beim Durchbewegen sind die Durchführungshinweise aus ➤ Kap. 5.1 zu berücksichtigen. Weiterhin müssen bei jedem Patienten die individuellen Kontraindikationen, welche sich aus Krankheitsbild, OP, Verordnung oder aus der Anweisung des behandelnden Arztes ergeben, dringend berücksichtigt werden.

Hüftgelenk

Mögliche Bewegungen im Hüftgelenk: Flex., Ext., ABD, ADD, AR, IR

Hüftflexion & Hüftextension

ASTE

- RL (auch andere ASTEN möglich, z. B. SL, BL mit Bein im Überhang) – beide Beine liegen lang auf der Unterlage – Knie des nicht zu bewegenden Beines kann mit Knierolle unterlagert werden.

IMPORTANT TO KNOW

Wenn der Patient Probleme/Pathologien im Bereich der LWS hat, ist es sinnvoll, das nicht zu bewegenden Bein anzustellen.

- Therapeut steht in Schrittstellung neben dem Patienten.
- Patient soll seine Bauchmuskeln leicht anspannen, indem der Bauchnabel sanft nach innen gezogen wird.

Bewegungsdurchführung

- Therapeut legt eine Hand unter die Ferse und eine Hand unter das Kniegelenk oder nimmt den Unterschenkel in den Unterarmgriff (dabei das Kniegelenk unterstützen).
- Knie des Patienten in Richtung der Brust bewegen.
- Endgradige Bewegung des Beines aus der Hüftextension in die Hüftflexion (> Abb. 5.1).
- In der Endstellung der Hüftflexion kurz verharren und dann zurückbewegen.
- Der Therapeut verlagert sein Gewicht bei der Bewegung mit der Bewegungsrichtung oder macht einen Schritt vor bzw. zurück.
- Wenn das zu bewegende Bein maximal in die Hüftflexion geführt wird und das kontralaterale Bein auf der Bank liegt, stellt sich in diesem automatisch eine Hüftextension ein.

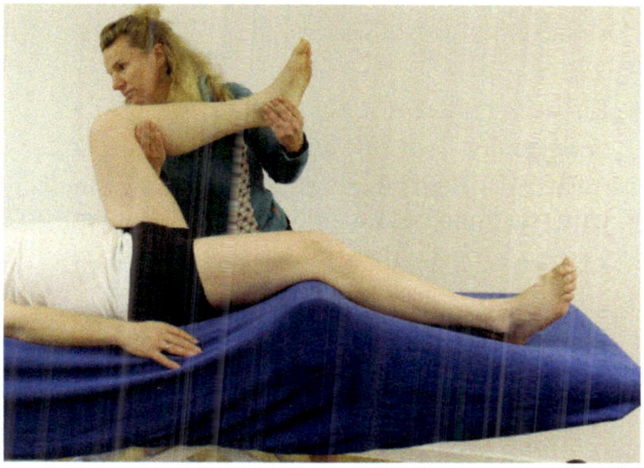

Abb. 5.1 Passives Durchbewegen in die Hüftflexion [P1610]

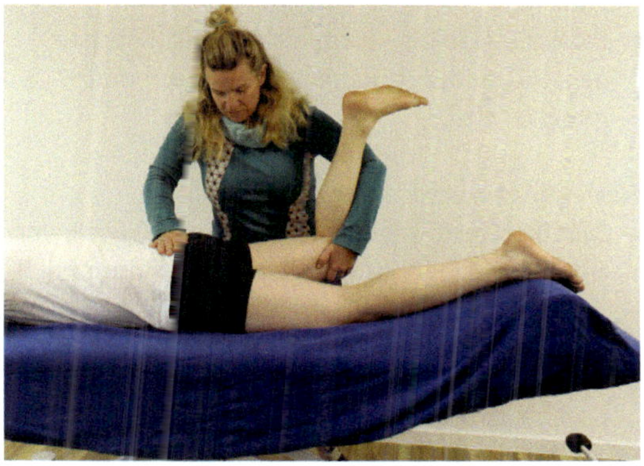

Abb. 5.2 Passives Durchbewegen in die Hüftextension [P1610]

Isoliertes Durchbewegen in die Hüftextension

- Hierfür eignet sich die BL gut, da das Becken durch die Bank fixiert wird.
- Der Therapeut legt eine Hand unter den Oberschenkel des Patienten (Knie ist zwecks einfacherer Handhabung dabei in Flexion), die andere Hand fixiert das Becken bzw. die LWS.
- Bein in Hüftextension bewegen (> Abb. 5.2).

IMPORTANT TO KNOW

Es soll hierbei keine Ausweichbewegung im Sinne einer Hyperlordose stattfinden!

- Kann auch in SL durchbewegt werden.

IMPORTANT TO KNOW

Hierbei muss auf eine gute Beckenfixation geachtet werden!

Hüftabduktion & Hüftadduktion

ASTE

- RL (auch andere ASTEN möglich, z. B. BL) – bewegendes Bein liegt auf der Unterlage – kontralaterales Bein hängt seitlich (in ABD) von der Bank herunter (wenn möglich!), um Platz für die ADD zu schaffen und das Becken zu fixieren.

IMPORTANT TO KNOW

Wenn der Patient Probleme oder Pathologien im Bereich der LWS hat, ist es sinnvoll, das nicht zu bewegende Bein anzustellen (möglichst in leichter ABD).

- Therapeut steht in Schrittstellung neben dem Patienten.
- Patient soll seine Bauchmuskeln leicht anspannen, indem der Bauchnabel sanft nach innen gezogen wird.

Bewegungsdurchführung

- Der Therapeut legt eine Hand unter die Ferse und eine Hand unter das Kniegelenk oder nimmt den Unterschenkel in den Unterarmgriff (dabei das Kniegelenk unterstützen).
- In der Frontalebene bleiben und nicht in Hüftflexion ausweichen!
- Patella des zu bewegenden Beines soll zur Decke zeigen!
- Endgradige Bewegung des Beines in die Abduktion und die Adduktion (auf Ausweichbewegungen des Beckens achten!; ➤ Abb. 5.3, ➤ Abb. 5.4).
- In der Endstellung der jeweiligen Bewegung kurz verharren und dann zurückbewegen.

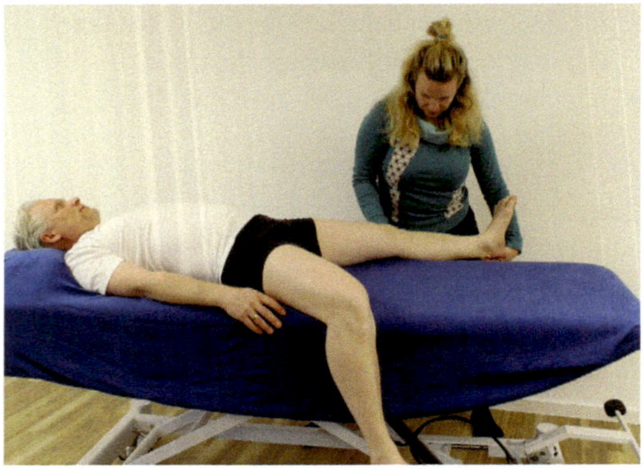

Abb. 5.3 Durchbewegen in die Hüftabduktion [P1610]

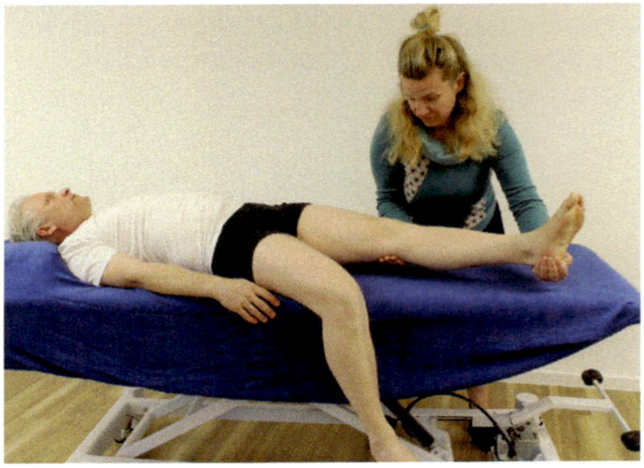

Abb. 5.4 Durchbewegen in die Hüftadduktion [P1610]

- Der Therapeut verlagert sein Gewicht bei der Bewegung mit der Bewegungsrichtung oder macht einen Schritt vor bzw. zurück.

AR & IR

ASTE

- RL (auch andere ASTEN möglich, z. B. BL) – das zu bewegende Bein in 90° Hüftflexion einstellen – Knie des nicht zu bewegenden Beines kann mit Knierolle unterlagert werden.

IMPORTANT TO KNOW

Wenn der Patient Probleme oder Pathologien im Bereich der LWS hat, ist es sinnvoll, das nicht zu bewegende Bein anzustellen.

- Therapeut steht in Schrittstellung neben dem Patienten.
- Der Patient soll seine Bauchmuskeln leicht anspannen, indem der Bauchnabel sanft nach innen gezogen wird.

Bewegungsdurchführung

- Der Therapeut legt eine Hand unter die Ferse und eine Hand auf das Kniegelenk oder nimmt den Unterschenkel in den Unterarmgriff (dabei das Kniegelenk unterstützen).
- Dann stellt er zunächst die 90° Hüftflexion ein.
- Endgradige Bewegung des Beines in die Außenrotation und die Innenrotation (➤ Abb. 5.5, ➤ Abb. 5.6).
- In der Endstellung der jeweiligen Bewegung kurz verharren und dann zurückbewegen.

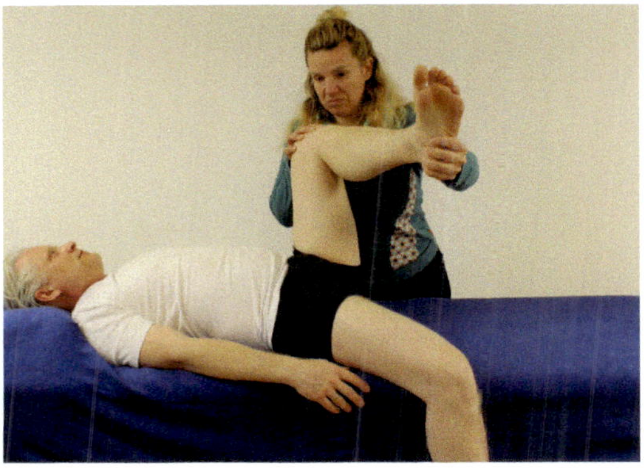

Abb. 5.5 Durchbewegen in die Hüft-AR [P1610]

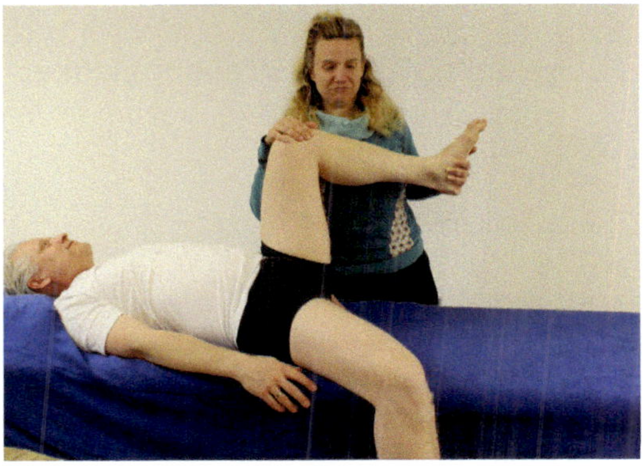

Abb. 5.6 Durchbewegen in die Hüft-IR [P1610]

- Der Therapeut verlagert sein Gewicht bei der Bewegung mit der Bewegungsrichtung oder macht einen Schritt vor bzw. zurück.

Kniegelenk

Mögliche Bewegungen im Kniegelenk: Flex., Ext., AR, IR

Knieflexion & Knieextension

ASTE

- RL (auch andere ASTEN möglich, z. B. SL) – beide Beine liegen lang auf der Unterlage – Knie des nicht zu bewegenden Beines kann mit Knierolle unterlagert werden.

IMPORTANT TO KNOW

Wenn der Patient Probleme/Pathologien im Bereich der LWS hat, ist es sinnvoll, das nicht zu bewegenden Bein anzustellen.

- Therapeut steht in Schrittstellung neben dem Patienten.
- Der Patient soll seine Bauchmuskeln leicht anspannen, indem der Bauchnabel sanft nach innen gezogen wird.

Bewegungsdurchführung

- Der Therapeut legt eine Hand unter die Ferse und eine Hand unter das Kniegelenk oder nimmt den Unterschenkel in den Unterarmgriff (dabei das Kniegelenk unterstützen).
- Ferse wird zur Oberschenkelrückseite geführt.
- Endgradige Bewegung des Beines in die Knieflexion und die Knieextension (➤ Abb. 5.7, ➤ Abb. 5.8).
- In der Endstellung der jeweiligen Bewegung kurz verharren und dann zurückbewegen.
- Der Therapeut verlagert sein Gewicht bei der Bewegung mit der Bewegungsrichtung oder macht einen Schritt vor bzw. zurück.

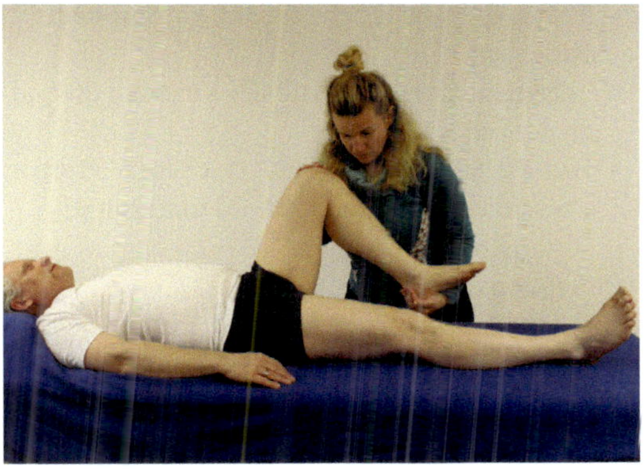

Abb. 5.7 Durchbewegen in die Knieflexion [P1610]

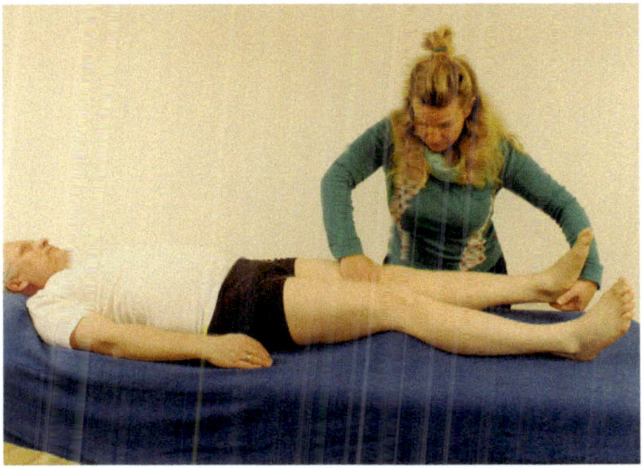

Abb. 5.8 Durchbewegen in die Knieextension mit unterlagerter Rolle [P1610]

Besonderheit Knieextension

- Um das Knie in die endgradige Knieextension zu bewegen (auch bei der aktiven Form eine günstige Variante), kann dieses mit einer (Halb-) Rolle (oder einem zusammengerollten Handtuch) unterlagert werden (➤ Abb. 5.8).
- Aus dieser unterlagerten Position kann mit der oben beschriebenen Grifftechnik in die Extension bewegt werden.
- Hierbei ist es günstig, wenn eine Hand im Unterarmgriff US und Fuß umgreift und bewegt und die andere Hand oberhalb der Patella den Oberschenkel fixiert.

AR & IR (90° Flex.)

ASTE

- RL – beide Beine liegen lang auf der Unterlage – Knie des nicht zu bewegenden Beines kann mit Knierolle unterlagert werden. Zu bewegendes Bein auf der Ferse anstellen, sodass im Kniegelenk ca. 90° Flexion entsteht.
- Therapeut steht in Schrittstellung neben dem Patienten.
- Therapeut fixiert oberhalb des Knies am OS und an der Ferse.
- Evtl. Patientenfuß in DE 90° (verriegelte Position OSG) mit dem Therapeuten-OS unterstützen.

Bewegungsdurchführung

US über die distale Hand in die AR und die IR drehen (➤ Abb. 5.9, ➤ Abb. 5.10).

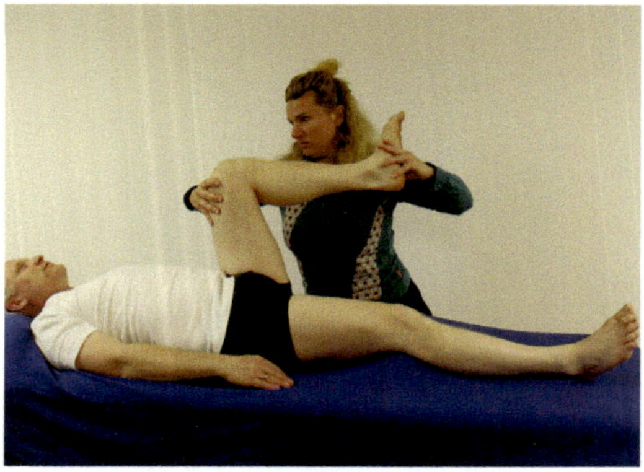

Abb. 5.9 Durchbewegen in die Knie-AR [P1610]

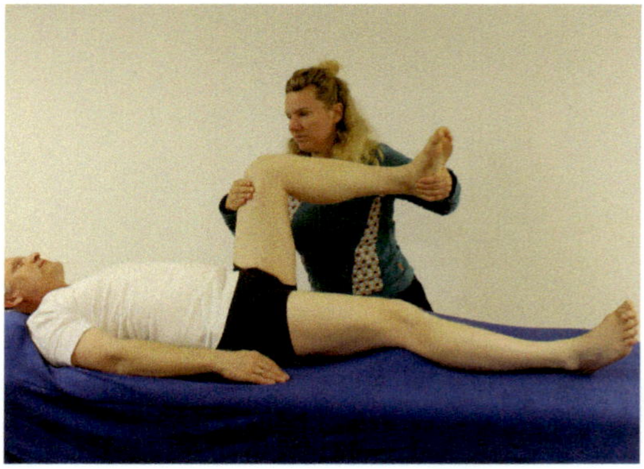

Abb. 5.10 Durchbewegen in die Knie-IR [P1610]

Fußgelenke: OSG/USG/Zehengelenke

OSG

Plantarflexion & Dorsalextension

ASTE

- RL (auch andere ASTEN möglich) – Fersen sollten im Überhang liegen, um das gesamte Bewegungsausmaß des OSG auszunutzen – Knie sollten mit einer Rolle unterlagert werden, damit die Bewegung nicht durch einen verkürzten M. gastrocnemius eingeschränkt wird.

IMPORTANT TO KNOW

Beim Durchbewegen kommt es auf die Ausnutzung des maximalen ROM eines Gelenks an. Deshalb ist es wichtig, zweigelenkige Muskeln, wie z. B. den M. gastrocnemius, anzunähern, damit das volle ROM erreicht werden kann.

- Therapeut steht am Bankende, eine Hand proximal des OSG am US oder Knie und eine Hand umfasst den Calcaneus ODER eine Hand am Vorfuß und eine Hand umfasst den Calcaneus.

Bewegungsdurchführung

- Endgradige Bewegung des Fußes in die Dorsalextension und die Plantarflexion (➤ Abb. 5.11, ➤ Abb. 5.12).
- In der Endstellung der jeweiligen Bewegung kurz verharren und dann zurückbewegen.
- Der Therapeut verlagert sein Gewicht bei der Bewegung mit der Bewegungsrichtung oder macht einen Schritt vor bzw. zurück.

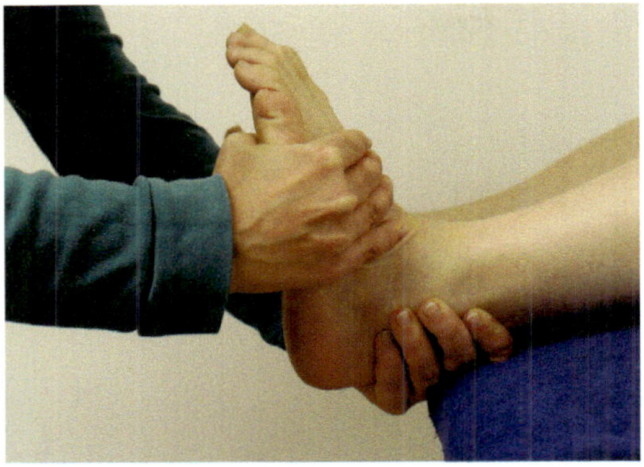

Abb. 5.11 Durchbewegen in die DE [P1610]

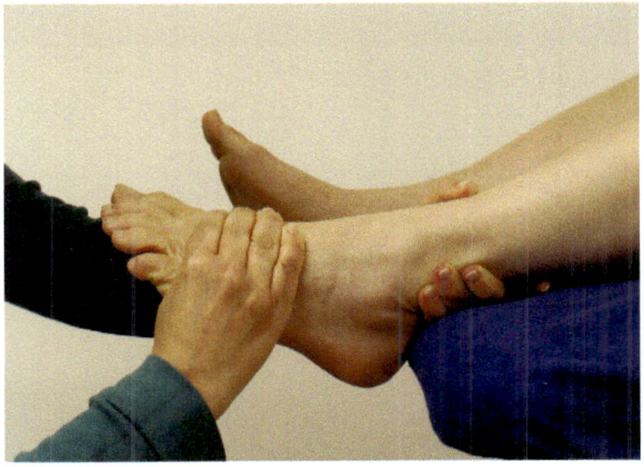

Abb. 5.12 Durchbewegen in die PF [P1610]

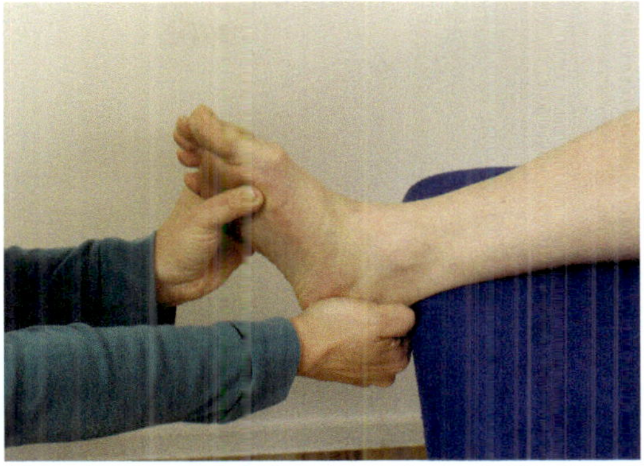

Abb. 5.13 Durchbewegen in die Supination [P1610]

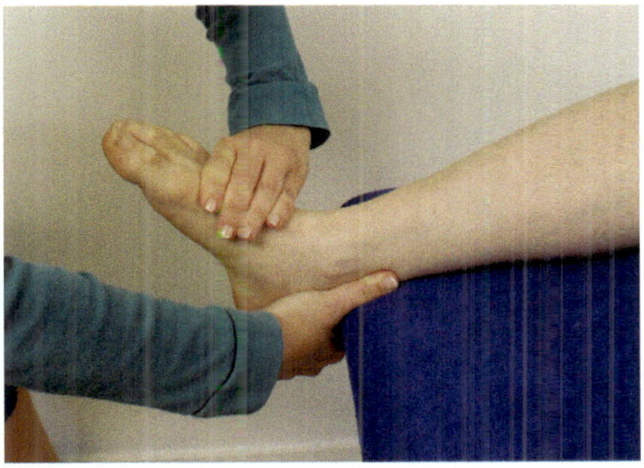

Abb. 5.14 Durchbewegen in die Pronation [P1610]

USG

Pronation/Supination mit fixierter Ferse

ASTE

- RL (auch andere ASTEN möglich) – Fersen im Überhang – Knie sollten mit einer Rolle unterlagert werden.
- Therapeut steht am Bankende, eine Hand umfasst den Vorfuß und eine Hand den Calcaneus und fixiert diesen.

IMPORTANT TO KNOW

Während der Pro- und Supination muss die Ferse durch den Therapeuten fixiert werden, damit diese auch als reine Pro- und Supination ausgeführt werden kann.

Bewegungsdurchführung

- Endgradige Bewegung des Fußes in die Pronation und die Supination (> Abb. 5.13, > Abb. 5.14).
- In der Endstellung der jeweiligen Bewegung kurz verharren und dann zurückbewegen.

OSG/USG

Inversion/Eversion – Ferse frei

ASTE

- RL (auch andere ASTEN möglich) – Fersen im Überhang – Knie sollten mit einer Rolle unterlagert werden.
- Therapeut steht oder sitzt am Bankende, eine oder ggf. beide Hände fixieren den Vorfuß

Bewegungsdurchführung

- Endgradige Bewegung des Fußes in die Inversion und die Eversion (> Abb. 5.15, > Abb. 5.16).
- In der Endstellung der jeweiligen Bewegung kurz verharren und dann zurückbewegen

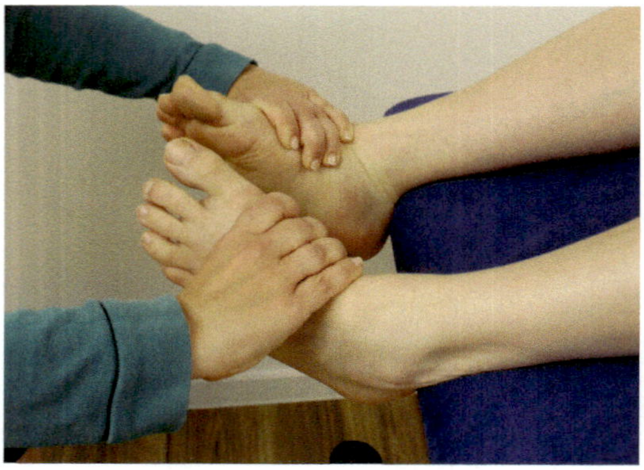

Abb. 5.15 Durchbewegen in die Inversion [P1610]

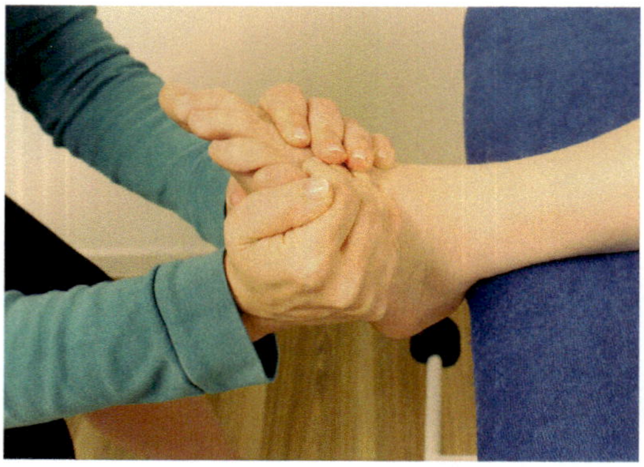

Abb. 5.16 Durchbewegen in die Eversion [P1610]

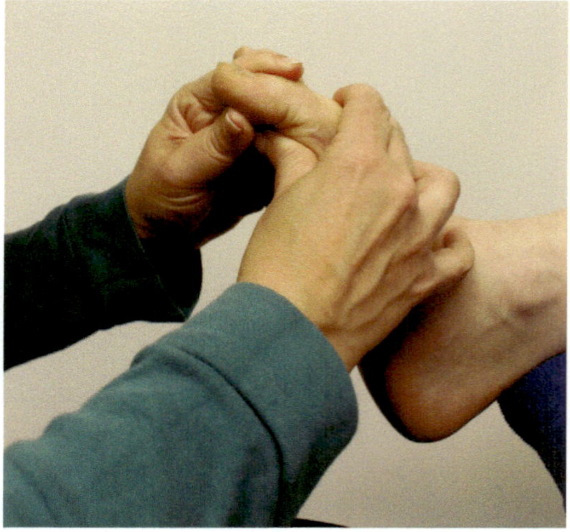

Abb. 5.17 Zehen in die Flexion [P1610]

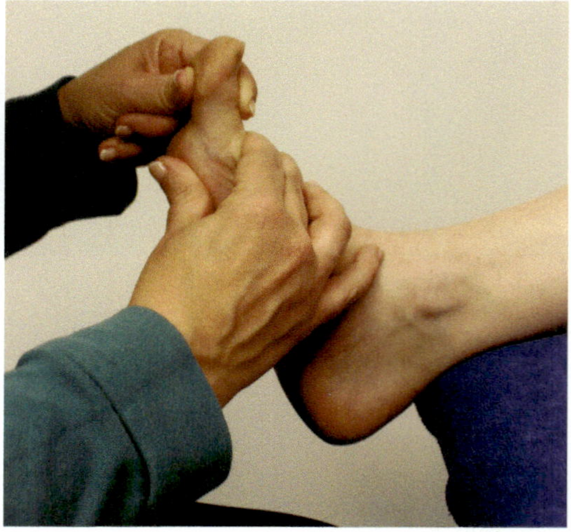

Abb. 5.18 Zehen in die Extension [P1610]

Zehen

Flex./Ext., ABD/ADD

ASTE

- RL (auch andere ASTEN möglich) – Fersen im Überhang – Knie sollten mit einer Rolle unterlagert werden.
- Therapeut steht am Bankende, eine Hand/Finger proximal des zu bewegenden Zehengelenks, die andere Hand/Finger distal des zu bewegenden Zehengelenks.

Bewegungsdurchführung

- Endgradige Bewegung der Zehengelenke in die Flexion (➤ Abb. 5.17) und die Extension (➤ Abb. 5.18).
- Endgradige Bewegung der Zehengelenke in die Abduktion und die Adduktion.
- In der Endstellung der jeweiligen Bewegung kurz verharren und dann zurückbewegen.

5.2.2 Obere Extremität

Schultergürtel

Mögliche Bewegungen im Schultergürtel: Elevation, Depression, Protraktion, Retraktion

Scapulakreisen

Hierbei handelt es sich um eine Kombinationsbewegung aus allen vier o. g. Bewegungsrichtungen.

ASTE

- SL (stabil) – Kopf ist neutral unterlagert – Beine sind angewinkelt (entweder beide oder eines).
- Therapeut steht in Schrittstellung neben dem Patienten, eine Hand liegt ventral am Humeruskopf, eine Hand dorsal über der Scapula. Dabei liegt der obere Arm des Patienten sicher auf dem Arm des Therapeuten auf (➤ Abb. 5.19a).

Bewegungsdurchführung

Die Scapula (und damit auch das Schultergelenk) wird nun in alle Richtungen bis zum jeweiligen Bewegungsende kreisend bewegt (➤ Abb. 5.19b).

Scapulapro- und -retraktion

ASTE

➤ ASTE Scapulakreisen

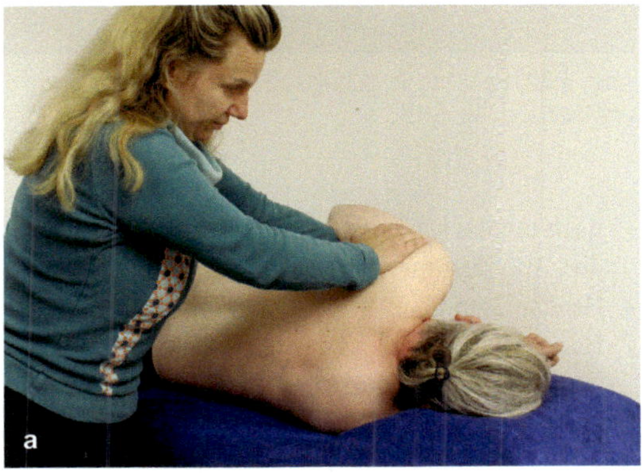

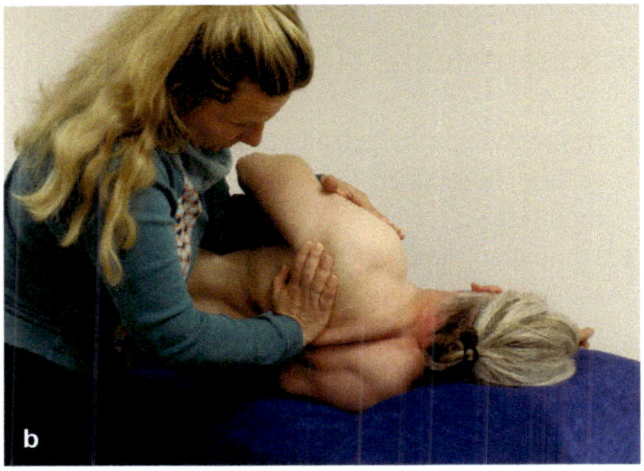

Abb. 5.19 Scapulakreisen: a) ASTE, b) ESTE [P1610]

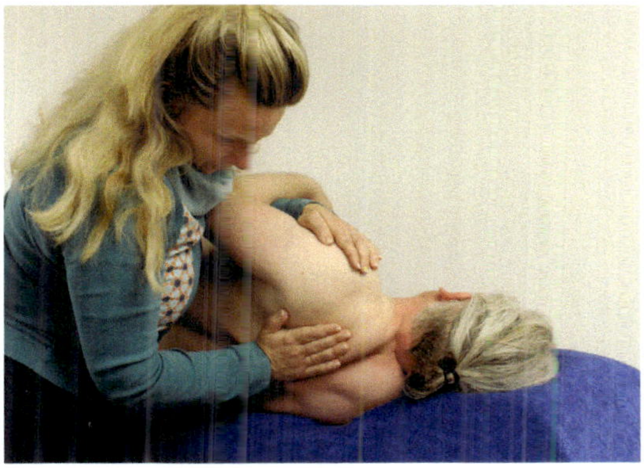

Abb. 5.20 Scapularetraktion [P1610]

Bewegungsdurchführung

Die Scapula und der Schultergürtel werden bis zum jeweiligen Bewegungsende in die Pro- und Retraktion gebracht (➤ Abb. 5.20).

IMPORTANT TO KNOW

Die Bewegung sollte nur im Schultergürtel stattfinden, der Oberkörper des Patienten darf nicht in die jeweilige Richtung mitrollen.

Scapulaelevation und -depression

ASTE

➤ ASTE Scapulakreisen

Bewegungsdurchführung

Die Scapula und der Schultergürtel werden bis zum Bewegungsende in die Elevation (Schulter Richtung Ohr) und die Depression (Schulter Richtung Becken; ➤ Abb. 5.21) gebracht.

Scapula bewegen in RL

IMPORTANT TO KNOW

Am günstigsten kann die Scapula in SL bewegt werden. Es gibt jedoch Patienten, die nicht in die SL mobilisiert werden können. Für diese Patienten ist diese Technik gedacht. Solche Patienten sind vornehmlich im Krankenhaus, im Pflegeheim oder im Hausbesuchssetting anzutreffen. Die Technik ist mit einem Bett als Unterlage (nachgiebige Unterlage) einfacher durchzuführen.

5

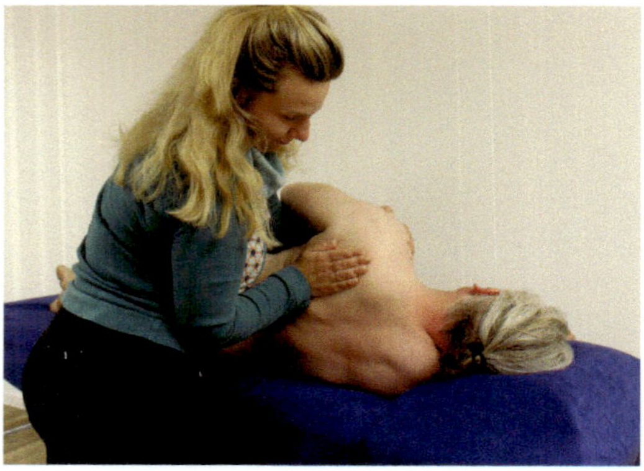

Abb. 5.21 Scapuladepression [P1610]

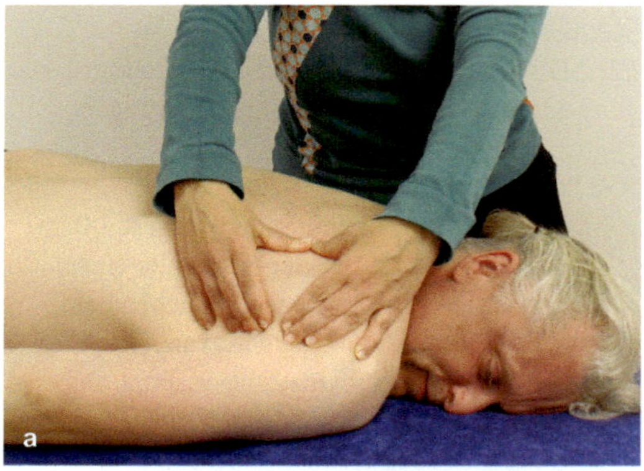

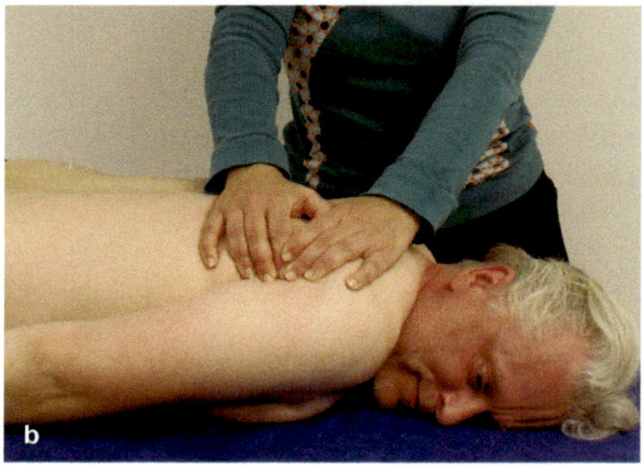

Abb. 5.22 Handling Scapulaverschiebung nach lateral (a) und medial (b) [P1610]

ASTE
RL

Scapulaverschiebung/-bewegung nach lateral und medial

- Hände vorsichtig unter die Scapula schieben, sodass die Finger um die mediale Kante greifen können, um die Scapula nach lateral zu schieben.
- Mit dem Daumenballen und der Handwurzel sanft an den lateralen Rand der Scapula anmodellieren und die Scapula nach medial schieben (➤ Abb. 5.22).

Scapulaverschiebung nach kranial und kaudal

- Die Hände vorsichtig unter die Scapula schieben, dabei modelliert sich die eine Hand an den Angulus inferior an, die andere Hand an die Spina scapulae.
- Die Hand am Angulus inferior kann die Scapula sanft nach kranial schieben, die Hand an der Spina scapulae kann die Scapula sanft nach kaudal schieben (➤ Abb. 5.23).

Scapulaverschiebung in AR und IR

- Bei der Scapula-Außenrotation rotiert der Angulus inferior nach außen und oben.
- Bei der Scapula-Innenrotation rotiert der Angulus inferior nach unten und innen.
- Die Hände ähnlich wie bei ➤ Abb. 5.23b an Angulus inferior und Margo medialis/Margo lateralis anmodellieren.
- **AR:** Die Scapula in AR bewegen, indem die eine Hand sanft die Spina scapulae/Margo lateralis nach medial schiebt und die andere Hand sanft den Angulus inferior in AR zieht.
- **IR:** Die Scapula in IR bewegen, indem die eine Hand die Spina scapulae/Margo medialis sanft nach lateral zieht und die andere Hand den Angulus inferior sanft in IR schiebt.

Schultergelenk

- Bevor das Schultergelenk bewegt wird (v. a. endgradig), muss überprüft werden, ob die Scapula mobil ist.
- Wenn die Scapula nicht mobil ist, sollte diese vor der Mobilisation des Schultergelenks mobilisiert werden, um Verletzungen vorzubeugen.
- Das Schultergelenk kann und sollte in verschiedenen ASTEN beübt werden; grundsätzlich ist die höchstmögliche ASTE zu wählen.

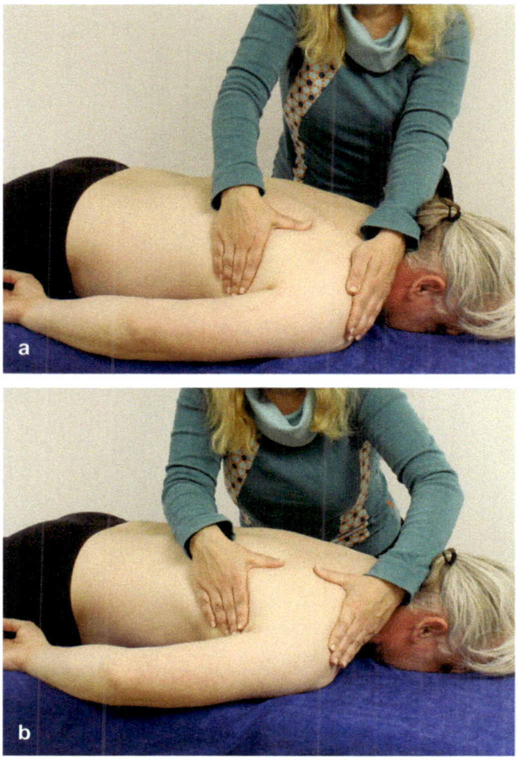

Abb. 5.23 Handling Scapulaverschiebung nach kranial (a) und kaudal (b) [P1610]

- Wenn sich Patienten auf die Schulterbewegung konzentrieren müssen, ist der Sitz oder die SL eine günstige Position.

Mögliche Bewegungen im Schultergelenk: Flex., Ext., ABD, ADD, IR, AR

Flexion & Extension

NICE TO KNOW

Grundsätzlich wird die Flexion im Schultergelenk bis 90° als Anteversion und ab 90° als Elevation bezeichnet!

ASTEN

- RL, SL, Sitz möglich
- **RL:** Therapeut steht neben dem Patienten, eine Hand am Schultergürtel, auf dem Schulterdach, eine Hand am Unter- oder Oberarm (dabei sollte das Ellenbogengelenk umfasst und damit stabilisiert werden) ODER eine Hand an Ober- und eine Hand am Unterarm.

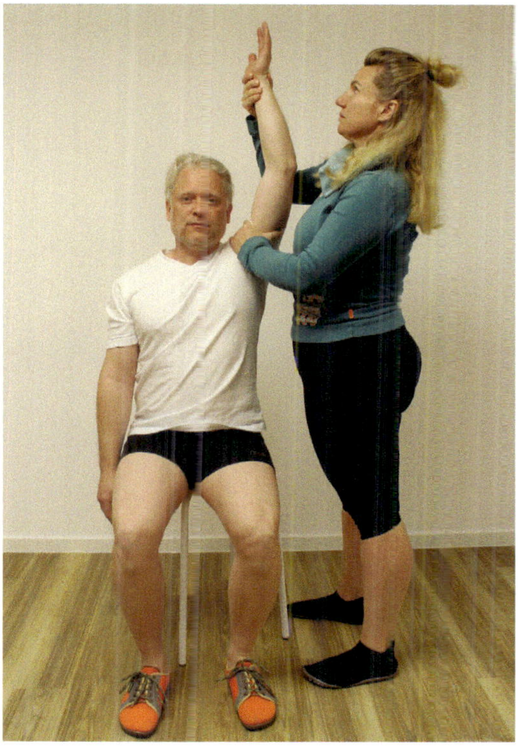

Abb. 5.24 Flexion Schultergelenk [P1610]

- **SL:** Therapeut steht hinter oder vor dem Patienten, Hände wie bei RL.
- **Sitz:** Therapeut steht neben dem Patienten, eine Hand umfasst den OA und der UA des Therapeuten stabilisiert das Ellenbogengelenk, andere Hand umfasst die Hand oder das Handgelenk.

Bewegungsdurchführung

- Endgradige Bewegung in die Flexion (> Abb. 5.24) und die Extension (> Abb. 5.25).
- In der Endstellung der jeweiligen Bewegung kurz verharren und dann zurückbewegen.

Abduktion & Adduktion

ASTE

- RL (SL/Sitz).
- Therapeut steht neben dem Patienten (z. B. im Ausfallschritt); je nach Ausweichbewegung des Patienten gibt es zwei Varianten: eine Hand am Schultergürtel, die andere Hand an Ober- und Unterarm (dabei sollte das Ellenbogengelenk umfasst und damit stabilisiert werden) ODER

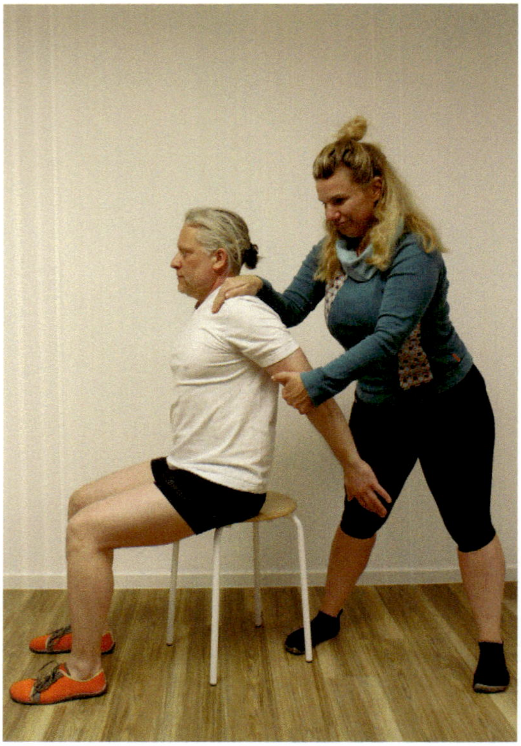

Abb. 5.25 Extension Schultergelenk [P1610]

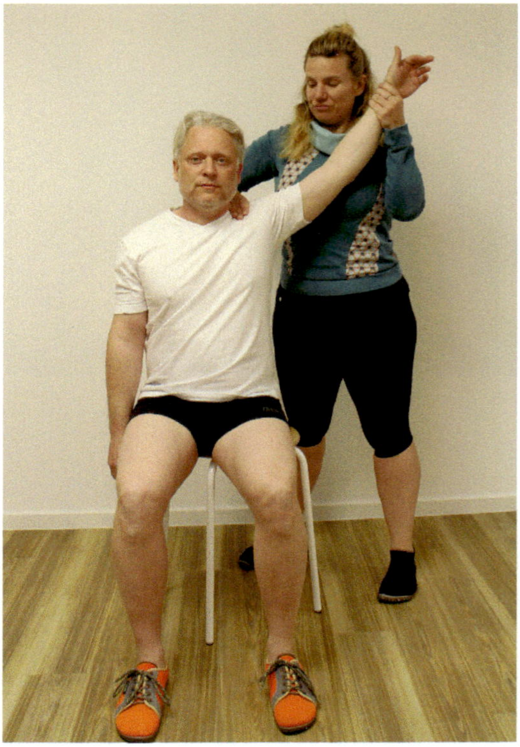

Abb. 5.26 Abduktion Schultergelenk [P1610]

eine Hand am Ober- und eine Hand am Unterarm (➤ Abb. 5.26).

Bewegungsdurchführung
- Arm wird in die endgradige ABD bewegt (➤ Abb. 5.26).

IMPORTANT TO KNOW
Bitte daran denken, dass eine maximale ABD im Schultergelenk immer mit AR kombiniert werden muss.

- Arm wird in die endgradige ADD bewegt, indem er vor den Rumpf des Patienten bewegt wird (➤ Abb. 5.27).
- Der Therapeut verlagert sein Gewicht bei der Bewegung mit der Bewegungsrichtung oder macht einen Schritt vor bzw. zurück.

AR & IR im Schultergelenk

ASTE
- RL – Arm des Patienten in 90° ABD gelagert (SL/Sitz).
- Therapeut steht neben dem Patienten, eine Hand am Schultergürtel, auf dem Schulterdach, eine Hand an Ober- und Unterarm (dabei sollte das Ellenbogengelenk umfasst und damit stabilisiert werden) ODER eine Hand am Ober- und eine Hand am Unterarm (dabei kann der Schultergürtel bei Bedarf mit dem OS des Therapeuten fixiert werden).

Bewegungsdurchführung
- Endgradige Bewegung in die AR (➤ Abb. 5.28) und die IR (➤ Abb. 5.29)
- In der Endstellung der jeweiligen Bewegung kurz verharren und dann zurückbewegen.

Kombinationsbewegungen

Zusätzlich zu den möglichen Bewegungen im Schultergelenk können auch Kombinationsbewegungen beübt werden, vor allem solche, die Patienten dringend wieder benötigen, z. B. Haare kämen, BH schließen, etc.

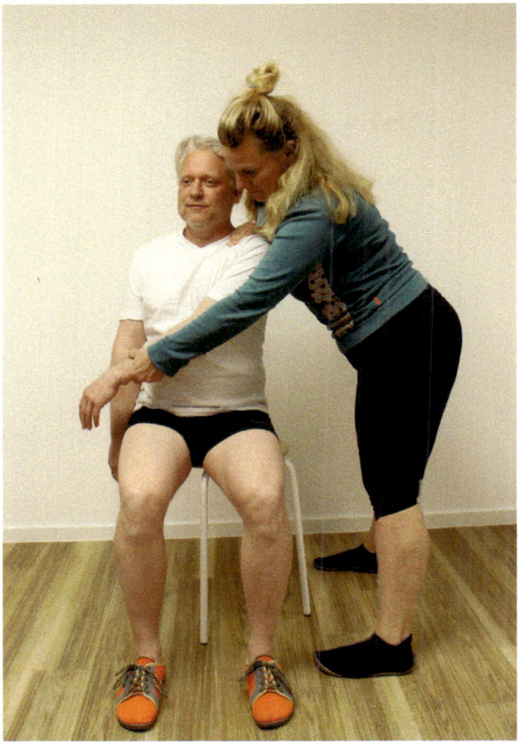

Abb. 5.27 Adduktion Schultergelenk [P1610]

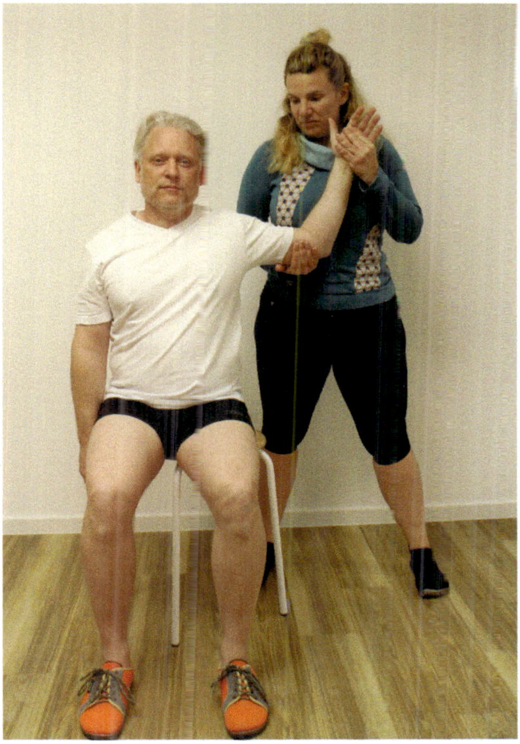

Abb. 5.28 AR Schultergelenk [P1610]

Kombinationsbewegung: Hand an gegenüberliegendes Ohr/Hinterkopf

ASTE

- Sitz oder RL
- Therapeut steht neben dem Patienten, eine Hand am Oberarm und eine Hand am Unterarm.

Bewegungsdurchführung

- Hand wird zur gegenüberliegenden Kopfseite, zum gegenüberliegenden Ohr (➤ Abb. 5.30), hinter den Kopf oder hinter den Rücken auf BH-Höhe geführt.
- Dabei sollten die Bewegungsmuster geübt werden, die der Patient für den Alltag benötigt.

Kombinationsbewegung: Hand an Gesäß

ASTE

- Sitz
- Therapeut steht seitlich hinter dem Patienten, eine Hand an der Schulter und eine Hand am Unterarm.

Bewegungsdurchführung

Die Hand des Patienten wird hinter dem Rücken zum Gesäß geführt (➤ Abb. 5.31).

Ellenbogen

Flexion & Extension

ASTE

- Sitz (wenn möglich), Arme hängen frei neben dem Körper
- In RL sollte der Oberarm mit einem Sandsack oder einem kleinen Kissen unterlagert werden, damit der Arm auch in Extension geführt werden kann.
- Therapeut steht neben dem Patienten, eine Hand am Oberarm (wenn möglich das Ellenbogengelenk unterstützen), eine Hand am Unterarm.

Bewegungsdurchführung

Unterarm in endgradige Flexion und anschließend in endgradige Extension führen.

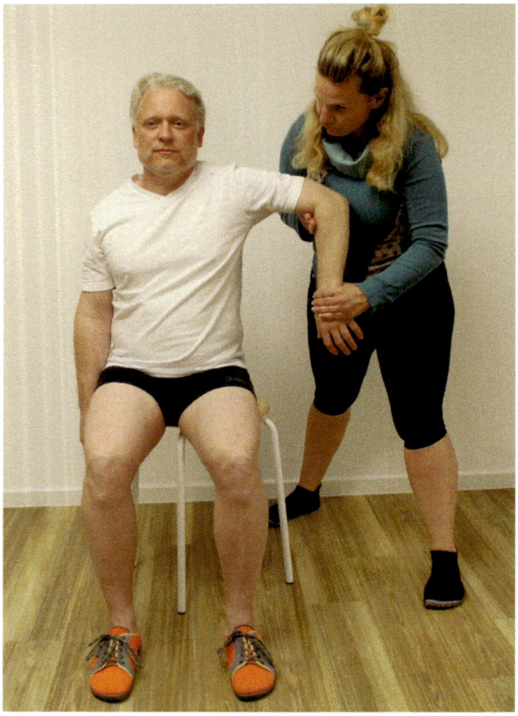

Abb. 5.29 IR Schultergelenk [P1610]

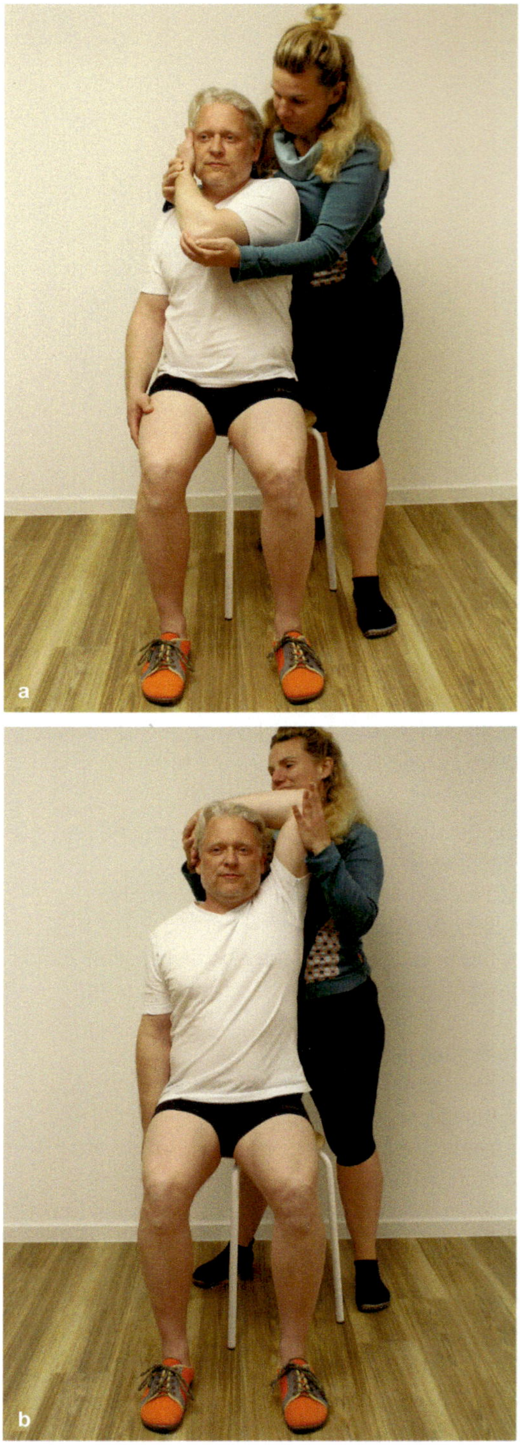

Abb. 5.30 Kombibewegung Hand an gegenüberliegendes Ohr. a) Möglichkeit 1, b) Möglichkeit 2 [P1610]

Pronation/Supination im Ellenbogengelenk

ASTE

- Sitz/RL – Ellenbogengelenk in 90° Flexion eingestellt
- Therapeut steht neben dem Patienten, eine Hand am Oberarm (wenn möglich das Ellenbogengelenk unterstützen), eine Hand fasst in die Hand des Patienten.

Bewegungsdurchführung

Unterarm in die endgradige Supination und die Pronation führen.

IMPORTANT TO KNOW

Unbedingt auf Ausweichbewegung im Schultergelenk achten!

Kombinationsbewegung: Flexion und Supination/Extension und Pronation

ASTE

- Sitz (wenn möglich). In RL sollte der Oberarm mit einem Sandsack oder einem kleinen Kissen

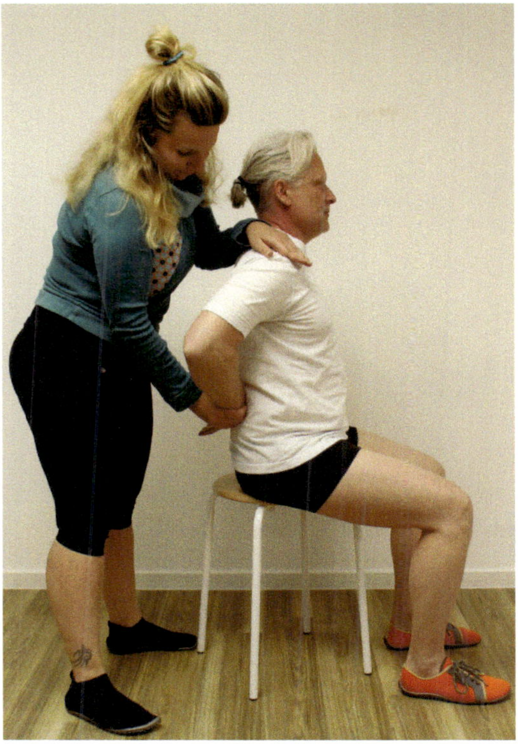

Abb. 5.31 Kombibewegung Hand an Gesäß [P1610]

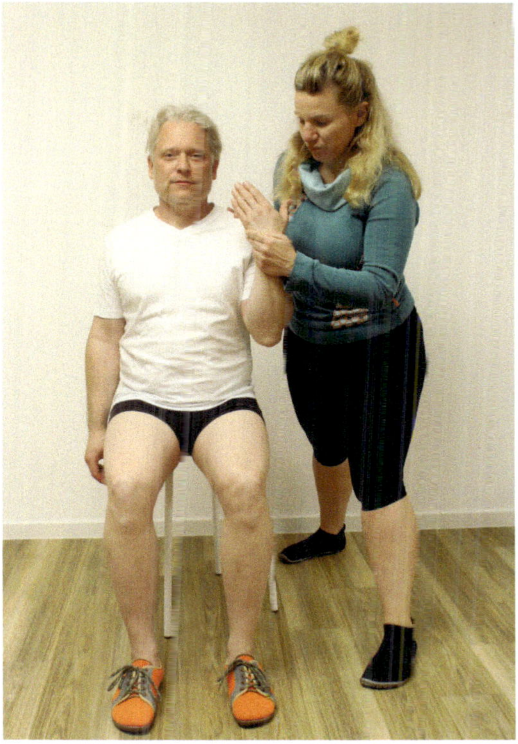

Abb. 5.32 Flexion und Supination [P1610]

unterlagert werden, damit der Arm auch in Extension geführt werden kann.

- Therapeut steht neben dem Patienten, eine Hand am Oberarm (wenn möglich das Ellenbogengelenk unterstützen), eine Hand umfasst das Handgelenk des Patienten.

Bewegungsdurchführung

Unterarm in die endgradige Flexion in Kombination mit Supination (➤ Abb. 5.32) und anschließend in die endgradige Extension in Kombination mit Pronation führen (➤ Abb. 5.33).

Handgelenk

Dorsalextension & Palmarflexion

ASTE

- Sitz (wenn möglich) – Handgelenk sollte frei über Bank bzw. Tischkante hängen, ggf. UA mit einem Sandsack unterlagert.
- Therapeut steht oder sitzt neben dem Patienten, eine Hand am unteren Unterarm handgelenksnah (fixierend), eine Hand in der Hand des Patienten.

Bewegungsdurchführung

Endgradiges Bewegen in Dorsalextension und Palmarflexion

IMPORTANT TO KNOW

Um das maximale ROM im Handgelenk zu erreichen, müssen die Fingergelenke gebeugt sein (am günstigsten in der Fauststellung).

Radiale/ulnare Duktion im Handgelenk

ASTE

- Sitz (wenn möglich) – Handgelenk sollte frei über Bank/Tischkante hängen, ggf. UA mit einem Sandsack unterlagert.
- Therapeut steht neben dem Patienten, eine Hand am unteren Unterarm handgelenksnah (fixierend), eine Hand in der Hand des Patienten.

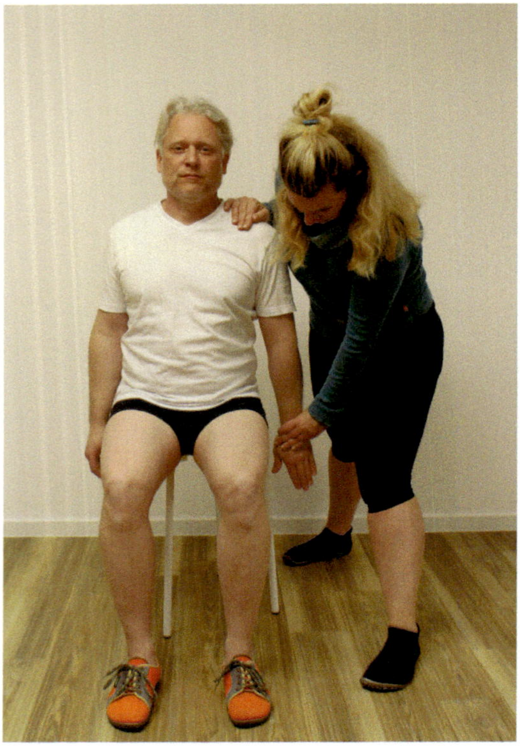

Abb. 5.33 Extension und Pronation [P1610]

Bewegungsdurchführung

Endgradiges Bewegen in die radiale (➤ Abb. 5.34) und die ulnare Duktion (➤ Abb. 5.35)

Fingergelenke

Dorsalextension & Palmarflexion in Grund-, Mittel- und Endgelenk

ASTE

- Sitz (wenn möglich) – Handgelenk sollten frei über Bank/Tischkante hängen, ggf. UA mit einem Sandsack unterlagert.
- Therapeut steht oder sitzt neben dem Patienten, fixiert mit der einen Hand den jeweils proximalen Anteil und bewegt den distalen Anteil des Fingers.

Bewegungsdurchführung

Endgradiges Bewegen in Grund-, Mittel- und Endgelenk in Flexion und Extension

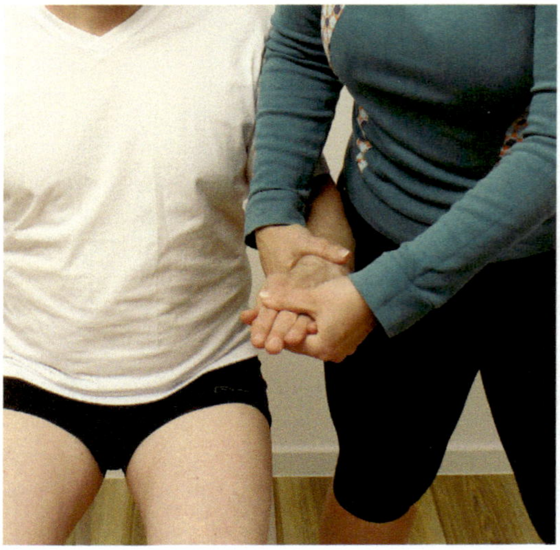

Abb. 5.34 Radiale Duktion [P1610]

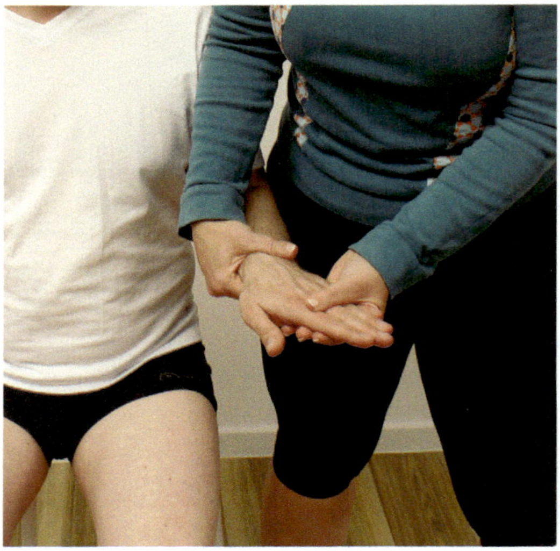

Abb. 5.35 Ulnare Duktion [P1610]

Kombinationsbewegung: komplett geschlossene Faust & halbe Faust

ASTE

- Sitz (wenn möglich) – Handgelenk sollte frei über Bank/Tischkante hängen, ggf. UA mit einem Sandsack unterlagert.
  - Therapeut steht oder sitzt neben dem Patienten und fixiert mit der einen Hand oberhalb des Handgelenks, mit der anderen Hand umfasst er die Hand von dorsal und schließt die Faust ganz oder halb (➤ Abb. 5.36).

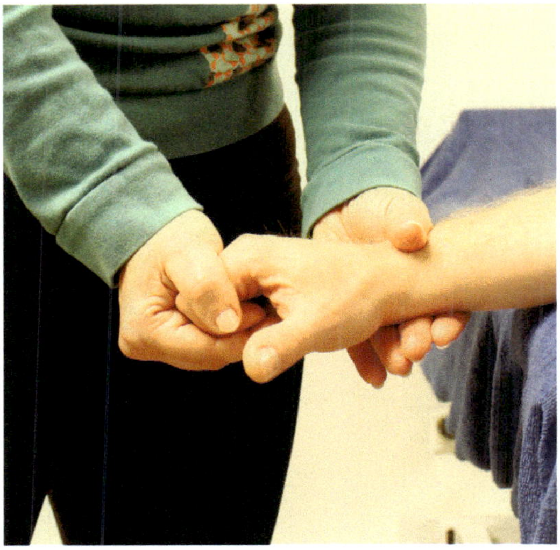

Abb. 5.36 Halbe Faust [P1610]

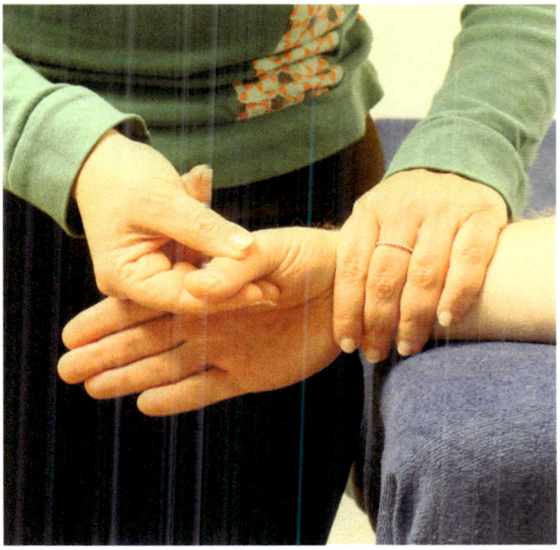

Abb. 5.37 Flexion Daumengrundgelenk [P1610]

Finger spreizen und Finger zusammenführen

ASTE

- Sitz (wenn möglich) – Handgelenk sollte frei über Bank/Tischkante hängen, ggf. UA mit einem Sandsack unterlagert.
- Therapeut steht oder sitzt neben dem Patienten.
- Das Abduzieren und Adduzieren der Finger geht am besten aktiv.
- Sollte dies nicht möglich sein, kann der Therapeut mit seinen Fingern zwischen die Finger des Patienten gehen, diese spreizen und mit der anderen Hand wieder zusammenführen. ODER der Therapeut nimmt jeweils einen Finger und führt diesen in ABD und ADD und wechselt dann die Finger durch.

Daumen

Flexion & Extension

ASTE

- Sitz – Hand in NN-Stellung aufgestellt, sodass der Daumen sich kranial befindet.
- Therapeut steht oder sitzt neben dem Patienten, eine Hand fixiert die Handwurzel bzw. die Hand distal des Daumengrundgelenks, die andere Hand greift lateral proximal des Daumengrundgelenks.

Bewegungsdurchführung

Der Daumen wird in die Flexion (➤ Abb. 5.37) und die Extension (➤ Abb. 5.38) bewegt.

Abduktion und Adduktion im Daumensattelgelenk

ASTE

- Sitz – Hand in NN-Stellung aufgestellt, sodass der Daumen sich kranial an der Hand befindet, die Kleinfingerkante ist aufgestellt.
- Therapeut steht oder sitzt neben dem Patienten, eine Hand fixiert die Handwurzel bzw. die Hand distal des Daumensattelgelenks (z. B. in Tabatière und Daumenballen), die andere Hand greift proximal (jeweils dorsal und ventral) des Daumensattelgelenks.

Exkurs

Daumenballen – Tabatière

Der **Daumenballen** ist die Verdickung unterhalb des Daumens, welche u. a. durch die Daumenmuskulatur gebildet wird.

Die sogenannte **Tabatière** ist die Fovea radialis, ein dreieckiger Bereich radialseitig proximal des Daumens zwischen den Sehnen des M. extensor pollicis longus, des M. abductor pollicis longus und dem M. extensor pollicis brevis. Die Tabatière wird erst sichtbar, wenn der Daumen

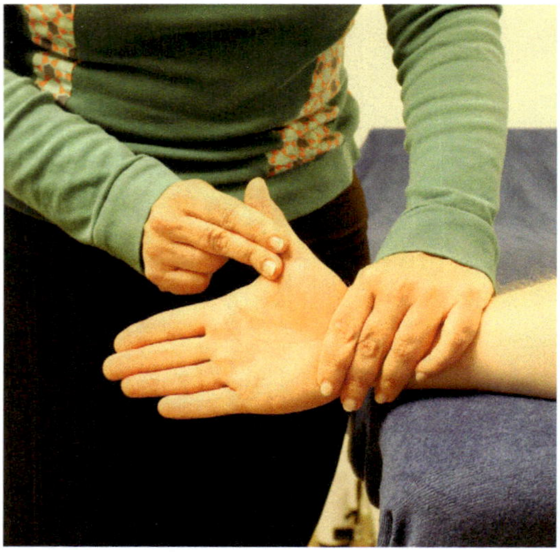

Abb. 5.38 Extension Daumengrundgelenk [P1610]

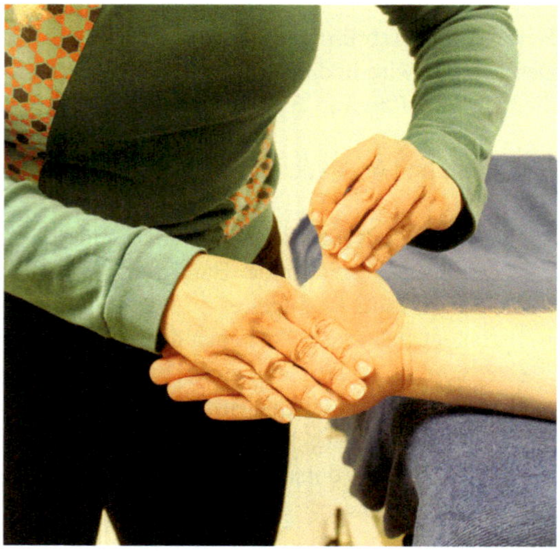

Abb. 5.39 Abduktion im Daumensattelgelenk [P1610]

in Extension angespannt wird und die Sehnen somit sichtbar werden.

Der Begriff Tabatière (= Schnupftabaksdose) wird verwendet, da früher oft Menschen in diesen Bereich ihren Schnupftabak gestreut und ihn von dort geschnupft haben.

Bewegungsdurchführung

Der Daumen wird in die Abduktion (➤ Abb. 5.39) und die Adduktion (➤ Abb. 5.40) bewegt.

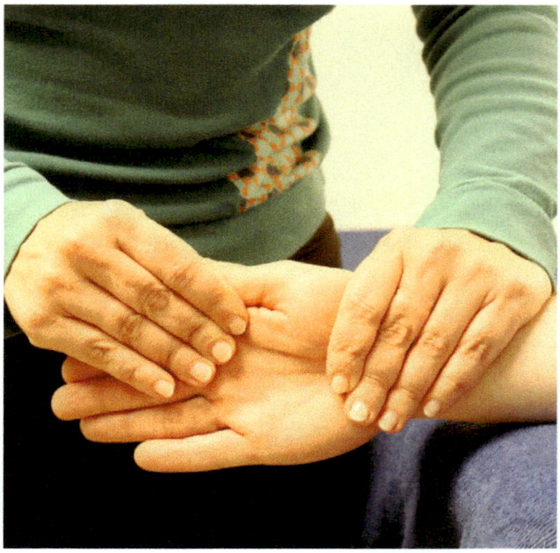

Abb. 5.40 Adduktion im Daumensattelgelenk [P1610]

Opposition & Reposition im Daumensattelgelenk

ASTE

- Sitz – Hand in NN-Stellung aufgestellt, sodass der Daumen sich kranial befindet, die Kleinfingerkante ist aufgestellt.
- Therapeut steht neben dem Patienten, eine Hand fixiert die Handwurzel bzw. die Hand distal des Daumensattelgelenks (z. B. in Tabatière und Daumenballen), die andere Hand greift proximal (jeweils dorsal und ventral) des Daumensattelgelenks.

Bewegungsdurchführung

Der Daumen wird in die Opposition (➤ Abb. 5.41) und die Reposition (➤ Abb. 5.42) bewegt.

POWER YOUR BODY

Skater

ASTE:

- Stand in weiter ABD
- Bauchnabel sanft nach innen ziehen und Beckenboden nach oben und innen ziehen (Hoden/Vagina und Anus hochziehen)

BA: Skatebewegung mit Armen und Beinen nach rechts und links ausführen, dabei federnd nach rechts und links springen, Schultergürtel aufrecht und stabilisiert.

Muskeleinsatz: Hüftabd./-add., Hüftextensoren und -flexoren, Knieextensoren, Knieflexoren, Triceps surae, prätibiale Muskulatur, kurze Fußmuskeln und Core-Muskeln. Schulterabd./-add., Schulterflexoren, scapulastabilisierende Muskulatur

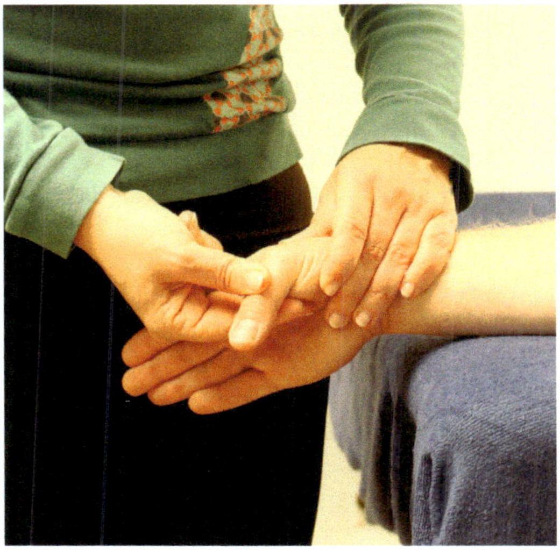

Abb. 5.41 Opposition im Daumensattelgelenk [P1610]

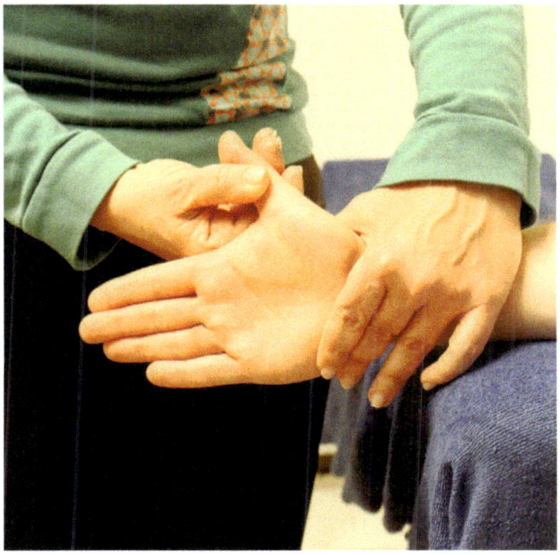

Abb. 5.42 Reposition im Daumensattelgelenk [P1610]

5.3 Aktives und resistives Bewegen

Das aktive und resistive Bewegen kann als **Weiterführung** des passiven bzw. assistiven Bewegens betrachtet werden und sollte i. d. R. als **Eigenübung** des Patienten weitergeführt werden.

Es wird vor allem eingesetzt bei:

- bettlägerigen Patienten,
- Patienten, die z. B. im Rollstuhl sitzen,
- Patienten, die grundsätzlich bewegungseingeschränkt sind,
- Patienten, die auf eigenständige Durchführung von Übungen/Bewegungen vorbereitet werden sollen.

IMPORTANT TO KNOW

- Beim resistiven Üben kann der Widerstand (F.) **konzentrisch** (Ursprung und Ansatz nähern sich an), oder **exzentrisch** (Ursprung und Ansatz entfernen sich voneinander) gewählt werden!
- Auch **isometrische Muskelarbeit** kann mit den Patienten durchgeführt werden.
- **CAVE:** Bei Herzproblemen ist Isometrie kontraindiziert!

Indikationen

- Untersuchung des aktiven ROM bzw. MFT
- Prophylaxe
- Aktivierung des Stoffwechsels
- Aktivierung bzw. Training des Herz-Kreislauf-Systems und des Atemsystems
- Leichtes Ausdauertraining
- Muskelaktivierung und ggf. Kräftigung im Sinne einer Atrophieprophylaxe
- Verbesserung der Gelenkstabilität durch Aktivierung der Muskulatur
- Verbesserung der Koordination
- Vorbereitung auf eigenständige Durchführung von Übungen

Durchführungshinweise

- Der Therapeut sollte die Bewegungen führen, anleiten und unterstützen.
- Der Therapeut sollte bei aktiven und bei resistiven Bewegungen auf **Ausweichbewegungen** achten.
- Vor allem bei aktiven und resistiven Bewegungen ist es wichtig, dass der Therapeut auf die **Grundspannung des Rumpfes** und der **HWS** hinweist.
- Vor Beginn des aktiven/resistiven Bewegens muss immer eine **Grundspannung** aufgebaut werden!

Aufbauen der Grundspannung

- Bauchnabel sanft nach innen ziehen,
- Vagina, Hoden und Anus nach innen und oben ziehen,

- Leichtes Doppelkinn einstellen, hochzervikale Flexion der HWS (Chin-in) einstellen,
- Scapulae leicht zur WS nach hinten und unten ziehen, dabei die Schultern leicht nach hinten und unten einstellen,
- dabei gleichmäßig durch die Nase ein- und ausatmen.
- Patienten darauf hinweisen, dass sie die Luft nicht anhalten sollen.
- Die Übungen zunächst **vormachen** oder den Patienten **passiv in die Bewegung führen.**
- **Dosierung des Widerstands (R):** für einen geringeren R einen kurzen Hebel, z. B. R direkt distal der Patella. Für einen größeren R einen längeren Hebel, z. B. R direkt proximal des OSG wählen (➤ Abb. 5.43).
- Der **Widerstand** sollte vom Therapeuten möglichst **flächig** gegeben werden, damit der Patient keine Schmerzen empfindet.

5

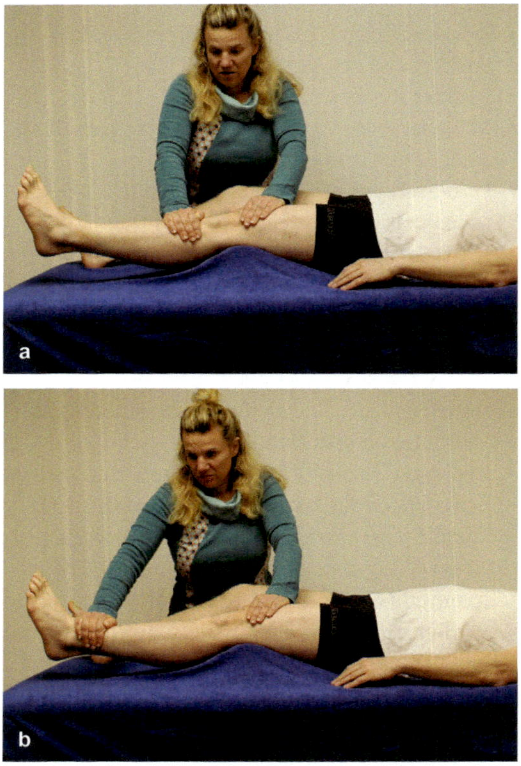

Abb. 5.43 Widerstand mit kurzem (a) bzw. langem Hebel (b) [P1610]

Sprachliche, verbale Anleitung von Übungen
- Kurz und knapp
- Keine Fachausdrücke
- Verständlich (durch das Vormachen unterstreichen)
- Mit einfachen Alltagsgegenständen (die die Patienten kennen, z. B. Wasserflaschen) arbeiten, oder dem Patienten ein Theraband mitbringen.
- Widerstände, die distal gegeben werden, ergeben durch die Hebelwirkung einen größeren Widerstand als Widerstände, die proximal gesetzt werden.
- Nach jeder **Übungsserie** müssen **Erholungspausen** gemacht werden, dafür können z. B. Übungen aus der Atemtherapie genutzt werden.
- Trotz Widerstand sollte der **Bewegungsfluss beibehalten** werden und die Bewegungen nicht stockend oder unterbrochen sein; ansonsten ist der R zu groß/stark.

WIEDERHOLUNGSFRAGEN

Kap. 5.3 Aktives und resistives Bewegen

1. Erkläre die Begriffe konzentrisch, exzentrisch und isometrisch.
2. Nenne fünf Indikationen für das aktive bzw. resistive Bewegen.
3. Erkläre den Aufbau der Grundspannung.
4. Erkläre den Unterschied zwischen R, der distal gegeben wird, und R, der proximal gegeben wird.
5. Erkläre, woran Therapierende erkennen können, dass die gegebenen R zu stark für den Patienten sind.

5.4 Anleitung von Übungen

5.4.1 Grundsätze der Muskelaktivierung und Übungsanleitung

Möglichkeiten zur Vermittlung von Bewegungen und Übungen (➤ Kap. 5.7)

Erste Stufe:
- **Vormachen** der Übung durch den **Therapeuten** (oberflächlich)
- Übung **mit** dem **Patienten zusammen** durchführen

- Bewegung des Patienten leiten/führen
- Den Patienten in die **Bewegung bewegen** (wenn es nicht anders möglich ist)

Zweite Stufe:
- Die **Feinheiten** der Bewegung **vormachen** (Feintuning)
- Die **Feinheiten** mit dem **Patienten zusammen** durchführen
- **Propriozeptive Reize** zur **Fazilitation** geben

Dritte Stufe:
- Die **Übung** leicht **modifizieren,** d. h. kleine Änderungen einbringen
- Mit anderen Gegenständen oder in anderen Settings arbeiten

Grundlagen für das Spürenlernen von Muskelanspannung

Bei der Durchführung von Übungsprogramme sollen manchmal bestimmte Muskeln und Muskelgruppen aktiviert werden. Jedoch können nicht alle Patienten auf Ansprache Muskeln oder Muskelketten anspannen. Deshalb sollte der Therapeut dem Patienten zunächst zeigen, wie er bestimmte Muskeln spüren und anspannen kann.

- Grundsätzlich sollten zunächst Muskeln angespannt werden, die **einfach zu bewegen** sind (z. B. M. biceps brachii, M. quadriceps femoris, …). Beispiel: Der Bizeps kann durch eine einfache Ellenbogenflexion angespannt werden. Im Gegensatz dazu sind segmental stabilisierende Muskeln (Mm. multifidi, Beckenbodenmuskulatur, …) eher schwieriger zu bewegen.
- Es muss individuell entschieden werden, ob die Anspannung **isometrisch oder auxotonisch** durchgeführt wird. Beides kann Vorteile haben. Am Anfang ist es für Patienten einfacher, Muskeln in ihrer **bewegenden Funktion** anzusteuern. Am Ende sollten Patienten jedoch beide Anspannungsformen beherrschen.
- Den gewählten Muskel **häufig an- und entspannen** lassen, damit der Patient den Unterschied zwischen An- und Entspannung fühlt. Dies ist gerade am Anfang deutlich besser als eine Daueranspannung.
- Den Muskel in **unterschiedlichen Intensitäten** anspannen lassen von wenig über mittel bis maximal.
- Der Patient soll die **Anspannung visuell kontrollieren und palpieren,** um zu fühlen und zu sehen, wo sich der Muskel befindet, und wie es sich anfühlt, wenn der Muskel angespannt wird.
- Günstig ist eine **rhythmische Bewegungsanleitung,** d. h. erst passiv bewegen, dann assistiv, dann aktiv und schließlich resistiv.
- Techniken wie **Overflow** (beim Overflow kommt es zum Überfließen/Übertragen von Muskelaktivität auf benachbarte Muskeln) können genutzt werden.
- Zunächst ist es einfacher, den Muskel direkt anspannen zu lassen, d. h. direkt in seiner Funktion (z. B. beim M. quadriceps femoris: Knieextension). Anschließend sollte der Muskel in **funktionale Bewegungsmuster** eingebaut werden, wobei der Patient die Muskelspannung bewusst steuern sollte, d. h. bewusstes Spüren und Anspannen des M. quadriceps femoris bei der Kniebeuge oder beim Gehen, Joggen, etc.

Aktivierung von Muskeln mit Bewegungsfunktion

Als Beispielmuskel soll hier der M. quadriceps femoris fungieren. Das Schema kann auf alle bewegenden Muskeln übertragen werden.

1. **Assistive, passive Muskelbewegung in Funktion:** Der Therapeut kann zunächst das Bein passiv, assistiv, aktiv und resistiv aus der Knieflexion in die Knieextension durchbewegen.
2. **Aktive Muskelbewegung in Funktion:** ASTE RL – mit Knierolle unter Knie – Sichtkontakt des Patienten zu OS/Knie:
   - Patient soll die Kniekehle in die Rolle drücken und dabei den Unterschenkel von der Unterlage abheben, ggf. unter Therapeutenführung, wenn der Patient den Bewegungsauftrag nicht versteht (➤ Abb. 5.44).
   - Um die Muskelanspannung besser zu spüren, soll der Patient den M. quadriceps femoris mit der Hand fühlen und immer wieder anspannen und entspannen (besser als Daueranspannung; ➤ Abb. 5.45).
3. Beispielübung: **Patellapumpe**
   - ASTE s. o., aber ohne Halbrolle
   - Patient soll durch die Muskelanspannung nur die Kniescheibe nach kranial ziehen.

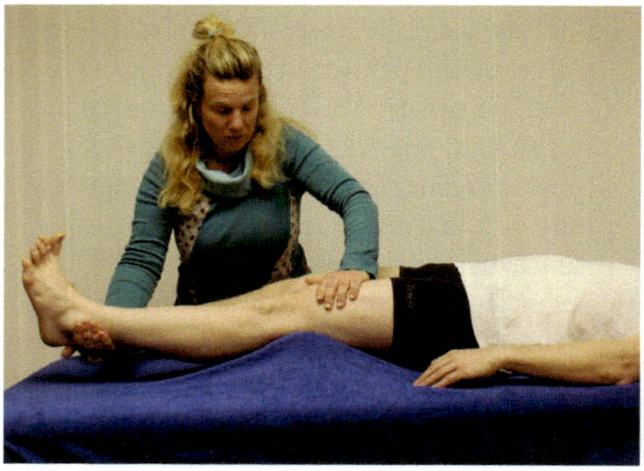

Abb. 5.44 Knie in Rolle drücken [P1610]

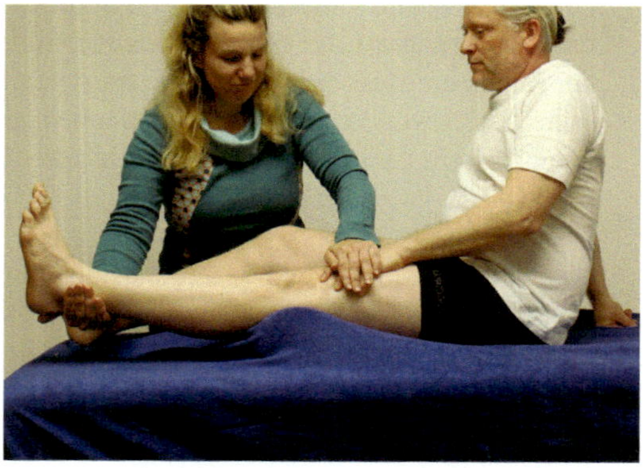

Abb. 5.45 Knie in Rolle drücken, US abheben und M. quadriceps femoris mit Hand fühlen [P1610]

4. **Muskelkontraktion gegen R (vollständiges ROM):** Kontraktion des M. quadriceps femoris gegen die Schwerkraft im vollständigen ROM
   - Sitz an Bankkante oder auf Stuhl (US hängt frei)
   - Patient kann den Unterschenkel bis zur vollständigen Knieextension anheben, dabei Hand des Patienten zum Nachspüren auf M. quadriceps femoris legen.
   - Ggf. auch an Maschine (Leg Extension) oder mit Gewichtsmanschette
5. **Kontraktionshilfe durch Overflow:** Der Therapeut kann z. B. die Dorsalextensoren des Fußes anspannen lassen, um eine stärkere/bessere Aktivierung des M. quadriceps femoris zu erreichen (➤ Abb. 5.46). Oder beide Beine gleichzeitig arbeiten lassen, um eine verbesserte Aktivierung des M. quadriceps femoris zu erreichen.

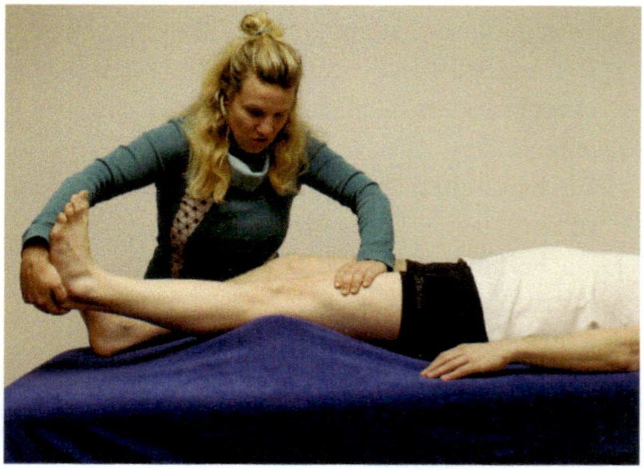

Abb. 5.46 Dorsalextension zur Aktivierung des M. quadriceps femoris [P1610]

Hilfen zur verbesserten Muskelansteuerung (durch Therapeuten oder Patienten)

- Über die anzusteuernden Muskeln in Kontraktionsrichtung streichen
- Auf die anzusteuernden Muskeln klopfen oder klatschen
- „Fiese Reize", z. B. vorsichtiges Kneifen in den M. gluteus maximus (➤ Abb. 5.47)

Aktivierung von Muskeln mit Stabilisierungsfunktion

Die Anspannung von Muskeln mit Stabilisierungsfunktion ist nicht so einfach, da mit diesen keine großen und bewussten Bewegungen ausgeführt werden.

Der Körper sollte diese Muskeln bei Bedarf automatisch anspannen; durch unsere nicht mehr artgerechte Lebensweise (➤ Exkurs „Artgerechte" Lebensweise) hat er dies zum Teil verlernt.

Folgen können Pathologien wie Arthrose, Schmerzzustände aller Art, Bewegungsstörungen, Koordinationsstörungen, Inkontinenz, etc. sein.

Exkurs

„Artgerechte" Lebensweise

Unser heutiger Lebensstil entspricht bei den meisten Menschen nicht mehr der natürlichen Lebensweise: **Wir bewegen uns zu wenig, nicht vielfältig genug und verbringen zu viel Zeit in unseren körperlichen Komfortzonen, wie zum Beispiel im Sitzen.** Vor allem das Dauersitzen oder auch das Verharren ohne Bewegung kann dazu führen, dass stabilisierende

5

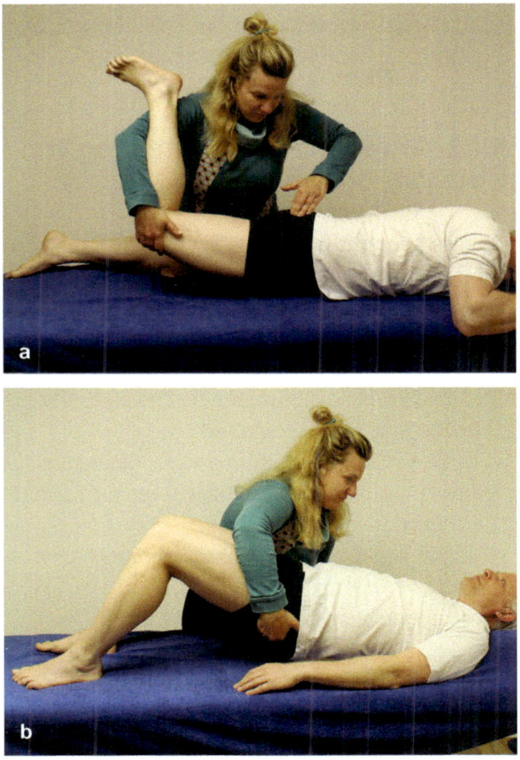

Abb. 5.47 „Fiese Reize" am M. gluteus maximus [P1610]

Muskeln z. B. durch Dauerdehnhaltungen vom Körper nicht mehr genutzt werden. Deshalb ist es **wichtig, das Sitzen regelmäßig zu unterbrechen.** Die Unterbrechung durch z. B. Stehen, Gehen etc. führt zu einer Verbesserung der kardiometabolischen Fitness, vor allem im Bereich des Lipidstoffwechsels (Healy 2015). Aber auch die Erweiterung der Bewegungsvielfalt durch das Erlernen ungewohnter Bewegungen oder Bewegungsabläufe ist sinnvoll. Auch das Gehen mit minimalunterstützendem Schuhwerk oder Barfußschuhen kann den Körper in seiner artgerechten Lebensweise unterstützen.

Muskeln mit Stabilisierungsfunktion sind z. B. die segmentalen Stabilisatoren des Rumpfes (➤ Abb. 5.48): Mm. multifidi, M. transversus abdominis und der Beckenboden. Es gibt aber auch weitere gelenkstabilisierende Muskeln wie z. B. die kurze Fußmuskulatur.

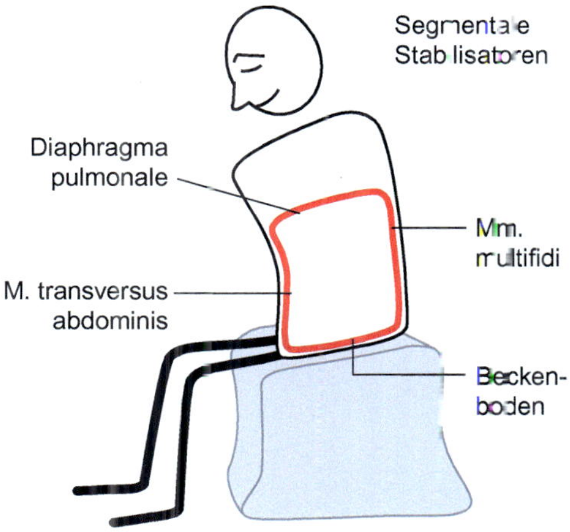

Abb. 5.48 Segmentale Stabilisatoren des Rumpfes [P1609 L157]

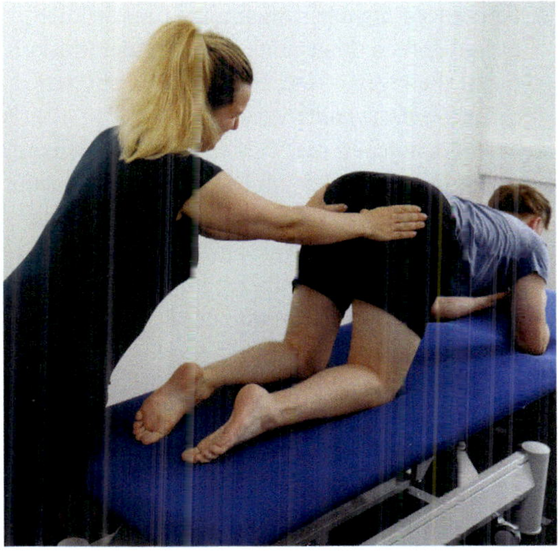

Abb. 5.49 Beckenbodenpalpation medial der Tubera ischiadica [O1130]

Muskelaktivierung:

1. **Visualisierung** der Muskelkontraktion: Bildliche Vorstellungshilfen, d. h. anatomisches Muskelmodell zum Zeigen, damit Patienten sich dadurch vorstellen können, wie und wo diese Anspannung spürbar sein könnte.
2. **Palpation** der Muskulatur/Spannung: Fühlbarmachen der Muskeln – z. B. Beckenbodenpalpation medial der Tubera ischiadica (➤ Abb. 5.49).

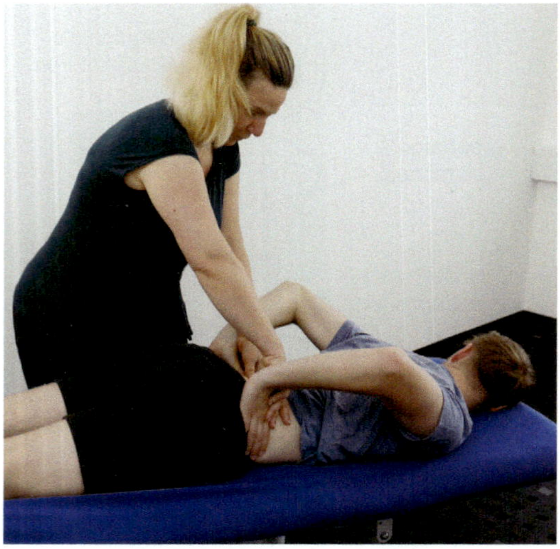

Abb. 5.50 Spüren der Mm. multifidi am Patienten [O1130]

5

3. **Feinbewegung der Umgebung:** Zunächst den unmittelbaren umgebenden Bereich der Muskulatur feinbewegen lassen, z. B. Beckenmobilisation bei Beckenbodenaktivierung.
4. **Erlebbarmachen** der Muskelspannung: Genaue Anleitung mit Zeigen am Patienten und Palpation durch Therapeuten (➤ Abb. 5.50), ggf. Zeigen/Erlebbarmachen der Anspannung am Körper des Therapeuten, d. h. der Therapeut spannt den entsprechenden Muskel an und der Patient erfühlt die Muskelspannung.
5. Arbeiten mit **Biofeedback,** z. B. Ultraschall beim M. transversus abdominis oder Training des Beckenbodens mit **Trainingshilfen** (Gewichte müssen vaginal gehalten werden).
6. Weitere Instruktionen:
   - Erklären, dass der Patient nicht von Anfang an die Spannung dieser Muskeln fühlt, da diese erstmal wieder „wach" gemacht werden müssen.
   - Das Erlernen erfordert **Geduld** und **häufiges und regelmäßiges Üben!**

Hilfen für den Alltag:

- Patienten sollen ihre Muskeln in allen möglichen Situationen immer wieder anspannen, z. B. abends auf der Couch, im Auto an der Ampel, beim Warten an der Kasse, beim Kochen, Bügeln, …
- Der Patient muss +/- 10.000 WH (bei der Anspannung eines Muskels) durchführen, um die Muskulatur wieder in das normale Bewegungsprogramm des Körpers mitaufzunehmen!

5.4.2 Grundsätze zur Erstellung von Übungsprogrammen

Übungsprogramme sind ein elementarer Bestandteil der Physiotherapie.

Sinn und Zweck von Übungsprogrammen

Erkrankungen oder Schmerzen werden oft aufrechterhalten bzw. verschlimmert oder entstehen durch:

- Unökonomische Bewegungen
- Unökonomische und immer wiederkehrende Bewegungsmuster (einseitiges Tragen, einseitige Sitzpositionen, …)
- Ungünstige Verhaltensweisen (häufiges Sitzen, zu wenig Bewegung, …),
- Nicht artgerechte Lebensweise (s. o.).

IMPORTANT TO KNOW

Um die Therapie nachhaltig zu gestalten und auch den Therapieerfolg zu konsolidieren, ist es wichtig, dass Patienten Übungen in ihren Alltag integrieren. Es ist sinnvoll diesen durch Übungsprogramme zu unterstützen.

Regeln für die Erstellung eines Übungsprogramms

- Das Übungsprogramm sollte **nicht zu viele Übungen** beinhalten.
- Bei der ersten Therapieeinheit sollte zunächst mit wenigen Übungen begonnen werden.
- Bei jeder weiteren Therapieeinheit können dann ein bis zwei weitere Übungen hinzukommen.
- Die Übungen sollten dem Patienten nicht nur **mündlich** mitgeteilt werden, sondern auch **schriftlich** mit zusätzlichen **Abbildungen** fixiert werden (s. u. Übungen schriftlich beschreiben – dabei Übungen durchnummerieren, damit diese dann mit Nr. in das Übungstagebuch eingetragen werden können, ➤ Tab. 5.1).
- Als Ergänzung kann der Therapeut die Übungen **filmen** und dem Patienten mitgeben.
- Eine **Übungsplanvorlage** mit Übungen ausfüllen, sodass der Patient die Durchführung der Übungen dort eintragen kann (➤ Tab. 5.1).
- Der Patient sollte zur **Selbstkontrolle** (zumindest anfänglich) ein **Übungstagebuch** führen

Tab. 5.1 Übungstagebuch

Art der Übung	Durchführung	Häufigkeit der Durchführung	Datum/Uhrzeit/WH/Satz	Schmerzlevel (0–10)	Anstrengungslevel (0–10)	Anmerkungen

(➤ Tab. 5.1). Der Therapeut kann sich dieses regelmäßig zeigen lassen.

- Die Übungen sollten von den Patienten regelmäßig **praktisch vorgemacht** werden, um evtl. eingeschlichene Fehler zu korrigieren.
- Vorgabe des Therapeuten über Umfang und Anzahl der Übungen
- Mit zunehmender Zeit und Therapiedauer nimmt die Anzahl der Übungen zu, sodass die Patienten eine größere Variation von Übungen zur Verfügung haben. Es kann dann vereinbart werden, dass die Patienten 3 von 10 möglichen Übungen pro TE absolvieren sollen.
- Vereinbarung und Klärung mit Patienten über die **Durchführbarkeit von Übungen,** z. B., ob diese in bereits bestehendes Training integriert werden können, was sowieso z. B. im Fitnessstudio durchgeführt wird oder ob die Patienten einen komplett neuen Zeitraum für diese Übungen schaffen müssen.
- Übungen sollten so kreiert werden, dass sie **gut in den Alltag der Patienten integriert** werden können (z. B. Kniebeugen/Einbeinstände in Warteschlangen, etc.).
- Übungen wählen, die **mit wenig Aufwand** durchgeführt werden können.
- Wenn Geräte nötig sind, dann sind **Alltagsgegenstände** (z. B. Wasserflaschen) oder Therabänder günstige Varianten.
- Übungen wählen, die **nicht fehleranfällig** sind (z. B. ungünstig ist das Planken, besser Planking im Vierfüßlerstand; auch ungünstig Sit-Ups bei HWS-Patienten, besser Hip-Lifts mit abgelegter HWS).
- Der Therapeut sollte den Patienten während der Therapie fragen, ob er die Übungen in seinen **Alltag integrieren** konnte (Probleme bei der Ausführung, Schmerzen, etc.).

Übungen schriftlich beschreiben

Übungsbeschreibungen sollten folgende Begriffe enthalten: Name der Übung, ASTE, Bewegungsausführung/Bewegungsauftrag, ggf. ESTE, Fehlermöglichkeiten, Abbildungen/Fotos.

Beispielübung: Hipdrop

ASTE:

- Einbeinstand, anderes Bein leicht angewinkelt,
- Spielbein ist leicht gebeugt, nicht durchgestreckt,
- Oberkörper aufrecht halten, bei Bedarf festhalten

Bewegungsausführung: Beckenseite des angewinkelten Beines nach unten absenken und wieder hochziehen (nicht über die Nulllinie!; ➤ Abb. 5.51a)

ESTE: Seite mit dem angehobenen Bein: Hüfte Richtung Boden bewegen, ohne dabei in eine Kniebeuge zu gehen (➤ Abb 5.51b).

Fehlermöglichkeiten:

- Anstelle das Becken nach unten zu bewegen kommt es zur Kniebeuge.
- Beckenbewegung findet lediglich nach oben (kopfwärts) statt und wird dann aber nicht unter die Horizontale abgesenkt.

Dokumentation

Grundsätzlich ist es sinnvoll, den Patienten ein **Übungstagebuch** (➤ Tab. 5.1) auszuhändigen, in dem dann die Übungen beschrieben werden und die Durchführung der Übungen protokolliert werden kann.

Es ist sinnvoll, in der **Patientenakte zu protokollieren,** welche Übungen mit dem Patienten gemacht wurden und **welche Übungen** der Patient als **Hausaufgabe** erhalten hat.

WEITERDENKAUFGABE 7

Entwickle ein eigenes Format, das du für Patienten als Übungstagebuch nutzen könntest!

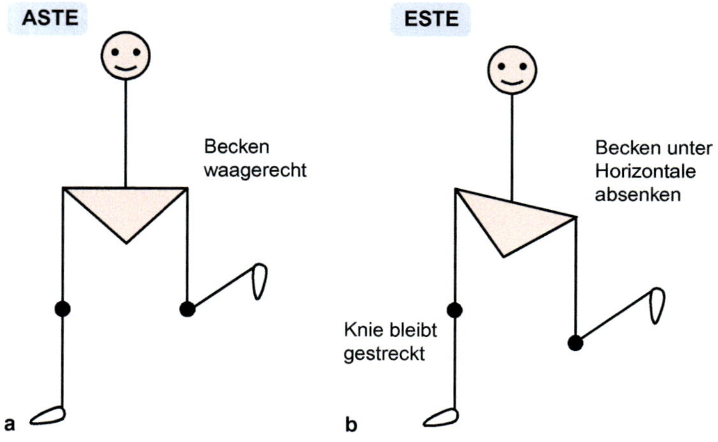

Abb. 5.51 Hipdrop: a) ASTE, b) ESTE [P1609, L157]

5

POWER YOUR BRAIN

5-4-3-2-1-Methode

Setze dich bequem hin. Die Übung regt alle deine Sinne an. Beginne damit, 5 Dinge zu suchen, die du sehen kannst, 4 Dinge, die du hören kannst, 3 Dinge, die du spüren kannst, 2 Dinge, die du riechen kannst und eine Sache, die du schmecken kannst. Nimm die Dinge nacheinander mit den entsprechenden Sinnen wahr und nimm dir die Zeit, immer auch die geforderte Anzahl zu erreichen, auch wenn es z. B. beim Spüren etwas schwieriger werden kann.

WIEDERHOLUNGSFRAGEN

Kap. 5.4 Anleitung von Übungen

1. Erläutere in eigenen Worten die drei Stufen zur Vermittlung von Übungen.
2. Nenne Muskeln, bei denen das Spüren/Aktivieren für Patienten einfach ist.
3. Nenne Hilfen, die Therapierende geben können, um bei Patienten die Muskelansteuerung zu verbessern.
4. Nenne segmentale Stabilisatoren des Rumpfes.
5. Erkläre, warum es sinnvoll ist, dass Patienten Übungsprogramme erhalten.

5.5 Training und körperliche Anpassung

In diesem Abschnitt sollen die wichtigsten Grundsätze der Anpassung des Körpers auf Reize, die durch Physiotherapie, Training und Übungen entstehen, besprochen werden.

Physiotherapie ist Training: Patienten werden bewegt, es werden richtige Bewegungen oder Bewegungsabläufe gezeigt, welche in den Alltag integriert werden sollen, und aktive Übungen werden angeleitet.

Daher ist es wichtig, zu verstehen, wie sich der Körper an Belastung anpasst, um zu wissen, wie Patienten belastet werden sollten. Generell passt sich der Körper im Ganzen mit all seinen Systemen an Belastungen an. Die verschiedenen Körpersysteme (Herz-Kreislauf, Muskeln, Nervensystem, etc.) passen sich allerdings unterschiedlich an, was häufig nicht berücksichtigt wird.

Im Folgenden werden elementare Systeme vorgestellt, bei denen häufig Missverständnisse und Fehler bei der Belastung von Patienten vorkommen. Ebenso werden klassische Trainingsreize und deren Anwendung in der Therapie, wie Kraft- und Ausdauertraining, vorgestellt.

IMPORTANT TO KNOW

Die hier beschriebenen Trainingsreize beziehen sich auf die Gesunderhaltung und Gesundheitsförderung des menschlichen Körpers und dienen nicht zu Zwecken der maximalen sportlichen Leistungssteigerung, wie z. B. im Leistungssport.

Steuerung der Belastung

- Die Belastung muss immer für jeden Patienten individuell dosiert werden.
- Jedes körperliche Training erfordert eine körperliche Erholung/Pause.
- Günstig ist es, Trainings- und Ruhetage einzuplanen.

5.5.1 Herz-Kreislauf-System

- Das **Herz-Kreislauf-System** profitiert von **Ausdauertraining.**
- Hierbei ist die **Intensität** des Trainings entscheidend.
- **Trainingsreize:** Die Reize sollten **niedrig bis moderat,** dafür aber **länger andauernd und regelmäßig** sein. In zwei großen Studien (Duck-chul et al. 2014, Schnohr et al. 2015) konnte gezeigt werden, dass die niedrigste Sterblichkeitsrate bei „leichtem" Joggen (mit niedriger bis moderater Intensität) vorlag. Jogger, die sich regelmäßig hoch belasteten, hatten das gleiche Sterblichkeitsrisiko wie Nichtsportler (ein höheres als bei leichtem Joggen).

IMPORTANT TO KNOW

70–80 % des Ausdauertrainings müssen niedrigintensiv sein!
20–30 % können in intensiveren Trainingsbereichen stattfinden (bei Patienten, die schon an ein Training gewöhnt sind).

Belastungsbereich Ausdauertraining

Der aktuelle Goldstandard zur Bestimmung des Belastungsbereichs eines Patienten ist die **Laufbandanalyse mit Atemgasanalyse und Laktatmessung.** Dies ist allerdings bei manchen Patienten nicht so einfach möglich; deshalb gibt es noch weitere Möglichkeiten, die einfacher anwendbar, aber dafür auch ungenauer sind.

Berechnung der maximalen Herzfrequenz

Die maximale Herzfrequenz (HF) kann mit folgenden Formeln berechnet werden (Hottenrott und Neumann 2012):
Erwachsene: $HF_{max.} = 208 - (0{,}7 \times \text{Lebensalter})$
Heranwachsende: $HF_{max.} = 220 - \text{Lebensalter}$
Die unterschiedlichen Trainingsbereiche können dann in Prozent der errechneten maximalen HF angegeben werden.

Trainingsbereiche Ausdauertraining (mod. nach Seiler und Tønnessen 2009)

- **Rekompensationstraining:** 55–74 % der maximalen HF
- **Grundlagenausdauertraining:**
  - GLA 1: 75–84 % der maximalen HF
  - GLA 2: 85–90 % der maximalen HF
- **Wettkampfspezifisches Ausdauertraining** (WSA): 90–100 % der maximalen HF

Berechnung der Pulsbereiche nach der Karvonen-Formel (Karvonen und Vuorimaa 1988)

Diese Berechnung ist recht einfach umzusetzen; dazu benötigt wird die Ruheherzfrequenz, diese sollte direkt nach dem entspannten Erwachen gemessen werden.
Trainingsherzfrequenz (THF) =
$HF \text{ in Ruhe} + (HF_{max.} - HF_{Ruhe}) \times \text{Faktor}$
Faktoren:

- Untrainierte: 0,5
- Rekompensationstraining: 0,55–0,74
- GLA 1: 0,75–0,84
- GLA 2: 0,85–0,89
- WSA: 0,90–1,00

Berechnung der Pulsbereiche mit der Herzfrequenzformel nach Hottenrott und Neumann (2012)

Mit dieser Formel können die Pulsbereiche für die unterschiedlichen Trainingsbereiche genauer berechnet werden.
Trainingsherzfrequenz (THF) =
$HF_{max.} \times 0{,}7 \times LF_i \times TZ_i \times GF_i \times P_i$

- LF_i = Leistungsfaktoren: $i_1 = 1{,}0$ Einsteiger; $i_2 = 1{,}02$ Fitnessportler; $i_3 = 1{,}06$ Leistungssportler
- TZ_i = Trainingszielfaktoren: $i_1 = 1{,}0$ GLA-1-Training; $i_2 = 1{,}1$ GLA-1-2-Training; $i_3 = 1{,}2$ GLA-2-Training
- GF_i = Geschlechtsfaktoren: $i_1 = 1{,}10$ Frauen niedrige Intensität; $i_2 = 1{,}06$ Frauen mittlere Intensität; $i_3 = 1{,}03$ Frauen hohe Intensität; $i_4 = 1{,}0$ Männer
- SPi: Sportartfaktoren: $i_1 = 1{,}0$ Laufen

Überprüfung des subjektiven Belastungsempfindens

Trotz Berechnung der maximalen Herzfrequenz und der Zuordnung zu den Trainingsbereichen ist es sehr wichtig, dass zusätzlich noch das **subjektive Belastungsempfinden** überprüft wird. Dies kann durch folgende Tests überprüft werden:

- **Talk-Test:** Während des Trainings sollte das Sprechen in ganzen Sätzen möglich sein
- **Klassische Borg-Skala** (Borg 2004): Rating of Perceived Exertion Scale (RPE-Skala)

Exkurs

Borg-Skala (Schefer 2008)

Mit der Borg-Skala kann überprüft werden, wie anstrengend eine Belastung bzw. das Training subjektiv vom Patienten empfunden wird. Oft wird die Borg-Skala auch für die Erfassung der Dyspnoe (Kurzatmigkeit oder Atemnot), z. B. bei Patienten mit Lungenerkrankungen, genutzt.

Es existieren hierbei zwei Varianten: zum einen die „klassische" Borg-Skala (RPE-Skala, ➤ Tab. 5.2), die von 6 bis 20 reicht (je größer die Zahl, desto größer die empfundene Anstrengung; der Wert multipliziert mit 10 ergibt ungefähr die HF eines jungen, gesunden Menschen), zum anderen die modifizierte Borg-Skala (Synonym: CR-10-Skala, ➤ Tab. 5.3), die von 0 bis 10 reicht.

5

Tab. 5.2 Borg-Skala (RPE-Skala; Borg 2004)

RPE-Wert	Belastungsempfinden
6	
7	Sehr, sehr leicht
8	
9	Sehr leicht
10	
11	Leicht
12	
13	Etwas anstrengend
14	
15	Anstrengend
16	
17	Sehr schwer
18	
19	Sehr, sehr schwer
20	

Anwendung: Borg-Skala ausdrucken und in Sichtweite des Patienten aufhängen, sodass dieser seinen Wert benennen kann.

Auswertung:
- Leichte Intensität: ca. 9–12
- Moderate Intensität: ca. 12–14

Tab. 5.3 Modifizierte Borg-Skala (CR-10-Skala)

Wert	Belastungsempfinden
0,5	Sehr, sehr leicht
1	Sehr leicht
2	Leicht
3	Etwas anstrengend
4	Anstrengend
5	Schwer
6	
7	Sehr schwer
8	
9	Sehr, sehr schwer
10	Maximal

Auswertung:
- Niedrige Intensität: ca. 1–3
- Moderate Intensität Modifizierte Borg Skala: ca. 3–4

IMPORTANT TO KNOW

Untrainierte Patienten

Bei Patienten, die bisher **keinen oder wenig Sport gemacht haben,** muss über den Zeitraum von mehreren Wochen ein **regelmäßiges und niedrigintensives Intensitätslevel** gewählt werden, bis sich der **Körper an die Belastung gewöhnt hat:**
- Die Trainingsintensität sollte die **ersten 6 Wochen 60–70 % der maximalen HF** betragen.
- GLA bzw. moderates Training: Talk-Test, subjektive Unterforderung, Laufen ohne Schnaufen etc.
- **Nach 6–12 Wochen** kann auf **moderate Reize** gesteigert werden.
- **Nach 12–18 Wochen** können auch **kurze und intensivere Intervalle** in das Training eingefügt werden.
- Regelmäßig trainieren, damit der Körper sich an die Belastung gewöhnen kann.
- **WICHTIG!** Ein HIT- oder HIIT-Training sollte anfangs nicht als Trainingsform gewählt werden, sondern erst, wenn die Gewöhnung an die Belastung stattgefunden hat.

5.5.2 Muskulatur

- Die Muskulatur wird auch beim Ausdauertraining trainiert, dennoch muss diese noch spezifisch trainiert und gefordert werden.
- In unserem heutigen bewegungsarmen Alltag ist ein gesunder und trainierter Muskelapparat sehr wichtig!

Tab. 5.4 5-Stufen-Modell für das Krafttraining (Froböse und Schöber 2024; Wilke et al. 2023)

Stufe	Beschreibung	Intensität	Dauer
1	• Zur Gewöhnung an ein Krafttraining • Fokus auf der richtigen Ausführung der Bewegungen, der Ansteuerung der Muskeln und auf der Wahrnehmung von Muskeln und Bewegung	Niedrige Kraftintensität, < 30 % der Maximalkraft	2–3 Wochen
2	Kraftausdauertraining	Niedrige bis mittlere Intensität, 30–40 % der Maximalkraft, 20–40 WH, mehrere Sätze	2–4 Wochen
3	Muskelaufbau	Mittlere bis hohe Intensität, 40–70 % der Maximalkraft, 8–20 WH, mehrere Sätze	3–5 Wochen (und länger)
4	Steigerung der Neuromuskulären Qualitäten	Hohe Intensität, 75–100 % der Maximalkraft, 1–6 WH, mehrere Sätze	2–6 Wochen
5	Erhöhung von Kraft und Stabilität im Alltag	Einsatz der erworbenen Kraftfähigkeiten in dynamischen ADL und der Freizeit	

- Muskeln haben viele Vorteile (Schutz des Körpers, Stabilisierung der Gelenke, Ausschüttung von Myokinen etc.), weshalb es wichtig ist, diese zu erhalten oder aufzubauen.
- Ab dem **30. Lebensjahr** baut der Körper **1 % der Muskelmasse pro Jahr ab,** wenn nicht durch Training und Ernährung gegengesteuert wird.
- Um Muskeln zu **erhalten** oder **aufzubauen,** muss der **Reiz** (anders als beim Ausdauertraining) **ausreichend groß** sein.
- Der Körper braucht deshalb sehr **hohe Reize** für den Muskelaufbau, weil der Erhalt der Muskeln viel Energie kostet, die der Körper dringend sparen möchte, z. B. für eine potenzielle Hungersnot.
- Deshalb sollte der Patient beim Training der Muskulatur unbedingt berücksichtigen, dass Muskeln erst erhalten oder aufgebaut werden, wenn sie **„brennen“.**
- Muskeln können in jedem Alter trainiert werden.

Trainingsreiz

- Um Muskeln optimal zu trainieren, müssen sie **ausgereizt** werden, d. h. Muskeln müssen **„brennen“,** damit der Trainingsreiz optimal für den Muskelaufbau ist (Froböse und Schöber 2024).
- Dies wird über eine **ausreichend große WH-Zahl** oder eine **ausreichende Gewichtsbelastung** erreicht.
- Trainingsreize müssen **variabel** sein, d. h. es dürfen nicht immer gleiche Intensitäten, gleiche Bewegungen oder gleiche Abläufe etc. trainiert werden.
- Der Körper sollte sich in den ersten Wochen zunächst an das Training gewöhnen können.
- Günstig sind **funktionale Übungen,** welche mit dem **eigenen Körpergewicht** ausgeführt werden.
- Bei Bedarf können auch Zusatzgewichte (Therabänder, Tubes, Kettle Bells, Trainingsgeräte, etc.) verwendet werden.
- Auf **unterschiedliche Kontraktionsformen der Muskeln** achten, z. B. Wandsitz (isometrisch) oder Squats (konzentrisch und exzentrisch).
- Bei **Belastungssteigerung** (5-Stufen-Modell, ➤ Tab. 5.4) sollte zunächst die WH-Zahl maximiert werden, bevor das Gewicht erhöht wird, da die passiven Strukturen mehr Zeit zur Anpassung benötigen als die aktiven Strukturen.

IMPORTANT TO KNOW

Die Stufen 3–5 werden sich nach der Gewöhnung an das Training zunehmend überschneiden.

5.5.3 Passiver Bewegungsapparat (Sehnen, Bänder, Knorpel)

IMPORTANT TO KNOW

Der **passive Bewegungsapparat braucht am längsten,** um sich an regelmäßig stattfindende Belastungen **anzupassen,** während die Muskulatur und das Herz-Kreislauf-System sich im Vergleich dazu relativ schnell anpassen.

Steigern Patienten die Belastung **zu schnell** (beim Joggen, beim Krafttraining, etc.), was häufig vorkommt, da das Herz-Kreislauf-System und die Muskulatur dies zulassen, dann kann es durch eine **Überlastung** des passiven Bewegungsapparats zu **Schmerzen** kommen.
Beispiel: Patienten, die mit einem intensiven Lauftraining starten (4- bis 5-mal pro Woche mit hohen Umfängen) und dann mit Knie-, Fuß-, oder Hüftbeschwerden zur Physiotherapie kommen.

Die **Belastung** muss für den **passiven Bewegungsapparat langsam bzw. moderat** gesteigert werden, dieser ist meistens die limitierende Struktur.

Trainingsreize
- Belastung immer **dosiert steigern** (zunächst WH-Zahl erhöhen, bevor das Gewicht gesteigert wird!).
- Druck und Zugreize (z. B. dosiertes Hüpfen)
- Vertikalität:
  - Möglichst **wenig im Sitzen** trainieren, dafür andere ASTEN bevorzugen, wie z. B. Stand, Gang, Vierfüßlerstand, UA-Stütz, Einbeinstand, Ausfallschritte, …
  - Einfluss der **Schwerkraft** durch dosierte Sprungreize **ausnutzen.**

5

5.5.4 Faszien

NICE TO KNOW
Faszien gehören strenggenommen nicht zum passiven Bewegungsapparat. Seit Kurzem ist bekannt, dass sie durch eingelagerte Myofibroblasten langsam kontrahieren können. Deshalb werden die Bewegungsempfehlungen für Faszien gesondert aufgeführt.

Trainingsreize
- Bewegungsreize in unterschiedlichen und ungewöhnlichen ASTEN
- Vorsichtiges Erlernen von neuen und ungewohnten Bewegungen
- Regelmäßiges Training der Mobility
- Federnde Bewegungen
- Dosierte springende und hüpfende Bewegungen

5.5.5 Neuronales System

Das neuronale System **koordiniert** u. a. unsere **Bewegungen** und macht diese erst möglich. Hierbei spielt die **Sensomotorik** eine große Rolle: Nur durch Sensorik und die dementsprechend vom neuronalen System eingestellte Motorik können Bewegungen ablaufen.

Trainingsreize
- Viele **neue Bewegungen** in den Alltag und das Training einbauen
- Bewegungen **variabel** ausführen
- Nicht immer gleiche Bewegungsabläufe durchführen
- Koordinative Aspekte in Training und den Alltag einbauen

WIEDERHOLUNGSFRAGEN
Kap. 5.5 Training und körperliche Anpassung
1. Erkläre, welche Trainingsreize für das Herz-Kreislauf-System relevant sind.
2. Erkläre, was man unter einem Grundlagenausdauertraining versteht.
3. Nenne Möglichkeiten, wie du die subjektive Belastung eines Patienten messen kannst.
4. Erkläre, welche Trainingsreize für die Muskulatur relevant sind.
5. Erkläre, welche Trainingsreize für den passiven Bewegungsapparat relevant sind.
6. Erkläre, warum Faszien eigentlich nicht mehr dem passiven Bewegungsapparat zugeordnet werden können.
7. Nenne sinnvolle Trainingsreize für das neuronale System.

5.6 Motivation

In der Physiotherapie spielt es eine wichtige Rolle, Patienten zum Üben zu motivieren. Natürlich gibt es auch übermotivierte Patienten, die gebremst werden müssen, aber diese sind seltener.

Manche Patienten sind generell unmotiviert, sich zu bewegen (aus den in ➤ Kap. 2.5.6 genannten Gründen), andere starten erst sehr motiviert, übertreiben es dann manchmal und sind nach einem Monat wieder unmotiviert.

Es kommt auch vor, dass Patienten, die Schmerzen oder andere körperliche Einschränkungen bzw. Probleme haben, sehr motiviert mitarbeiten und ihre Übungen zu Hause ausführen, vor allem wenn sie merken, dass dann die Symptomatik nachlässt. Wenn eine Besserung eingetreten ist, lässt häufig auch die Motivation nach.

Grundlagen der Patientenmotivation

- Klein anfangen, nicht zu viel direkt am Anfang (Infos, Übungen, Bewegung) einplanen
- Ziele festlegen mit Hilfe eines Fragebogens, z. B. Berner Ziel- und Motivinventar (Conzelmann 2012), um auf die Vorlieben der Patienten eingehen zu können!

Exkurs

Berner Ziel- und Motivinventar

Das Berner Ziel- und Motivinventar ist ein valider Fragenbogen, mit dem man bestimmen kann, welche Motive (Motivprofile) Menschen haben, Sport zu treiben, und welche Sportarten zu ihnen passen. Diesen Fragenbogen kann man unter folgendem Link finden: www.zssw.unibe.ch/befragungen/sportberatung/BMZI_klein.pdf

- Patientenrelevante Übungen aussuchen
- Sportarten empfehlen, die dem Patienten Spaß machen (s. a. Berner Ziel- und Motivinventar). Wenn ein Patient noch keine Sportart für sich finden konnte, dann sollte er verschiedene Sportarten ausprobieren.
- Kurze und einfache Übungen anstelle langer und komplexer Übungen
- Für den Anfang: 3–5 Übungen (pro Einheit zwei Übungen, dann immer eine Übung dazunehmen)
- Individuelles Handout für Übungen erstellen
- Regelmäßige Übungskontrolle
- Gruppen organisieren (evtl. zunächst oder dauerhaft unter PT-Begleitung), z. B. Walking, Joggen für Anfänger.
- Gruppen in der näheren Umgebung empfehlen, z. B. in Sportvereinen
- Training fest in den Terminkalender einplanen, sodass sich eine feste Routine entwickelt
- Eine positive Therapeut-Patienten-Beziehung ist wichtig, um die Motivation des Patienten zu steigern: aktives Zuhören, Empathie, positives Feedback.
- Wenn möglich, sollten Patienten ihr soziales Umfeld miteinbeziehen.
- Belohnungssysteme für Patienten vorschlagen, z. B. wenn Ziel erreicht wurde, sich etwas Schönes gönnen, z. B. eine Massage, ein Abendessen, ein Kinoabend
- Regelmäßige Aufklärung der Patienten – wieso, weshalb, warum?
- Empfehlung von Musik beim Training, die Beats pro Minute sollten der Geschwindigkeit des Trainings entsprechen!
- Patienten können sich eine neue und schöne Sportausrüstung zulegen
- Trainingsvideos anschauen

Motivationsstrategien

Es gibt Evidenz für folgende drei Motivationsstrategien (Gollwitzer 1999; Gollwitzer und Oettingen 2011; Deci und Ryan 2000; Sheeran 2002; Nitsch 2004):

1. Strategie: Zieldefinition

- Patienten müssen ein festes **Ziel** und einen dazugehörigen festen **Plan** haben. Es macht Sinn dieses Ziel in einer Zielvereinbarung mit dem Patienten **schriftlich** festzuhalten.
- Die Ziele sollten **SMART** (Drucker 1977) sein. SMART steht für:
  - **S**pezifisch
  - **M**essbar
  - **A**kzeptiert
  - **R**ealistisch
  - **T**erminiert
- Wenn das gewählte Ziel diese Kriterien erfüllt, dann ist es ein sinnvoll gewähltes Ziel.
- Anschließend sollte gemeinsam mit dem Patienten einen **Plan** erstellt werden, wie dieses Ziel erreicht werden kann (z. B. anhand des Berner Ziel- und Motivinventars).
- Aus der Planung sollte eine **Routine** werden.

2. Strategie: Soziales Training

- Mitstreiter suchen
- Soziales Training ist ein guter Motivator.

- Manchmal gehen Patienten nur zu einem Kurs, um andere Kursteilnehmenden nicht zu enttäuschen.
- Kurse sind ein geeignetes Mittel, um sozial motiviert zu werden.
- Auch Gespräche mit Freunden über das Training motivieren positiv.

3. Strategie: Psychische Aktivierung

- Dies ist vor allem das sogenannte „Kopfkino“: positive Bilder und positive Assoziationen im Zusammenhang mit dem Training
- Die Patienten sollen sich z. B. vorstellen, wie angenehm es wird, sich nach dem langen Sitzen zu bewegen und frische Luft beim Training im Freien einzuatmen oder wie schön es nach dem Sport sein wird, wohlverdient auf der Couch zu lümmeln.
- Hier geht es also um die **Kraft der Bilder,** die sich Patienten **vorstellen,** um sich zum Training zu motivieren.

NICE TO KNOW

Von der deutschen Sporthochschule in Köln gibt es einen Podcast u. a. zum Thema Motivation von Prof. Dr. Jens Kleinert, der zur Weiterführung dieses Themas sehr geeignet ist. Er kann auf der Homepage der Sporthochschule Köln abgerufen werden (www.dshs-koeln.de/einerundemit Folge 19, Teil 1 und 2).

5.7 Motorisches Lernen

Definition motorisches Lernen (Shumway-Cook und Wollacott 2012)

Beim motorischen Lernen handelt es sich um das **Aneignen** und oder **Modifizieren** von Bewegungen.

Diese Definition kann auf verschiedene Bereiche des Lebens angewendet werden:

- Kinder lernen neue Bewegungen.
- Patienten müssen z. B. nach einem Schlaganfall Bewegungen wieder neu erlernen oder Kompensationsbewegungen erlernen.
- Bewegungen müssen an neue Anforderungen angepasst werden (z. B. bei Auftreten verschiedener Erkrankungen oder neuen Situationen).
- Im Sport oder bei neuen Anforderungen im Alltag müssen neue Bewegungen bzw. neue Bewegungsmuster gelernt werden.

Definition Lernen

- Lernen ist das Ergebnis von **immer wiederkehrender** und vor allem **aktiver WH!**
- Lernen (auch motorisches) ist das Ergebnis von Übung, Erfahrung und Beobachtung.
- Lernen ist ein **aktiver Prozess,** der aktive Teilnahme erfordert. Dies kann zuweilen anstrengend sein.
- Wir müssen aktiv an unserer Umwelt teilnehmen: Babys und Kinder tun das; sie Lernen motorisch meist sehr effizient, weil sie **neugierig** sind!

Exkurs

Komfortzone

Lernen ist anstrengend; üben erfordert Geduld und das zu Lernende muss aktiv wahrgenommen werden. Aus evolutionären Gründen sollte Anstrengung vermieden werden, denn sie kostet Energie.

Wenn Lernen nicht sofort gelingt, entsteht ein Misserfolg, was die Abneigung gegen Anstrengung noch negativ verstärken kann.

Angst vor unbekannten Dingen (neu zu lernenden Aufgaben) ist auch evolutionär begründet, denn das Unbekannte könnte gefährlich sein!

Es ist hilfreich, Patienten darauf aufmerksam zu machen, wie wichtig es ist, **motorisch aus der Komfortzone auszubrechen.**

Vorteile des Ausbruchs aus der motorischen Komfortzone

- Wir bleiben **FIT!** Sowohl **physisch** als auch **psychisch!**
- Motorisches Lernen (und damit auch eine Steigerung der Fitness) kann in **jedem Alter** und **unabhängig vom Trainingszustand** erfolgen!
- Wer immer in der Komfortzone verweilt (motorisch und/oder kognitiv), unterstützt die Degeneration im kognitiven und/oder motorischen Bereich.

Wie funktioniert Lernen?

- **Bulimie-Lernen** kennen die meisten: Einen Tag vor einer Prüfung eignet man sich unglaublich viel Wissen in **kurzer Zeit** an, behält dieses Wissen kurz für die Klausur und **vergisst** es dann wieder. Hierbei handelt es sich um **Performanz,** d. h. **kurzfristiges Aneignen von Wissen** ohne den Effekt des wirklichen Lernens.
- **Richtiges Lernen (auch motorisch)** entsteht, wenn eine **ausreichende Anzahl an Wiederholungen** durchgeführt wird, damit sich diese Veränderungen im Gehirn als **Umbauprozesse** zeigen und **Bestand haben.** Die benötigte WH-Zahl muss sehr hoch sein, ist aber individuell unterschiedlich.
- Es gibt Bewegungen, wie z. B. **Radfahren,** Gehen, sehr oft wiederholte Bewegungen, die auch nach langer Zeit wieder abgerufen werden können, ohne dass sie wieder neu gelernt werden müssen. Sie sind sozusagen **automatisiert.**

Körperliche Grundlagen

Um Lernen zu können, müssen folgende körperlichen Systeme weitestgehend intakt sein:

- Sensorisches System – zur Reizaufnahme
- ZNS – zur Reizverarbeitung und Bewegungsplanung
- System zur Bewegungsausführung (Bewegungsapparat, peripheres NS)
- Kognition
- Motivation

IMPORTANT TO KNOW

Erfolgsfaktoren beim Lernen

- Wiederholungen (ausreichend hohe Anzahl)
- Aufmerksamkeit (aktives Wahrnehmen von zu Lernendem)
- Neugier
- Regelmäßiges Ausbrechen aus der eigenen Komfortzone

5.7.1 Klassische Lernmodelle

Jeder lernt unterschiedlich und es gibt verschiedene Modelle für das Lernen.

Klassische Konditionierung (I. P. Pawlow)

- Klassisches Lernmodell, welches von Pawlow untersucht und begründet wurde. In seinem Experiment wurde Hunden kurz vor der **Fütterung** ein **Glockenton** vorgespielt. Nach einiger Zeit führte schon der Glockenton zu **Speichelbildung.**
- Demnach führen Aktionen, die (manchmal per Zufall) **parallel** erfolgen, zu einem **Lerneffekt,** d. h. diese beiden Dinge sind miteinander verknüpft (z. B. Futter und Glocke).
- Bei Menschen können auch Aktionen oder Reaktionen, welche per Zufall zusammen ablaufen, zur unbewussten klassischen Konditionierung führen. **Beispiel:** Patient macht Sport und bekommt Rückenschmerzen. Häufig ist dann der Rückenschmerz mit Sport gekoppelt oder grundsätzlich mit Bewegung, Nach-vorne-beugen, etc. Möglicher Lerneffekt: Bewegung führt zu Schmerzen.

Operante Konditionierung (B. F. Skinner)

- **Lernen durch Verstärkung:** Wenn Patienten z. B. merken, dass Bewegung zu einer Schmerzlinderung führt, ist dies eine **positive Verstärkung.** Dies gibt es aber auch andersherum: Führt z. B. eine falsche Bewegung zu einem Schmerz, ist dies eine **negative Verstärkung** und kann u. a. zu Bewegungsangst führen. **Beispiel:** Der Patient merkt, dass leichte Bewegung zu einer Linderung der Rückenschmerzen führt.
- Auch **Lob** kann als **positive Verstärkung** genutzt werden.

Versuch- und Irrtum-Lernen (Trial & Error)

- Vor allem kleine Kinder und Babys lernen auf diese Art und Weise. Deshalb ist es auch wichtig, nicht in die natürliche Bewegungsentwicklung von Babys und Kindern einzugreifen und sie z. B. hinzusetzen oder an den Händen laufen zu lassen, denn dann fehlen diese wichtigen **Bewegungserfahrungen.**
- **Handlungen** werden so lange **unterschiedlich ausgeführt,** bis diese gelingen bzw. **zum Erfolg führen.**
- Lernen durch Einsicht ist dem sehr ähnlich.

5

- **Beispiel:** Ich probiere so lange eine Bücktechnik aus, bis diese schmerzfrei für meinen Rücken durchführbar ist.

Lernen am Modell (Imitationslernen)

- Bewegungen, Verhaltensweisen oder Aktionen, die ein anderer Mensch durchführt, werden kopiert. Dies kann sowohl bewusst als auch unbewusst erfolgen.
- **Beispiel:** Der Therapeut macht eine Bücktechnik vor und der Patient versucht diese nachzuahmen.

Reizgewöhnung/Reizlöschung (Reizextinktion)

- Pawlow untersuchte nicht nur, wie das Lernen funktioniert, sondern auch, wie Dinge wieder verlernt werden.
- Ertönte der **Glockenton ohne anschließende Futtergabe,** dann **hörte** nach einer gewissen Zeit auch der **Speichelfluss** nach dem Glockenton **auf.**
- Das bedeutet, dass auch Patienten die **Angst vor Bewegung** wieder **verlernen können.** Es sollte also versucht werden, dem Patienten Bewegungen oder **Bewegungsvarianten** anzubieten, die **schmerzfrei durchführbar** sind. Der Patient muss vorsichtig und langsam an diese Bewegungen bzw. Bewegungsvarianten gewöhnt werden.

IMPORTANT TO KNOW

- Es gibt **verschiedene Lernmodelle;** welches Modell für welchen Patienten in Frage kommt, muss ausprobiert oder auch erfragt werden.
- Vor allem aber ist wichtig, dass **bestimmte Verhaltensweisen** eines Patienten, wie z. B. die Angst vor Bewegung, häufig **erlernt** sind und auch wieder **verlernt** werden können!

5.7.2 Stufenmodell des motorischen Lernens

In der Sportwissenschaft gibt es verschiedene Lernmodelle. Hier soll das Stufenmodell des motorischen Lernens (nach Meinel und Schnabel 1998) vorgestellt werden. Es versucht zu erklären, wie Menschen motorisch lernen, woraus sich schließen lässt, wie Patienten dabei unterstützt werden können.

1. Lernstufe: Grobkoordination

- **Aufnahme** und **Verarbeitung** der zu lernenden Bewegung
- Dominant in dieser Lernstufe ist v. a. der **optische Analysator** für die visuellen Informationen. Dieser ist für die Aufnahme und Verarbeitung der Informationen aus der Umwelt verantwortlich.
- Propriozeptive Informationen sind in dieser Lernstufe nicht so wichtig, da diese noch nicht ausreichend verarbeitet werden können.

Bewegungsablauf in der ersten Lernstufe

- Motorisches Programm für die zu erlernende Bewegung liegt in **Grobform** vor.
- **Leistung** ist noch **gering, Bewegungen** sind noch **ungenau** (mangelnder Bewegungsfluss, unpassender Krafteinsatz, falsch gekoppelte Bewegungen, etc.) und können **fehlerhaft** sein.
- Wenn die **Bedingungen günstig** sind (z. B. gewohnte Umgebung, gute Tagesform, etc.), können die **Bewegungen** in **Grobform** ausgeführt werden, es können jedoch **Fehlversuche** vorkommen.

Neurologische Verarbeitung der ersten Lernstufe

- Unzureichende Aufnahme und Verarbeitung afferenter Signale und damit eine unzureichende Veränderbarkeit der efferenten Steuerung sind die Ursachen für das Misslingen.
- Patienten können einwirkende Informationen (z. B. propriozeptiv) nicht nutzen (weil in dieser Stufe zu viele Informationen nicht verarbeitet werden können), um die Bewegungsausführung positiv zu beeinflussen.

Exkurs

Afferenz versus Efferenz

Afferenzen sind die Signale oder Impulse, die z. B. aus der **Peripherie** (Haut) kommen und vom Rückenmark zum Gehirn weitergeleitet werden (z. B. sensorisches, propriozeptives Input).

Efferenzen sind Signale oder Impulse, die vom **ZNS** (Gehirn und RM) in die Peripherie geleitet werden (z. B. in die Muskulatur), i. d. R. Befehle an die Muskeln zur Ausführung von Bewegungen.

Sensomotorik ist hierbei ein wichtiger Begriff in der Physiotherapie: **Sensorik und Motorik** sind eng miteinander verknüpft, da der **sensorische Input** (Afferenz), die **motorische Antwort** (Efferenz) bestimmt!

Beispiele für die erste Lernstufe

- Das erste Mal (neue) Übungen mit Patienten durchführen
- Das erste Mal eine Gangschule mit Patienten durchführen
- Wenn ein Patient nach einem Apoplex nicht mehr Laufen kann und dies wieder neu lernen muss
- Schreiben lernen in der Grundschule
- Schreiben lernen am PC
- Auto fahren lernen

IMPORTANT TO KNOW

Erste Lernstufe

- Patienten nicht überfordern – **kurze und klare Anweisungen** geben!
- Da der visuelle Analysator DOMINANT ist, ist es wichtig, dem Patienten die Übungen immer wieder **visuell** vorzumachen oder mit Bildern/Videos zu arbeiten.
- Komplexe **Bewegungen auseinandernehmen.** Beispiel: Bälle fangen auf einem Wackelbrett: Hier zunächst das Bälle fangen (im Sitzen oder Stehen) und das Stehen auf dem Wackelbrett getrennt üben und später zusammenführen.
- **Wenig propriozeptive** Reize geben, da diese meist noch nicht integriert werden können und dies den Patienten überfordern kann.
- Grundsätzlich die **Umgebung so reizarm wie möglich** halten und auch selbst möglichst wenig zusätzliche Reize geben (Musik, Störgeräusche, etc.).

2. Lernstufe: Feinkoordination

- Die neu erlernte Bewegung kann, wenn die Bedingungen günstig sind, gut koordiniert und relativ fehlerfrei ausgeführt werden.
- Es können relativ gute Leistungen erbracht werden.
- Dominant ist in dieser Stufe die **propriozeptive/kinästhetische Aufnahme** (kinästhetischer Analysator), d. h. durch stärkere Einbeziehung sämtlicher sensorischer Informationen wird die Bewegungsplanung und dementsprechend auch die Bewegungsausführung verbessert.

Bewegungsablauf in der zweiten Lernstufe

- Die Bewegung kann **koordiniert** und wie gefordert ausgeführt werden.
- Die Bewegungssteuerung und -ausführung ist durch die **Einbeziehung** der **propriozeptiven** Informationen **verbessert.**
- Sie kann unter günstigen Bedingungen **fehlerfrei** sein, der Krafteinsatz ist besser koordiniert, ebenso die Bewegungskopplung und Bewegungskonstanz.
- Dennoch kann es bei ungewohnten oder **erschwerten** Bedingungen (z. B. schlechte Tagesform oder ungewohnte Umgebung) oder Störungen zu **Fehlern** in der Ausführung kommen.

Neurologische Verarbeitung der zweiten Lernstufe

- Durch Einbeziehung **sämtlicher sensorischer Informationen** kommt es zur **Verfeinerung und Erweiterung** der Bewegungsplanung, Sollwertabweichungen werden schneller erfasst.
- Durch vermehrte Einbeziehung an Afferenzen kann also das efferente Output (die zu erlernende Bewegung) besser umgesetzt werden.

Beispiele für die zweite Lernstufe

- Die neuen Übungen werden von den Patienten **fehlerfreier, flüssiger und koordinierter ausgeführt.**

IMPORTANT TO KNOW

Zweite Lernstufe

- **Taktile Reize** als Unterstützung:
  - Taktile Reize durch den Therapeuten oder den Patienten selbst (Beispiel: Erlernen des Aufstehens von einem Stuhl, dabei kann der Patient seine Hände auf die Oberschenkel legen und durch Abstützen Druck ausüben)
  - Reize durch Widerstände oder das Arbeiten mit Gewichten
  - Barfuß arbeiten
  - Unterschiedliche Untergründe (auch instabile) wählen

– Patienten die Augen schließen lassen (Patienten dabei gut sichern!).
- **Variationen** in der Bewegungsausführung einbauen
- Die Patienten sollen bei den Bewegungen immer **mental** dabei sein!
- Während der Übung **keine Gespräche** mit dem Patienten führen, außer es soll gezielt Dual Task geübt werden.

3. Lernstufe: situativ – variable Verfügbarkeit

- Die Patienten können die Bewegung auch unter **schwierigen, ungewohnten** und **variierenden** Bedingungen erfolgreich anwenden.
- Dominant sind hierbei vorwiegend **kinästhetisch/propriozeptive** Analysatoren.
- Insgesamt werden jedoch **sämtliche Analysatoren** besser und **effektiver** genutzt.

Bewegungsablauf in der dritten Lernstufe

- Ausführung der Bewegung weist nun sämtliche Merkmale des zu lernenden **Idealbildes** auf.
- Sehr hohe **Bewegungspräzision** und **Bewegungskonstanz.**

Neurologische Verarbeitung der dritten Lernstufe

- **Sämtliche** zur Verfügung stehenden **Afferenzen** können nun zur **Aufnahme, Verarbeitung** und zur **Bereitstellung** von Bewegungen **genutzt** und miteinbezogen werden.

Beispiele für die dritte Lernstufe

- Patient mit Parkinson lernt Dual-Task-Aufgaben: gehen und gleichzeitig nach rechts und links und oben und unten schauen; dies sollte der Patient auch in den Alltag übertragen können, z. B. um eine Straße zu überqueren.
- In der **dritten Lernstufe** sollten also die Bedingungen im **Alltag** (Straße überqueren) geübt werden.
- Auch das Aufstehen wird mit den Patienten zunehmend unter Alltagsbedingungen geübt, z. B. Aufstehen von verschiedenen Sitzmöbeln, dabei eine Tasche hochheben.

IMPORTANT TO KNOW

Dritte Lernstufe

- In dieser Phase können auch **Dual-Task-Aufgaben** geübt werden, da die Patienten jetzt ihre Aufmerksamkeit von der Bewegungsausführung lösen können.
- Die Bewegungsdurchführung sollte sich in dieser Phase **automatisiert** haben.
- Die Übungen oder Bewegungen können in den **Alltag** (Alltagssituationen) der Patienten übertragen werden.

5.7.3 Prinzipien des motorischen Lernens in der PT

Übungsbedingungen

Übung versus Pause

- Neu gelernte motorische Inhalte werden vor allem in **Pausen** verarbeitet und verankert. Pausen sind daher wichtige Bestandteile des Lernens!
- Gerade Menschen mit Erkrankungen brauchen ausreichend Erholung nach der Therapie.
- **Schlafen** trägt zum Verankern des Gelernten bei.

Variabilität der Bewegungsausführung

- Bewegungen sollten in vielen **unterschiedlichen Varianten** mit dem Patienten geübt werden. Zum einen werden dadurch die notwendigen WH durchgeführt und es ist sinnvoll, Bewegungen immer leicht zu variieren.
- **Beispiele:** Beim Üben des Aufstehens z. B. das Körpergewicht ein wenig nach rechts, links, vorne oder hinten verlagern, die Arme hinter den Rücken, seitlich, oder nach vorne strecken, …

Üben von ganzen Bewegungen oder Teilbewegungen

- Je nachdem, wie **komplex** eine Bewegung ist, kann es sinnvoll sein, diese in **Teilbewegungen** auseinanderzunehmen, die Teilbewegungen einzeln zu üben und dann zu einer Bewegung zusammenzufügen = **Prinzip des Shapings.**
- **Beispielbewegung „Aufstehen“:**
  1. ASTE: Sitz – Hände auf den OS abgelegt (oder, wenn mehr Abstützen erforderlich, Abstützen an festen Gegenständen)
  2. Erste Bewegung: Oberkörper vor- und zurücklehnen
  3. Zweite Bewegung: Oberkörper vorlehnen – dabei das Gesäß leicht anheben

4. Dritte Bewegung: Gesäß aus der Oberkörperflexion in die Oberkörperextension bringen – Beispielübung: Bridging an der Bankkante
5. Anschließend alle Übungen zusammenfügen.

Transfer von Leistungen

- **Variabilität** ist ein wichtiger Aspekt, d. h. Bewegungen auf **andere Settings** zu übertragen oder mit anderen Aufgaben durchzuführen.
- **Beispiel:** Üben von Treppensteigen: Dies kann zunächst auf einem Step trainiert werden, dann an Treppen selbst, Weiterführung z. B. an Sprossenwand, auf eingerollte Airex-Matte, auf ein Trampolin, einen Kasten, etc.

Mentale Durchführung

Der Patient soll die Bewegungen immer **in Gedanken mitmachen** (aktive Auseinandersetzung mit dem zu Lernenden).

Anleitung der Bewegung

- Eventuell dem Patienten die Bewegung zuerst zeigen oder vormachen.
- Die Patienten können die Bewegung **selbstständig** ausprobieren oder mit **Fazilitation** des Therapeuten (> Kap. 5.4.1).

Feedback

Patienten benötigen **Feedback;** dieses kann entweder von innen (aus dem „Inneren" des Menschen – **intrinsisch**) oder von außen **(extrinsisch)** kommen.

- **Intrinsisch:** z. B. Schmerzen durch ungünstige Bewegungen, eigenes Bewegungsgefühl, z. B. auch das Gefühl der Muskelerschöpfung bei ausreichendem Üben
- **Extrinsisch:** z. B. Spiegel, Therapeut gibt Rückmeldung, Stoßen (an Gegenständen), bei Bewegungen oder Übungen mit dem Handy filmen lassen und dann anschauen. Rückmeldung von anderen Menschen.

Wiederholungszahl

- Die **Wiederholungszahl** (im besten Fall mit kleinen Veränderungen oder Variationen der Übung) beim Lernen ist ein sehr wichtiger Aspekt.
- Diese muss **hoch** sein (einige Tausend WH, und dies immer wieder).
- Den Patienten muss vermittelt werden, dass die Therapie bzw. therapeutischen Übungen oder Bewegungen regelmäßig in den **Alltag integriert** werden müssen.
- Nur so kann die Therapie erfolgreich sein. Bei Physiotherapie handelt es sich somit um eine **24/7-Therapie.**

IMPORTANT TO KNOW

- Wenn Patienten allein üben, dann können sich Fehler einschleichen, die persistieren können, weil sie nicht als Fehler wahrgenommen werden.
- Um dies zu vermeiden, können Patienten mit extrinsischen Feedbacks arbeiten; zusätzlich sollte versucht werden, sich hin und wieder mit dem Handy zu filmen und so vom Therapeuten kontrollieren zu lassen.
- Zusätzlich sollten sich die Therapierenden von den Patienten regelmäßig die Hausaufgaben/Übungen zeigen lassen, um Fehler zu korrigieren.

Praktische Umsetzung des motorischen Lernens in der Physiotherapie

- **Variabler Input:** Lernen ist Repetition ohne Repetition (d. h. Übungen durch Kleinigkeiten verändern oder in anderen Umgebungen durchführen, etc.)
- Input muss eine **Bedeutung** für den Lernenden haben (es bringt nichts, abstrakte Übungen zu trainieren, bei denen der Patient nicht weiß, wozu und wofür diese dienen sollen).
- Analogien zu den **Alltagssituationen** der Patienten herstellen
- Übungen mit **Alltagsgegenständen**
- **Lernfördernde Umgebung** (der Patient sollte sich bei der Therapie wohlfühlen, d. h. angenehmer Raum, angenehme Raumtemperatur, etc.)
- **Ausreichende Pausen** zwischen den Lernaufgaben lassen und genug Zeit zur Erholung
- Lernaufgaben so stellen, dass sie vom Patienten gemeistert werden können (Motivationssteigerung)
- Ggf. Shaping anwenden
- **Feedback** (visuell, somatosensorisch = intrinsisch)/Therapeut = extrinsisch) richtig dosiert und an den Lernphasen orientiert!
- Die Therapie sollte **so aktiv wie möglich** gestaltet werden!

5

NICE TO KNOW

Studien haben gezeigt, dass es zu einer Verschlechterung beim Erlernen einer motorischen Fähigkeit kommen kann, wenn der Lernende zu sehr auf seine Leistung achtet. Es wurde nachgewiesen, dass es besser ist, die Aufmerksamkeit des Lernenden auf die Wirkung als auf die Einzelheiten einer Bewegung zu lenken.
Folgende Faktoren können zu einer Verbesserung der Eigenmotivation und damit auch des motorischen Lernens führen (Mehrholz 2023):

1. Die **Autonomie der Lernenden** ist ein wichtiger Aspekt, d. h. die Patienten sollten das motorische Lernen selbst steuern und auch selbst kontrollieren können.
2. Die Therapeuten sollten die Selbstständigkeit der Lernenden unterstützen. Die **Selbstwirksamkeit** der Patienten wird hierdurch gestärkt.

Diese Faktoren erhöhen die intrinsische Motivation der Patienten (d. h. die Patienten lernen nicht für den Therapeuten, sondern weil sie es selbst wollen).
In einer weiteren Studie konnte gezeigt werden, dass ein **externer Fokus** das Ergebnis des motorischen Lernens noch verbessern kann, d. h. Patienten sollen eher auf die Erreichung ihrer motorischen Ziele achten als auf den Weg (die Bewegungen etc., die zur Erreichung des Ziels nötig sind; Zentgraf et al. 2009).

POWER YOUR BODY

Außenrotation mit dem Theraband

ASTE: Hüftbreiter Stand – Oberarme am Oberkörper angelegt, Ellenbogen in 90° Flexion –Theraband jeweils um die Hände gewickelt
BA: Unterarme nach außen rotieren, dabei die Ellenbogen an den Oberkörper anlegen –Scapulae hinten zusammenziehen
Muskeleinsatz: scapualstabilisierende und -bewegende Muskulatur, Mm. rhomboidei, M. trapezius pars transversa, M. serratus anterior, Außenrotatoren der Schulter, Rückenstreckermuskulatur v. a. im BWS-Bereich, Ellenbogenflexoren, Core-Muskulatur, Hüft- und Beinmuskulatur

WIEDERHOLUNGSFRAGEN

Kap. 5.7 Motorisches Lernen

1. Definiere motorisches Lernen in eigenen Worten!
2. Nenne die wesentlichen Erfolgsfaktoren beim Lernen.
3. Nenne verschiedene Lernmodelle.
4. Erkläre den Prozess der Reizlöschung bei einem Patienten mit Schmerzen bei Bewegung.
5. Definiere Afferenz und Efferenz.
6. Erkläre, welche Informationen für den Körper in der ersten Lernstufe zum Bewegungslernen elementar sind.
7. Erkläre, welche Informationen für den Körper in der zweiten Lernstufe zum Bewegungslernen elementar sind.
8. Erkläre den Unterschied zwischen intrinsischem und extrinsischem Feedback.
9. Nenne die Hauptprinzipien des motorischen Lernens in eigenen Worten und kurz zusammengefasst.

5.8 Prophylaxen und allgemeine Mobilisation

5.8.1 Prophylaxen

In der Physiotherapie ist das Abdecken von Prophylaxen nicht nur im Krankenhaus elementar. Auch in den Übungspausen oder als Hausaufgaben können Elemente hiervon in die Therapie eingebaut werden. In der Physiotherapie werden verschiedene Prophylaxen unterschieden: die Thrombose-, Pneumonie- und Dekubitusprophylaxe.

Thromboseprophylaxe

Definition Thrombose

Eine Thrombose liegt vor, wenn es zu einer **Gerinnung des Blutes** in den Blutgefäßen kommt, was zu einem **Thrombus (Blutgerinnsel)** führt, welcher die Gefäße zum Teil oder vollständig verlegt. Durch die **Loslösung** eines Thrombus von der Gefäßwand wird dieser zum **Embolus** und kann eine Embolie auslösen (➤ Abb. 5.52).

Ätiologie

- Erhöhte Anzahl an Thrombozyten
- Vor allem nach Operationen kommt es zu einer verstärkten Blutgerinnung als Reaktion des Körpers auf die entstandenen oder durch die OP ausgelösten Verletzungen.
- Die Faktoren der Thrombose-Entstehung werden durch die **Virchow-Trias** beschrieben.

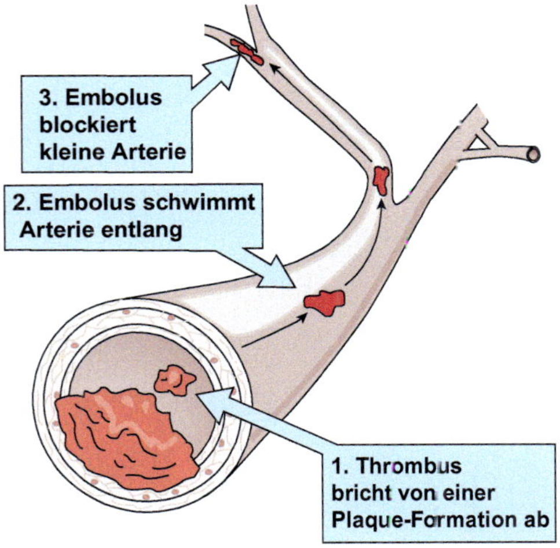

Abb. 5.52 Entstehung einer Embolie [E965-001]]

Exkurs

Virchow-Trias

- **Veränderung der Blutzusammensetzung** (z. B. Gerinnungsstörung, Schwangerschaft Flüssigkeitsmangel)
- **Herabgesetzte Fließgeschwindigkeit** des Blutes (z. B. durch Bettlägerigkeit, äußeren Druck (zu enger Gips/Kompressionsverband))
- **Schäden der Intima** (z. B. Verletzungen bei OP, Diabetes mellitus)

Allgemeine Thromboseprophylaxe

- Minderung der Risikofaktoren (Rauchen, Einnahme von oralen Kontrazeptiva (Pille), Übergewicht, intravenöser Drogengebrauch, …)
- Medikamentös (Heparinspritzen)

IMPORTANT TO KNOW

Die Einnahme von Aspirin reicht nicht zur Prophylaxe einer Thrombose aus!

- Kompression (Strümpfe, Beinwickel)
- Muskelaktivierung (z. B. Muskel-Waden-Pumpe)
- Mobilisierung des Patienten
- Atemtherapie

Physiotherapeutische Thromboseprophylaxe

Durch physiotherapeutische Übungen soll die **Fließgeschwindigkeit des Blutes** erhöht und damit die Gefahr der **Blutgerinnung** und einer **Thrombusbildung verringert** werden. Dazu müssen die Patienten allerdings die Übungen **regelmäßig selbstständig** weiterführen.

Grundsätze

- Schnellkräftigende Übungen aller Extremitätengelenke und des Rumpfes
- 3 Sätze à 15–50 WH – ca. 1 Bewegung pro Sekunde regelmäßig – zwischen den Sätzen ausreichend Pausen einbauen!
- Aufbau von distal nach proximal
- Die Patienten sollten diese Übungen selbstständig als Hausaufgabe dreimal täglich (Minimum) oder stündlich (Optimum) durchführen.

Übungsprogramm

Zehen: Zehen flektieren und extendieren

OSG/USG:

- DE/PF
- Fußkreisen
- Fußinnen- und Außenkanten hochziehen (Inversion und Eversion)

Kombinationsbewegung:

- Zehen flektieren und PF (➤ Abb. 5.53)
- Zehen extendieren und DE

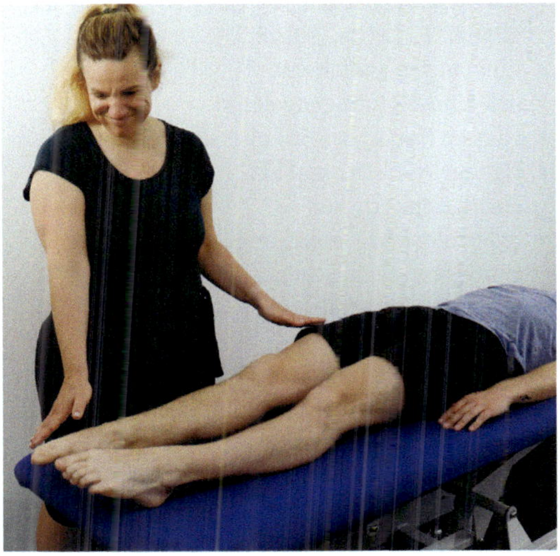

Abb. 5.53 Zehen flektieren und PF [O1130]

5

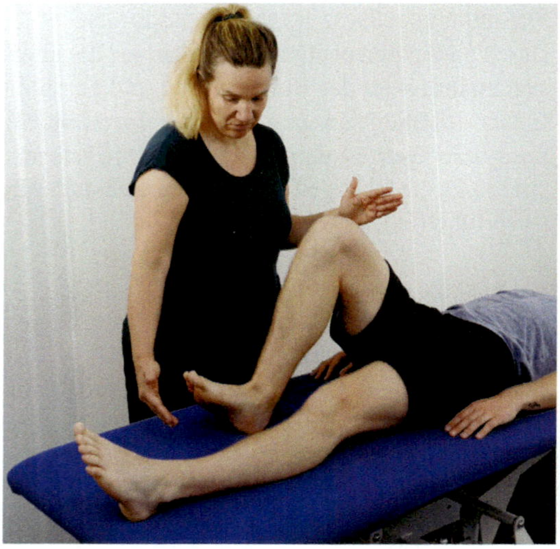

Abb. 5.54 Beine anbeugen einzeln, Ferse über Unterlage ziehen [O1130]

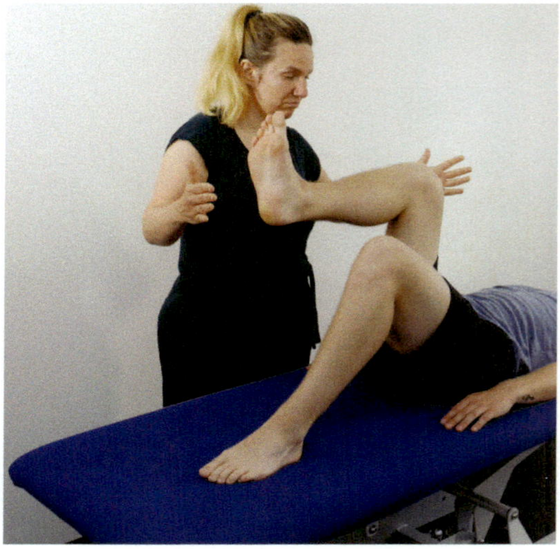

Abb. 5.55 Beine anbeugen in der Luft [O1130]

Hüft- und Kniegelenk:

- Beine einzeln anbeugen, dabei die Ferse über die Unterlage ziehen (im Wechsel) (➤ Abb. 5.54)
- Wenn das Bein im Knie flektiert ist und der Patient dies kann, dann können die Beine einzeln in Hüftflexion gebracht werden – dabei auf eine gute Bauchmuskelspannung achten – die LWS darf nicht in die Hyperlordose (Hohlkreuz) gezogen werden.
- Beine einzeln in der Luft anbeugen und strecken, bei angestellten Beinen die Knie im Wechsel strecken und beugen (die OS bleiben dabei auf gleicher Höhe; ➤ Abb. 5.55)
- Einbeiniges Radfahren

Hand- und Ellenbogengelenk:

- Fausten (➤ Abb. 5.56) und öffnen der Hände
- Handgelenk Flex. und Ext.
- Handgelenkskreisen
- Extension und Flexion im Ellenbogen (z. B. Finger tippen an die Schulter)
- Elevation der Arme (**CAVE:** bei Herzpatienten nicht über 90° Flexion)
- Schulterkreisen (➤ Abb. 5.57)
- Boxen in verschiedene Richtungen (➤ Abb. 5.58)
- Ruderbewegungen (➤ Abb. 5.59)
- Kajakbewegungen, …

Rumpf: Beine nacheinander anstellen, Bridging (➤ Abb. 5.60), dabei auch auf der Stelle marschieren möglich

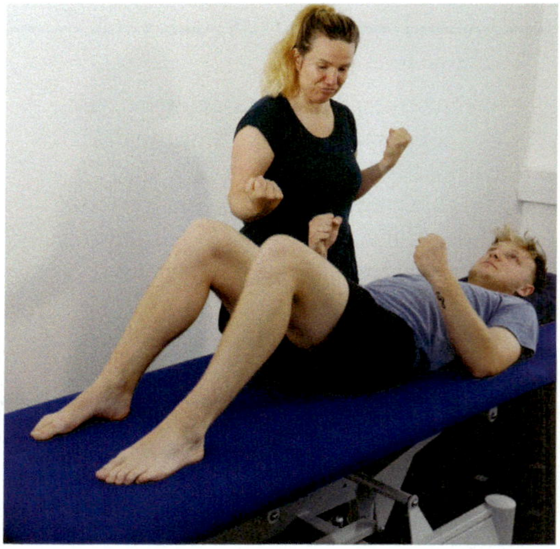

Abb. 5.56 Hand fausten [O1130]

Wirkung

- Kreislaufanregend
- Erhöhung der Fließgeschwindigkeit des Blutes
- Erhöhung HF und HMV
- Erhöhung der allgemeinen Durchblutung
- Erhöhung der AF

Indikation

- Alle bettlägerigen Patienten – besonders bei längerer Bettlägerigkeit

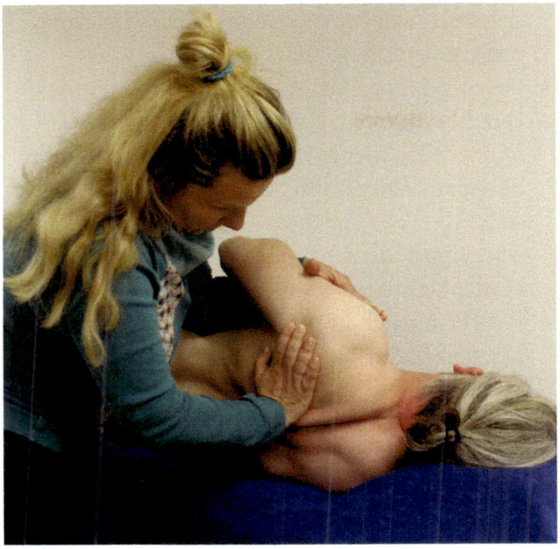

Abb. 5.57 Schulterkreisen: a) ASTE, b) ESTE [P1610]

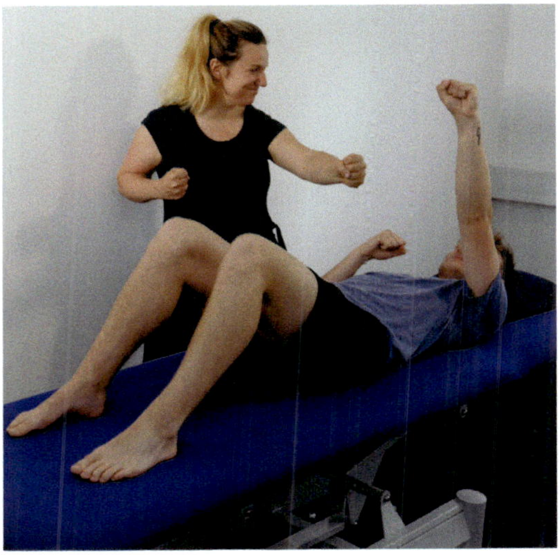

Abb. 5.58 Boxen [O1130]

- Postoperativ so lange, bis die Patienten regelmäßig aufstehen
- Zur Vorbereitung auf das Aufstehen (also vor der Mobilisation zur Kreislaufanregung)

Kontraindikationen

- Frischer Herzinfarkt
- Angina pectoris
- Schwere Herzrhythmusstörungen

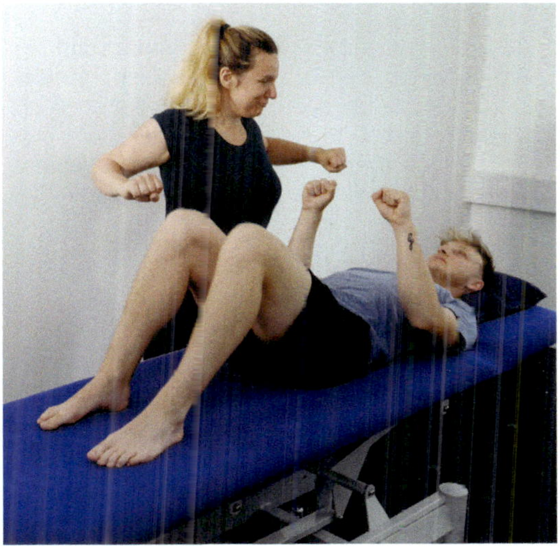

Abb. 5.59 Rudern [O1130]

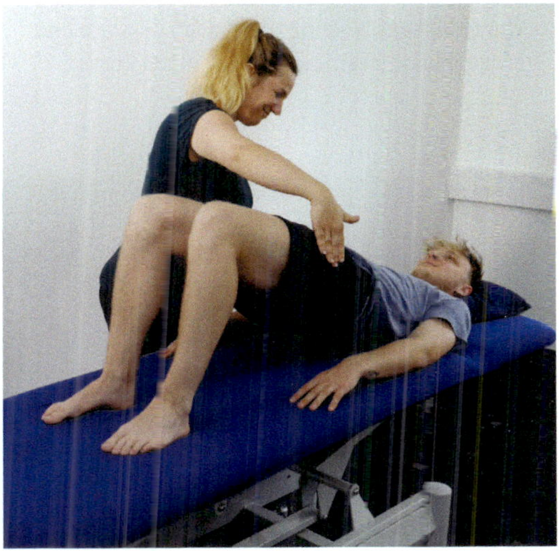

Abb. 5.60 Bridging [O1130]

- Lungenödem
- Thrombosen
- Herzinsuffizienz
- Cor pulmonale
- Entzündungen des Herzens (Endo-, Myo- und Perikarditis)

Wenn die Erkrankungsbilder ärztlich abgeklärt wurden und eine Freigabe für die Thromboseprophylaxe erfolgt, kann diese ausgeführt werden.

IMPORTANT TO KNOW

Diese Übungen dienen sowohl zur **Abdeckung der Prophylaxen,** aber auch der **allgemeinen Mobilisation.** Postoperativ oder nach längerer Bettlägerigkeit werden Patienten also immer erst mit diesen (oder ähnlichen) kreislaufanregenden Übungen auf das **Aufstehen vorbereitet,** damit es nicht zu einem Kreislaufkollaps kommt.

Kontrakturprophylaxe

Kontrakturen entstehen, wenn Patienten über einen längeren Zeitraum **ohne Bewegung in der gleichen ASTE verharren,** die Gelenke des Körpers also nicht regelmäßig in **endgradige Positionen** bewegt werden. Durch die Kontrakturprophylaxe soll der Entstehung von Kontrakturen entgegengewirkt werden.

- Die Art und Weise der Kontrakturprophylaxe ist abhängig vom Zustand der Patienten.
- **Komatöse Patienten** werden komplett **passiv durchbewegt;** wichtig hierbei ist, dass die Endstellungen immer jeweils über einen kurzen Zeitraum gehalten und somit die Bewegungen **endgradig** durchgeführt werden.
- Bei eingeschränkt mobilen Patienten sollte das Durchbewegen im günstigsten Fall **assistiv** erfolgen. Auch hier ist der Aspekt des endgradigen Bewegens sehr wichtig, d. h. die jeweiligen Endstellungen (die Patienten z. B. nicht selbstständig einnehmen können) sollten für einen kurzen Moment gehalten werden.
- Wenn Patienten in der Lage sind, sich aktiv zu bewegen, dann ist es sinnvoll, das Durchbewegen **aktiv** zu gestalten und sie so zu unterstützen, dass sie die **endgradigen Positionen** erreichen.

Dekubitusprophylaxe

Definition Dekubitus

Offene Hautstelle, Druckgeschwür aufgrund einer mangelnden Durchblutung des Gewebes (➤ Abb. 5.61)

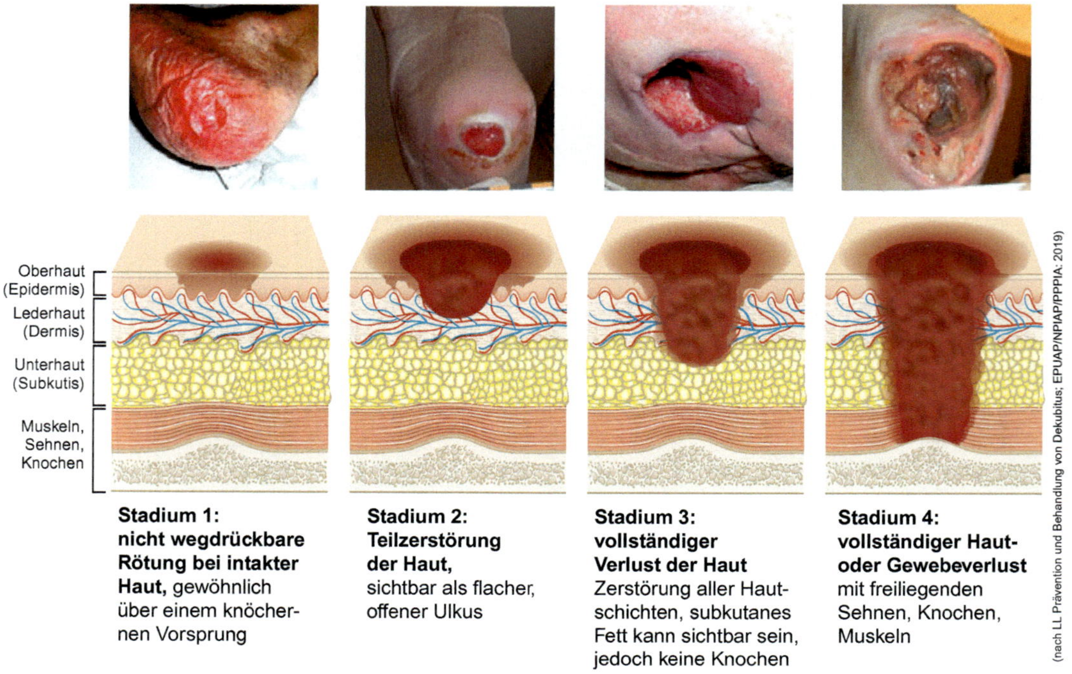

Abb. 5.61 Dekubitus [Grafik: L126; Fotos: M291]

Ätiologie

- Lange Bettliegezeiten (z. B. wegen eines schlechten AZ), Durchblutungsstörungen (z. B. Diabetes mellitus)
- Patienten mit vegetativen und Sensibilitätsstörungen

Physiotherapeutische und pflegerische Maßnahmen

- **Regelmäßige Kontrolle** von Verbänden, Schienen, Gipsen und Lagerungsmaterial
- **Umlagerungen** alle 2–3 Stunden in RL, SL, 30°-/60°-Lagerung, auch regelmäßige Lagerungskontrolle
- **Entlastung** gefährdeter Hautstellen (Rücken, Kreuzbein, Fersen)
- Wenn möglich **kreislaufanregende Übungen** zur Förderung der Durchblutung des gesamten Körpers
- Diese Maßnahmen sollten bei Patienten mit langen Liegezeiten auch **prophylaktisch** durchgeführt werden!

IMPORTANT TO KNOW

Bei Patienten mit Dekubitusrisiko ist es wichtig, dass Therapierende und Pflegende Hand in Hand arbeiten. Vor der Behandlung sollte man sich also genau erkundigen, wie lange der Patient schon in der aktuellen ASTE gelagert ist und in welche ASTE am günstigsten umgelagert werden soll.

Pneumonieprophylaxe

Definition Pneumonie

Entzündung des Lungengewebes

Ätiologie

- Infektion
- Intoxikation
- Stase des Blutstroms
- Hypoventilation
- Geringe kostoabdominale Atembewegung
- Mangelnde Ventilation (= Belüftung) aller Lungenabschnitte

Physiotherapeutische Maßnahmen

Im Rahmen der Physiotherapie im Krankenhaus sollte eine **Atemtherapie** erfolgen; besondere Beachtung sollte hier folgenden Patienten zuteilwerden:

- Ältere Patienten
- Polytraumatisierte Patienten
- Patienten mit einer Atemwegserkrankung als Vorerkrankung
- Patienten nach Operation
- Bettlägerige Patienten

Übungsprogramm

- **Bewusstes Wahrnehmen** der Atmung durch den Patienten – z. B. Patient soll seine Atemzüge zählen
- Einatmen und langsameres Ausatmen, soweit möglich im **Verhältnis 1:2,** nach Einatmen soll eine kurze Pause durch Anhalten der Luft entstehen
- Ausatmen mit **Lippenbremse**
- Kontaktatmung: kostoabdominal (➤ Abb. 5.62), sternal, lateral (➤ Abb. 5.63), dorsal am Thorax
- Kontaktatmung auf **dem Gebiet der Verletzung** (v. a. im Bereich des Rumpfes): Patient soll seinen Atem bewusst in das geschädigte Gebiet lenken; die Patientenhände unter die eigenen Hände legen.
- Nasenstenose (dabei hält der Patient ein Nasenloch zu)
- Schnüffelnde oder gähnende Einatmung
- Ausstreichungen der Interkostalräume (➤ Abb. 5.64) und/oder Packegriffe am Thorax (➤ Abb. 5.65)
- Regelmäßiges **Umlagern**

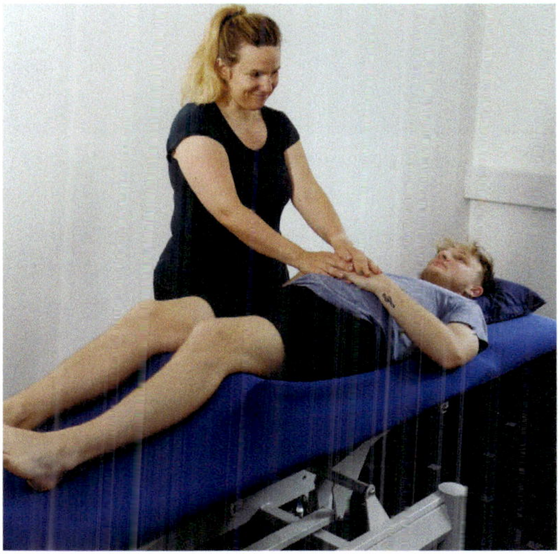

Abb. 5.62 Abdominale Kontaktatmung [O1130]

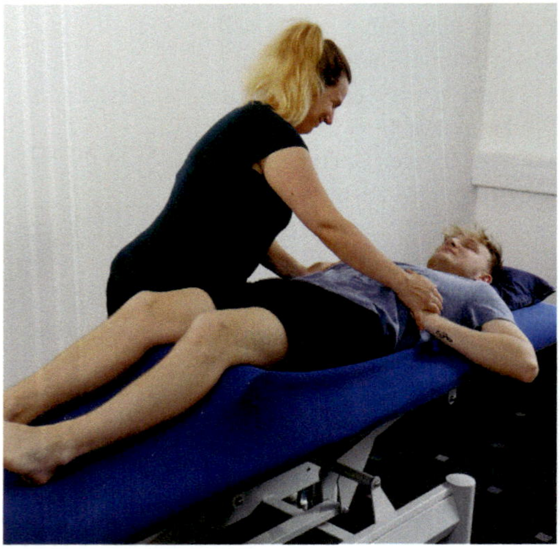

Abb. 5.63 Laterale Kontaktatmung [O1130]

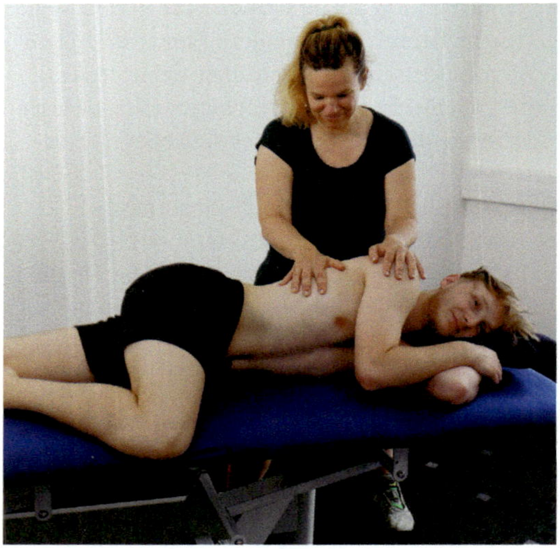

Abb. 5.64 Ausstreichung Interkostalräume [O1130]

- **Aktive Bewegungen** in Kombination mit dem Atemrhythmus, z. B. beim Einatmen werden die Arme angehoben und beim Ausatmen gesenkt
- Drehdehnlagerungen (➤ Abb. 5.66, ➤ Abb. 5.67, ➤ Abb. 5.68)
- **Sekretlösende Techniken:** Vibrationen am Thorax (manuell oder mit Vibrax), Ausatmen mit Strohhalm in ein Wasserglas (dabei sprudelt das Wasser).

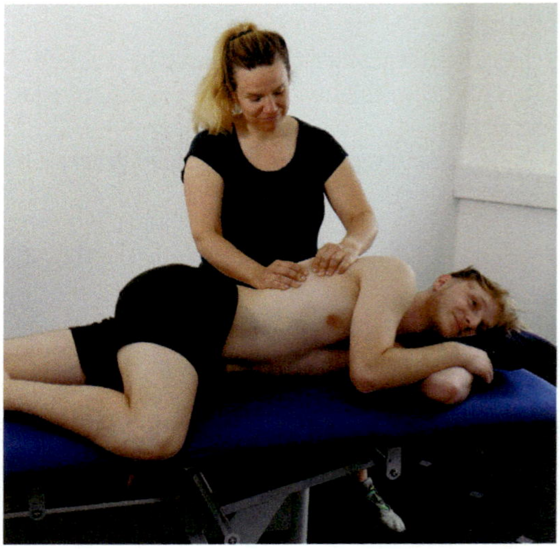

Abb. 5.65 Packegriffe am Thorax [O1130]

- Nutzung von Atemtherapiegeräten (**Wichtig:** Jedem Patienten das AT-Gerät und den Umgang damit erklären, damit allein weitergeübt werden kann!)

IMPORTANT TO KNOW

- Bei der Atemtherapie sollte, wenn erlaubt, der Oberkörper hochgelagert werden!
- Sollten bei der Ausführung der Übungen Schwindelgefühl oder Unwohlsein auftreten, die Übungen sofort unterbrechen und den Patienten einige Minuten normal atmen lassen (im eigenen Atemrhythmus des Patienten).
- Grundsätzlich müssen Atemübungen regelmäßig unterbrochen werden, da es ansonsten zu einem Schwindelgefühl kommen kann.

NICE TO KNOW

Häufig haben Patienten kein Gespür für ihren Atem und Probleme, bewusst auszuatmen. Dann kann man ihnen ein Taschentuch oder Tuch vor den Mund halten, und die Patienten sollen versuchen, es wegzupusten und mit ihrer Ausatmung so lange wie möglich oben zu halten.

Indikation

- Pneumonie
- Postoperativ
- Abatmen von Narkotika (Narkoselänge beachten!)
- Bettlägerigkeit

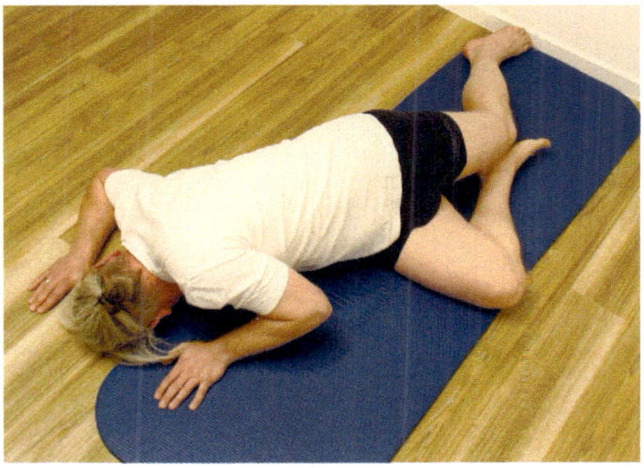

Abb. 5.66 Dehndrehlage BWS [P1610]

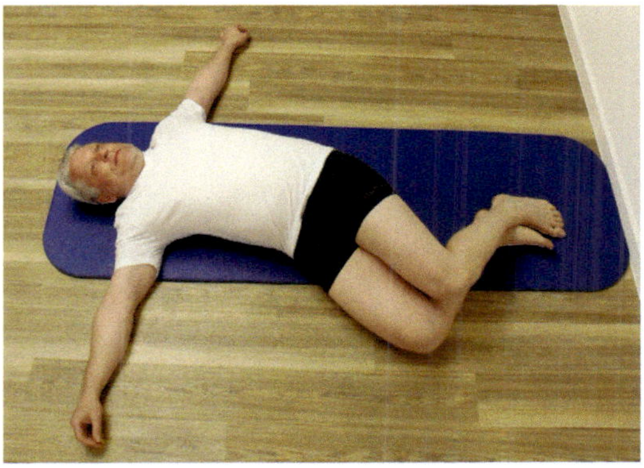

Abb. 5.67 Dehndrehlage LWS [P1610]

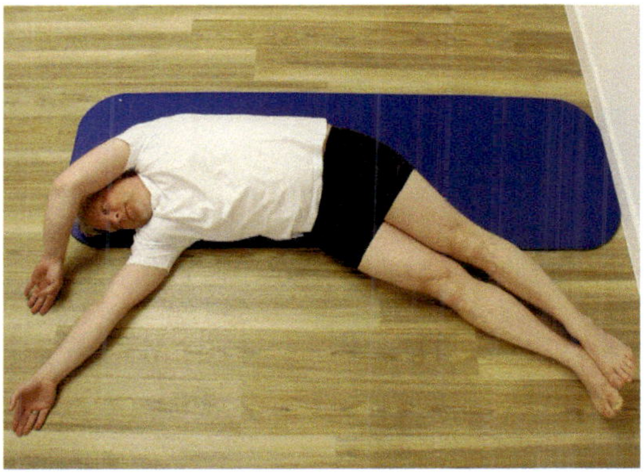

Abb. 5.68 Mondsichellage [P1610]

5.8.2 Allgemeine Mobilisation

Die Rückkehr zur **Mobilität** ist eines der wichtigsten Ziele in der PT. Vorher sollte genau nachgeprüft werden, welche **Belastung** dem Patienten erlaubt ist.

IMPORTANT TO KNOW

Mobilisation des Patienten aus dem Bett versus Mobilisation von Gelenken

Hierbei kommt es in der Physiotherapie häufig zu Verwechslungen, da der Begriff Mobilisation **synonym** verwendet wird.
Er wird zum einen verwendet, wenn Patienten aus dem Bett heraus mobilisiert werden sollen, aber zum anderen auch, wenn z. B. Gelenke durch Durchbewegen oder Manuelle Therapie mobilisiert werden sollen. In diesem Kapitel geht es um die **Mobilisation des Patienten aus dem Bett heraus.**

Belastungsparameter

Lagerungsstabil Geringstmögliche Belastungsstufe, d. h. das betroffene Körperteil bzw. die betroffene Extremität darf **weder bewegt noch belastet** werden. Dies kann z. B. bei Z. n. Minimalosteosynthese angeordnet werden

Bewegungsstabil (früher: übungsstabil) Das Körperteil bzw. die Extremität darf **bewegt, aber nicht belastet** werden. Dies kann z. B. nach einer Plattenosteosynthese oder bei Verriegelungsnägeln (am OSG) erfolgen. **Anmerkung:** Trotzdem müssen immer Kontraindikationen abgefragt werden! Das Bewegungsausmaß kann hierbei auch eingeschränkt sein und ist nur so weit freigegeben, wie dies ärztlich erlaubt wurde (bei einem Verriegelungsnagel am OSG z. B. ist meist nur eine Bewegung bis zur 0°-Stellung erlaubt.)

Belastungsstabil Die Extremität darf voll belastet werden; auch hierbei müssen ggf. Kontraindikationen beachtet werden (z. B. nach Hüft-TEP).

Trainingsstabil Siehe belastungsstabil, aber auch der Einsatz von Gewichten und hohen WH-Zahlen ist hierbei erlaubt (KI beachten).

Weitere Abstufungen der Belastungsparameter

Je nach Wundheilungsverlauf können zusätzlich zu den o. g. Belastungsparametern noch weitere dazu kommen. Dies wird je nach Arzt und Krankenhaus unterschiedlich gehandhabt. Letztendlich ist es nicht wichtig, was verordnet wird, sondern lediglich, ob die Therapierenden die verordnete Stufe kennen und mit dem Patienten umsetzen können.

Fußsohlen-Boden-Kontakt

- Hierbei soll der Patient den Fuß **ohne Einsatz des Körpergewichts** auf dem Boden abrollen.
- Das heißt, hier geht es lediglich um den **Kontakt des Fußes** mit dem Boden ohne Einsatz von Körpergewicht!
- Dies ist für viele Patienten schwer verständlich, deshalb sollte unbedingt mit einer Waage (➤ Kap. 8.22) geübt werden.

Teilbelastung

- Belastung mit 10, 20, 30 kg oder bis zum halben Körpergewicht (weitere Gewichtsstufen oder Abstufungen sind möglich)
- Der Patient soll seine Extremität oder seinen Körperteil mit dem vom behandelnden Arzt **vorgeschriebenen Gewichts belasten.**
- Da die wenigsten Patienten wissen, was die Gewichtszahl bedeutet oder wie diese sich anfühlt, sollte hier unbedingt ein **Waagentraining** (➤ Kap. 8.22) mit dem Patienten durchgeführt werden.

Aufsetzen und Aufstehen im Rahmen der allgemeinen Mobilisation

IMPORTANT TO KNOW

Vor dem Aufstehen oder Hinsetzen des Patienten werden immer Übungen zur allgemeinen Mobilisation (➤ Kap. 5.8.1 Thromboseprophylaxe) mit dem Patienten durchgeführt, da ansonsten die Gefahr eines Kreislaufkollapses besteht!

Vorbereitung:

- Anziehen der Thrombosestrümpfe
- Katheter, Infusionsschläuche, Redon-Drainagen etc. des Patienten sollten auf die Bettseite der Aufstehrichtung gebracht werden da ansonsten die Gefahr besteht, diese zu ziehen! Bei Infusionen, die nicht dauerhaft nötig sind, kann das Pflegepersonal gerufen werden, um diese zu diskonnektieren (abzustöpseln).

Aufsetzen aus der Seitlage

- Beine einzeln anstellen (➤ Abb. 5.69)
- Beine zusammen auf die Seite des PT absinken lassen
- Arm des Patienten auf Seite des PT in 90° ABD.

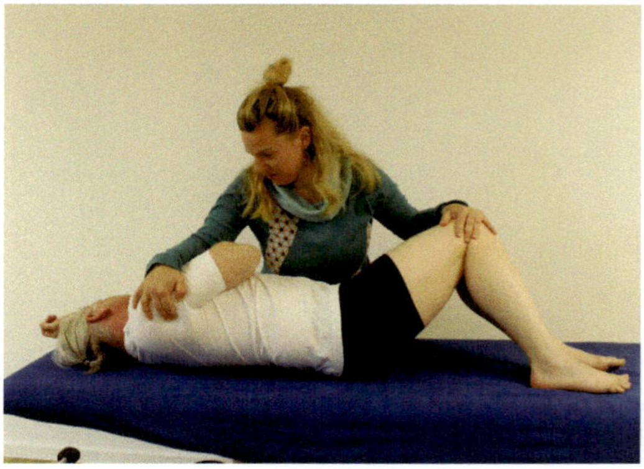

Abb. 5.69 Beine anstellen [P1610]

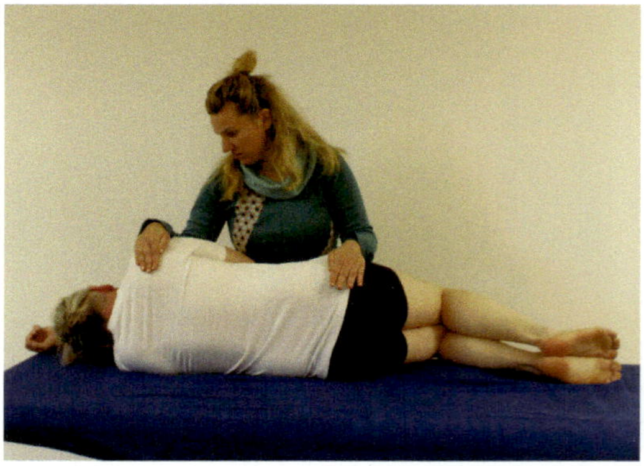

Abb. 5.70 En bloc drehen in SL [P1610]

IMPORTANT TO KNOW

Bei Hüft-TEP sollte das operierte Bein oben liegen und ein dickes Kissen zwischen die Beine gelegt werden, damit die Hüfte nicht in ADD gebracht wird.

- Gleichzeitig dreht der Patient den Schultergürtel zur gleichen Seite (En-bloc-Drehung) – dabei soll der Patient den Bauchnabel nach innen ziehen (➤ Abb. 5.70).
- Der obere Arm des Patienten stützt nun auf Schulterhöhe.
- Jetzt kann der Patient sich, je nach Hilfsbedürftigkeit, selbstständig oder mit Hilfe des Therapeuten aufsetzen; dabei dienen die Beine als Hebel (➤ Abb. 5.71).

Bei der Ausführung, je nach Grad der Hilfestellung, an die Einstellung der Betthöhe für ein ergonomisches Arbeiten des Therapeuten denken.

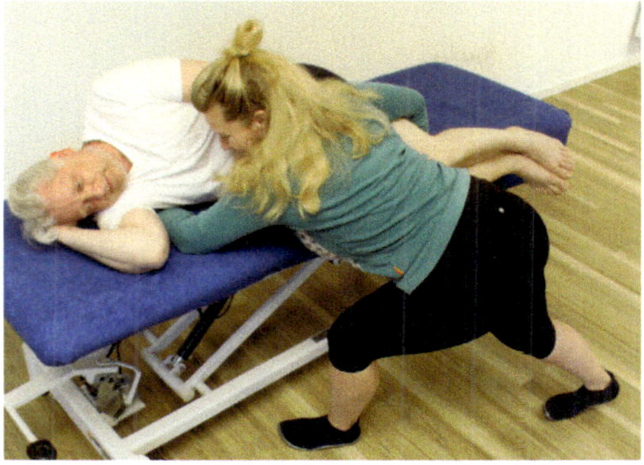

Abb. 5.71 Aufsetzen des Patienten [P1610]

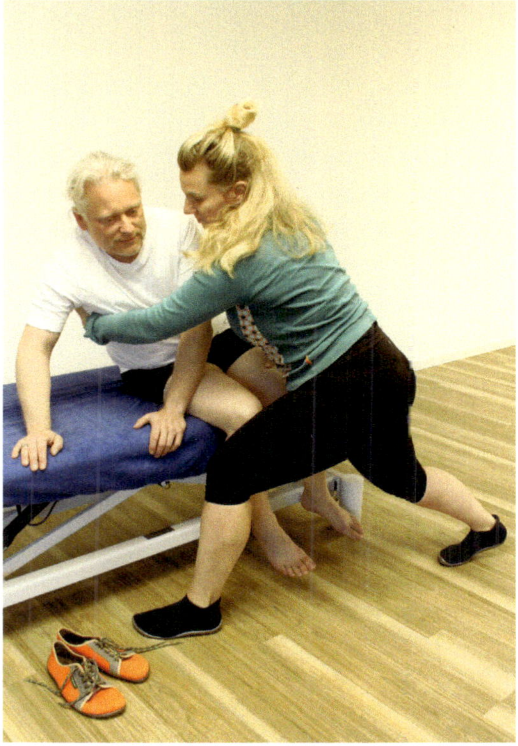

Abb. 5.72 Aufsetzen des Patienten im Rahmen der Mobilisation [P1610]

Sitz

- Füße sollten Fußsohlen-Boden-Kontakt haben (an die Bereitstellung von geschlossenen Schuhen denken!; ➤ Abb. 5.72).
- Sitzt der Patient zu weit hinten, kann er im Schinkengang weiter nach vorne an die Bettkante rutschen.

Exkurs

Schinkengang

Der Schinkengang wird auch als Sitzbeinhöckergang bezeichnet. Dieser wird bei Patienten mit Mobilitätseinschränkungen genutzt, um im Sitzen Positionsveränderungen vorzunehmen. Das heißt, der Patient wandert auf den Sitzbeinhöckern nach vorne oder hinten. Dabei wird immer ein Sitzbeinhöcker angehoben und nach vorne gebracht, abgesetzt und dann der andere in der gleichen Weise nachgeholt.

Der Schinkengang kann auch als Übung (z. B. mit ausgestreckten Beinen) genutzt werden.

- Das Gesicht des Patienten sollte beobachtet werden: Anzeichen von Kreislaufschwäche?
- Vor dem Aufstehen sollten aktive Übungen zur Kreislaufanregung des Patienten durchgeführt werden, z. B. Beine abwechselnd in Knieflexion und -extension bewegen, dabei die Fußspitzen parallel in PF und DE mitbewegen, die Arme können auch mitbewegt werden.

Aufstehen und Laufen

- Wenn der Patient stabil genug ist, steht der PT seitlich und kann den Patienten unterstützen (z. B. am Arm).
- Zunächst den Patienten auf der Stelle laufen lassen – nicht zu weit vom Bett entfernen, sodass er sich direkt hinsetzen kann, falls es nötig ist.
- Bei hilfsbedürftigeren Patienten kann der PT vor dem Patienten stehen und um den Patienten herumgreifen (Vorsicht bei Dekubitus!; ➤ Abb. 5.73).
- Evtl. kann es auch notwendig sein, den Patienten mit zwei Therapierenden zu mobilisieren, z. B. bei stark hilfsbedürftigen oder sehr adipösen Patienten.
- Der Patient sollte sein Gewicht auf seine Füße verlagern und dabei das Oberkörpergewicht nach ventral verlagern. Der PT kann die Knie des Patienten mit seinem eigenen Beinen sichern.

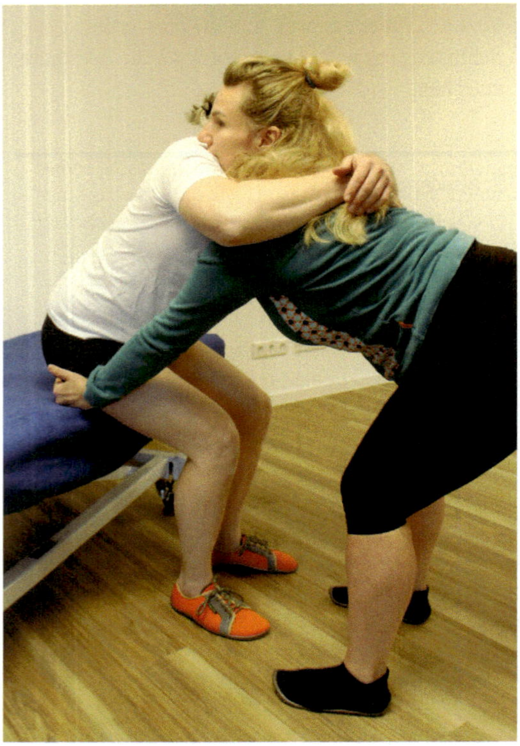

Abb. 5.73 Aufstehen mit Unterstützung des Therapeuten [P1610]

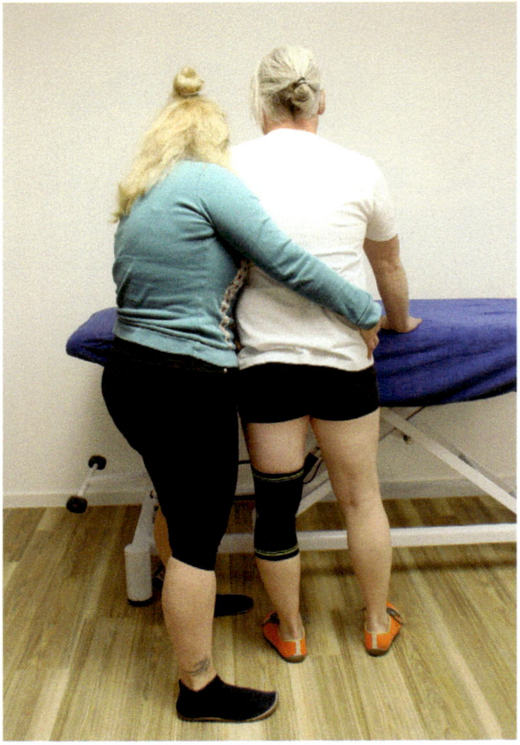

Abb. 5.74 Training der Gewichtsübernahme [P1610]

- Zunächst sollte mehrmals geübt werden, den Oberkörper nach vorne zu verlagern und das Gewicht auf die Füße zu bringen.
- Wenn dies gut klappt, kann der PT dem Patienten zum Stand helfen. (Auf die eigene Bodymechanik achten! Anspannen der segmentalen Muskeln, Beinachsen!)
- Jetzt beginnt die Gangschule zunächst mit dem Training der Gewichtsübernahme auf das betroffene Bein, wenn der Patient ein betroffenes Bein hat (➤ Abb. 5.74).
- Danach: Vor dem Bett auf der Stelle gehen.
- Ist der Patient in der Lage, zu gehen, werden kleine Ziele im Zimmer angesteuert, z. B. Bettende, Fensterbank, Stuhl, etc.

IMPORTANT TO KNOW

Daran denken, Urinbeutel, Infusionen, etc. des Patienten mitzunehmen!

- Mit der Zeit wird die Gehstrecke adäquat erweitert; dabei sollte die Hilfestellung des PT immer weiter abgebaut werden. Ziel ist die größtmögliche Selbstständigkeit des Patienten.

IMPORTANT TO KNOW

Die Mobilisation sollte immer dem aktuellen Kraftzustand der Patienten angepasst werden. Bei Verbesserungen des AZ sollten also die Übungen zunehmend gesteigert werden.

WIEDERHOLUNGSFRAGEN

Kap. 5.8 Prophylaxen und allgemeine Mobilisation

1. Erkläre den Unterschied zwischen einem Thrombus und einem Embolus.
2. Erkläre die Virchow-Trias.
3. Nenne mögliche Inhalte zur allgemeinen Prophylaxe der Thrombose.

4. Nenne kurz und in eigenen Worten die Grundsätze der physiotherapeutischen Thromboseprophylaxe.
5. Nenne weitere Anwendungsgebiete der physiotherapeutischen Thromboseprophylaxe.
6. Nenne drei PT-Maßnahmen zur Dekubitusprophylaxe.
7. Erläutere, bei welchen Patienten eine Atemtherapie durchgeführt werden sollte.
8. Nenne fünf atemtherapeutische Übungen, welche Inhalt einer AT sein können.
9. Erkläre den Unterschied zwischen Lagerungsstabilität und Bewegungsstabilität.
10. Definiere Fußsohlen-Boden-Kontakt.

LITERATUR

Borg G. Anstrengungsempfinden und körperliche Aktivität. Dtsch Arztebl. 2004; 101: 1016–1021.

Conzelmann A, et al. Das Berner Motiv- und Zielinventar im Freizeit- und Gesundheitssport. Anleitung zur Bestimmung von Motivprofilen und motivbasierten Sporttypen. Universität Bern, 2012. www.zssw.unibe.ch/befragungen/sportberatung/BMZI_klein.pdf (letzter Zugriff: 09.05.2025).

Deci EL, Ryan RM. The "what" and "why" of goal pursuits: Human needs and the self-determination of behavior. Psychological Inquiry. 2000; 11(4), 227–268.

Drucker PF. People and Performance: The Best of Peter Drucker on Management. Harlow: Longman, 1977.

Lee DC, Pate RR, Lavie CJ, Sui X, Church TS, Blair SN. Leisure-time running reduces all-cause and cardiovascular mortality risk [published correction appears in J Am Coll Cardiol. 2014 Oct 7; 64(14): 1537]. J Am Coll Cardiol. 2014; 64(5): 472–481. doi:10.1016/j.jacc.2014.04.058.

Froböse I, Schöber U. 9 Regeln für eine Muskulatur, die Gesund macht. Berlin: Ullstein, 2024.

Gollwitzer PM. Implementation intentions: Strong effects of simple plans. American Psychologist. 1999; 54(7): 493–503.

Gollwitzer PM, Oettingen G. Planning promotes goal striving. In: Vohs KD, Baumeister RF (eds.). Handbook of self-regulation: Research, theory, and applications. 2nd ed. NYC: Guilford Press, 2011: 162–185.

Healy GN, Winkler EAH, Owen N, Anuradha S, Dunstan DW. Replacing sitting time with standing or stepping: associations with cardio-meatbolic risk biomarkers. European Heart Journal. 2015; 36: 2643–2649.

Hottenrott K, Neumann G. Geschlechtsspezifische Formel für optimale Trainingsherzfrequenzen. Schweizerische Zeitschrift für «Sportmedizin und Sporttraumatologie». 2012; 60(3): 102–105.

Karvonen J, Vuorimaa T. Herzfrequenz und Trainingsintensität bei sportlichen Aktivitäten. Sportmedizin. 1988 May; 5(5): 303–311.

Mehrholz J. Motivation und motorisches Lernen. neuroreha. 2023; 15: 120–124

Meinel K, Schnabel G. Bewegungslehre. Sportmotorik. Berlin: Sportverlag, 1998.

Nitsch JR. Die handlungstheoretische Perspektive: Ein Rahmenkonzept für die sportpsychologische Forschung und Intervention. Zeitschrift für Sportpsychologie. 2004; 11(1): 10–23.

Schefer M. Wie anstrengend ist das für Sie? Assessment: Borg Skala. physiopraxis. 2008; 6(5): 40–41.

Schnohr P, O'Keefe JH, Marott JL, Lange P, Jensen GB. Dose of jogging and long-term mortality: the Copenhagen City Heart Study. J Am Coll Cardiol. 2015; 65(5): 411–419.

Seiler S, Tønnessen E. Intervals, thresholds, and long slow distance: the role of intensity and duration in endurance training. Sportscience. 2009; 13: 32–53.

Sheeran P. Intention behavior relations: A conceptual and empirical review. European Review of Social Psychology. 2002; 12(1): 1–36.

Shumway-Cook A, Wollacott MH. Motor Control – Translating research into clinical practice. 4th ed. Philadelphia: Wolters Kluwer Lippincott Williams & Wilkins, 2012.

Wilke C, et al. Training in der Therapie. neuroreha. 2023; 15: 58–65.

Zentgraf K, Lorey B, Bischoff M, et al. Neural Correlates of Attentional Focusing During Finger Movements: An fMRI Study. J Mot Behav. 2009; 30: 1–8 ePub Ahead of Print: 1–8.

5

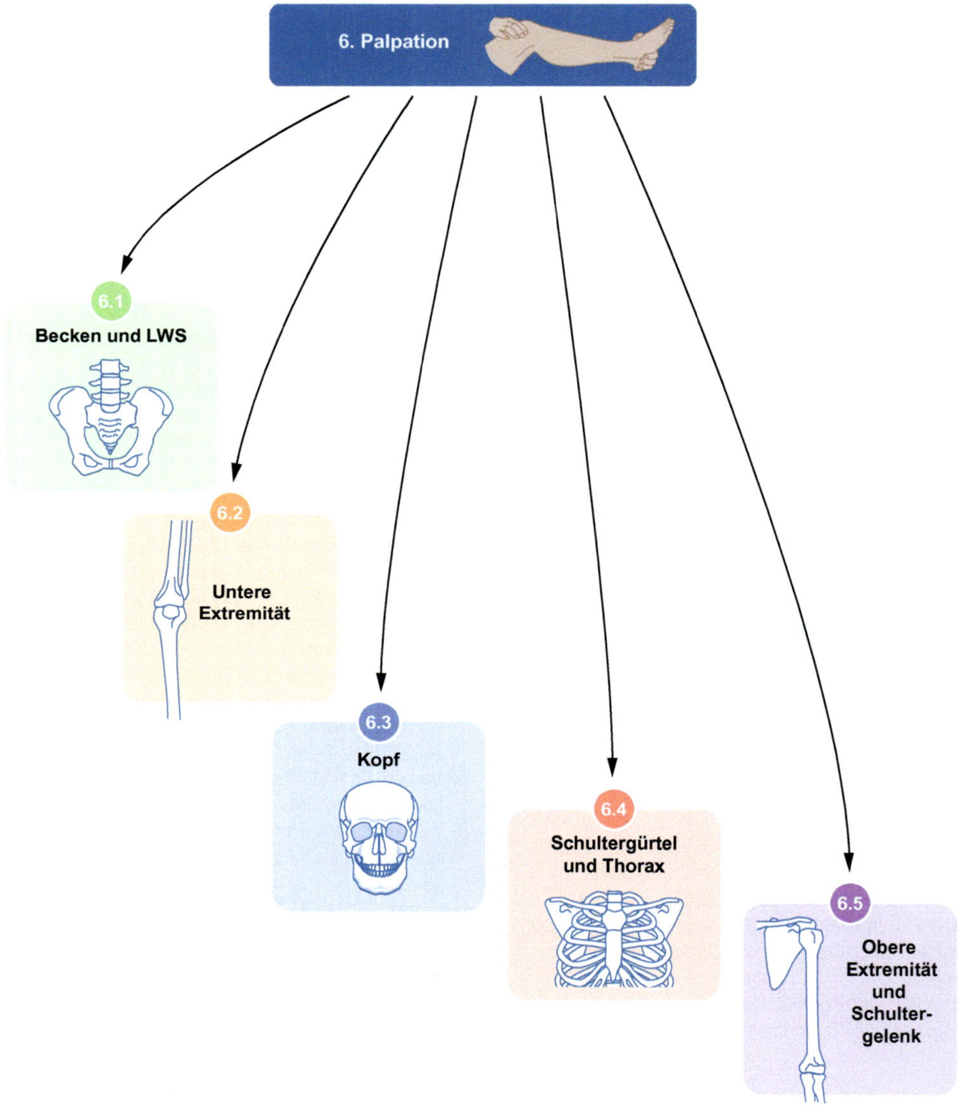
6. Palpation
6.1
Becken und LWS
6.2
Untere Extremität
6.3
Kopf
6.4
Schultergürtel und Thorax
6.5
Obere Extremität und Schultergelenk

KAPITEL

6 Palpation

Einleitung

In diesem Kapitel lernen die Leserinnen und Leser anhand eines Palpationsguides die wichtigsten Grundlagen für das Auffinden bestimmter Strukturen am Körper kennen.

Die Kapitel zeigen jeweils das Auffinden von knöchernen Punkten in verschiedenen Körperregionen:

- Becken und LWS (➤ Kap. 6.1)
- Untere Extremität (➤ Kap. 6.2)
- Kopf (➤ Kap. 6.3)
- Schultergürtel und Thorax (➤ Kap. 6.4)
- Obere Extremität und Schultergürtel (➤ Kap. 6.5)

Kleiner Palpationsguide

Knöcherne Punkte:
Zur Orientierung am Körper können wichtige knöcherne Punkte palpiert werden. Häufig werden diese falsch palpiert, wodurch Fehler in der Diagnostik und Beurteilung von Strukturen entstehen. Deshalb ist es wichtig, diese Punkte **richtig aufsuchen zu können.** Die folgenden Beschreibungen, aufgeteilt nach Körperregionen, können beim Auffinden der Palpationspunkte helfen.

Kurzanleitung Palpation:

- Grundsätzlich ist es wichtig zu wissen, dass die Palpation Übungssache ist und mit zunehmender Übung besser wird.
- Vor allem in der Ausbildung/während des Studiums haben Therapierende den Eindruck, nichts oder wenig zu spüren.
- Hierbei hilft es, weiter zu palpieren, und zwar möglichst viele und unterschiedliche Menschen und deren Strukturen.
- Hier macht Übung tatsächlich den Meister.

Grundsätze der Palpation:

- Konzentriert arbeiten (ruhige Umgebung)
- Mit möglichst wenig Druck arbeiten
- Die Finger-/Daumengelenke bei der Palpation nicht überstrecken
- Wenn in der Tiefe palpiert wird, müssen die Strukturen, die im Weg sind, sanft beiseitegeschoben werden.

6.1 Becken und LWS

Spina iliaca anterior superior (SIAS)

ASTE: RL

- Die Spina iliaca anterior superior befindet sich am ventralen Ende der Crista iliaca.
- Der Beckenkamm kann in der Taille palpiert und dann auf der Crista iliaca nach ventral verfolgt werden.
- Am ventralen Bereich kann eine knöcherne Verdickung/Erhebung palpiert werden; dies ist die SIAS (➤ Abb. 6.1).

Symphysis pubica/Tuberculum pubicum

ASTE: RL

IMPORTANT TO KNOW

- Der Patient bzw. die Patientin muss vorher darüber informiert werden, dass die Palpation im Bereiche des Intimbereiches geht, dieser kann dann ggf. mit einem Handtuch abgedeckt werden.
- Umliegende Bereiche ausreichend abdecken.
- Vorher an sich selbst zeigen, wo die Palpation stattfindet und immer das Einverständnis des Patienten einholen!

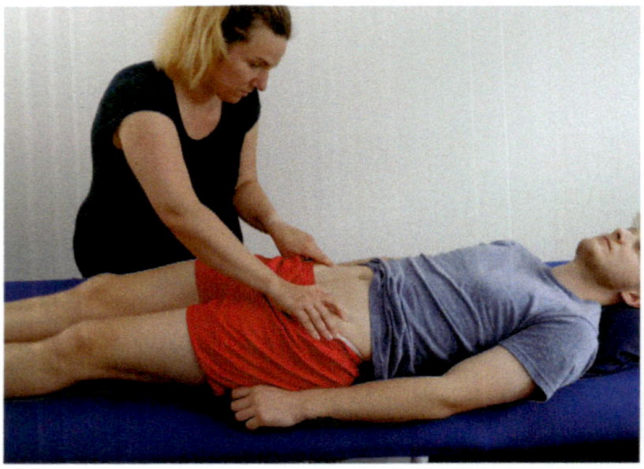

Abb. 6.1 Palpation SIAS [O1130]

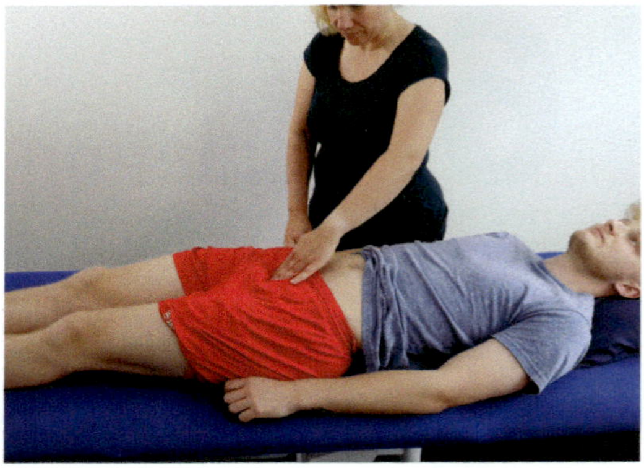

Abb. 6.2 Palpation Symphyse [O1130]

- Mit der flachen Hand vom Unterbauch mittig von kranial nach kaudal streichen, dann bleibt man mit der Hand an einer knöchernen Erhebung hängen; dies ist die Symphyse.
- Mit ein oder zwei Fingern von kranial die Symphyse abpalpieren.
- Oft empfinden Patienten bei der Palpation der Symphyse leichte Schmerzen.
- Mittig zwischen den beiden knöchernen Anteilen der Symphyse befindet sich der Discus interpubicus.
- Das Tuberculum pubicum befindet sich beidseits lateral des Discus interpubicus auf dem Ramus ossis pubis und stellt sich als kleine knöcherne Erhebung dar.
- Das heißt, wenn die Finger von kranial die Symphyse abtasten, sollten lateral kleine knöcherne Erhebungen spürbar sein, die spitz erscheinen (> Abb. 6.2).

IMPORTANT TO KNOW

Da der Mons pubis (Fettgewebe) in den Bereich der Symphyse geht, kann diese Region aufgrund des Fettgewebes schwer zu palpieren sein.

Spina iliaca posterior superior (SIPS)

Die Spina iliaca posterior superior ist ein großer Bereich; um Fehler zu vermeiden, sollte das untere Ende der SIPS palpiert werden!

ASTE: BL

Die SIPS befindet sich am dorsalen kaudalen Ende der Crista und liegen etwa eine Handbreit auseinander. Oft werden die SIPS zu nah aneinander dargestellt; hier sollten Therapierende sich bewusst machen, dass dazwischen noch das Sacrum inkl. Gelenkspalt passen muss.

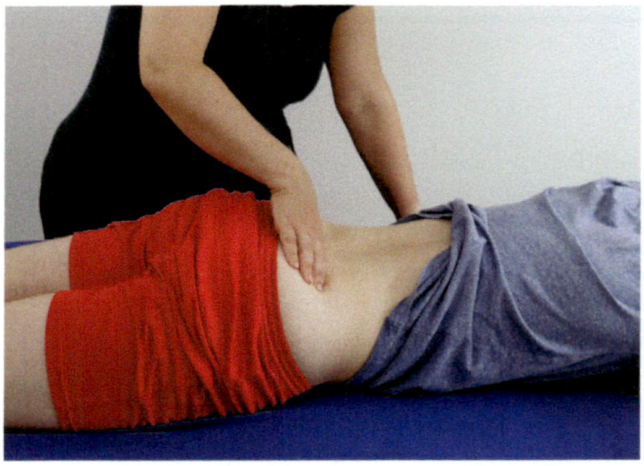

Abb. 6.3 Palpation SIPS [O1130]

- Finger und Daumen werden von kaudal gegen die SIPS gelegt (> Abb. 6.3).

IMPORTANT TO KNOW

- SIPS liegen meistens kaudal der Grübchen, wenn diese vorhanden sind, und nicht in den Grübchen!
- Kranial und medial der SIPS befindet sich in der Tiefe der Sulcus sacralis.

- Oft gibt es kleine nudelartige Verdickungen im Bereich der SIPS, die sich hin und her schieben lassen. Dies sind fibrös-fettige Verdickungen und i. d. R. harmlos.

Crista sacralis (auf dem Os sacrum)

Weniger prominent palpierbar.

S2
Befindet sich in etwa zwischen den SIPS.

L4
- Zunächst Palpation der Crista iliaca beidseits (Beachte! Männer haben i. d. R. ein höheres und schmaleres Becken, Frauen ein flacheres und breiteres Becken).
- Zeigefinger auf Crista beidseits und Daumen werden beidseits in Richtung WS abgespreizt.
- Man kommt in etwa auf Höhe L4 raus.
- L4 ist ein breitbasiger Dornfortsatz, der oberflächlicher als L5 liegt.

L5
Spitzer, tief liegender Dornfortsatz

WIEDERHOLUNGSFRAGEN

Kap. 6.1 Becken und LWS

1. Nenne die Grundsätze der Palpation.
2. Nenne die Voraussetzungen, die erfüllt werden sollten, wenn die Symphyse eines Patienten palpiert wird.
3. Erkläre den Zusammenhang zwischen den SIPS und den Grübchen.

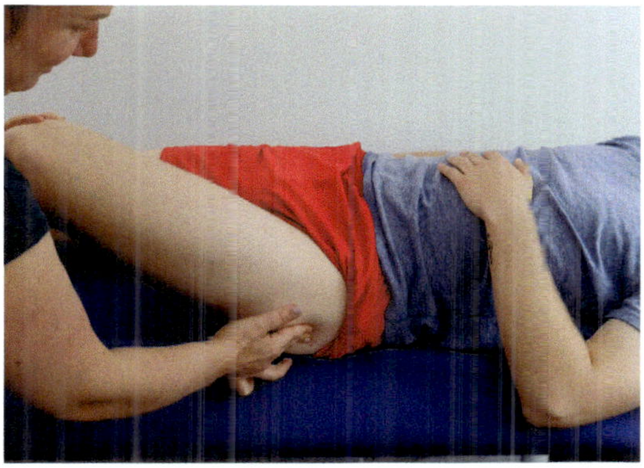

Abb. 6.4 Trochanter major [O1130]

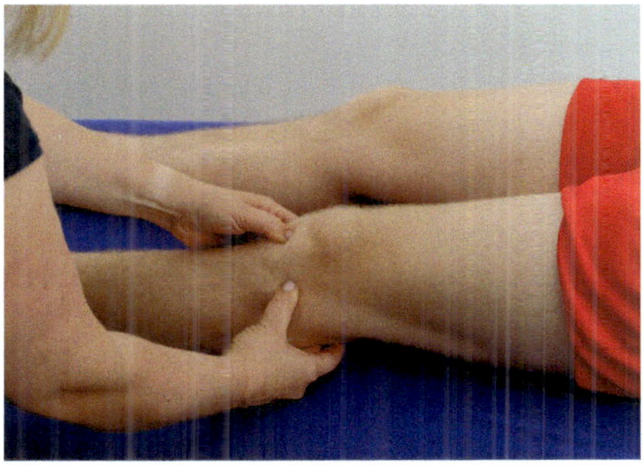

Abb. 6.5 Kniegelenksspalt und Apex patellae [O1130]

6.2 Untere Extremität

Hüftgelenk/Oberschenkel

Trochanter major
ASTE: RL, Bein angestellt
- Palpation der Spina iliaca anterior inferior (SIAI), von dort nach lateral an den äußeren OS wandern.
- Den prominentesten knöchernen Punkt dort suchen (➤ Abb. 6.4)
- Diesen durch AR und IR des OS bzw. Beines unter der Hand rotieren lassen und damit verifizieren.

Kniegelenk

Kniegelenksspalt/Femurkondylen/Tibiaplateau
ASTE: RL, Beine ausgestreckt in Neutral-Null-Stellung
- Palpation des Apex patellae, dieser liegt ca. auf Höhe des lateralen Kniegelenksspalts.
- Von diesem nach lateral wandern und den Kniegelenksspalt aufsuchen (➤ Abb. 6.5).
- Dabei kann versucht werden, kranial den Rundungsansatz der Femurkondylen und kaudal den Ansatz des Tibiaplateaus zu palpieren.

Patella/Lig. patellae/Tuberositas tibiae
ASTE: RL
- Mit der ganzen Hand vom M. quadriceps femoris nach kaudal streichen, dann bleibt die Hand an der Basis der Patella hängen (➤ Abb. 6.6).
- Wenn die Hand weiter nach kaudal fortfährt, kommt sie zum Apex patellae.
- Am Apex patellae inseriert das Lig. patellae, dies kann nach kaudal weiterverfolgt werden
- Um die mediale und laterale Kante des Lig. patellae besser zu palpieren, können die Finger medial und lateral an das Lig. patellae anmodelliert

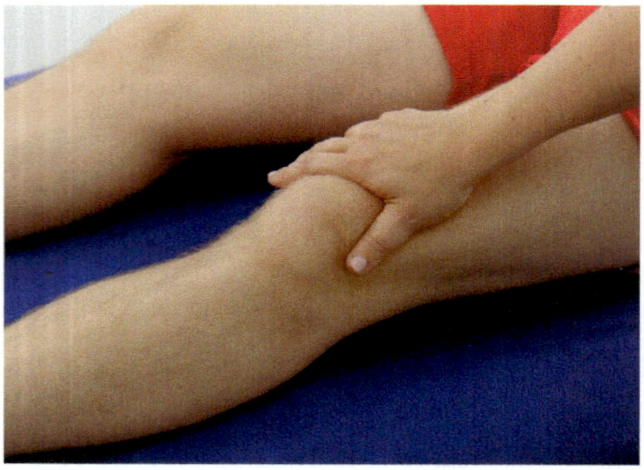

Abb. 6.6 Basis patellae [O1130]

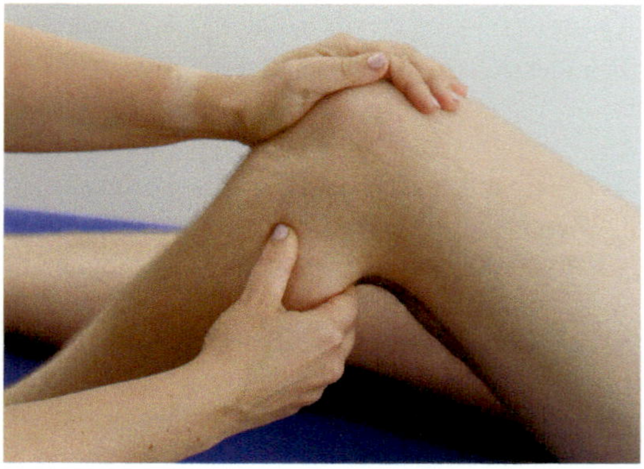

Abb. 6.7 Fibulaköpfchen [O1130]

werden und dieses dann nach medial und lateral bewegt werden.
- Wenn das Lig. patellae nach kaudal verfolgt wird, gelangen die Finger auf die Tuberositas tibiae, die sich als Erhebung an der Tibia darstellt.

Fibulaköpfchen

ASTE: RL mit angestelltem Bein. Hierbei kann etwa auf Höhe des Lig. patellae die knöcherne Erhebung des Fibulaköpfchens unter der Haut erkannt werden. In dieser ASTE ist es meistens möglich, das Fibulaköpfchen zu umfassen.

- Kniegelenksspalt aufsuchen, vom Kniegelenksspalt weiter nach kaudal (ca. auf Höhe des Lig. patellae) wandern, dort findet sich eine knöcherne Erhebung. Dies ist das Fibulaköpfchen (➤ Abb. 6.7).

Pes anserinus superficialis

ASTE: RL, beide Beine angestellt

- Mit der flachen Hand medial an der Innenseite des Unterschenkels entlangfahren.
- Etwa eine Handbreit unterhalb der Kniescheibe kann eine Erhebung oder Verdickung palpiert werden; dort befindet sich der Pes anserinus superficialis (➤ Abb. 6.8).

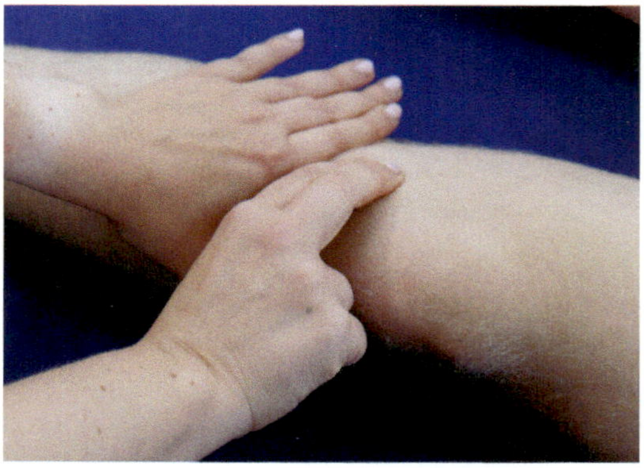

Abb. 6.8 Pes anserinus superficialis [O1130]

Unterschenkel

Malleolus lateralis/medialis

ASTE: RL

Malleolus lateralis:

- Der Malleolus lateralis wird durch das distale Ende der Fibula gebildet.
- Mit der flachen Hand von lateral mittig an der Unterschenkelaußenseite entlangstreichen, bis man gegen eine deutliche knöcherne Erhebung stößt; dies ist der Malleolus lateralis.

Malleolus medialis:

- Der Malleolus medialis wird durch das distale Ende der Tibia gebildet.
- Mit der flachen Hand von lateral mittig an der Unterschenkelinnenseite entlangstreichen, bis man gegen eine deutliche knöcherne Erhebung stößt; dies ist der Malleolus medialis.

Fuß

Großzehengrundgelenk

- Entlang der Medialseite des Fußes von der Ferse zum Großzehen entlangstreichen.
- An der Verdickung des Fußballens von dorsal und ventral die Finger auflegen und palpieren.

- Dort befindet sich der Gelenkspalt des Großzehengrundgelenks.
- Durch Bewegungen des Großzehs werden die gelenkigen Verbindungen spürbar.

Kleinzehengrundgelenk
- An der Lateralseite des Fußes von der Ferse bis zum Kleinzehenballen entlangstreichen.
- An der Verdickung des Fußballens von dorsal und ventral die Finger auflegen und palpieren.
- Dort befindet sich der Gelenkspalt des Kleinzehengrundgelenks.
- Durch Bewegungen des kleinen Zehs werden die gelenkigen Verbindungen spürbar.

Calcaneus
- Mit der Hand kann die Ferse als Ganzes umschlossen werden, dorsal unter dem Calcaneus befindet sich das Fersenpolster.
- Mit den Fingern, die die Ferse umschließen, kann gut der knochige Anteil des Calcaneus palpiert werden.

6.3 Kopf

Protuberantia occipitale externa
ASTE: BL, Kopf in NN-Stellung gelagert (Bank mit Nasenschlitz); Sitz ist ebenfalls möglich, hierbei ist die Palpation allerdings durch den Muskeltonus erschwert.
- Die Protuberantia occipitale externa befindet sich dorsal, kaudal und mittig am Hinterkopf und ist ein Teil des knöchernen Schädels.
- Mit der flachen Hand von kranial nach kaudal über den Hinterkopf des Patienten streichen, bis eine deutlich steilere Kopfrundung und eine wulstige Verdickung spürbar sind.
- Dies ist die Protuberantia occipitale externa, als Knochenvorsprung deutlich spürbar (➢ Abb. 6.9).

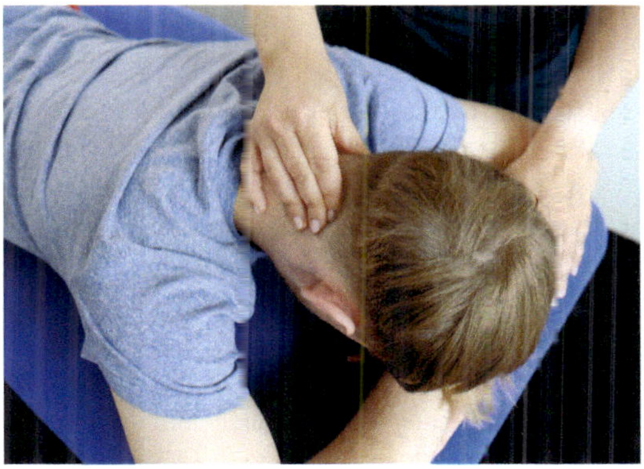

Abb. 6.9 Protuberantia occipitale externa [O1130]

Processus mastoideus
ASTE: BL, Kopf in NN-Stellung gelagert (Bank mit Nasenschlitz); Sitz ist ebenfalls möglich, hierbei ist die Palpation allerdings durch den Muskeltonus erhöht.

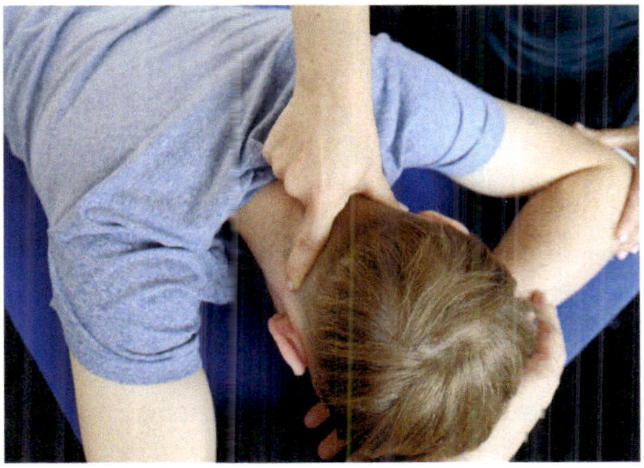

Abb. 6.10 Processus mastoideus [O1130]

- Der Processus mastoideus befindet sich dorsal, kaudal und lateral am Hinterkopf und ist ein Teil des knöchernen Schädels.
- Er befindet sich etwa hinter dem Ohrläppchen, von hier ausgehend kann auch mit einem Finger in Richtung Schädel palpiert werden.
- Der Processus mastoideus ist ein deutlich palpierbarer Knochenhöcker (➢ Abb. 6.10).

6.4 Schultergürtel und Thorax

Clavicula/Art. acromioclavicularis, Art. sternoclavicularis, Manubrium sterni
ASTE: Sitz, Arme hängen neben dem Körper, oder RL

Die **Clavicula** ist bei den meisten Menschen gut palpierbar und auch oft sichtbar; sie kann gut an sich selbst (z. B. vor einem Spiegel) palpiert werden.

- Mittig mit den Fingern auf die Clavicula gehen und den Knochen palpieren.
- Wenn nach medial gegangen wird, kann eine knubbelige Verdickung palpiert werden.
- Wenn weiter nach medial (in die Tiefe) gegangen wird, kann dort das **Sternoclaviculargelenk** palpiert werden.
- In der Vertiefung weiter medial kann das **Manubrium sterni** palpiert werden.
- Wenn dann der Finger weiter in Richtung der anderen Körperhälfte geschoben wird, kann eine knöcherne Erhebung gefühlt werden; hier befindet sich das Sternoclaviculargelenk der anderen Körperhälfte (➤ Abb. 6.11)
- Wenn dort weiter nach lateral palpiert wird, stoßen die Finger gegen die Clavicula der anderen Körperhälfte.
- Die Vertiefung zwischen den Sternoclaviculargelenken wird auch als das Jugulum bezeichnet.
- **Acromioclaviculargelenk (ACG):** Wieder mit den Fingern mittig die Clavicula palpieren, dann der Clavicula nach lateral folgen, am Ende der Clavicula stoßen die Finger gegen eine knöcherne Erhebung.
- Wenn diese überschritten wird, kann das ACG mit seinem Gelenkspalt und der Verbindung zum Acromion (➤ Abb. 6.11) palpiert werden.

Sternum/Proc. xiphoideus

ASTE: Sitz, Arme hängen neben dem Körper, oder RL

- Vom Jugulum aus nach kaudal palpieren, dann kann direkt der Corpus sterni palpiert und nach kaudal verfolgt werden.

IMPORTANT TO KNOW

Bei Frauen sind rechts und links die Brüste, die Patientin sollte vorher informiert werden und ihr Einverständnis dazu abgeben, dort palpiert zu werden.

- Wenn der Corpus sterni zum kaudalen Ende verfolgt wird, dann fühlt man den knorpeligen **Proc. xiphoideus** (➤ Abb. 6.12).
- Wenn der Corpus sterni bis zum Proc. xiphoideus zentral palpiert wird, können rechts und links davon die **Rippen** palpiert werden, die direkt am Sternum ansetzen.
- Die Rippen 2–5 weisen einen Gelenkspalt auf und werden als echte Gelenke bezeichnet.
- Die 6. und 7. Rippe bilden eine Synchondrose mit dem Sternum.

Exkurs

Rippen

Die ersten sieben Rippen werden als **echte Rippen (Costae verae)** bezeichnet, weil sie direkt am Corpus sterni ansetzen. Die Rippen 8–12 werden als **unechte Rippen (Costae spuriae)** bezeichnet, da sie nicht direkt am Corpus sterni, sondern am Rippenbogen ansetzen.

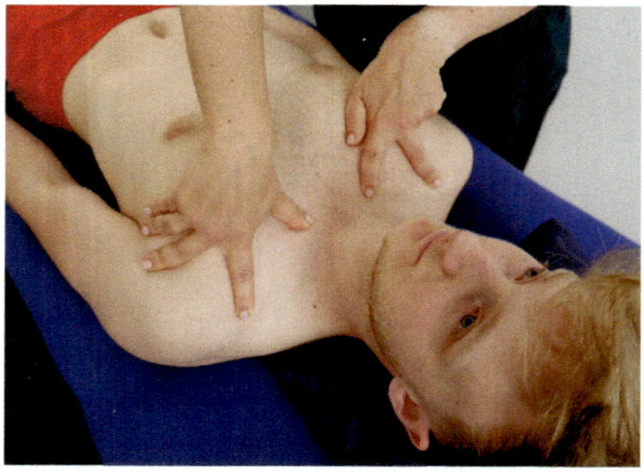

Abb. 6.11 Art. sternoclaviculare und Art. acromioclaviculare [O1130]

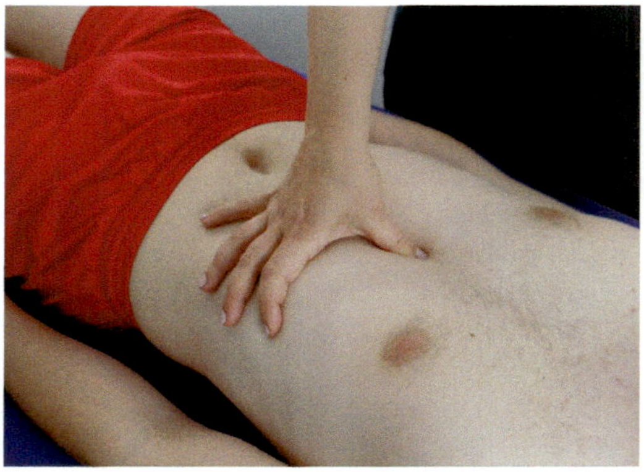

Abb. 6.12 Proc. xiphoideus [O1130]

6

Acromion

ASTE: RL

- Die Hand von kranial flächig auf die Schulter auflegen, dann nach lateral streichen.
- Lateral kann ein knöchernes, flaches Dach gespürt werden; hierbei handelt es sich um das Acromion (➤ Abb. 6.13).

1. Rippe

ASTE: RL, Therapeut sitzt hinter dem Kopf des Patienten

- Zunächst Palpation der Clavicula (ggf. auch beidseits).
- Wenn dann im medialen Drittel der Clavicula von kranial unter der Clavicula palpiert wird, kann die erste Rippe palpiert werden (➤ Abb. 6.14).

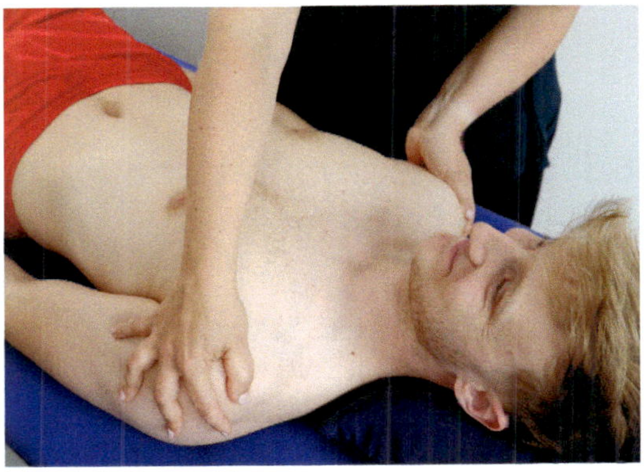

Abb. 6.13 Acromion [O1130]

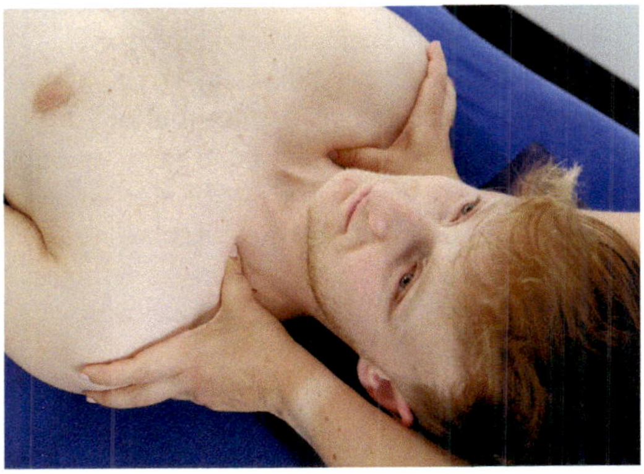

Abb. 6.14 1. Rippe [O1130]

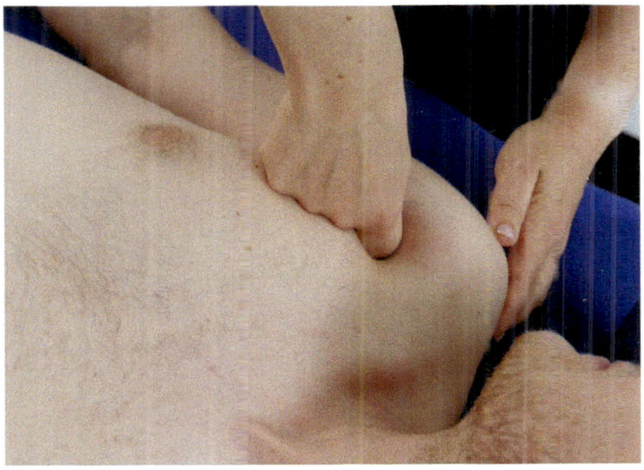

Abb. 6.15 Processus coracoideus [O1130]

IMPORTANT TO KNOW

Die Mm. scaleni sind in diesem Bereich sehr prominent und die Palpation muss vorsichtig erfolgen, da diese oftmals sehr schmerzhaft für den Patienten sein kann. Auch kann eine unvorsichtige Palpation in diesem Bereich zu vegetativen Reaktionen wie Schwindel, Kreislaufproblemen, etc. führen.

- Die erste Rippe ist ebenfalls über eine Synchondrose mit dem Sternum verbunden.

Processus coracoideus

ASTE: RL, Arme in Neutral-Null-Stellung neben dem Körper

- Palpierende Hand liegt kranial auf dem Schultergelenk.
- Nach medioventral runter in eine Kuhle rutschen.
- In dieser Kuhle kann, medial in der Tiefe liegend, der Proc. coracoideus palpiert werden; dieser stellt sich als runder Knochenvorsprung dar (➤ Abb. 6.15).

Scapula: Spina scapulae, Margo lateralis, Margo medialis, Angulus inferior scapulae

ASTE: Sitz

PRAXISTIPP

Manchmal befindet sich die Scapula nicht dort, wo Therapierende sie bei Patienten erwarten. Es kann zur ersten Orientierung helfen, wenn der Patient die Hand hinter den Rücken nimmt, sodass die Scapula absteht und sichtbar wird.

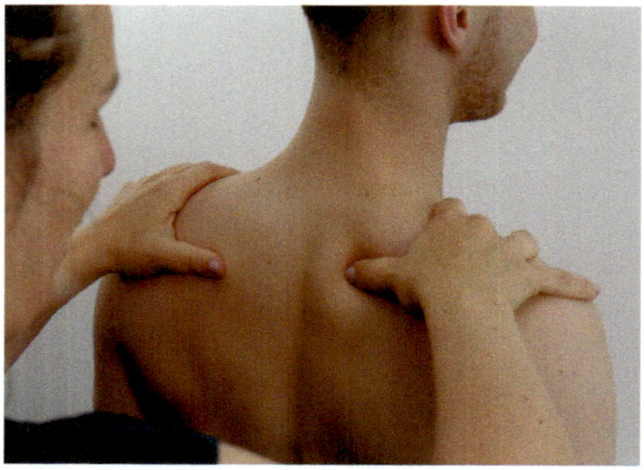

Abb. 6.16 Auffinden der Scapula [O1130]

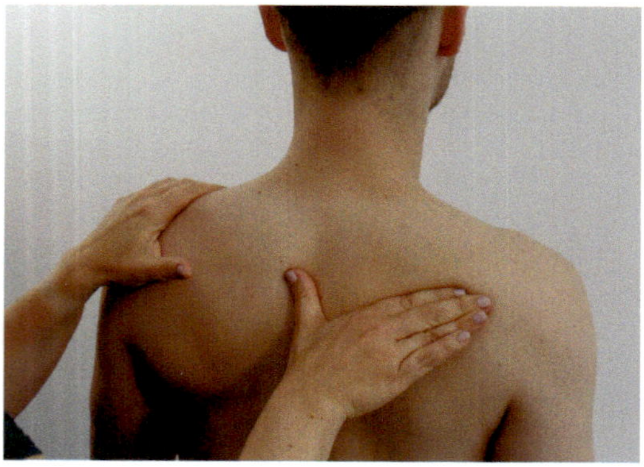

Abb. 6.17 Spina scapulae [O1130]

- Zunächst Aufsuchen der **Scapula** (➤ Abb. 6.16).
- Mit der flachen Hand von kaudal nach kranial über die Scapula streichen, bis man kranial gegen eine knöcherne Erhebung stößt.
- Dies ist die **Spina scapulae** (➤ Abb. 6.17). Oberhalb der Spina scapulae befindet sich die **Fossa supraspinata** und unterhalb die **Fossa infraspinata.**
- Wenn man dann nach medial wandert, kann eine Kante palpiert werden; dies ist die **Margo medialis.**
- Wandert man von dort nach kaudal, kann der **Angulus inferior** palpiert werden (➤ Abb. 6.18), dieser kann von kaudal gut mit Daumen und Zeigefinger umschlossen werden.
- Vom lateralen Rand des Angulus inferior nach lateral/kranial wandern, an der tiefer liegenden **Margo lateralis** entlang.

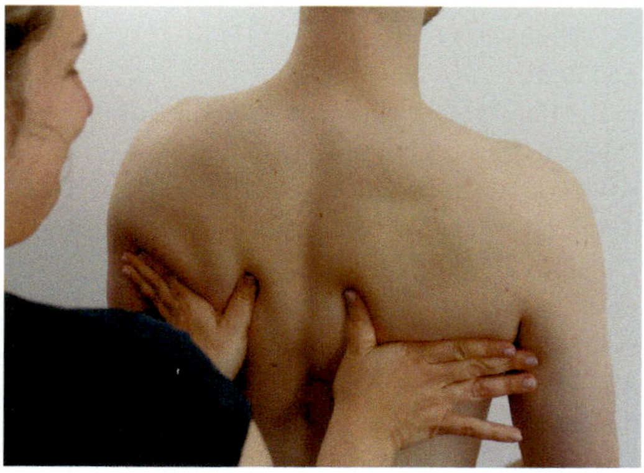

Abb. 6.18 Angulus inferior [O1130]

WIEDERHOLUNGSFRAGEN

Kap. 6.4 Schultergürtel und Thorax

1. Erkläre die Bezeichnungen echte und unechte Rippen.
2. Erkläre, warum die Palpation der M. scaleni vorsichtig erfolgen sollte.

6.5 Obere Extremität und Schultergelenk

Humeruskopf, Tuberculum majus et minus

ASTE: Sitz, Arme hängen neben dem Körper

- Zunächst das Acromion palpieren.
- Von dort oberhalb des Oberarms nach kaudal herunter, mit Daumen, Zeige- und Mittelfinger um den Humeruskopf herum.
- Der **Humeruskopf** ist unterhalb des Acromions zu palpieren und kann mit den Fingern umschlossen werden (➤ Abb. 6.19).
- Wenn die palpierenden Finger ventral an den Humeruskopf gesetzt werden und dann der Arm in AR und IR gedreht wird, sind bei der Rotation medial und lateral knöcherne Erhebungen zu spüren. Dies sind die Tubercula majus et minus.
- Lateral die größere Erhebung = **Tuberculum majus**
- Medial die kleinere Erhebung = **Tuberculum minus**

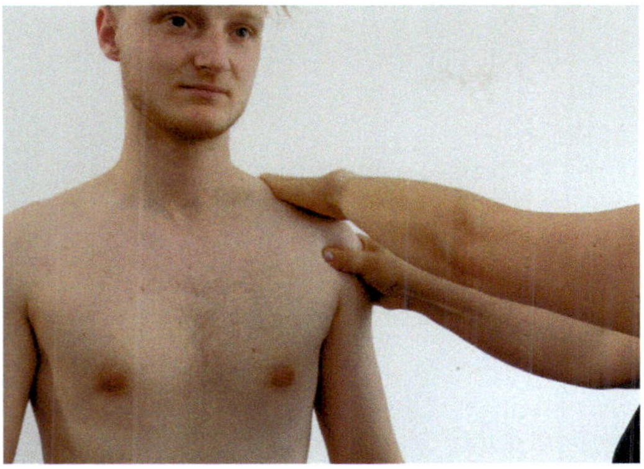

Abb. 6.19 Humeruskopf [O1130]

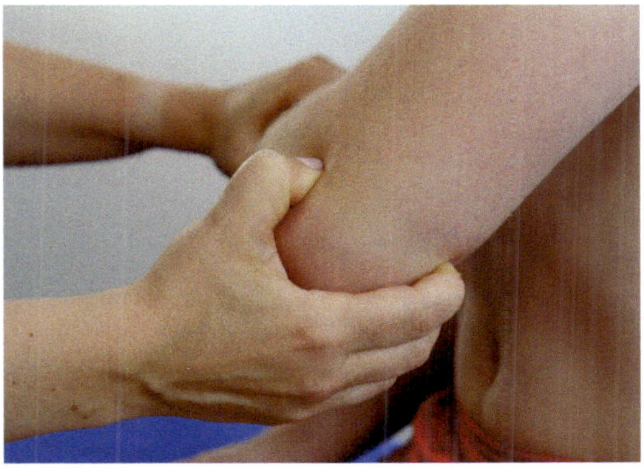

Abb. 6.20 Epicondylus radialis [O1130]

Ellenbogengelenk und Unterarm

Epicondylus radialis (auf dem Humerus distal und lateral)

ASTE: Sitz, Ellenbogen in Flexionsstellung

- Am Ende des Humerus lateralseitig mit den Fingern in Richtung Unterarm palpieren bis man auf einen Knochenvorsprung stößt; diesen verfolgen; dabei soll der Patient die Hand repetitiv in Dorsalextension anspannen.
- So kann man den Ursprung der Dorsalextensoren auf dem Knochenvorsprung erspüren; dort befindet sich der Epicondylus radialis (➤ Abb. 6.20).

Epicondylus medialis (auf dem Humerus distal und medial)

ASTE: Sitz, Ellenbogen in Flexionsstellung

- Am Ende des Humerus medialseitig mit Fingern in Richtung Unterarm palpieren, bis man auf einen prominenten Knochenvorsprung stößt; diesen verifizieren, indem der Patient seine Hand repetitiv in Palmarflexion anspannt.
- So kann man den Ursprung der Palmarflexoren erspüren und damit den Epicondylus medialis konkretisieren.
- Der Epicondylus medialis ist prominenter als der Epicondylus lateralis als Knochenvorsprung palpierbar.

Olecranon (an der Ulna)

ASTE: Sitz, Ellenbogen in leichter Flexion, Handinnenfläche auf Bank abgelegt

Palpation des Ellenbogens; am proximalen Ende befindet sich ein markanter Knochenvorsprung, dies ist das Olecranon.

Radiusköpfchen

ASTE: Sitz, Ellenbogen in Flexionsstellung, Hand in Neutral-Null-Stellung auf Bank abgelegt

- Das Radiusköpfchen kann gut vom Epicondylus radialis bzw. lateralis aus palpiert werden.
- Wenn die Finger weiter nach distal wandern, gelangen sie über den Rand des Capitulum humeri zum Radiusköpfchen.
- Saum und Gelenkspalt können erspürt werden (➤ Abb. 6.21).

Ulnaköpfchen

ASTE: Sitz mit abgelegtem Unterarm, Hand liegt flächig auf

- Das Ulnaköpfchen ist oft als knöcherne Erhebung proximal des Handgelenks gut sichtbar.

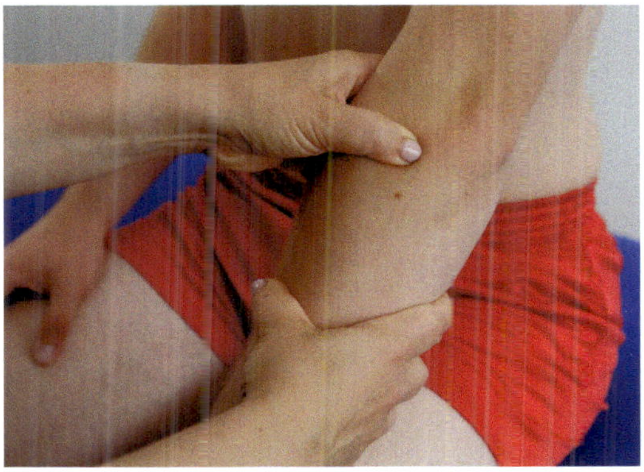

Abb. 6.21 Radiusköpfchen [O1130]

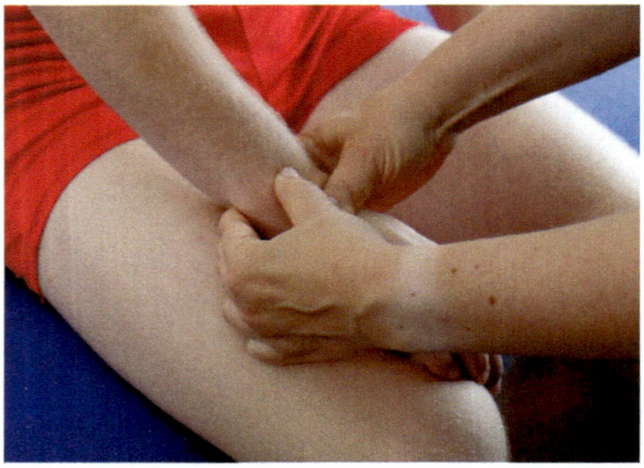

Abb. 6.22 Ulnaköpfchen [O1130]

- Wenn nicht, dann mit den Fingern auf der Kleinfingerseite lateral an der Ulna entlang nach distal palpieren. Dort stoßen die Finger auf eine deutliche Erhebung.
- Dies ist das Ulnaköpfchen, es kann von dorsal und ventral mit den Fingern palpiert werden (➤ Abb. 6.22).

POWER YOUR BODY

PNF-Diagonale (Flex./Abd./AR) mit dem Theraband

ASTE:

- Hüftbreiter Stand – Theraband unter beiden Füßen
- Bauchnabel sanft nach innen ziehen und Beckenboden nach oben und innen ziehen (Hoden/Vagina und Anus hochziehen)

BA: Theraband diagonal greifen und Diagonale von unten nach oben ausführen, ggf. den OK mitnehmen (aus leichter Flexion in die Extension)

Muskeleinsatz: Schulterflexoren, -abduktoren und -außenrotatoren, Unterarmextensoren, Dorsalextensoren der Hand, Scapularetraktoren und -depressoren, Mm. rhomboidei, M. trapezius pars transversa, M. serratus anterior, Rückenstreckermuskulatur v. a. im BWS-Bereich, Core-Muskulatur, Hüft- und Beinmuskulatur

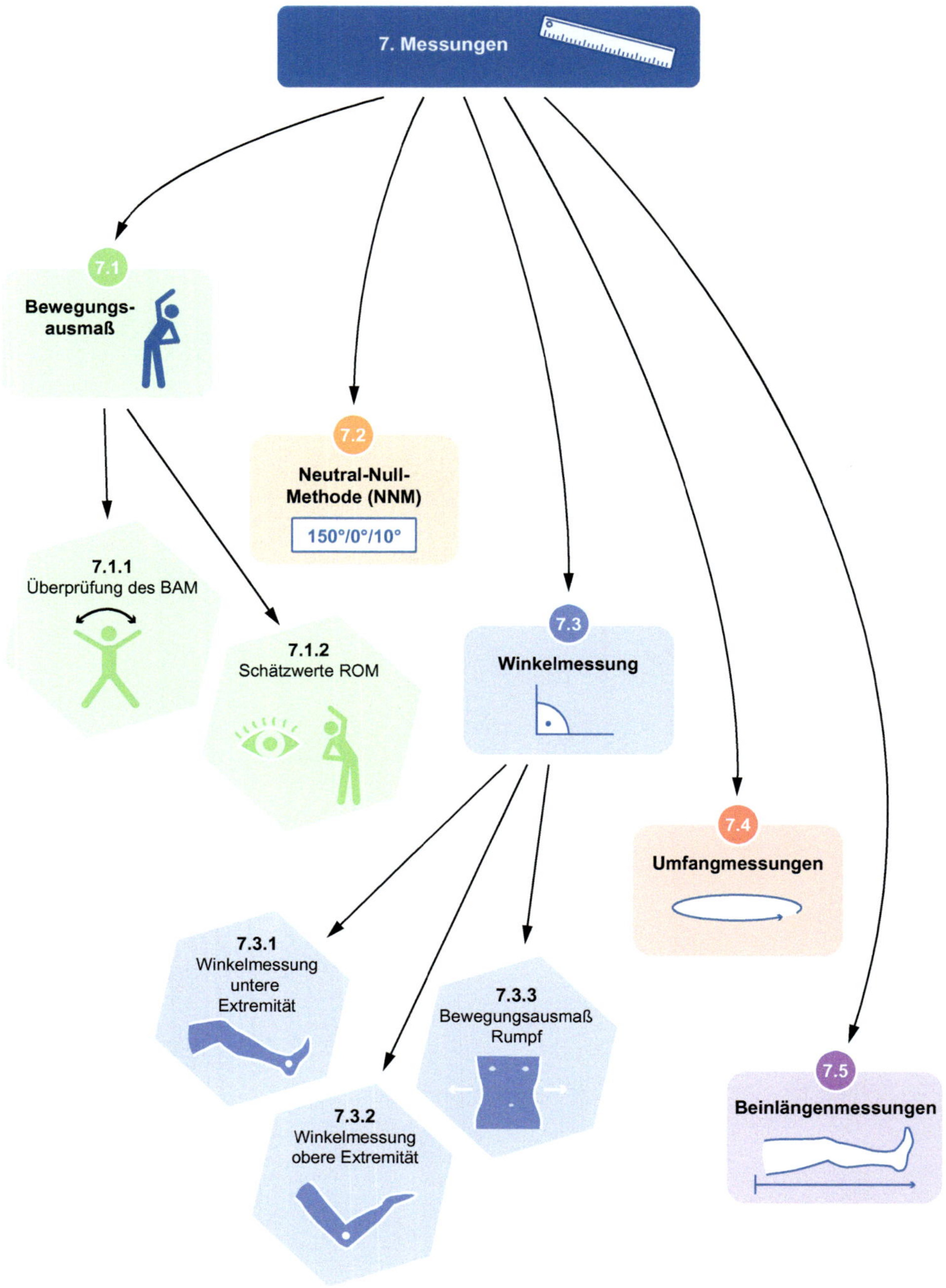
7. Messungen
7.1
Bewegungs-
ausmaß
7.1.1
Überprüfung des BAM
7.1.2
Schätzwerte ROM
7.2
Neutral-Null-
Methode (NNM)
150°/0°/10°
7.3
Winkelmessung
7.3.1
Winkelmessung
untere
Extremität
7.3.2
Winkelmessung
obere Extremität
7.3.3
Bewegungsausmaß
Rumpf
7.4
Umfangmessungen
7.5
Beinlängenmessungen

KAPITEL

7 Messungen

Einleitung

In diesem Kapitel soll der Ablauf der Überprüfung des Bewegungsausmaßes (BAM) vorgestellt werden und die Inhalte dieser Untersuchung erörtert werden. Ebenso werden Schätzwerte für das BAM gegeben (➤ Kap. 7.1).

Weiter werden die grundlegenden Voraussetzungen und Techniken für die Winkelmessung an Patientinnen und Patienten vorgestellt (➤ Kap. 7.2) und die Techniken zur Winkelmessung von oberer und unterer Extremität sowie Rumpf Schritt für Schritt erläutert (➤ Kap. 7.3). Winkelmessungen sind eine wichtige Ergänzung für die Bestimmung des Bewegungsausmaßes von Patienten.

In ➤ Kap. 7.4 werden die Methoden der Umfangmessung erläutert. Diese Umfangmessungen können Auskunft über das Vorhandensein von Ödemen, Atrophien, etc. geben. Einen Anhaltspunkt für mögliche Ungleichgewichte können Längenmessungen geben (➤ Kap. 7.5). In diesem Kapitel werden auch die Ursachen von Beinlängendifferenzen und deren Bedeutung für die Physiotherapie diskutiert.

7.1 Bewegungsausmaß

7.1.1 Überprüfung des BAM

Das Bewegungsausmaß (BAM), auch **Range of Motion (ROM)** eines Patienten wird nach einem festen Schema überprüft:
1. Überprüfung des aktiven BAM,
2. Überprüfung des passiven BAM,
3. Überprüfung des Endgefühls.

Vorgehen

- Zunächst soll der Patient die Bewegung **aktiv** so weit wie möglich durchführen (aktive Winkelmessung möglich).
- Anschließend kann der Therapeut versuchen, **passiv** nachzuführen (passive Winkelmessung möglich).
- Am Ende der Bewegung überprüft der Therapeut das **Endgefühl** der jeweiligen Bewegung.
- Die Überprüfung des Bewegungsausmaßes sollte immer **aus der Neutral-Null-Stellung (NNS) heraus** erfolgen (➤ Kap. 7.2).

Natürlich muss die Untersuchung immer an den Patienten angepasst werden; es gibt auch hier Kontraindikationen für eine aktive Bewegungsüberprüfung oder ggf. dürfen Patienten lediglich in bestimmten Bewegungsbereichen bewegen.

Beispiel: Messung der Hüftgelenksbeweglichkeit bei einem Patienten nach Hüft-TEP-Implantation. Hier kann das Bewegen des Beines mit langem Hebel zunächst eine KI darstellen. Der Therapeut muss den Patienten bei der aktiven Messung bei der Übernahme der Eigenschwere des Beines unterstützen, um das ROM zu messen. Häufig kann die Hüftflexion nur z. B. bis 90° erlaubt sein, sodass lediglich in diesem Bereich gemessen werden darf!

Endgefühl

Das Endgefühl (EG) kann Auskunft über die **Ursache** einer Bewegungseinschränkung geben.

Definition: Als Endgefühl wird das Gefühl bezeichnet, das Therapierende am Ende einer angulären Gelenkbewegung spüren, wenn sie versuchen, nach dem ersten passiven Bewegungsstopp gegen diesen weiter zu bewegen. Das Testen des Endgefühls kann

Auskunft über die Ursache des Bewegungsendes geben.

Mögliche Endgefühle und Ursachen des Bewegungsendes:
- Weich elastisch = Muskulatur
- Fest elastisch = Kapsel und Ligamente
- Hart elastisch = Knochen/Knorpel
- Leeres Endgefühl = Testung aufgrund von Schmerzen nicht möglich

Beispiele für physiologische Endgefühle:
- Kniegelenksflexion = weich elastisch
- Kniegelenksextension = fest elastisch
- Ellenbogengelenksextension = hart elastisch

7.1.2 Schätzwerte ROM

Das ROM wird i. d. R. durch eine Winkelmessung bestimmt. Wenn dies nicht durchführbar ist, können auch Schätzwerte genommen werden (Reimann 2019). Oft ist die Kombination von Schätzwerten und Winkelmessungen eine praktikable Methode.

IMPORTANT TO KNOW

Schätzwerte vs. Winkelmessung

Die Erfahrung hat gezeigt, dass Schätzwerte vor allem dann korrekt sind, wenn diese von Therapeuten erhoben werden, die auch regelmäßige Winkelmessungen vornehmen. Wenn Therapeuten keine Winkelmessungen vornehmen und nur schätzen, sind die Werte häufig nicht korrekt.

Schätzwerte sind keine objektiven (und validierten) Werte, sondern können den Therapierenden als Anhaltspunkte dienen. In einem Therapiebericht sollten diese nicht verwendet werden.

Auch hier gilt als Ausgangsstellung die Neutral-Null-Stellung.

HWS

Flexion Abstand zwischen Kinn und Jugulum; i. d. R. kann das Kinn bis zum Jugulum gebracht werden

Extension Patientenstirn zur Horizontalen (dabei wird der Hinterkopf in Richtung 7. Dornfortsatz bewegt); i. d. R. sollten Stirn und Nase einen Winkel von ca. 30–35° zur Horizontalen bilden

Lateralflexion Abstand zwischen Ohrläppchen und Schulter; ein Abstand von beiden von ca. 3 Fingern sollte möglich sein

Rotation Abstand zwischen Kinn und Clavicula werden beurteilt, dabei sollten Kinn und Clavicula ungefähr in einer Linie stehen.

IMPORTANT TO KNOW

Bitte die Wirbelsäulen-Beweglichkeit nicht im Sitz testen, da ansonsten die Dura-Spannung erhöht ist; ebenso wäre die Rückenlage mit hochgelagerten Beinen oder hochgelagertem Kopf dafür ungünstig. Am günstigsten sind die möglichst flache RL oder der neutrale Stand.

Hüftgelenk

Flexion (Kniegelenk in Flexion) Kniegelenk sollte die Bauchdecke über dem Bauchnabel berühren

Extension Bein im Thomas-Handgriff, das andere Bein sollte auf der Unterlage liegen bleiben

Exkurs

Thomas-Handgriff bzw. Thomas-Test

Beim Thomas-Handgriff liegt der Patient in RL und flektiert ein Bein maximal in der Hüfte. Dieses fixiert er mit seinen Händen am Knie oder auf dem US. Das andere Bein sollte dabei auf der Bank liegen bleiben. Die Hüftflexion führt zu einer Entlordorsierung bzw. Flexion der LWS. Hebt das liegende Bein ab, liegt eine Verkürzung der Hüftbeugemuskulatur auf dieser Seite vor.

Kniegelenk

Flexion Abstand zwischen Ferse und Gesäß sollte ca. 15 cm betragen

Extension Ferse sollte ca. 1 cm von der Unterlage abheben

OSG

DE Zehen zeigen in einem Winkel von ≥ 90° nach oben

PF Fußrücken in Verlängerung zum OSG

USG

Pronation ASTE: Sitz – Füße auf dem Boden abgestellt – Abheben des äußeren Fußrandes – Kann der Kleinzehenballen ca. um 1 cm abgehoben werden?

Supination ASTE: Sitz – Füße auf dem Boden abgestellt – Abheben des inneren Fußrandes – Kann der Großzehenballen ca. um 3 cm angehoben werden?

Schultergürtel

Protraktion Hände können ungefähr die Ventralseite des OS erreichen

Retraktion Hände können ungefähr das laterale Drittel des Gesäßes erreichen

Elevation Beide Schultern erreichen ca. die Höhe des Kinns

Depression Die Hände bewegen sich ca. 2–3 cm nach kaudal.

Schürzengriff Hand bis Angulus inferior gegenüberliegende Scapula

Nackengriff Hand von Occiput bis Spina scapulae der gleichen Seite

Schultergelenk

Elevation Innenfläche der Oberarme berühren ungefähr die Ohren

Retroversion Arme können ca. 20 cm nach dorsal angehoben werden

Horizontale ADD Nase sollte die Ellenbeuge berühren

ADD Ellenbogen sollte ca. den Bauchnabel berühren

ABD Es sollte etwa ein rechter Winkel zwischen Oberkörper und Arm entstehen.

Ellenbogengelenk

Pronation ASTE: 90° Ellenbogenflexion und Hand fausten: Handinnenfläche flach auf die Bank legen oder Innenfaust zeigt zum Boden

Supination ASTE 90° Ellenbogenflexion und Hand fausten: Handrücken flach auf die Bank legen oder Innenfaust zeigt zur Decke

Ellenbogenflexion Hand erreicht ungefähr das Ohrläppchen der gleichen Seite

Ellenbogenextension Arm kann gerade ausgestreckt vor dem Körper gehalten werden

Handgelenk und Finger

Dorsalextension Finger zeigen ungefähr 90° nach oben

Palmarflexion Finger zeigen ungefähr 90° nach unten

Pinzettengriff mit allen Fingern möglich?

90° Abknicken der Fingergrundgelenke möglich?

Vollständiger Faustschluss Daumen innen und Spitze am Grundgelenk des 5 Fingers

Halber Faustschluss Fingernägel berühren die Handinnenfläche

Daumen-ADD im Karpometakarpalgelenk Das Daumenendglied solle ca. das Grundgelenk des Zeigefingers berühren

Daumen-ABD im Karpometakarpalgelenk Daumen zeigt in Richtung Decke

BWS/LWS

Flexion Finger-Boden-Abstand (FBA) – Fingerspitzenhöhe Mitte Tibia bis Boden (oder Abstand zum Boden von 0–10 cm)

Extension Fingerspitzen können von Gesäß bis ungefähr Mitte OS geschoben werden

Lateralflexion Fingerspitzen können ungefähr bis zum lateralen Kniegelenksspalt gebracht werden

Rotation Arm kann SIPS der gleichen Seite erreichen

WIEDERHOLUNGSFRAGEN

Kap. 7.1 Bewegungsausmaß

1. Nenne die Ablauffolge der Überprüfung des BAM.
2. Erkläre dein Vorgehen bei der Überprüfung des BAM bei Patienten mit KI, z. B. einer Hüft-TEP.
3. Definiere in eigenen Worten, was du unter dem Endgefühl verstehst.
4. Erkläre, warum es ungünstig sein kann, bei der Überprüfung des BAM lediglich mit Schätzwerten zu arbeiten.

7.2 Neutral-Null-Methode (NNM)

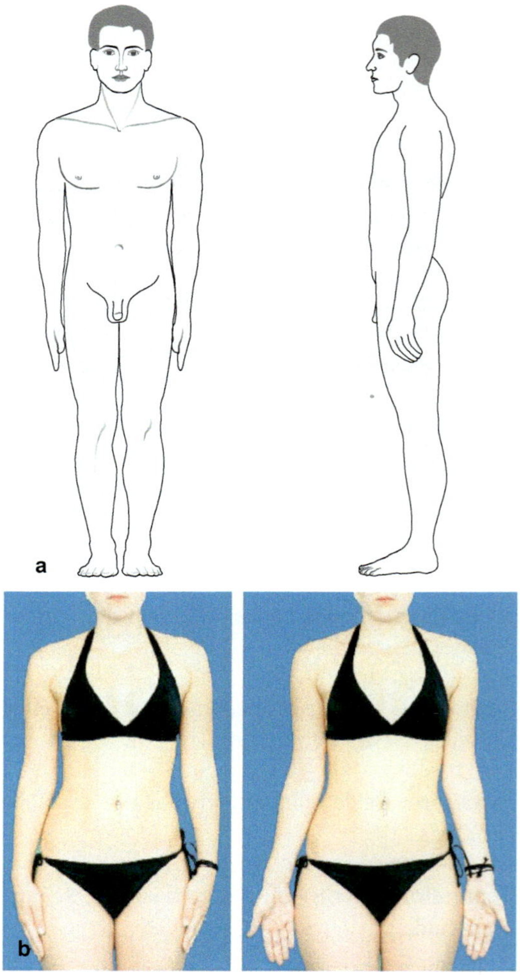

Abb. 7.1 a) Körper in NN-Stellung [S700-L126]
b) links: Daumen zeigen nach ventral: physiologische/Neutral-Null-Stellung, rechts: Daumen zeigen nach lateral: anatomische Nullstellung [S002–8]

Als Neutral-Null-Stellung (NNS) bezeichnen wir die Ausgangsstellung des zu vermessenden Patienten. Aus dieser Ausgangsstellung bei der Messung wird die Neutral-Null-Methode begründet.

Neutral-Null-Stellung

Die Neutral-Null-Stellung wird folgendermaßen definiert (Reimann 2019):

- **ASTE: Stand** (➤ Abb. 7.1a)
  - Hüftbreiter, gleichmäßig belasteter Stand mit „lockeren" Kniegelenken (d. h. in Mittelstellung, nicht verriegelt, nicht überstreckt und nicht übermäßig gebeugt),
  - Die Füße sind in leichter Divergenz (➤ Abb. 8.2).
  - Die Arme hängen entspannt am Körper herab.
  - Der Kopf ist aufgerichtet, Blickrichtung geradeaus.
  - Der wichtigste Unterschied zur anatomischen Nullstellung ist hierbei, dass die **Daumen** nicht nach lateral, sondern **nach ventral zeigen.**
- **ASTE: Sitz**
  - Aufrechter Sitz
  - Hüft- und Kniebeugung von 90°
  - Die Knie stehen hüftbreit nebeneinander und zeigen nach ventral, die Füße sind in leichter Divergenz (➤ Abb. 8.2).

Unterschied anatomische Nullstellung und Neutral-Null-Stellung

Die Nullstellungen sind wichtig, da bestimmte Techniken diese als Grundlage benutzen. Beispielsweise wird bei der Winkelmessung nach der Neutral-Null-Methode immer die Neutral-Null-Stellung des zu messenden Gelenks als Basis der Messung genommen.

- **Anatomische Nullstellung:** Daumen nach lateral (➤ Abb. 7.1b)
- **Physiologische/Neutral-Null-Stellung:** Daumen nach ventral (➤ Abb. 7.1b)
- **Physiologische Stellung der Füße:** Die Füße sind leicht nach außen orientiert, ca. 5–10° von einer gedachten Mittellinie zwischen den Füßen aus. Die Füße bilden also ein leichtes V. Dies wird auch als **Divergenz** (➤ Abb. 8.2) bezeichnet.

Dokumentation

Bei der Neutral-Null-Methode werden die Messergebnisse wie folgt dokumentiert:

Bsp.: re. Ellenbogen, Flexion und Extension → **Flex./0°-Stellung/Ext.: 140°/0°/5°**

Diese Werte würden für ein normales Bewegungsausmaß sprechen.

Fallbeispiel

Patient mit eingeschränkter Ellenbogenextension

Flex./Ext.: 140°/10°/–

Das bedeutet, dass die Extension nicht vollständig möglich ist und eine Rest-Flexion von 10° bleibt, die dann anstelle der Null als aktuelle Null-Stellung des Patienten eingetragen wird.

Bei der Neutral-Null-Methode wird zuerst die erstgenannte Bewegungsrichtung aufgeschrieben, dann die Nullposition, dann die zweitgenannte Bewegungsrichtung (am Beispiel oben: erst Flexion, dann Extension → Flex./0°/Ext.).

Lagerung

- Die Patienten müssen in der Neutral-Null-Stellung gelagert werden (➤ Abb. 7.2).
- D. h. wenn die Patienten in RL liegen, sollten diese so flach wie möglich gelagert sein.
- Der Kopf sollte, nur wenn nötig, mit einem kleinen Kissen gelagert werden.

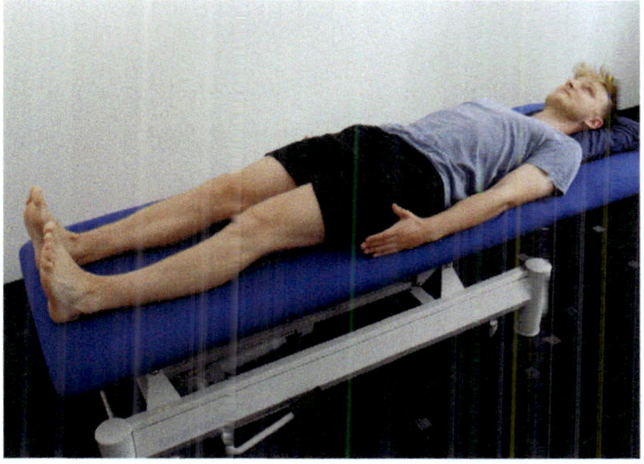

Abb. 7.2 Patientenlagerung in RL und NN-Stellung [O1130]

- Wenn an Patienten individuelle Abweichungen vorgenommen werden (weil es für die Patienten nicht anders möglich ist), müssen diese notiert werden.
- Die Arme liegen neben dem Körper,
- Die Beine sollen hüftbreit liegen, die Kniescheiben zur Decke gerichtet,

IMPORTANT TO KNOW

- Es ist wichtig, dass sich der Patient in der Neutral-Null-Stellung befindet (soweit möglich).
- Die Therapierenden müssen dabei nicht nur die Extremitäten, sondern die gesamte Lagerung bzw. Ausgangsstellung des Patienten begutachten und ggf. korrigieren.
- Auch in der ESTE des Patienten muss darauf geachtet werden, dass die Neutral-Null-Stellung nicht durch Ausweichbewegungen verlassen wird.

IMPORTANT TO KNOW

Eine Hochlagerung des Kopfs, Nackens oder der Beine kann durch eine Vordehnung der neuralen Strukturen (Nerven, Dura, Rückenmark) zu einer Bewegungseinschränkung führen.

Anlage Winkelmesser

- Der Winkelmesser sollte zunächst in der **ASTE** angelegt werden (➤ Abb. 7.3).
- Überprüfung: **Drehpunkt** und **Schenkel** richtig gewählt?
- Anschließend wird die **gewünschte Bewegung** durchgeführt.
- Ist der Patient in der ESTE angelangt, wird der Winkelmesser **erneut angelegt. Achtung:** Der Drehpunkt muss jetzt wieder neu aufgesucht werden; gelingt das nicht sofort, dann den Drehpunkt

7

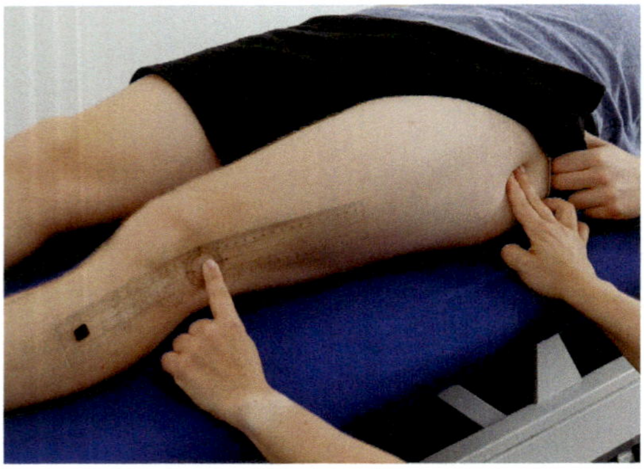

Abb. 7.3 Beispielanlage Winkelmesser [O1130]

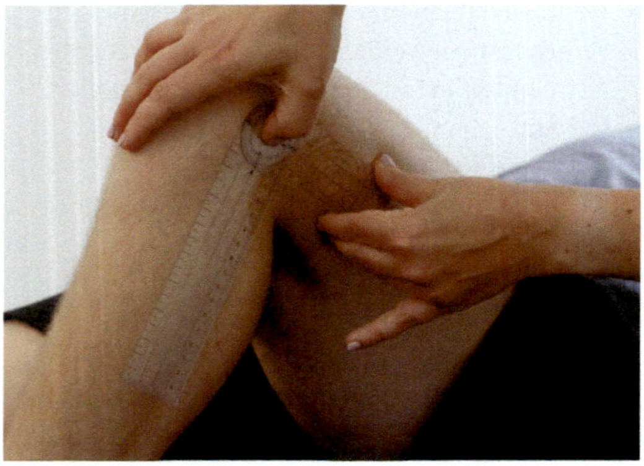

Abb. 7.4 Mobiler Schenkel [O1130]

am Anfang der Bewegung palpieren, während der Bewegung die Finger dort belassen und bei der Bewegung mitgehen, dann den Winkelmesser anlegen.

Handhabung Winkelmesser

- Der **Pfeil** des Winkelmessers liegt am günstigsten am **mobilen Schenkel** (➤ Abb. 7.4).
- Wenn möglich (manche Winkelmesser haben nicht vier verschiedene Markierungen), sollte versucht werden, die 0°-Markierung im Auge zu haben und von dieser abzulesen.

POWER YOUR BODY

Bogenschießen mit dem Theraband bds.

ASTE:
- Stand in Schrittstellung
- Bauchnabel sanft nach innen ziehen und Beckenboden nach oben und innen ziehen (Hoden bzw. Vagina und Anus hochziehen)

BA: Ein Arm nach ventral gestreckt, der andere Arm spannt mit Theraband einen Bogen nach hinten, dabei Scapula des spannenden Arms nach hinten unten ziehen; Arme wechseln

Muskeleinsatz: Handflexoren, Ellenbogenflexoren, Schulterextensoren, Scapularetraktoren und -depressoren, Mm. rhomboidei, M. trapezius pars transversa, M. serratus anterior, Rückenstreckermuskulatur v. a. im BWS-Bereich, Core-Muskulatur, Hüft- und Beinmuskulatur

WIEDERHOLUNGSFRAGEN

Kap. 7.2 Neutral-Null-Methode (NNM)

1. Erkläre in eigenen Worten die Neutral-Null-Stellung.
2. Nenne den Unterschied zwischen Neutral-Null-Stellung und anatomischer Null-Stellung.
3. Dokumentiere das Messergebnis einer Patientin mit einer Hüftflexion von 90°, die jedoch nicht in die Hüftextension bewegen kann (weder aktiv noch passiv), nach der Neutral-Null-Methode.
4. Erkläre, warum es ungünstig ist, Kopf und/oder Beine eines Patienten bei der Messung nach der NN-Methode hochzulagern.
5. Erkläre die Anlage des Winkelmessers in eigenen Worten.

7.3 Winkelmessung

7.3.1 Winkelmessung untere Extremität

Hüftgelenk

Bewegungsrichtungen/physiologisches ROM

1. Flexion/Extension: 140°/0°/10°
2. ABD/ADD: 30–45°/0°/20–30°
3. AR/IR: 40–50°/0°/30–45°

Die Messung der Hüftflexion und -extension ist als erste Messung genau beschrieben, auch aufgrund der Besonderheit in der Hüftextension, für die weiteren Messungen wird dann nur noch die Kurzform angegeben.

Messungen Hüftgelenk

Flexion/Extension

Hüftflexion:

- Die Neutral-Null-Stellung des Hüftgelenks ist dann gegeben, wenn das Becken um ca. 10–15° nach ventral gekippt ist (Reimann 2019).

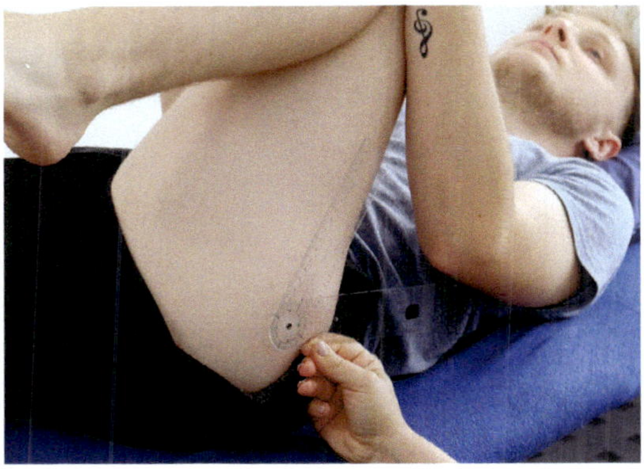

Abb. 7.5 Messung Hüftflexion [O1130]

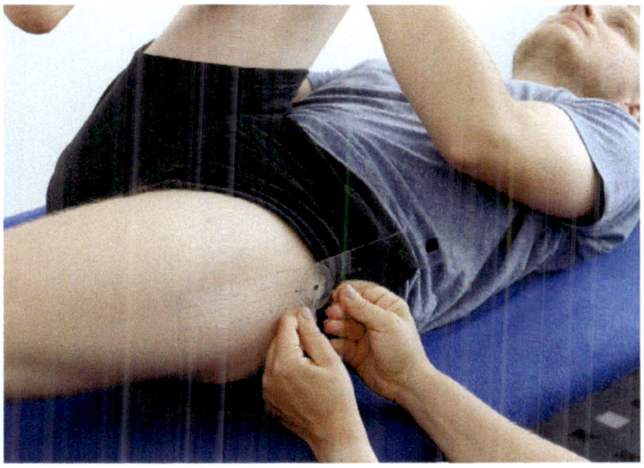

Abb. 7.6 Messung Hüftextension [O1130]

- Dies kann über die Lordose der LWS eingestellt (wenn diese nicht vorhanden ist) bzw. ersichtlich werden.
- Wenn der Patient in RL liegt, sollte noch eine Hand unter die LWS-Lordose passen.
- Wenn dies funktioniert, dann liegt die o. g. Beckenkippung und somit auch die Neutral-Null-Stellung des Hüftgelenks vor.
- Wenn dies nicht gegeben ist, kann das Becken ggf. unterlagert oder der Patient aufgefordert werden, die Lordose aktiv zu verringern.
- **Drehpunkt:** Trochanter major, Palpation durch: Bein anstellen und dabei in AR und IR bewegen.
- **Fester Schenkel:** parallel zur Unterlage/Rumpf
- **Mobiler Schenkel:** parallel zur OS-Längsachse lateral
- Patient bewegt das Bein in maximal mögliche Flexion (aktiv; ➤ Abb. 7.5), anschließend bewegt der Therapeut das Bein in maximal mögliche Flexion (passiv).
- Erneute Suche des Trochanter major und Anlage des Winkelmessers.

Hüftextension:

- Die Hüftextension kann gemessen werden, indem der Patient das kontralaterale Bein in den Thomas-Handgriff nimmt und maximal die Hüfte flektiert (➤ Abb. 7.6).
- Bleibt dann das zu messende Bein auf der Unterlage liegen, hat der Patient eine Hüftextensionsfähigkeit von ca. 10°. Schreibweise: (140°/0°/10°).
- Hebt das Bein von der Unterlage ab, ist die Hüftextensionsfähigkeit eingeschränkt.
- Hebt das Bein um 10° von der Unterlage ab, dann müssen die 10° Beckenstellung (die wir durch den Handgriff neutralisieren) abgezogen werden.
- Ergebnis: 0° – der Patient erreicht dann die Nullstellung. Schreibweise: 140°/0°/–
- Bei 20° Abhebung von der Unterlage: –10°, dann hat der Patient eine Flexionskontraktur von 10° (140°/10°/-) usw.

CHECKLISTE

Kurzschreibweise Anlage Winkelmesser

Messung:..
ASTE:..
Anlage Winkelmesser:..
- Drehpunkt: ....
- Fester Schenkel:..
- Mobiler Schenkel:..

Besonderheiten:..

Messung: Hüftflexion und -extension
ASTE: RL
Anlage Winkelmesser:

- **Drehpunkt:** Trochanter major
- **Fester Schenkel:** Parallel zur Unterlage
- **Mobiler Schenkel:** Parallel zur OS-Längsachse

Besonderheiten: Damit LWS und Becken in Nullstellung sind, sollte eine Hand unter die LWS-Lordose passen!

Abduktion/Adduktion

Messung: Hüftabduktion/-adduktion (➤ Abb. 7.7, ➤ Abb. 7.8)
ASTE: RL

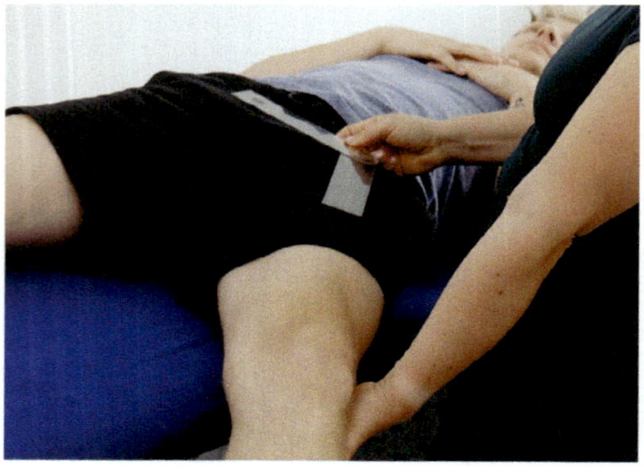

Abb. 7.7 Messung Hüftabduktion [O1130]

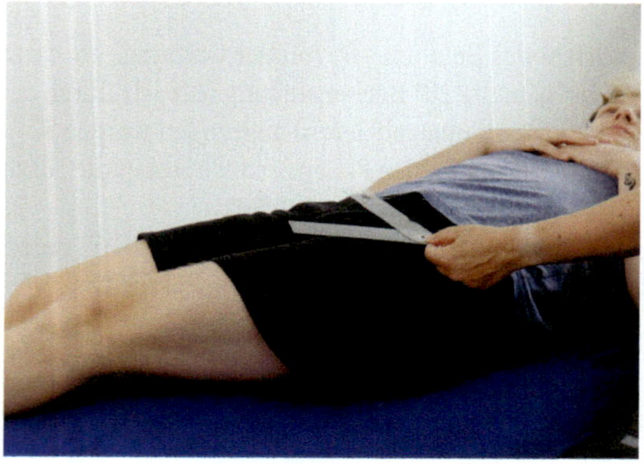

Abb. 7.8 Messung Hüftadduktion [O1130]

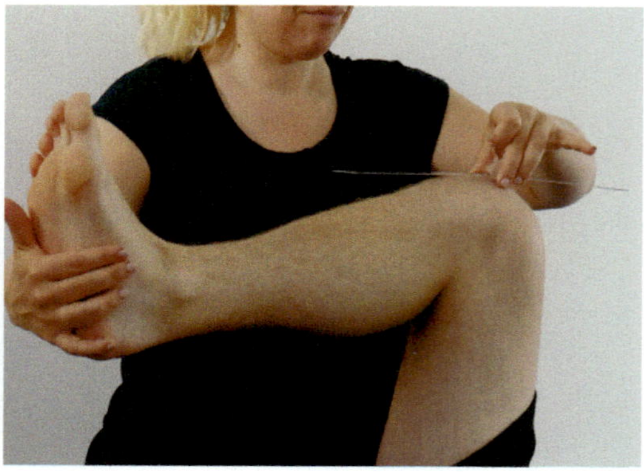

Abb. 7.9 Anlage Rotation NNS [O1130]

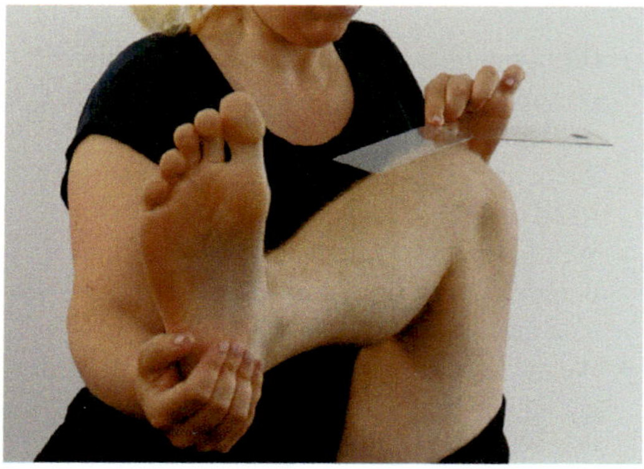

Abb. 7.10 Messung AR [O1130]

Anlage Winkelmesser:
- **Drehpunkt:** Hüftgelenk (Mitte Hüfte) oder Parallelverschiebung zur SIAS
- **Fester Schenkel:** Verbindungslinie zwischen den SIAS (um Ausweichbewegungen besser zu erkennen)
- **Mobiler Schenkel:** Oberschenkellängsachse

Besonderheiten: Aufpassen, dass sich das Becken des Patienten nicht mitbewegt! Das heißt, die Messung geht dann lediglich bis zur Mitbewegung des Beckens.

Außenrotation/Innenrotation

Messung: Außenrotation/Innenrotation (➤ Abb. 7.10, ➤ Abb. 7.11)

ASTE: RL – zu messendes Bein in 90° Hüftflexion

Anlage Winkelmesser (➤ Abb. 7.9):
- **Drehpunkt:** Mitte Patella
- **Fester Schenkel:** Parallel zur vorherigen US-Stellung
- **Mobiler Schenkel:** Parallel zur Unterschenkellängsachse

Besonderheiten: Hüftgelenk ist in 90° Flexion eingestellt

Kniegelenk

Bewegungsrichtungen/physiologisches ROM

1. Flexion/Extension: 150–120°/0°/10–5°
2. AR/IR: 30°/0°/10°

Messungen Kniegelenk

Flexion/Extension

Messung: Flexion/Extension (➤ Abb. 7.13, ➤ Abb. 7.14)

ASTE: RL

Anlage Winkelmesser (➤ Abb. 7.12):
- **Drehpunkt:** Lateraler Kniegelenksspalt
- **Fester Schenkel:** Verbindung Trochanter major und lateraler Kniegelenksspalt

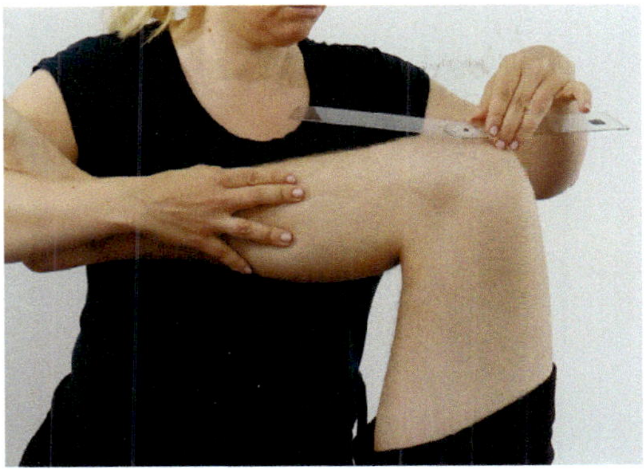

Abb. 7.11 Messung IR [O1130]

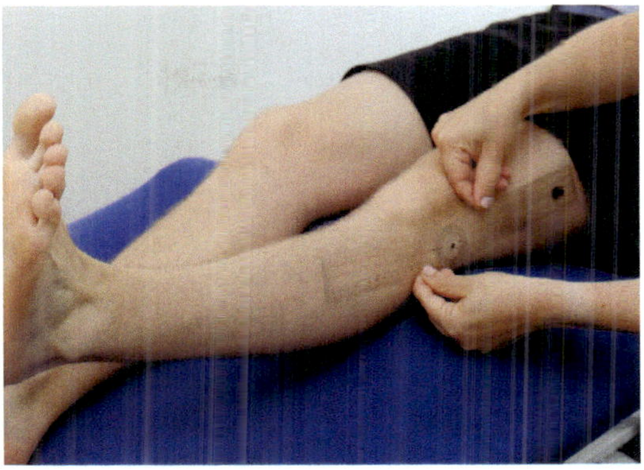

Abb. 7.14 Messung Knieextension [O1130]

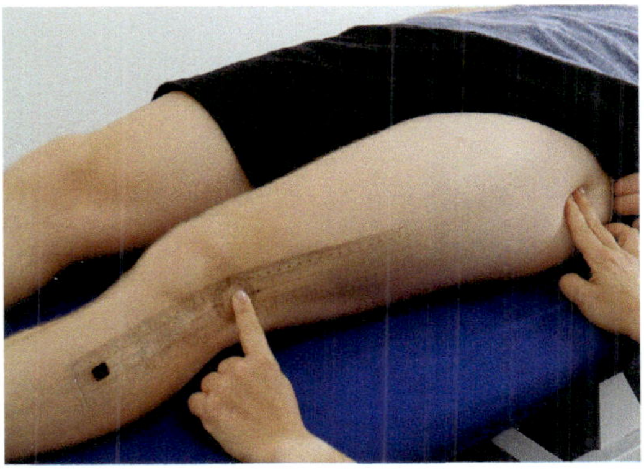

Abb. 7.12 Anlage Kniegelenk [O1130]

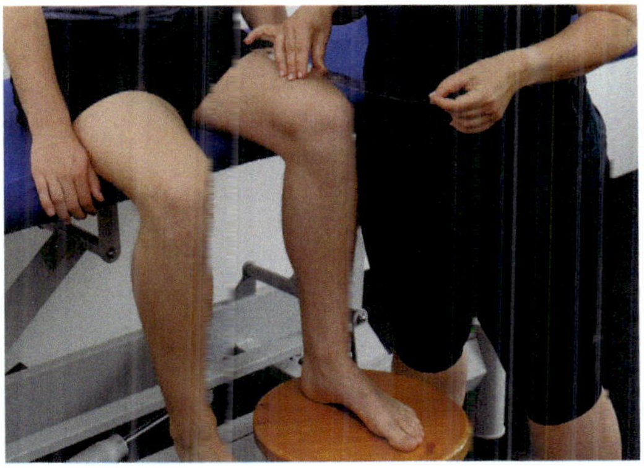

Abb. 7.15 Anlage Kniegelenk Rotation [O1130]

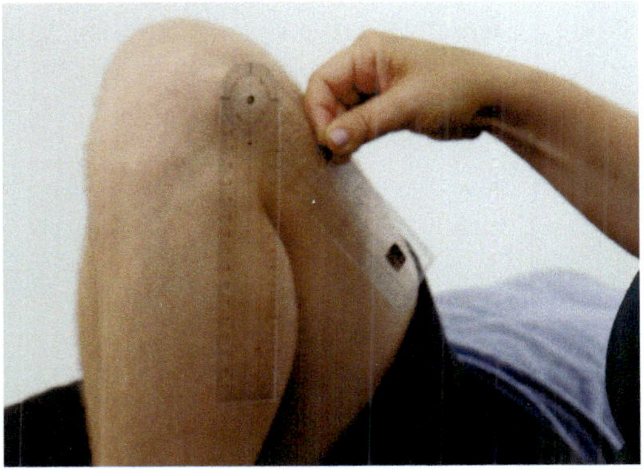

Abb. 7.13 Messung Knieflexion [O1130]

- **Mobiler Schenkel:** Verbindung lateraler Kniegelenksspalt und lateraler Malleolus

Besonderheiten: Hier wird deutlich, dass sich der mobile Schenkel nicht auf die Mobilität der Beinachsen bezieht, sondern auf die Mobilität der Schenkel des Winkelmessers!

Außenrotation/Innenrotation

Messung: Außenrotation/Innenrotation (➤ Abb. 7.16, ➤ Abb. 7.17)

ASTE: Sitz – Fuß auf Hocker abgestellt (90° Knieflexion)

Anlage Winkelmesser (➤ Abb. 7.15):

- **Drehpunkt:** Patella
- **Fester Schenkel:** Oberschenkellängsachse
- **Mobiler Schenkel:** Parallel zum Fuß

Besonderheiten

- Die Rotation des Kniegelenks kann nur gemessen werden, wenn das Kniegelenk in 90° Flexion eingestellt ist. Die Rotation ist bei gestrecktem Knie durch die Kollateralbänder und die Eminentia intercondylaris nicht möglich.
- Der Fuß ist hierbei der Zeiger für die Knierotation.

7

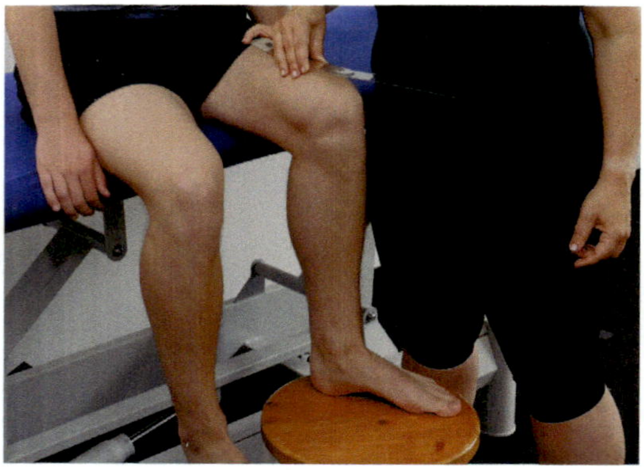

Abb. 7.16 Messung Knie AR [O1130]

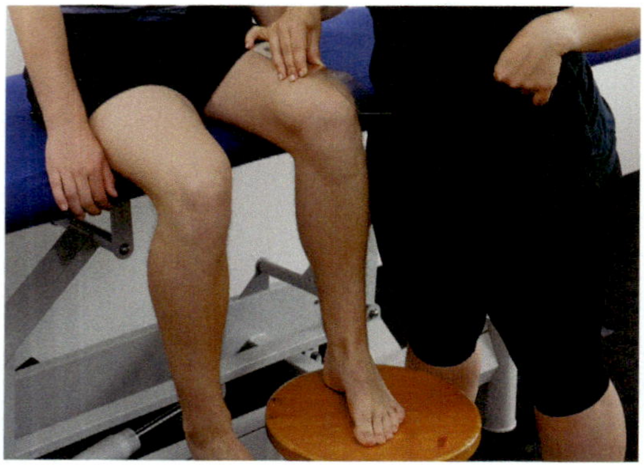

Abb. 7.17 Messung Knie IR [O1130]

Oberes Sprunggelenk (OSG) und unteres Sprunggelenk (USG)

Bewegungsrichtungen/physiologisches ROM

- DE/PF: 20–30°/0/40–50°
- Pro./Sup.: 30°/0°/15°

Besonderheiten Sprunggelenk

- Es ist wichtig, die Bewegungen des OSG und USG zu unterscheiden.
- Im OSG findet DE/PF statt, im USG findet Pronation und Supination statt, hierfür muss der Calcaneus fixiert sein.
- Eine **Kombinationsbewegung** ist die In- und Eversion; diese findet in beiden Gelenken gleichzeitig statt.

Messungen Sprunggelenk

Flexion/Extension

Messung: DE/PF (OSG) (➤ Abb. 7.19, ➤ Abb. 7.20)

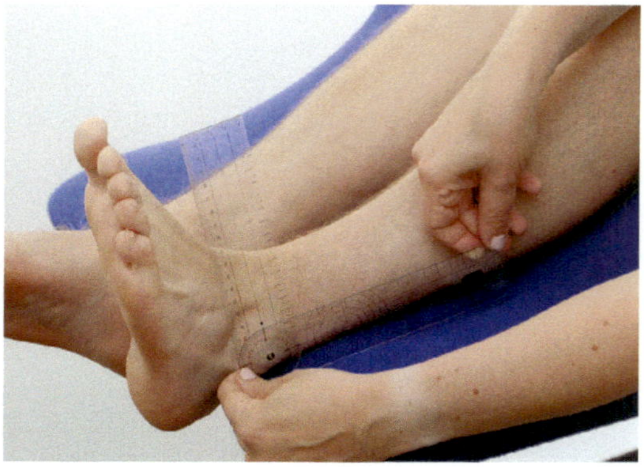

Abb. 7.18 Anlage OSG [O1130]

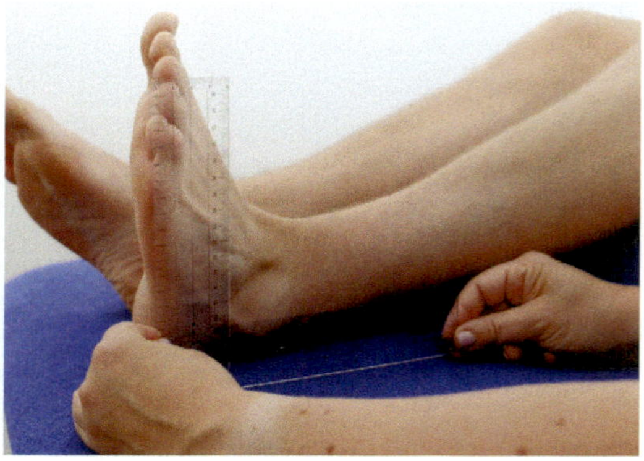

Abb. 7.19 Messung DE [O1130]

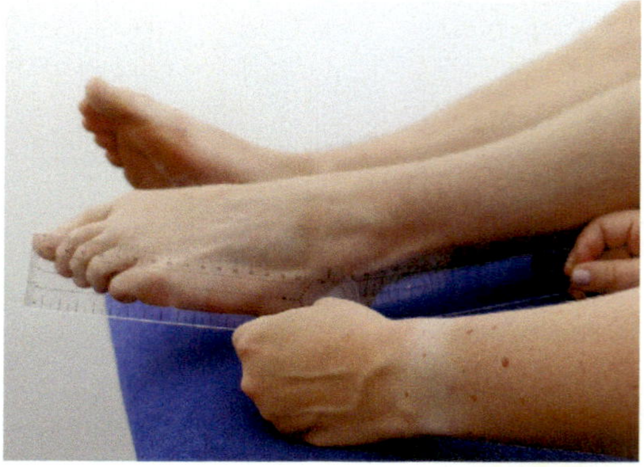

Abb. 7.20 Messung PF [O1130]

ASTE: RL

Anlage Winkelmesser (➤ Abb. 7.18):

- **Drehpunkt:** Malleolus lateralis
- **Fester Schenkel:** Parallel am US entlang der Fibula zum Caput fibulae

- **Mobiler Schenkel:** Parallel zum Fußaußenrand

Besonderheiten:

- Die Messung kann auch im Stand durchgeführt werden.
- Die **Nullstellung** im OSG ist bei **90° DE,** dort startet die Messung; oft ist das ROM der DE nicht viel größer.
- Bei der Messung im Stand ist die DE oft größer als im Liegen.

Pronation/Supination

Messung: Pro./Sup. (USG; ➤ Abb. 7.22, ➤ Abb. 7.23)
ASTE: Sitz auf Bank – Beine aufgestellt (z. B. auf Hocker) – Calcaneus muss während der Messung auf festen Untergrund stehen und somit fixiert werden.
Anlage Winkelmesser (➤ Abb. 7.21):

- **Drehpunkt:**
  - Pronation: Großzehengrundgelenk
  - Supination: Kleinzehengrundgelenk

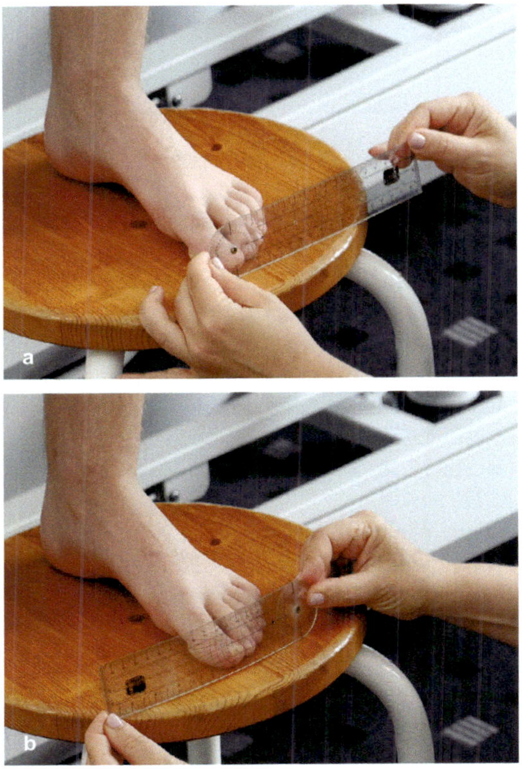

Abb. 7.21 Anlage Pronation (a) und Supination (b) [O1130]

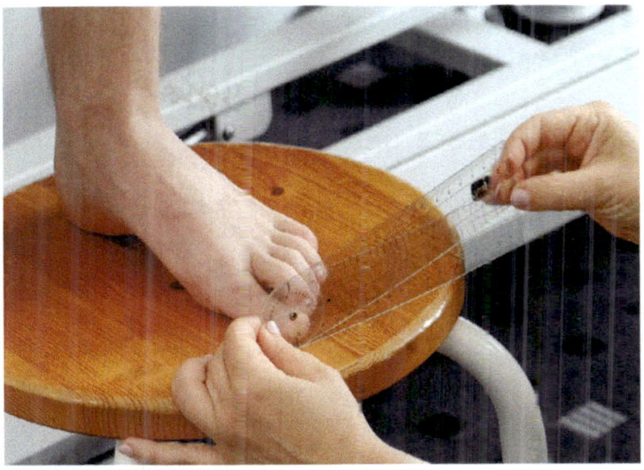

Abb. 7.22 Messung Pronation [O1130]

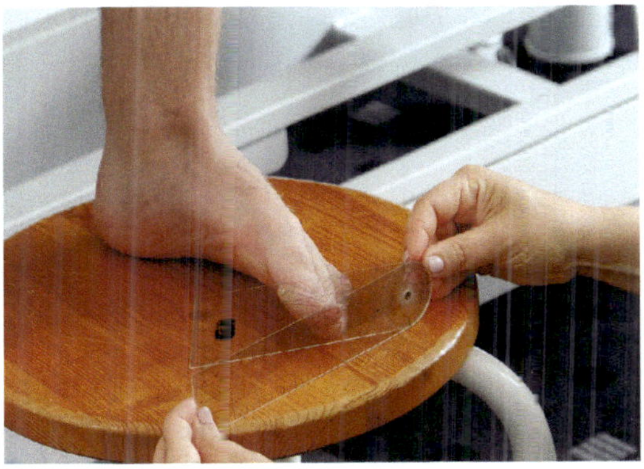

Abb. 7.23 Messung Supination [O1130]

- **Fester Schenkel:** Verbindungslinie zwischen den Malleolen
- **Mobiler Schenkel:** Verbindungslinie aller Zehengrundgelenke

Besonderheiten:

- **Achtung:** Wenn sich die Zehen in Extension oder Flexion bewegen, kann das die Messung verfälschen, wenn sich der Therapeut fälschlicherweise an den Zehen orientiert.
- Der mobile Schenkel muss sich an den Zehengrundgelenken orientieren!
- Patienten sollten während der Messung ihre Knie nach Möglichkeit fixieren.
- Therapierende müssen darauf achten, dass die Bewegung der Pro- und Supination nicht durch eine Bewegung der Knie in ABD/ADD/AR/IR verfälscht wird.

7.3.2 Winkelmessung obere Extremität

Glenohumeralgelenk

Bewegungsrichtungen/physiologisches ROM

- Flex/Ext: 160°/170°/0/40°
- ABD/ADD: 160°/180°/0/20°-40°
- AR/IR: 70°/0/60°

Messungen Glenohumeralgelenk

Schulterflexion/-extension

Messung: Schulterflexion/-extension (➤ Abb. 7.25, ➤ Abb. 7.26)
ASTE: Sitz/RL
Anlage Winkelmesser (➤ Abb. 7.24):

- **Drehpunkt:** Schultergelenk/Humeruskopf – lateral

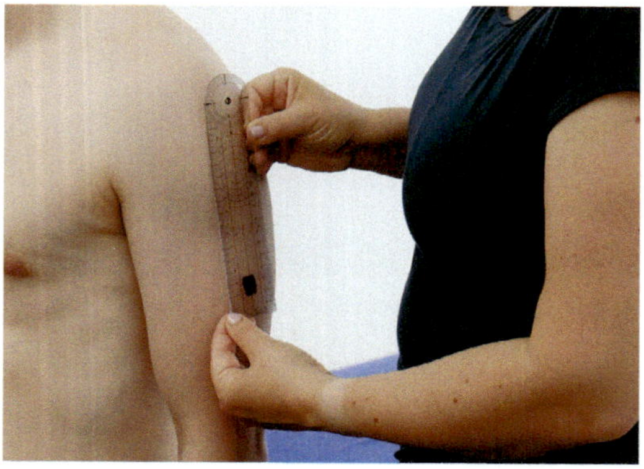

Abb. 7.24 Anlage Schulter [O1130]

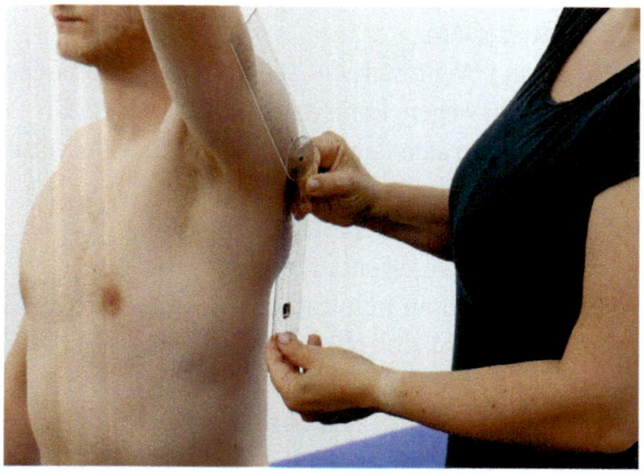

Abb. 7.25 Messung Schulterflexion [O1130]

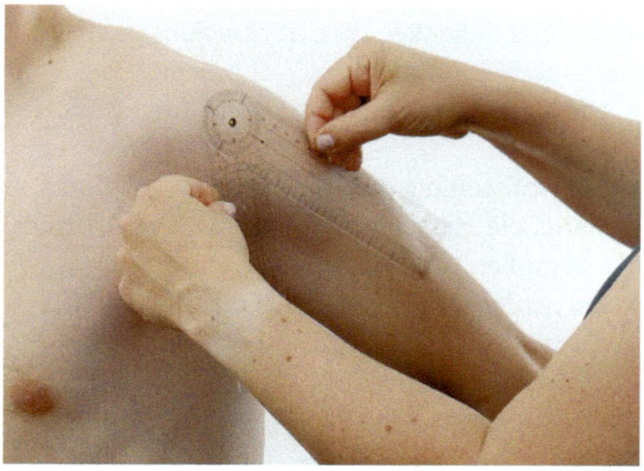

Abb. 7.26 Messung Schulterextension [O1130]

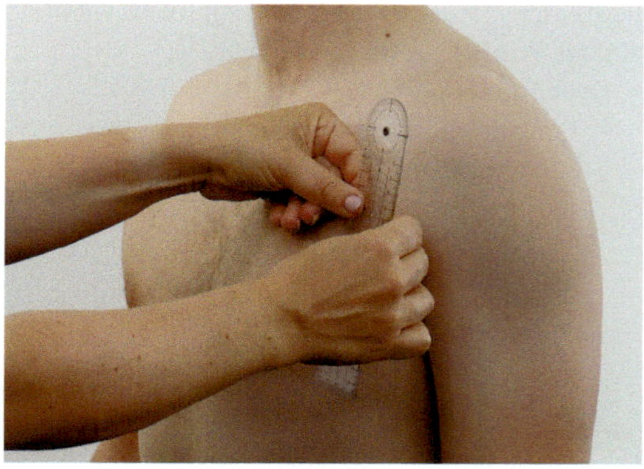

Abb. 7.27 Anlage ABD/ADD [O1130]

- **Fester Schenkel:** Senkrecht zum Boden/parallel zum Rumpf
- **Mobiler Schenkel:** Oberarmlängsachse

Besonderheiten: Auf die Mitbewegung der Scapula und des Schultergürtels achten!

Schulterabduktion/-adduktion

Messung: Schulterabduktion/-adduktion (➤ Abb. 7.28, ➤ Abb. 7.29)
ASTE: Sitz/RL
Anlage Winkelmesser (➤ Abb. 7.27):

- **Drehpunkt:** Schultergelenk/Humeruskopf ventral
- **Fester Schenkel:** Senkrecht zum Boden/parallel zum Rumpf
- **Mobiler Schenkel:** OA-Längsachse

Besonderheiten: Bei der Messung der ADD erfolgt parallel eine leichte Schulterflexion, um den Arm vor dem Körper in ADD bewegen zu können.

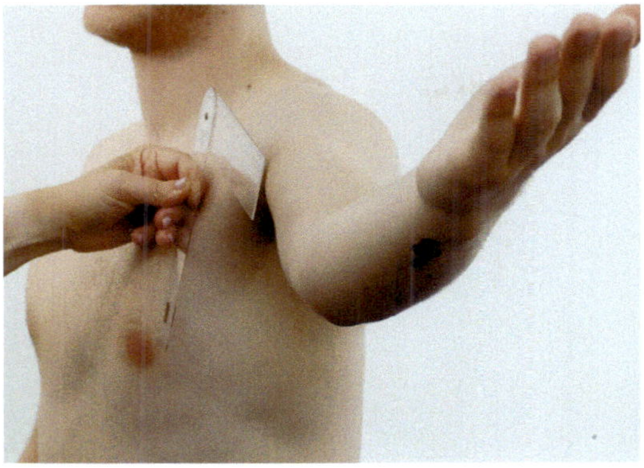

Abb. 7.28 Messung ABD [O1130]

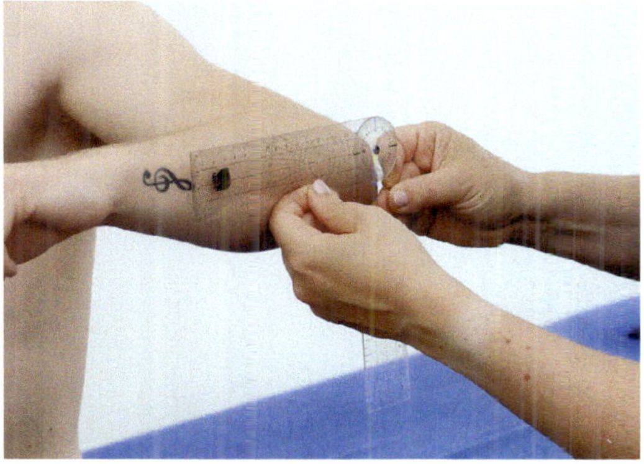

Abb. 7.30 Anlage AR/IR [O1130]

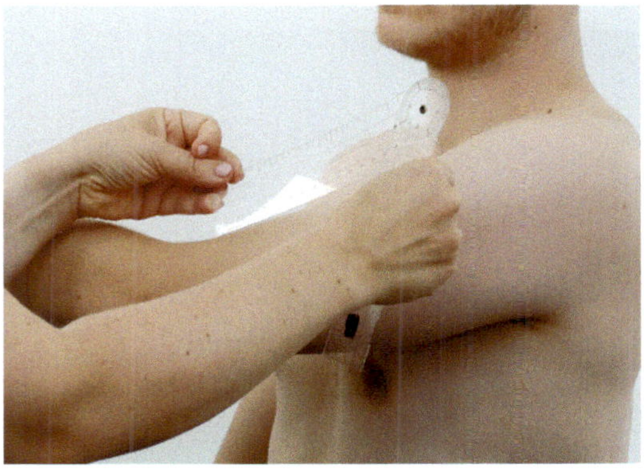

Abb. 7.29 Messung ADD [O1130]

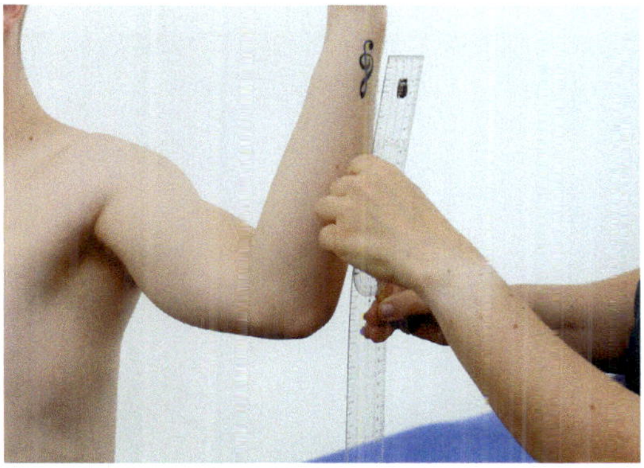

Abb. 7.31 Messung AR [O1130]

Schulteraußenrotation/-innenrotation

Messung: Schulteraußenrotation/-innenrotation (➤ Abb. 7.31, ➤ Abb. 7.32)
ASTE: Sitz – Arm in 90° Schulterabduktion
Anlage Winkelmesser (➤ Abb. 7.30):

- **Drehpunkt:** Mitte Schultergelenk/Humeruskopf von kranial
- **Fester Schenkel:** Parallel zur Transversalebene
- **Mobiler Schenkel:** Folgt der Unterarmlängsachse

Besonderheiten: Das volle ROM ist nur messbar, wenn die Messung in 90° ABD durchgeführt wird.

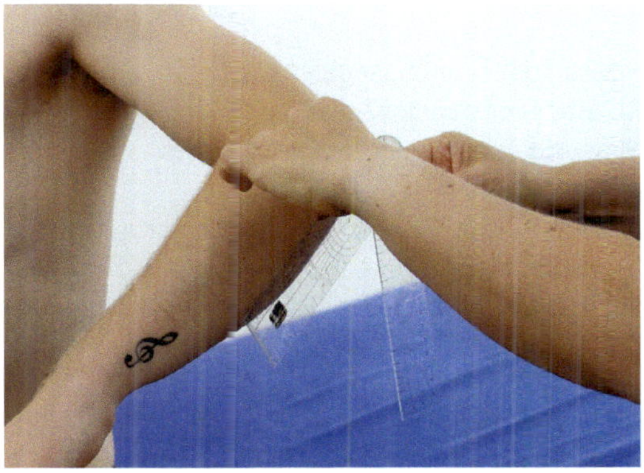

Abb. 7.32 Messung IR [O1130]

Ellenbogengelenk

Art. composita (3 Gelenke in einer Kapsel):

- Art. humeroulnaris
- Art. humeroradialis
- Art. radioulnaris proximalis

Bewegungsrichtungen/physiologisches ROM:

- Flexion/Extension: 150°/0/10°
- Pronation/Supination: 80–90°/0/80–90°

(Auch Varus- und Valgus-Stellung kann möglich sein.)

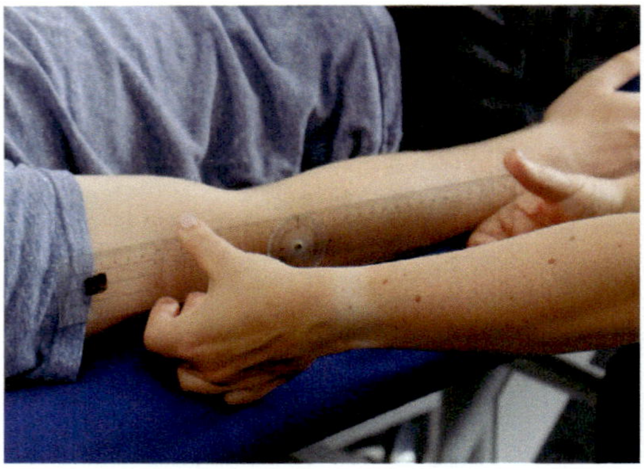

Abb. 7.33 Anlage Winkelmesser Ellenbogenflexion und Extension [O1130]

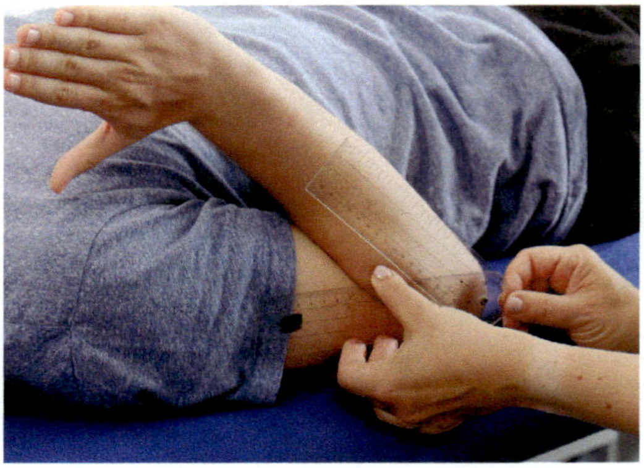

Abb. 7.35 Messung Ellenbogenflexion [O1130]

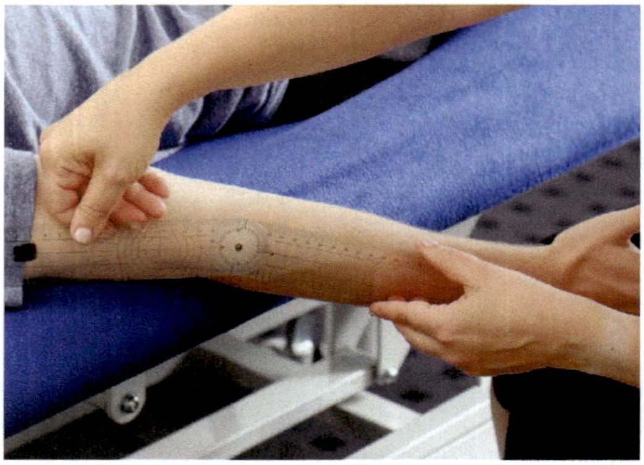

Abb. 7.34 Messung Ellenbogenextension [O1130]

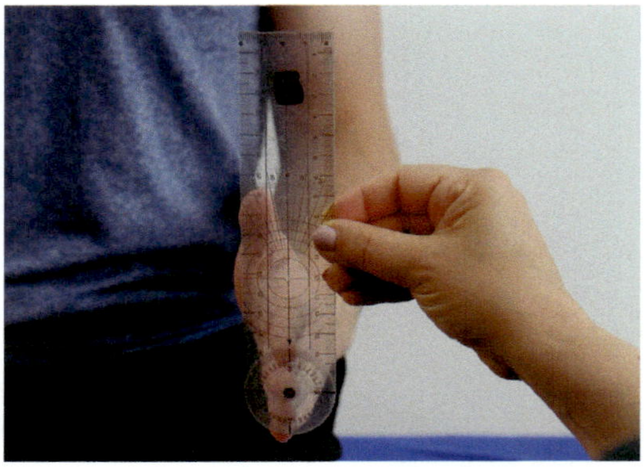

Abb. 7.36 Anlage Winkelmesser Ellenbogenpronation und -supination [O1130]

Messungen Ellenbogengelenk

Ellenbogenextension/-flexion

Messung: Ellenbogenextension/-flexion (➤ Abb. 7.34, ➤ Abb. 7.35)

ASTE: RL (auch Sitz ist möglich) – Oberarm muss der Unterlage aufliegen, kann ggf. mit einem Sandsack unterlagert werden.

IMPORTANT TO KNOW

Aus der Neutral-Null-Stellung messen, d. h. Daumen zeigt zur Decke.

Anlage Winkelmesser (➤ Abb. 7.33):

- **Drehpunkt:** Zentrum des Ellenbogengelenks (Epicondylus lateralis humeri) – lateral
- **Fester Schenkel:** Parallel zum Oberarm (Verlauf des Humerus)
- **Mobiler Schenkel:** Parallel zum Unterarm (Verlauf des Radius)

Besonderheiten: Es muss auf die Unterlagerung des Oberarms und auf die Einhaltung der Neutral-Null-Stellung geachtet werden!

Ellenbogenpronation/-supination

Messung: Ellenbogenpronation/-supination (➤ Abb. 7.37, ➤ Abb. 7.38)

ASTE: Sitz – Unterarm parallel zur Behandlungsbank (praktisch: Sitz vor Behandlungsbank oder Tisch) – Hand/Unterarm in Neutral-Null-Stellung, d. h. Daumen zeigt nach oben

Anlage Winkelmesser (➤ Abb. 7.36):

- **Drehpunkt:** Mittelfinger
- **Fester Schenkel:** Parallel zum Oberarm

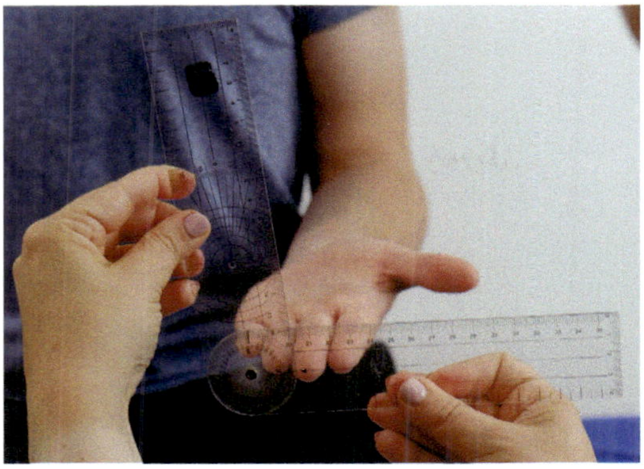

Abb. 7.37 Messung Ellenbogenpronation [O1130]

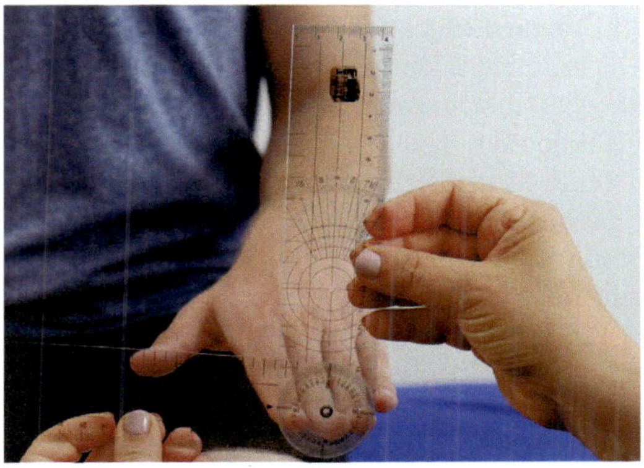

Abb. 7.38 Messung Ellenbogensupination [O1130]

- **Mobiler Schenkel:** Parallel durch die Fingergrundgelenke

Besonderheiten: Daran denken, dass die Fingergrundgelenke der mobile Schenkel sind und nicht die Finger selbst.

IMPORTANT TO KNOW

Ausweichbewegung der Schultergelenke (z. B. in AR oder IR) kann die Pro- und Supination verstärken und damit verfälschen!

Handgelenk

Bewegungsrichtungen/physiologisches ROM

- Dorsalextension/Palmarflexion: 60°/0/80°
- Radiale/ulnare Duktion: 30°/0/45°

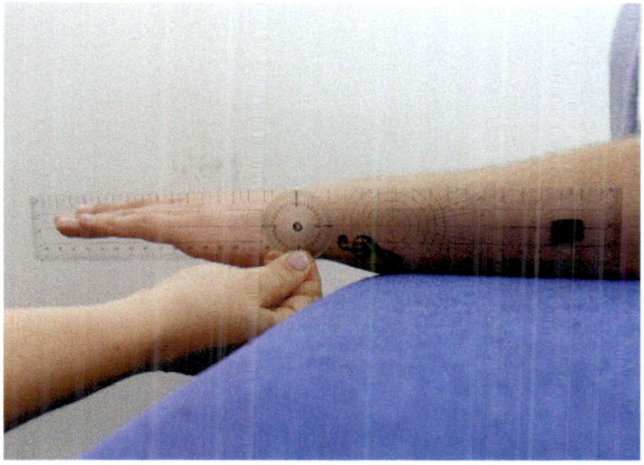

Abb. 7.39 Anlage Winkelmesser Handgelenk Flex./Ext. [O1130]

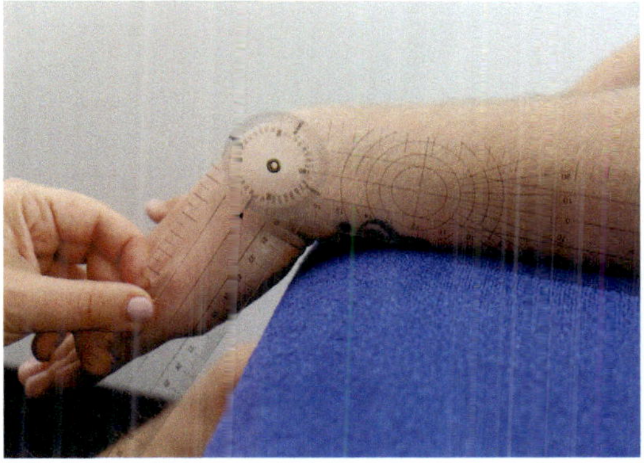

Abb. 7.40 Messung Palmarflexion [O1130]

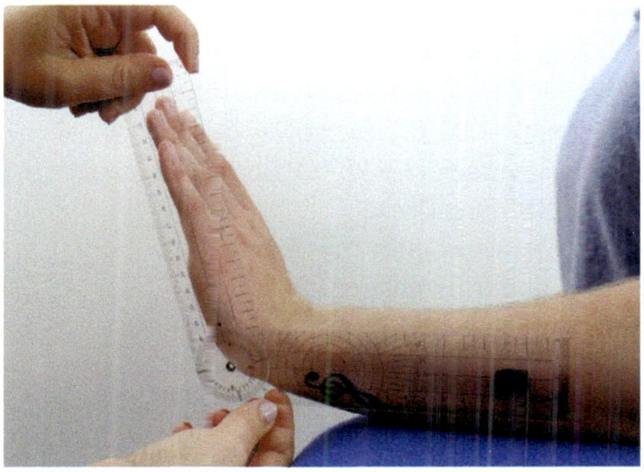

Abb. 7.41 Messung Dorsalextension [O1130]

Messungen Handgelenk

Palmarflexion/Dorsalextension

Messung: Palmarflexion/Dorsalextension (➤ Abb. 7.40, ➤ Abb. 7.41)

7

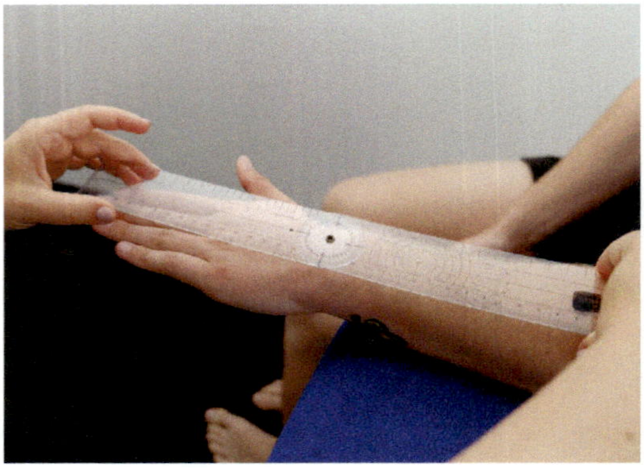

Abb. 7.42 Anlage Winkelmesser Handgelenk Duktion [O1130]

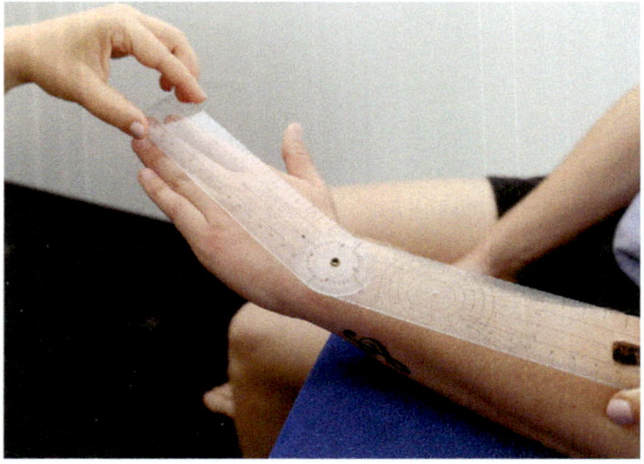

Abb. 7.43 Messung radiale Duktion [O1130]

ASTE: Sitz – UA ist auf der Behandlungsbank aufliegend, dabei muss das Handgelenk frei sein (Hand im Überhang) – **CAVE:** Neutral-Null-Stellung einhalten, d. h. Daumen zeigt bei 90° Flexion im Ellenbogengelenk in Richtung Decke

Anlage Winkelmesser (➤ Abb. 7.39):

- **Drehpunkt:** Handgelenk lateral
- **Fester Schenkel:** Unterarm
- **Mobiler Schenkel:** Hand

Besonderheiten: Auf die Einhaltung der Neutral-Null-Stellung achten!

Radiale/ulnare Duktion

Messung: Radiale und ulnare Duktion (➤ Abb. 7.43, ➤ Abb. 7.44)

ASTE: Sitz – UA ist auf der Behandlungsbank aufliegend, dabei muss das Handgelenk frei sein (Hand im Überhang) – **CAVE:** Neutral-Null-Stellung einhalten, d. h. Daumen zeigt bei 90° Flexion im Ellenbogengelenk in Richtung Decke.

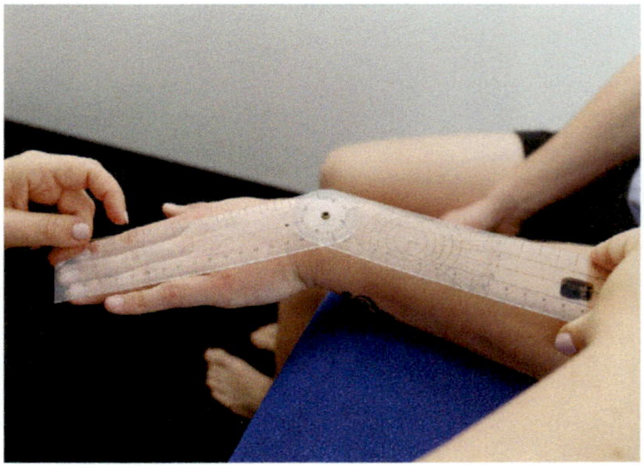

Abb. 7.44 Messung ulnare Duktion [O1130]

Anlage Winkelmesser (➤ Abb. 7.42):

- **Drehpunkt:** Handgelenk dorsal
- **Fester Schenkel:** Unterarm
- **Mobiler Schenkel:** Handverlauf (Mittelfinger)

Besonderheiten: Auf die Einhaltung der Neutral-Null-Stellung achten!

Fingergelenke

Bewegungsrichtungen/physiologisches ROM

- Extension/Flexion Grundgelenke: 30°/0°/90°
- Extension/Flexion Mittelgelenke: 0°/0°/130°
- Extension/Flexion Endgelenke: 10°/0°/90°

Messungen Fingergelenke

Extension und Flexion im Fingergrundgelenk

Messung: Extension und Flexion im Fingergrundgelenk

ASTE: Sitz – UA ist auf der Behandlungsbank aufliegend, dabei muss das Handgelenk frei sein (Hand im Überhang) – **CAVE:** Neutral-Null-Stellung einhalten, d. h. Daumen zeigt bei 90° Flexion im Ellenbogengelenk in Richtung Decke.

Anlage Winkelmesser:

- **Drehpunkt:** Fingergrundgelenke
- **Fester Schenkel:** Handwurzel
- **Mobiler Schenkel:** Zu messende Finger (entweder alle zusammen oder jeder einzeln)

Besonderheiten: Auf die Einhaltung der Neutral-Null-Stellung achten!

7

Extension und Flexion im Fingermittelgelenk

Messung: Extension und Flexion im Fingermittelgelenk
ASTE: Sitz – UA ist auf der Behandlungsbank aufliegend, dabei muss das Handgelenk frei sein (Hand im Überhang) – **CAVE:** Neutral-Null-Stellung einhalten, d. h. Daumen zeigt bei 90° Flexion im Ellenbogengelenk in Richtung Decke.
Anlage Winkelmesser:

- **Drehpunkt:** Fingermittelgelenke
- **Fester Schenkel:** Grundphalanx
- **Mobiler Schenkel:** Mittel- und Endphalanx

Besonderheiten: Auf die Einhaltung der Neutral-Null-Stellung achten!

Extension und Flexion im Fingerendgelenk

Messung: Extension und Flexion im Fingerendgelenk
ASTE: Sitz – UA ist auf der Behandlungsbank aufliegend, dabei muss das Handgelenk frei sein (Hand im Überhang) – **CAVE:** Neutral-Null-Stellung einhalten, d. h. Daumen zeigt bei 90° Flexion im Ellenbogengelenk in Richtung Decke.
Anlage Winkelmesser:

- **Drehpunkt:** Fingerendgelenk
- **Fester Schenkel:** Grund- und Mittelphalanx
- **Mobiler Schenkel:** Endphalanx

Besonderheiten: Auf die Einhaltung der Neutral-Null-Stellung achten!

7.3.3 Bewegungsausmaß Rumpf

Es gibt verschiedene Methoden, um das Bewegungsausmaß des Rumpfes zu testen.

Winkelmessung der HWS

Die Beweglichkeit der HWS kann im Sitz oder im Stand gemessen werden. Die Messung erfolgt ebenfalls aus der Neutral-Null-Stellung des Körpers. Die Anlage des Winkelmessers ist aus ➤ Abb. 7.45 ersichtlich.

Messung des Finger-Boden-Abstands (FBA)

Gemessen wird das Bewegungsausmaß von:

- BWS und LWS in Flexion,
- Dura mater und neuralen Strukturen,
- Ischiokruralen Muskeln,
- Becken,
- Hüftgelenk,
- Schulter,
- Ellenbogen,
- Hand- und Fingergelenken.

Durchführung (➤ Abb. 7.46):
ASTE: Neutral-Null-Stellung im Stand – Füße zusammen, Kniegelenke gestreckt

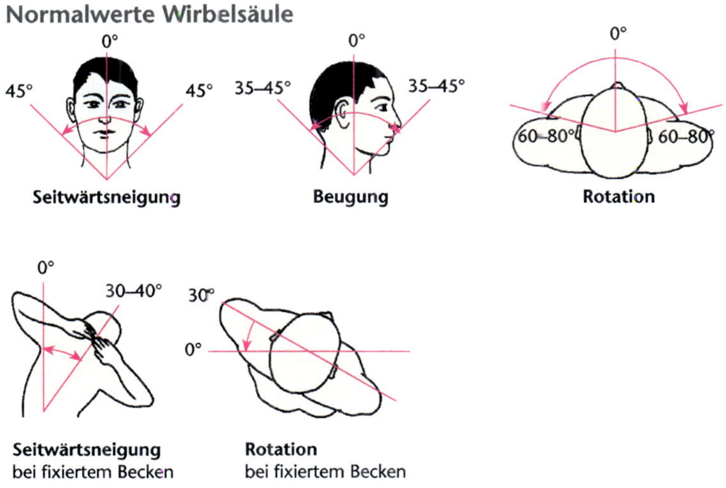

Abb. 7.45 Normwerte Winkelmessung HWS [L157]

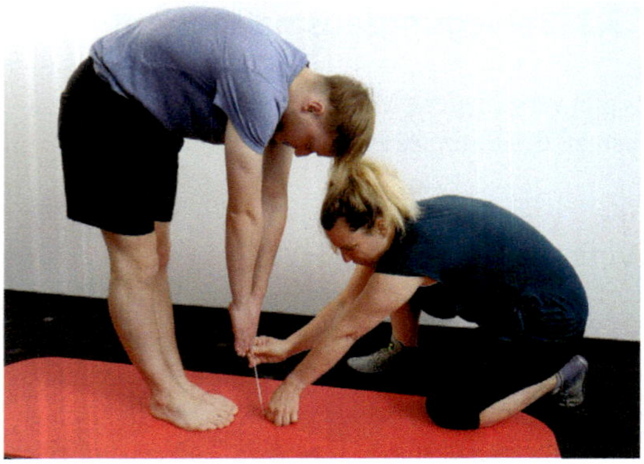

Abb. 7.46 Messung des FBA [O1130]

Bewegungsdurchführung:
- Der Patient wird aufgefordert, die Fingerspitzen in Richtung der Fußspitzen zu bringen.
- Am Bewegungsende misst der Therapeut den Abstand zwischen Fingerspitzen und Boden.
- Abweichungen, Schmerzen, Bewegungsverhalten, wie z. B. vermehrter Einsatz von Becken, LWS, BWS, etc. müssen notiert werden.

Normwerte/Richtwerte:
- Physiologisch: 0–10 cm (Fehre und Schiltenwolf 2015)
- Es ist sinnvoll, den Patienten bei der Durchführung des FBA zu beobachten, da die Bewegung individuell ausgeführt wird. Manche Patienten bewegen vermehrt in der Wirbelsäule, andere vermehrt im Becken oder es werden andere Körperpartien mitbewegt.

IMPORTANT TO KNOW

Es sollte vorher festgelegt werden, ob die Patienten sich aufwärmen dürfen oder nicht. Wenn, dann muss es auch für die nachfolgenden Messungen beibehalten werden (immer notieren!).

WEITERDENKAUFGABE 8

Wieso macht es einen Unterschied, ob Patienten sich vorher aufwärmen oder nicht? Überlege, welchen Unterschied es macht.

Beweglichkeit LWS

Schober-Test

Mit diesem Test kann die Beweglichkeit der LWS überprüft werden.

Durchführung:
- ASTE: Sitz/Stand
- Palpation und Markierung des 1. Sakralwirbels
- Von dort wird eine Strecke von 10 cm nach kranial gemessen und dieser Punkt ebenfalls markiert.
- Patient bewegt in Flexion: Drei Durchgänge, dabei misst der Therapeut nach und bildet aus den drei WH einen Mittelwert.
- Patient bewegt in Extension: Drei Durchgänge, dabei misst der Therapeut nach und bildet aus den drei WH einen Mittelwert.
- Um das reine Bewegungsausmaß zu ermitteln, müssen die 10 cm Länge der LWS vom erhaltenen Messergebnis abgezogen werden.

Normwerte:
- Physiologische Verlängerung um ca. 4–7 cm (Fehre und Schiltenwolf 2015)
- Physiologische Verkürzung um ca. 1–3 cm (Fehre und Schiltenwolf 2015)

Modifizierter Schober-Test (Macrae und Wright 1969)

Dieser Test ist dem klassischen Schober-Test ähnlich. Hier wird ebenfalls der erste Sakralwirbel palpiert und markiert. Allerdings wird von dort aus 10 cm nach oben und 5 cm nach unten gemessen und beide Punkte werden jeweils markiert.

Durchführung: siehe Schober-Test, am Ende müssen jedoch 15 cm vom erhaltenen Messergebnis abgezogen werden.

IMPORTANT TO KNOW

Beim Schober Test wird versucht, mit Hilfe der Palpation und der Messung die Beweglichkeit der LWS darzustellen. Die Palpation ist leider oft fehleranfällig. Mit dem modifizierten Schober-Test wird ein größeres Areal in die Messung eingeschlossen, um so die Wahrscheinlichkeit zu erhöhen, dass die LWS sich innerhalb der Markierungen befindet.

Beweglichkeit BWS

Ott-Test

Mit dem Ott-Test kann die Beweglichkeit der BWS überprüft werden.

Durchführung:
- ASTE: Sitz/Stand
- C7 palpieren und markieren

- Von dort aus 30 cm nach kaudal messen und markieren
- Patient bewegt in Flexion: Drei Durchgänge, dabei misst der Therapeut nach und bildet aus den drei WH einen Mittelwert.
- Patient bewegt in Extension: Drei Durchgänge, dabei misst der Therapeut nach und bildet aus den drei WH einen Mittelwert.
- Um das reine Bewegungsausmaß zu ermitteln, müssen die 30 cm vom erhaltenen Messergebnis abgezogen werden.

Normwerte:

- Physiologische Verlängerung um 3–4 cm (Fehre und Schiltenwolf 2015)
- Physiologische Verkürzung um ca. 1 cm (Fehre und Schiltenwolf 2015)

IMPORTANT TO KNOW

Bei der Ausführung der Tests ist es wichtig, dass die Patienten keine Ausweichbewegungen machen, um ggf. das Bewegungsausmaß zu vergrößern. Wenn Bewegungsauffälligkeiten vorliegen, sollten diese im Messprotokoll vermerkt werden.

Exkurs

Evidenz von Schober- und Ott-Test

In vielen Arbeiten konnte gezeigt werden, dass der Schober- und der Ott-Test wenig valide sind (Bergmann 2023; Snow et al. 2021; Taheri et al. 2024). Sie werden hier dennoch vorgestellt und erläutert, da sie als begleitende Tests (Add-ons) durchaus empfohlen werden (Taheri et al. 2024) und zudem als Training für den Therapeuten betrachtet werden können. Bei der Durchführung dieser beiden Tests kann Bewegungsbeobachtung, Palpation und Körpererfahrung eingeübt werden, da sie von den Patienten sehr unterschiedlich ausgeführt werden.

Die Ergebnisse dieser Tests dürfen allerdings aufgrund der geringen Validität nicht überinterpretiert werden und sollten mit Bedacht behandelt werden. Dennoch kann das Bewegungsverhalten während dieser Tests beobachtet werden und auch das Verhalten der Annäherung der Dornfortsätze wichtige Zusatzinformationen geben.

Die Tests sollten nie als alleinige Tests verwendet werden, sondern immer durch weitere Tests ergänzt werden (FBA, Winkelmessung, etc.).

WEITERDENKAUFGABE 9

Welche körperlichen oder äußerlichen Faktoren können die Tests von Schober und Ott beeinflussen oder verändern?

POWER YOUR BRAIN

Zeit für frische Luft

Mache eine Pause und gehe an die frische Luft. Beobachte aufmerksam, aber nicht beurteilend die Gegend um dich herum. Was kannst du sehen? Welche Geräusche hörst du? Welche Gerüche nimmst du wahr?

WIEDERHOLUNGSFRAGEN

Kap. 7.3 Winkelmessung

1. Von welchen Strukturen bzw. Körperabschnitten wird das BAM beim FBA gemessen?
2. Erkläre, was durch den Schober-Test überprüft wird.
3. Erkläre den Unterschied zwischen dem modifizierten Schober-Test und dem Schober-Test.
4. Erkläre, was durch den Ott-Test überprüft wird.

7

7.4 Umfangmessungen

Voraussetzungen

- Bei der Umfangmessung ist es wichtig, immer ähnliche Ausgangsverhältnisse für die Messung zu schaffen, d. h. immer die gleiche ASTE wählen, Muskeln sollten nicht bewusst angespannt werden, etc.
- **Immer im Seitenvergleich messen.**
- Wenn Patienten mit Ödemen regelmäßig vermessen werden müssen, ist es günstig, immer zur gleichen Tageszeit zu messen (z. B. morgens).
- Die zu messenden Körperabschnitte bzw. Körperteile sollten unbekleidet sein.
- Am Tag der Messung sollte keine einschnürende Kleidung im Messbereich getragen werden, da diese das Messergebnis verfälscht.

- Entwässernde Medikamente, warmes Wetter und die Tageszeit können einen Einfluss haben. Dies sollte durch den Befund vorher abgeklärt und notiert werden.

Untere Extremität

- Die Messung kann im Stand oder im Liegen in der Neutral-Null-Stellung stattfinden.
- Das zu messende Körperteil sollte unbekleidet sein.
- Um Messfehler möglichst gering zu halten, müssen immer die gleichen Punkte vermessen werden.
- Im Messprotokoll werden die Messpunkte in Abständen (cm) vom Kniegelenksspalt angeben; diese Maße müssen bei WH-Messungen eingehalten werden.
- Wenn Messpunkte geändert werden (aufgrund von Ödemen, etc.), müssen diese genau abgemessen und im Protokoll vermerkt werden (z. B. 12,5 cm oberhalb des Kniegelenksspalts), sodass diese beim Re-Test wiederverwendet werden können, um die Validität der Messung zu gewährleisten.

Obere Extremität

- Die Messung findet (wenn möglich) im Stand mit herunterhängenden Armen in der Neutral-Null-Stellung statt.
- Wenn nicht anders möglich, kann die Messung auch im Liegen stattfinden.
- Wenn eine Positionsänderung vorgenommen wird, muss dies immer im Messprotokoll protokolliert werden.

Durchführung

- Patienten positionieren.
- Zunächst Palpation und Einzeichnung der Messpunkte durchführen.

IMPORTANT TO KNOW

Nach dem Anzeichnen der Messpunkte sollten sich die Patienten möglichst nicht mehr bewegen, damit es nicht zu einer Verschiebung kommt.

- Der Therapeut muss für sich festlegen, ob er das Maßband oberhalb oder unterhalb der Markierung anlegt.

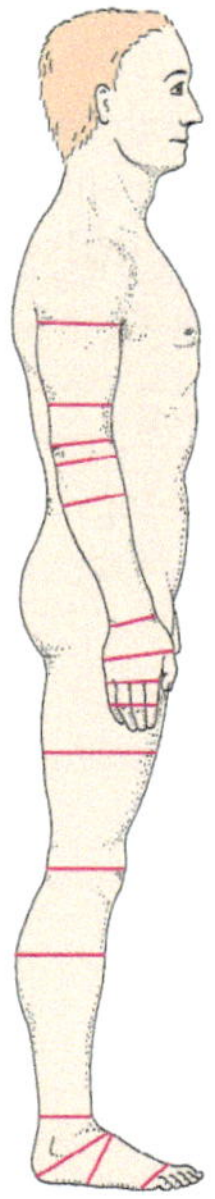

Abb. 7.47 Anlage des Maßbandes [L190]

- Wichtig ist, dass das Maßband immer gleich angelegt wird und nicht einmal oberhalb und beim nächsten Mal unterhalb der Markierung (➤ Abb. 7.47).

Untere Extremität

Beispielmessung Kniegelenk

- Markierungen z. B. 5/10/15 cm (oder wie benötigt) oberhalb des Kniegelenkspalts lateral anbringen (weniger Weichteile, deshalb lateral).
- Der Kniegelenksspalt liegt etwa auf Höhe der Patellaspitze.

IMPORTANT TO KNOW

Gelenkspalt nicht mit Fibulaköpfchen verwechseln!

- Das Maßband am Kniegelenk oberhalb der Markierung anlegen, sodass die Patella in den Umfang mitgemessen wird (➤ Abb. 7.47).
- Werte in das Messprotokoll (➤ Tab. 7.1) eintragen.

Sprunggelenk: Figure-of-Eight-Methode (Oesch 2007)

Diese Messmethode kann bei einer Schwellung des Sprunggelenks z. B. nach einer Verstauchung, Ope-

Tab. 7.1 Messprotokoll untere Extremität

Patientenname:
Datum:
ASTE:

Ort	Rechts	Links	Differenz	Besonderheiten
15/_______ cm oberhalb des Kniegelenkspalts				
10/_______ cm oberhalb des Kniegelenkspalts				
5/_______ cm oberhalb des Kniegelenkspalts				
Kniegelenkspalt				
15/_______ cm unterhalb des Kniegelenkspalts				
Malleolus lateralis und medialis				
Os naviculare/Rist/Mittelfuß – Messen von Calcaneus über Rist				
Articulatio metatarsophalangealis – Zehengrundgelenke/Ballen				

ration oder bei Arthrose verwendet werden. Sie weist eine hohe Intrarater- und Interrater-Reliabilität (➤ Exkurs Intrarater- und Interrater-Reliabilität) auf (Rohner-Spengler et al. 2007).

Exkurs

Intrarater- und Interrater-Reliabilität

Intrarater-Reliabilität

Ist ein Wert, der die Übereinstimmung von Messungen, die zu unterschiedlichen Zeitpunkten stattfinden, darstellt. Hierbei werden die Messungen vom gleichen Untersucher durchgeführt. Anschließend wird überprüft, inwieweit die Messergebnisse übereinstimmen oder abweichen. **Beispiel:** Mehrmalige Winkelmessung der Kniegelenksflexion (am gleichen Probanden/Knie) vom gleichen Untersucher zu unterschiedlichen Zeiten.

Interrater-Reliabilität

Ist ein Wert, welcher die Übereinstimmung von Messungen, die von unterschiedlichen Untersuchern vorgenommen wurden, darstellt. Anschließend werden die erhaltenen Ergebnisse miteinander verglichen. **Beispiel:** Mehrmalige Winkelmessung der Kniegelenksflexion (am gleichen Probanden/Knie) durch mehrere Untersucher.

ASTE: Sprunggelenk in Nullstellung, Kniegelenk leichte Flexion

Messung:

- **Beginn:** zwischen der Sehne des M. tibialis anterior und dem Malleolus lateralis
- **Verlauf:** über die mediale Fußseite unter dem Fuß durch, hinter dem Metatarsale V über den Fußrücken und dann über Malleolus medialis und Malleolus lateralis
- **Ende:** zwischen der Sehne des M. tibialis anterior und dem Malleolus lateralis (➤ Abb. 7.48)

Obere Extremität

Messprotokoll (➤ Tab. 7.2)

Handgelenk: Figure-of-Eight-Methode (Oesch 2007)

ASTE: Unterarm in Pronation, Handgelenk in Nullstellung, Daumen abgespreizt

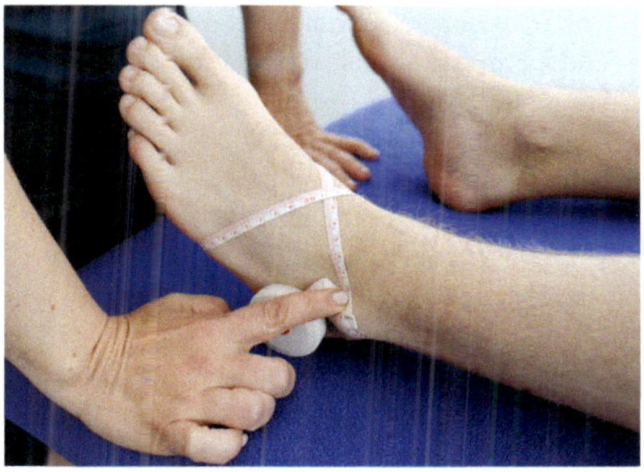

Abb. 7.48 Figure-of-Eight-Methode Sprunggelenk [O1130]

Tab. 7.2 Messprotokoll obere Extremität

Patientenname:
Datum:
ASTE:

Ort	Rechts	Links	Differenz	Besonderheiten
Vordere Achselfalte				
15/_______ cm oberhalb Epicondylus lateralis				
Epicondylus lateralis				
10/_______ cm unterhalb Epicondylus lateralis				
Articulatio radiocarpalis				
Mittelhand proximal der Grundgelenke (ohne Daumen)				

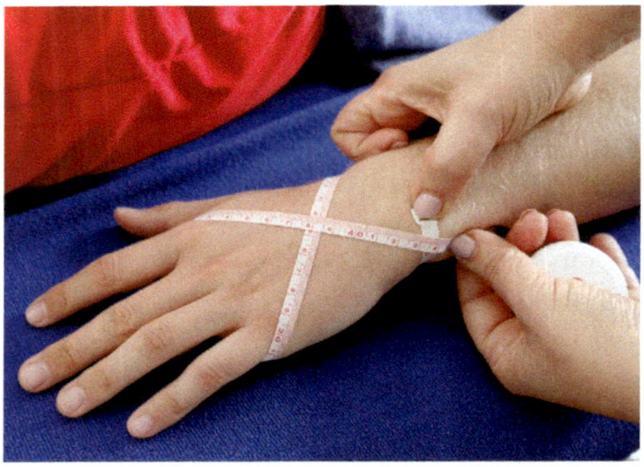

Abb. 7.49 Figure-of-Eight-Methode Hand [O1130]

Messung:
- **Beginn:** Processus styloideus ulnae dorsal
- **Verlauf:** zum Processus styloideus radii diagonal über den Handrücken, proximale Kante des Messbandes liegt auf dem Metacarpophalangealgelenk V, weiter ventral bis zum Metacarpophalangealgelenk II, diagonale Führung über den Handrücken
- **Ende:** Processus styloideus ulnae dorsal (➤ Abb. 7.49)

Rumpf

Ebenso wie an den Extremitäten kann es auch wichtig sein, Umfangmessungen am Rumpf vorzunehmen.
Indikationen:
- Messung der Thoraxmobilität, z. B. bei Atemwegserkrankungen oder einer eingeschränkten Atmung.
- Bestimmung der Körperverhältnisse, z. B. Größe des Brustumfangs; v. a. bei Frauen relevant, da die Brustgröße auch in Zusammenhang mit Rückenbeschwerden stehen kann. Auch der Bauchumfang kann mit Rückenbeschwerden korrelieren.
- Indikator für die Körperfettverteilung: Verhältnis von Taille zu Hüfte
- Indikator für das Risiko von Herz-Kreislauf-Erkrankungen: Bauchumfang

Umfangmessung Rumpf

IMPORTANT TO KNOW

Hierbei muss die Atmung des Patienten beachtet werden. Entweder wird in max. Inspiration, max. Exspiration oder während der normalen Atmung (in Ruhe) gemessen. Auch hier ist es wichtig, dies immer im gleichen Modus zu machen.

ASTE: Stand mit herabhängenden Armen
- **Achselfalte:** Maßband um den Rumpf und maximal weit nach oben in beide Achselfalten (auf Symmetrie bei der Maßbandanlage achten!) legen (➤ Abb. 7.50)
- **Proc. xiphoideus (unteres Sternumende):** Maßband um den Rumpf und an das untere Sternumende anlegen
- **Brustumfang:** Bei Frauen erfolgt diese Messung am günstigsten mit BH: Maßband um den Rumpf und über die Mamillen legen. Achtung, Brust und Mamille nicht einquetschen!; ➤ Abb. 7.51
- **Unterbrustumfang:** Maßband um den Rumpf und direkt unterhalb der Brust anlegen

Messprotokoll ➤ Tab. 7.3

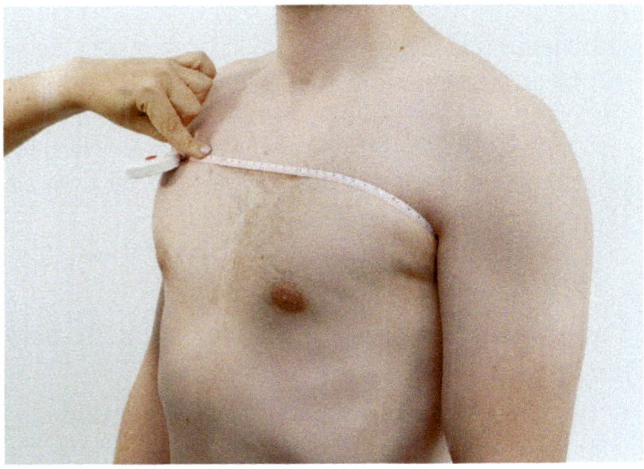

Abb. 7.50 Messung Achselfalte [O1130]

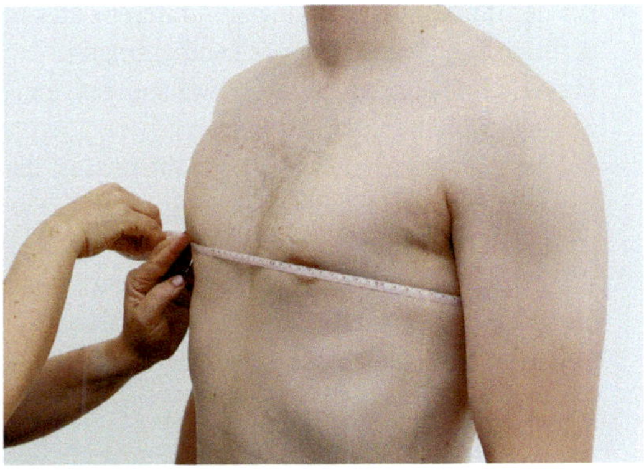

Abb. 7.51 Messung des Brustumfangs [O1130]

Waist-to-Hip-Ratio (Evans et al. 1984)

Die Waist-to-Hip-Ratio ist ein guter Test zur **Ermittlung des Herz- und Kreislaufrisikos** bzw. des Mortalitätsrisikos durch das Vorhandensein von Bauchfett bzw. viszeralem Fett. Dieser Wert eignet sich wesentlich besser zur Vorhersage von z. B. Herzinfarkten als der BMI (Yusuf 2005).

ASTE: Stand mit herabhängenden Armen

- **Taille:** Messung zwischen Rippenbogen und Beckenkamm
- **Hüftumfang:** auf Höhe des Trochanter major
- Berechnung des Quotienten aus Taillenumfang zu Hüftumfang, d. h. der Taillenumfang wird durch den Hüftumfang geteilt.
- Normalerweise wird diese Messung morgens nach dem Aufstehen (nach dem Toilettengang) durchgeführt.

Bewertung (Yusuf 2005):

- Frauen: > 0,85 → erhöhtes Risiko, z. B. für HK-Erkrankungen, erhöhte Mortalität.
- Männer > 1,00 → erhöhtes Risiko, z. B. für HK-Erkrankungen, erhöhte Mortalität.

Bauchumfang

Auch der Bauchumfang allein kann als Richtwert für das kardiovaskuläre Risiko dienen.

ASTE: Stand mit herabhängenden Armen

- Messung des Umfanges auf Bauchnabelhöhe
- Normalerweise wird diese Messung morgens nach dem Aufstehen (nach dem Toilettengang) durchgeführt.

Bewertung (WHO 2000):

- Deutlich erhöht (HK-Erkrankungsrisiko): Frauen 88 cm/Männer 102 cm
- Erhöht (HK-Erkrankungsrisiko): Frauen 80 cm/Männer 94 cm

WIEDERHOLUNGSFRAGEN

Kap. 7.4 Umfangmessungen

1. Nenne wichtige Voraussetzungen für die Durchführung einer Umfangmessung.
2. Erkläre, warum es wichtig ist, die zu messenden Punkte genau zu protokollieren.
3. Erkläre, ob das Maßband ober- oder unterhalb der zu messenden Markierung angelegt werden sollte.
4. Nenne mindestens vier Indikationen für die Messung des Rumpfumfangs.
5. Definiere die Waist-to-Hip-Ratio.

7

Tab. 7.3 Messprotokoll Thorax

Messpunkte	max. Inspiration	in Ruhe	max. Exspiration
Achselfalte			
Proc. xiphoideus			
Unterer Rippenbogen			
Brustumfang			
Unterbrustumfang			

7.5 Beinlängenmessungen

Beinlängenmessungen können wichtige Bestandteile der physiotherapeutischen Befundung sein. Vor allem nach Operationen (z. B. einer Hüft-TEP) ist die Kontrolle der Beinlänge ein wesentlicher Bestandteil des Befundes.

Es können drei unterschiedliche Beinlängen gemessen werden (Reimann 2019; ➤ Abb. 7.52):

1. **Anatomische Beinlänge:** Vom Trochanter major (oberster Punkt) bis zur Mitte des Malleolus lateralis
2. **Funktionelle Beinlänge:** Von der SIAS (obere Kante) bis zur Mitte des medialen Malleolus
3. **Physiologische Beinlänge:** Von der SIAS (obere Kante) bis zur Mitte des lateralen Malleolus

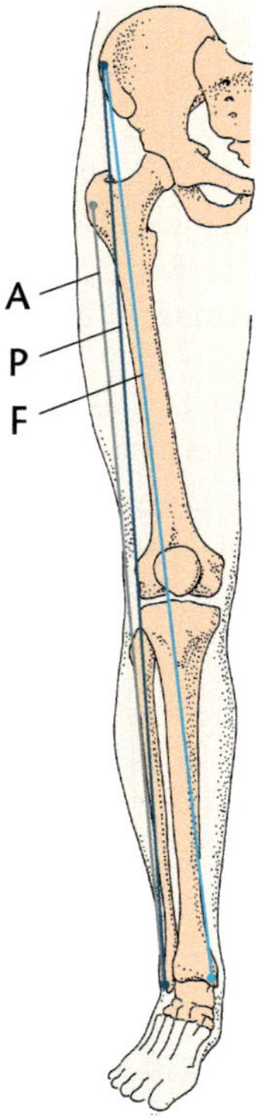

Abb. 7.52 Beinlängenmessung [L190]

NICE TO KNOW

Oft werden die funktionelle und die anatomische Beinlänge gemessen. Die funktionelle und physiologische Beinlänge werden häufig zusammen betrachtet bzw. miteinander verwechselt. Die physiologische Beinlängenmessung wird hier nicht näher betrachtet. Sie kann als Ergänzungsmessung verwendet werden.

Unterschied anatomische und funktionelle Beinlänge:

- Der Unterschied zwischen funktioneller und anatomischer Beinlänge ist, dass funktionelle Beinlängendifferenzen i. d. R. nicht anatomisch fixiert sind.
- Bei der funktionellen Beinlängendifferenz kommt es durch Fehlstellungen oder Fehlhaltungen, Muskelungleichgewichte, Abschwächungen, etc. zu Ungleichheiten der Beinlänge.
- Bei der anatomischen Beinlängendifferenz ist die Länge meistens nicht einfach korrigierbar. Sie kann durch eine Fraktur, Operation oder durch Wachstumsstörungen entstanden sein und, wenn überhaupt, nur operativ korrigiert oder durch Einlagen oder Orthesen ausgeglichen werden.

Voraussetzungen Beinlängenmessung

- Patienten sollten barfuß sein (auch keine Socken).
- Muss auf einem ebenen und festen Untergrund durchgeführt werden.
- Der Therapeut muss genau im Seitenvergleich die anatomischen Strukturen palpieren und markieren.

Durchführung

Die Beinlängen können mit Hilfe eines Maßbandes erfasst werden.

Funktionelle Beinlänge

ASTE: Stand (Neutral-Null-Stellung)

- Obere Kante der SIAS bis Mitte des medialen Malleolus (➤ Abb. 7.52)

Anatomische Beinlänge

ASTE: RL (Neutral-Null-Stellung)

- **Gesamte Beinlänge:** Höchster Punkt des Trochanter major bis Mitte des lateralen Malleolus

- **Beinlänge aufgeteilt:** Bei funktionellen Einschränkungen, wie z. B. Kontrakturen in den Gelenken, können die Unter- und die Oberschenkellänge einzeln gemessen werden:
  - Höchster Punkt Trochanter major bis lateraler Kniegelenksspalt
  - Ab lateralem Kniegelenksspalt bis zur Mitte des lateralen Malleolus

IMPORTANT TO KNOW

Die funktionelle Beinlänge wird in der ASTE Stand gemessen. Die anatomische Beinlänge wird in der ASTE RL gemessen.

Ätiologie

Anatomische BL-Differenz

- Fraktur(en)
- Endoprothese
- Wachstumsdifferenz
- Hüftdysplasie
- Osteoporose
- Knochentumoren
- Weitere operative Eingriffe

Funktionelle BL-Differenz

- Habituelle Fehlhaltungen: z. B. Genu recurvatum oder Flexionshaltung im Kniegelenk, einseitige Entlastungshaltungen z. B. in den Hüftgelenken
- Fehlstellungen von Hüft-, Knie- und Fußgelenken (Genu valgum, Genu varum, …)
- Generell einseitige Haltungen aufgrund von Gewohnheiten des täglichen Lebens (Arbeitshaltungen, usw.)
- Einseitige plane Fußgewölbe oder Fußfehlstellungen (Knick-Senk- oder Plattfuß)
- Instabiler Beckengürtel (Fehlstellung des ISG, …)

Evidenz der Beinlängenmessung

- Studien zeigen tatsächlich eine gute Validität und Reliabilität der Beinlängendifferenzmessung im Vergleich mit einer Messung der Beinlänge mit CT (Jamalludin et al. 2011).
- Beattie et al. (1990) empfehlen jedoch die Kombination von zwei Messungen (zweimalige Durchführung der gleichen Messung), um die Messgenauigkeit zu erhöhen.
- Dennoch besteht das Problem der Palpationsungenauigkeit (s. u.), durch die bei Patienten fälschlicherweise BL-Differenzen entdeckt werden.
- Bradley und Shrawan (2010) kamen in einer Übersichtsarbeit zu dem Ergebnis, dass die Übereinstimmung (Kappa-Wert) bei der Palpation der SIAS bei nicht trainierten Therapierenden zwischen -0,01 und 0,19 liegt. Dies bedeutet, dass die Untersucher die SIAS sehr unterschiedlich palpiert und markiert haben. In dieser Übersichtsarbeit zeigt das Ergebnis sogar, dass die Übereinstimmung zum Teil schlechter war als der Zufall!
- Die Konsequenz daraus ist, dass Beinlängendifferenzen, vor allem im Bereich < **2 cm**, nicht überschätzt und überbewertet werden dürfen. Hierbei sollte immer abgewogen werden, ob die BL-Differenz für den jeweiligen Patienten klinisch relevant ist (➤ Important to know – Klinische Relevanz des Beinlängenunterschiedes). Es sollte auch immer genau differenziert werden, ob es sich um eine funktionelle oder eine anatomische BL-Differenz handelt. Beinlängendifferenzen können auch durch eine fehlerhafte Palpation entstehen.

Mögliche Fehlerquellen

- **Falsche Palpation** der Bezugspunkte: SIAS, Trochanter major und die beiden Malleolen. Wenn die Palpation nicht richtig durchgeführt wird, kommt es zu Fehlmessungen, die auch dazu führen können, dass fälschlicherweise von einer Beinlängendifferenz von einigen mm ausgegangen wird, z. B. wenn an den Palpationspunkten nur wenige mm abweichend palpiert und markiert wird (an beiden Seiten unterschiedlich).

IMPORTANT TO KNOW

Die Punkte sollten auf beiden Seiten möglichst identisch palpiert werden!

- Der Therapeut muss vorher festlegen, welche Punkte z. B. auf der SIAS verwendet werden. Es könnte beispielsweise bei der SIAS die untere oder obere Kante genommen werden, um einen genauen Eckpunkt zu haben. Wenn z. B. auf der einen Seite die SIAS mittig und auf der anderen

Seite die SIAS im unteren oder oberen Bereich palpiert wird, können Abweichungen der Beinlänge entstehen.
- Auch anatomische Varianten, wenn eine SIAS größer ausgeprägt ist als die andere, können zu Messungenauigkeiten führen.

IMPORTANT TO KNOW

Klinische Relevanz des Beinlängenunterschiedes

- Aufgrund der Ungenauigkeit von Palpationen ist es für den Praxisgebrauch wichtig, die **richtigen Schlüsse** aus einem Beinlängenunterschied zu ziehen. **Kleinere Unterschiede der Beinlänge sind normalerweise weniger relevant,** da sie einfach auf einer Messungenauigkeit basieren können.
- In einer Übersichtsarbeit (Knutson 2005) konnte gezeigt werden, dass die Prävalenz von anatomischen Beinlängendifferenzen hoch ist; **90 % der eingeschlossenen Studienteilnehmenden wiesen eine Beinlängendifferenz von 5 mm auf** (gemessen mittels Röntgen). Ebenso kam Knutson zu dem Ergebnis, dass der **klinisch relevante Unterschied** bei anatomischen Beinlängendifferenzen erst bei **20 mm, also bei 2 cm** liegt. Das heißt, eine Beinlängendifferenz, die unter diesem Wert liegt, ist klinisch nicht relevant. Erst bei einer Beinlängendifferenz von mehr als 2 cm kommt es zu **aktiven muskulären Kompensationsmechanismen,** die dann auch mit einer entsprechenden Klinik wie z. B. Rückenschmerzen einhergehen können. Patienten haben meistens schon ihr Leben lang eine Beinlängendifferenz. Der Körper hatte also genug Zeit, sich anzupassen. Bei einer Beinlängendifferenz bis zu 2 cm ist der Körper in der Lage, Pelvis-Torsionen, milde Skoliosen, Winkelstellungsveränderungen der Facettengelenke und Veränderungen der Muskellänge zu kompensieren.
- Bei manchen Patienten wird die Beinlänge überprüft und eine Differenz festgestellt. Dann werden Schuhausgleiche verordnet, die oft zu mehr und anderen Schmerzen führen. Es muss aber darauf hingewiesen werden, dass es immer Ausnahmen gibt! **Studien** können nur wiedergeben, **was bei dem überwiegenden Teil von Patienten gezeigt werden konnte** und nicht bei allen. Nur weil eine Übersichtsarbeit zu dem Schluss kam, dass Beinlängendifferenzen erst klinisch relevant sind, wenn sie größer als 2 cm sind, trifft das nicht auf **all unsere Patienten** zu.
- Es muss auch unterschieden werden zwischen **plötzlich und langsam entstandenen** Beinlängendifferenzen. Verändert sich die Beinlänge plötzlich aufgrund eines Unfalls, einer Fraktur oder einer Operation, kann es natürlich zu Anpassungsschwierigkeiten des Körpers kommen, sodass hier tatsächlich darüber nachgedacht werden kann, die Beinlänge auszugleichen.

Physiotherapeutischer Befund

Da viele Patienten aufgrund einer Beinlängendifferenz oder eines Beckenschiefstands an die Physiotherapie verwiesen werden, wird in diesem Kapitel auch auf PT-Befund und PT-Behandlung eingegangen.
- Valide Messung der funktionellen oder anatomischen Beinlänge (siehe oben), d. h. Messpunkte genau festlegen.
- Beattie et al. (1990) empfehlen eine **wiederholte Messung,** um die Messgenauigkeit zu erhöhen und die Ergebnisqualität zu verbessern.
- Wie groß ist die gemessene Beinlängendifferenz, eher 5 mm oder größer als 2 cm?
- Ist die BBL-Differenz **plötzlich entstanden** (nach OP, Fraktur, etc.) oder war sie **schon immer vorhanden?**
- Ist die BL-Differenz für die Symptome des Patienten ursächlich – funktionelle Testung: Patient soll die Bewegungen ausführen, die Schmerzen verursachen; dann kann das kürzere Bein mit einem Brettchen (welches der Höhe der BL-Differenz entspricht) ausgeglichen werden. Kann dadurch die Schmerzsymptomatik beeinflusst werden?

Physiotherapeutische Behandlung

Hierbei muss unterschieden werden, ob die BL-Differenz anatomisch oder funktionell ist.

Anatomische BL-Differenz

- Bevor eine Behandlung stattfindet, sollte genau ermittelt werden, ob die Beschwerden auf die BL-Differenz zurückzuführen sind.
- I. d. R. wird hier mit Schuherhöhungen gearbeitet, um die Differenz auszugleichen; diese müssen dann aber konsequent getragen werden.

Funktionelle BL-Differenz

- Bei funktionellen BL-Differenzen muss eine genaue Befundung erfolgen, um die Ursache herauszufinden und zu eliminieren.

- **Beispiele:**
  - Planes Fußgewölbe → Auftrainieren der kurzen Fußmuskulatur
  - Gewohnheitsmäßige einseitige Haltung des Kniegelenks im Genu recurvatum → Antrainieren der physiologischen Neutral-Null-Stellung im Kniegelenk und evtl. Auftrainieren von M. quadriceps femoris und Mm. abductores
- Durch ein **Training** der **beckenstabilisierenden Muskulatur** (Core-Muskulatur und beckenumgebenden Muskeln) konnte eine **Verringerung funktioneller BL-Differenzen** herbeigeführt werden (Byung-Hoon et al. 2015). Allerdings war die Probandenzahl der Studie recht gering. Dennoch ist es interessant, da häufig Mobilisationstechniken zur Anwendung kommen, die eine Gleichheit der Beine herbeiführen sollen.

POWER YOUR BODY

Halber Liegestütz

ASTE:

- Kniestütz – Oberkörper gerade (Arme nicht überstrecken)
- Bauchnabel sanft nach innen ziehen und Beckenboden nach oben und innen ziehen (Hoden/Vagina und Anus hochziehen)

BA: Liegestütz ausführen

Muskeleinsatz: Dorsalextensoren und -flexoren des Handgelenks, Ellenbogenextensoren und -flexoren, Mm. pectoralia, M. deltoideus, scapualstabilisierende und -bewegende Muskulatur, Mm. rhomboidei, M. trapezius pars transversa, M. serratus anterior, Rückenstreckermuskulatur v. a. im BWS-Bereich, Core-Muskulatur, Hüft- und Beinmuskulatur

WIEDERHOLUNGSFRAGEN

Kap. 7.5 Beinlängenmessungen

1. Nenne drei unterschiedliche Beinlängenmessungen.
2. Erkläre den Unterschied zwischen anatomischer und funktioneller Beinlängenmessung:
   a) Was wird gemessen und b) Durchführung.
3. Nenne die allgemeinen Voraussetzungen für die Beinlängenmessung.
4. Nenne ätiologische Faktoren, die zu einer anatomischen BL-Differenz führen können.
5. Nenne ätiologische Faktoren, die zu einer funktionellen BL-Differenz führen können.
6. Nenne mögliche Fehlerquellen der BL-Messung.
7. Erkläre, was du unter einem klinisch relevanten BL-Unterschied verstehst und warum.
8. Nenne mindestens vier Aspekte, die bei der Befundung von Patienten mit BL-Differenz wichtig sind.
9. Nenne die therapeutischen Schwerpunkte bei einer anatomischen und bei einer funktionellen BL-Differenz.

LITERATUR

Beattie P, Isaacson K, Riddle DL, et al. Validity of Derived Measurements of Leg-<O>Length Differences Obtained by Use of a Tape Measure. Phys Ther. 1990; 70: 150–157.

Bergmann F. Ott-Zeichen und Schober-Zeichen: 2 valide Klassiker? Manuelle Medizin. 2023; (61): 257–261.

Bradley AS, Shrawan K. Reliability of Bony Anatomic Landmark Asymmetry Assessment in the Lumbopelvic Region: Application to Osteopathic Medical Education. J Am Osteopath Assoc 2010; 110(11): 667–674.

Byung-Hoon L, Jeong-Ja K, Chan-Kyu K. Changes in foot pressure elicited by 3D air balance exercise and pelvic stability exercise for functional leg-length discrepancy in adult women. J Phys Ther Sci. 2015; 27: 917–920.

Evans DJ, Hoffman RG, Kalkhoff K, Kissebah AH. Relationship of body fat topography to insulin sensitivity and metabolic profiles in premenopausal women. Metabolism. 1984; (33): 1.

Fehre KS, Schiltenwolf M. Klinische Untersuchung der Wirbelsäule. Deutsche Zeitschrift für Sportmedizin. 2015; 66: 269–274.

Jamaluddin S, Sulaiman AR, Kamarul Imran M, et al. Reliability and accuracy of the tape measurement method with a nearest reading of 5 mm in the assessment of leg length discrepancy. Singapore Med J. 2011; 52(9): 681.

Knutson GA. Anatomic and functional leg-length inequality: a review and recommendation for clinical decision-making. Part I, anatomic leg-length inequality: prevalence, magnitude, effects and clinical significance. Chiropr Osteopat. 2005; 13: 11.

Macrae IF, Wright V. Measurement of back movement. Ann Rheum Dis. 1969; 28(6): 584–589.

Oesch P. Gekonnter Umgang mit dem Maßband. physiopraxis. 2007 01: 34–35

Reimann S. Beinunderhebung. Grundlagenwissen für Physiotherapeuten. 5. A. München: Elsevier, Urban & Fischer. 2019.

Rohner-Spengler M, Mannion AF, Babst R. Reliability and minimal detectable change for the figure-of-eight-20 method of measurement of ankle edema. J Orthop Sports Phys Ther. 2007; 37(4): 199–205.

Snow JC, Simpson K, Rahman P, et al. Spinal mobility in radiographic axial spondyloarthritis: criterion concurrent validity of classic and novel measurements. BMC Musculoskelet Disord. 2021; 22: 464.
Taheri N, Becker L, Reitmaier S, et al. Schober Test is not a valid assessment tool for lumbar mobility. Nature Scientific Reports. 2024; 14: 5451.
Yusuf S, Hawken S, Ounpuu S, et al. Obesity and the risk of myocardial infarction in 27.000 participants from 52 countries, a case-controlled study. Lancet. 2005; 366: 1640–1649.
WHO – World Health Organisation. Obesity: Preventing and Managing the Global Epidemic. Technical Report of a WHO consultation Genf, 2000: 894.

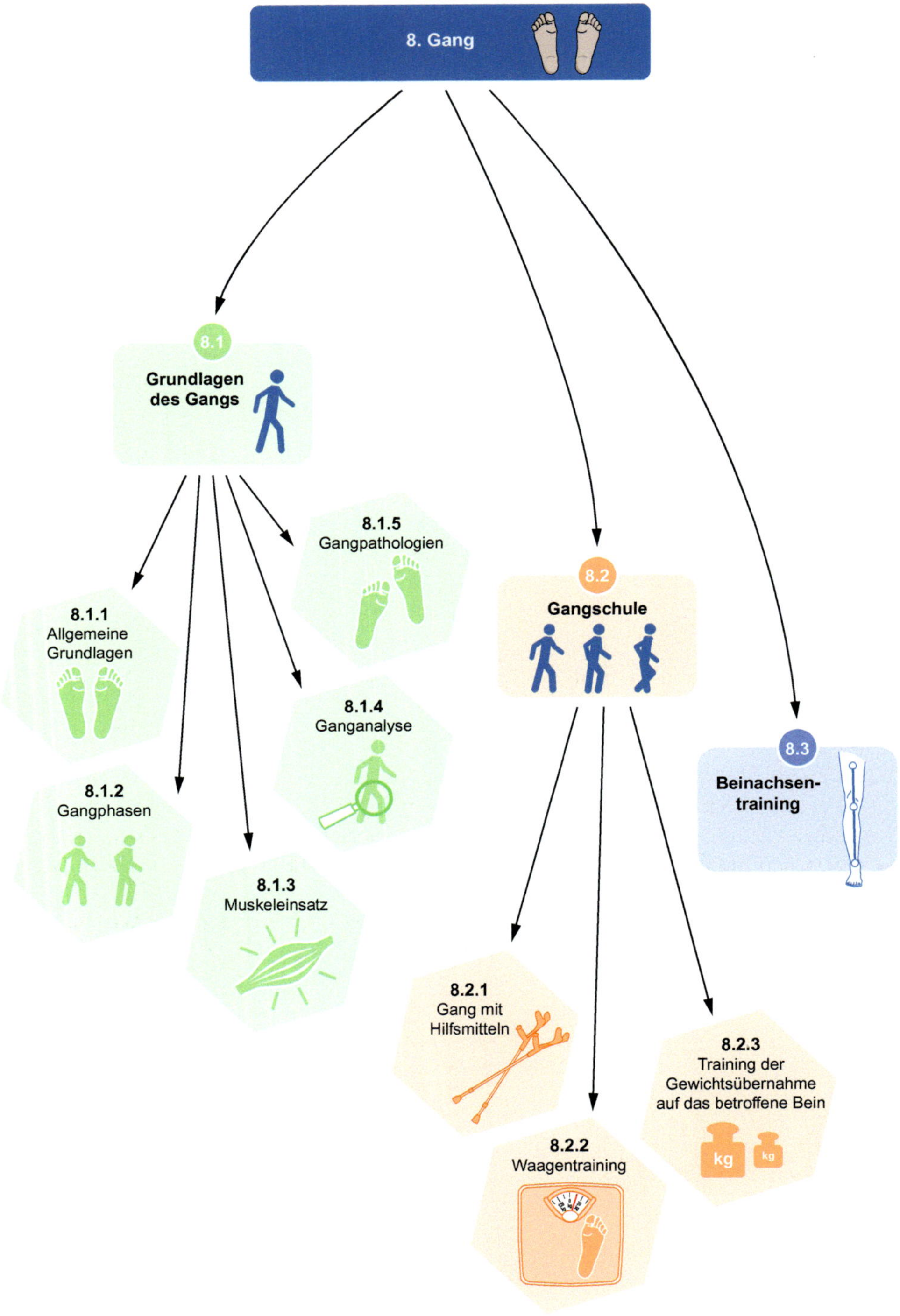
8. Gang
8.1
Grundlagen des Gangs
8.1.1
Allgemeine Grundlagen
8.1.2
Gangphasen
8.1.3
Muskeleinsatz
8.1.4
Ganganalyse
8.1.5
Gangpathologien
8.2
Gangschule
8.2.1
Gang mit Hilfsmitteln
8.2.2
Waagentraining
8.2.3
Training der Gewichtsübernahme auf das betroffene Bein
kg
kg
8.3
Beinachsen-training

KAPITEL

8 Gang

Einleitung

In diesem Kapitel werden die Grundlagen des Gangs vorgestellt: Wie sind die Gangphasen aufgebaut, welche Muskeln werden beim Gang benötigt und welche Parameter sind für einen physiologischen Gang elementar. Zusätzlich soll die Ganganalyse kennengelernt werden und es werden häufig vorkommende pathologische Gangmuster besprochen (➤ Kap. 8.1).

Nachfolgend werden in der Gangschule Möglichkeiten vorgestellt, um eingeschränkten Patientinnen und Patienten das Gehen wieder beizubringen. Dies erfolgt mit oder ohne Hilfsmittel. Zusätzlich wird noch erklärt, wie Patienten der natürliche Gang mit Hilfe des Trainings der Gewichtsübernahme ermöglicht werden kann (➤ Kap. 8.2).

Zum Abschluss wird vermittelt, warum und bei welchen Patienten das Training der Beinachsen sinnvoll ist und wie dieses erfolgt (➤ Kap. 8.3).

8.1 Grundlagen des Gangs

8.1.1 Allgemeine Grundlagen

Das Gangbild jedes Menschen ist individuell. Dennoch wird häufig vom **„normalen"** oder **„physiologischen"** Gehen gesprochen; dies umfasst eine sehr große Bandbreite von Gangbildern, die zur Norm gehören und damit keine „pathologischen" Abweichungen beinhalten.

Voraussetzungen für einen „physiologischen" Gang

- Intaktes zentrales Nervensystem
- Intaktes peripheres Nervensystem
- Intakte Sensorik
- Intakte Motorik (dynamische Stabilisation, segmentale Stabilisation, notwendiges ROM)
- Posturale Kontrolle und Gleichgewichtsreaktionen
- Rumpfrotation
- Unabhängige Bewegung von Kopf und Extremitäten zueinander
- Energie
- Motivation

WEITERDENKAUFGABE 10

Erkläre, warum Motivation auch eine wichtige Grundlage für den physiologischen Gang ist.

Grundlagen des Gehens

- Gehen ist das ständige Verlieren und Wiedererlangen des Gleichgewichts.
- Beim langsamen Gehen ist es schwieriger, das Gleichgewicht zu halten, als beim schnellen Gehen.

Merksatz: To keep balance just keep on moving!

8.1.2 Gangphasen

Beim Gang werden verschiedene Phasen unterschieden. Hier findet zunächst eine grobe Einteilung in zwei **Hauptphasen (Standbein- und Schwungbeinphase,** ➤ Abb. 8.1) statt und anschließend eine weitere Unterteilung der Hauptphasen.

Hauptphasen

Standbeinphase (Stance)

- Das jeweilige Bein hat Kontakt zum Boden.

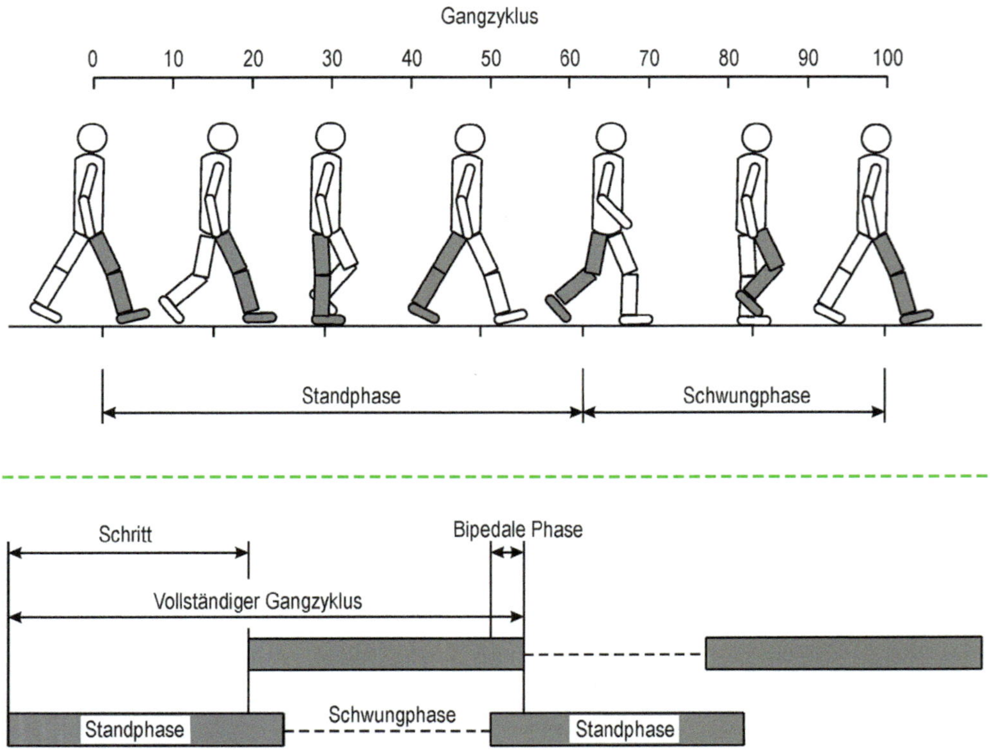

Abb. 8.1 Standbein- und Schwungbeinphase [G387]

- Das Standbein bildet das **Punctum fixum** mit dem Fuß als räumlichem Fixpunkt.
- Das Bein bewegt sich in dieser Phase in Gangrichtung über den Fuß.
- Der Beginn der Standbeinphase ist der **initiale Bodenkontakt** des **Referenzbeins** (d. h. des Beins, welches betrachtet wird); sie endet mit der Zehenablösung des Referenzbeins.

Spielbeinphase (Synonym: Schwungbeinphase, Swing)

- Das jeweilige Bein hat keinen Kontakt zum Boden, befindet sich in der Luft und schwingt (i. d. R. in die Richtung der Gehbewegung).
- Das **Schwungbein** wird zum **Punctum mobile** und schwingt in Gangrichtung.
- Die Zehenablösung des Referenzbeins stellt den Beginn der Spielbeinphase dar; sie endet kurz vor dem erneuten initialen Bodenkontakt des Referenzbeins.

IMPORTANT TO KNOW

Physiologisch ist das Verhältnis von Standbein- zu Spielbeinphase ca. 60 % zu 40 % (Götz-Neumann 2015).

Uni- und bipedale Phase

- **Unipedale Phase** (Syn: Single Limb Stance): Ein Bein hat Kontakt zum Boden (i. d. R. länger). Die Dauer des Einbeinstands kann ein Anhaltspunkt zur Einschätzung der **Stützfähigkeit** der Extremität sein.
- **Bipedale Phase** (Syn: Double Limb Stance): Beide Beine haben Kontakt zum Boden (i. d. R. kurz).
  - Wird in **Initial Double Limb Stance** und **Terminal Double Limb Stance** unterteilt.
  - Höchste statische Stabilität des Gangzyklus.

– Bei reduzierter Gehgeschwindigkeit, z. B. bei Patienten mit gestörtem Gleichgewicht bzw. mangelnder Stabilität, verlängert sich diese Phase.

Gangzyklus (Götz-Neumann 2015)

Der Gangzyklus beschreibt den Zeitraum, der zwischen zwei aufeinanderfolgenden initialen Bodenkontakten desselben Fußes liegt. Er beginnt mit dem initialen Fußkontakt des Referenzbeins auf dem Boden; der Moment des nächsten Bodenkontakts desselben Fußes (Referenzbein) stellt das Ende des Gangzyklus dar.

Das kontralaterale Bein vollzieht dabei die gleichen Bewegungsabläufe wie das Referenzbein, aber um einen halben Gangzyklus verschoben.

Gangphasen während eines Gangzyklus

Standbeinphase

1. **Initial Contact** = erster Kontakt
2. **Loading Response** = Stoßdämpferphase
3. **Midstance** = mittlere Standphase
4. **Terminal Stance** = finale Standphase

Initial Contact (IC)

- Der IC wurde früher als Fersenkontakt beschrieben (auch Heel Strike); je nach Individuum, Gewohnheit, Pathologie oder Schuhwerk kann der erste Kontakt auch anders erfolgen.
- Dadurch, dass das **Barfuß(schuhe)laufen** immer mehr Einzug hält, erfolgt der IC vermehrt mit dem **ganzen Fuß** oder dem **Mittelfuß.**
- Für den IC sollte das Becken nach ventral rotieren und die Hüfte flektiert werden.

Loading Response (LR)

- Wird auch **Stoßdämpferphase** genannt.
- In dieser Phase wird das Körpergewicht abgebremst.
- Wenn der Patient mit der Ferse landet, muss der Vorfuß **exzentrisch** abgesenkt werden.
- Aber auch, wenn der Patient mit Vor-, Mittel- oder ganzem Fuß aufkommt, muss das Körpergewicht exzentrisch abgebremst werden!

IMPORTANT TO KNOW

Pathologie

Wenn Patienten in dieser Phase zu schwach sind, macht sich das durch ein **„Aufplatschen"** des Vorfußes bemerkbar (wenn der Patient mit der Ferse aufsetzt). Wenn der Patient hingegen mit dem ganzen Fuß oder mit Mittel- oder Vorfuß aufsetzt, äußert sich eine Schwäche durch ein **hartes und oft lautes Aufkommen** des Fußes oder der Ferse.
Bei Vorfußlandern ist es somit andersherum: Dann muss die Ferse exzentrisch abgesenkt werden; wenn diese herunterfällt, ist dies nicht ökonomisch für den Körper.

Midstance (MSt)

- Stabile Mittelstandsphase
- Hier ist die **Stabilität** des Standbeins wichtig.
- Die Gelenke des Beines sollten in etwa in **Neutralstellung** sein, nicht rekurviert und auch nicht antekurviert.
- Das Bein ist stabil und der Oberkörper bewegt sich in die Fortbewegungsrichtung.

IMPORTANT TO KNOW

Pathologie

Viele Patienten haben sich angewöhnt, das **Kniegelenk zu überstrecken** (Genu recurvatum). Dies ist, wenn es selten vorkommt, nicht schlimm. Kommt es **regelmäßig** vor, ist es **unökonomisch** für das Kniegelenk. Manche Patienten haben dies als Strategie entwickelt (z. B. Patienten mit latenten Paresen im M. quadriceps femoris). Dann verriegeln sie das Kniegelenk, um Stabilität zu generieren und damit den schwachen M. quadriceps femoris zu kompensieren. Dies ist dann ein sinnvoller Kompromiss.
Fazit:
Eine Instabilität in dieser Phase durch einen zu schwachen M. quadriceps ist als Pathologie zu werten. Hierbei kann das Knie während des Midstance wegknicken, weil es nicht gehalten wird.

Terminal Stance (TSt)

- Hier ist vor allem die Extension im Hüftgelenk dominierend.
- Aber auch die Dorsalextensionsfähigkeit im OSG ist ein wichtiger Bestandteil.
- Das Kniegelenk sollte weiter in Neutralstellung bleiben.

IMPORTANT TO KNOW

Pathologie

Bei vielen Patienten ist eine verminderte Hüftextensionsfähigkeit zu beobachten. Dies wird häufig durch einen flektierten Oberkörper oder eine Hyperlordose in der LWS kompensiert. Beides ist auf Dauer ungünstig für den Körper und sollte in der Therapie korrigiert werden.

Spielbeinphase

1. **Pre-Swing** = Vorschwungphase
2. **Initial Swing** = initiale Schwungphase
3. **Midswing** = mittlere Schwungphase
4. **Terminal Swing** = finale Schwungphase

Pre-Swing (PSw)

- Hüft- und Kniegelenk werden flektiert.
- Zehenmobilisation in Flexion ist wichtig, um die Ablösung des Fußes vorzubereiten.
- Wird (je nach Literatur) der Spiel- oder der Standbeinphase zugeordnet.

Initial Swing (ISw)

- Vermehrte Hüft- und Knieflexion.
- Hier wird die maximal für den Gang nötige Knieflexion von ca. 60–65° benötigt.
- Fuß hebt vom Boden ab.

Mid Swing (MSw)

- Weiterführung des Initial Swing

Terminal Swing (TSw)

- Becken wird wieder nach ventral rotiert und senkt sich.
- Hüfte weiter flektiert.
- Das Knie befindet sich in Extension.

Pathologien: Während der Spielbeinphase sind vor allem Einschränkungen der Mobilität (Knie, Zehengelenke, Hüftgelenk) als auch Kraftdefizite zu beobachten.

IMPORTANT TO KNOW

- Es wird oft vergessen, dass das Gangbild jedes Menschen **individuell** ist und es sich dementsprechend bei den Gangphasen nur um **Richtwerte** handelt.
- Es hat sich ein Trend in Richtung des Barfuß-Gehens bzw. Gehen mit Barfuß- und Minimalschuhwerk entwickelt; dies muss beim Gangbefund berücksichtigt werden.
- Menschen, die barfuß oder mit Minimalschuhwerk gehen, haben oft andere Gangmuster als Menschen, die mit dem Standardschuhwerk gehen.

POWER YOUR BRAIN

Koordination mal anders

Fordere deinen Körper und mache eine gewohnte Tätigkeit mit der anderen Hand. Putze dir z. B. mit deiner nicht dominanten Hand die Zähne und nimm dabei genau wahr, was deine Hand für Bewegungen macht.

8.1.3 Muskeleinsatz

- V. a. **kurze Fußmuskulatur** zur Stabilisierung des Fußes
- Der **M. tibialis posterior** v. a. zur Stabilisierung des Längsgewölbes
- Der **Steigbügel des Fußes** (➤ Exkurs Steigbügel des Fußes); der M. peroneus longus stabilisiert das Quergewölbe, der M. tibialis anterior hingegen das Längsgewölbe.
- Diese Strukturen sind vor allem während der gesamten Standbeinphase wichtig, auch z. B. bei Gleichgewichtsreaktionen oder Gewichtsverlagerungen.

Exkurs

Steigbügel des Fußes

- Beim Steigbügel des Fußes handelt es sich um eine **funktionelle Muskelschlinge,** die vom M. tibialis anterior und dem M. peroneus longus gebildet wird.
- Beide Muskeln haben ihren Ansatz am Ossa cuneiforme I und an der Basis des Metatarsale I plantar und treffen dort zusammen.
- Dabei hat der M. tibialis anterior seinen Ansatz an der Facies lateralis tibiae und der Membrana interossea und der M. peroneus longus am Caput und der proximalen Facies lateralis fibulae.
- Der M. tibialis anterior verläuft von ventromedial zu seinem Ansatz, der M. peroneus longus von lateral kommend zu seinem Ansatz, sodass, wenn diese zwei Muskeln sich

an ihrem gemeinsamen Ansatz treffen, sie als funktionelle Muskelschlinge einen Steigbügel nachahmen und damit das Längsgewölbe des Fußes unterstützen.
- In manchen Literaturquellen wird der M. tibialis posterior mit dem M. peroneus longus als Steigbügel des Fußes genannt.

Weitere wichtige Muskeln beim Gehen
- **Plantarflexoren/prätibiale Muskeln:** Sind zur Stabilisation des OSG und Unterschenkels während der Standbeinphase, zum Abdämpfen während der Stoßdämpferphase und zum Anheben des Fußes in Dorsalextension wichtig.
- **Hüftabduktoren:** Zur Stabilisierung des Beckens in der Spielbeinphase.
- **Hüftextensoren:** Zum Abbremsen des Beins in der Stoßdämpferphase, zur Stabilisierung des Beins, Hüftextension und Knieflexion.
- **M. quadriceps femoris:** Zum Abbremsen des Oberschenkels in der Stoßdämpferphase, zur Stabilisierung des Oberschenkels und insbesondere der Patella im Midstance und zur Knieextension
- **Hüftflexoren:** Müssen in der Standbeinphase, v. a. während des Terminal Swing, nachgeben können und in der Schwungbeinphase das Bein nach ventral bewegen.
- **Segmentale Muskulatur zur Stabilisierung des Rumpfes** (Mm. multifidi, M. transversus abdominis, Beckenboden, Diaphragma pulmonale)

IMPORTANT TO KNOW

Einsatz der segmentalen Muskulatur beim Gehen: Feedforward-Aktivität

- In Studien konnte gezeigt werden, dass bei gesunden Menschen beim Anheben des Arms nicht zuerst die Armmuskeln aktiviert werden, sondern die **segmentalen Stabilisatoren der Wirbelsäule** (M. transversus abdominis; Hodges und Richardson 1997).
- Die Muskelspannung dieser Muskeln stabilisiert zunächst die neutralen Zonen der gelenkigen Wirbelsäulenabschnitte, bevor die globalen Muskeln die Armbewegung initiieren.
- Diese Voraktivierung der lokalen Muskulatur wird **Feedforward-Aktivität** genannt.
- In einer weiteren Studie (Hodges und Richardson 1998) konnte gezeigt werden, dass bei Patienten mit Rückenschmerzen die Aktivierung der segmentalen Stabilisatoren Millisekunden später erfolgte als bei gesunden Probanden.
- Wenn dieser Gelenkschutz durch die zu späte Aktivierung zu spät stattfindet, dann kann dies aufgrund der fehlenden muskulären Stabilisation der Gelenke über einen längeren Zeitraum ggf. zu Schädigungen führen.
- Folglich ist der Feedforward-Mechanismus, der auch beim Gehen stattfindet, ein **präventiver Schutz** der Wirbelsäule (Hodges und Richardson 1998).

Exkurs

Neutrale Zone

- Die neutrale Zone ist ein Bereich im Gelenk, in dem eine translatorische Bewegung zwischen zwei Gelenkpartnern in einem physiologischen Ausmaß stattfindet.
- Dies ist abhängig von den passiven und aktiven Strukturen, v. a. der lokalen stabilisierenden Gelenkmuskulatur (bei der Wirbelsäule z. B. Mm. multifidi, M. transversus abdominis, etc.), und der neuromotorischen Kontrolle.
- Wenn alle o. g. Faktoren funktionieren, kann eine optimale (physiologische) neutrale Zone generiert werden.
- Ist die neutrale Zone vergrößert (Mikroinstabilität), kommt es mit der Zeit zu einer erhöhten Gelenkbelastung.
- Auch eine zu kleine neutrale Zone (in Form einer Hypomobilität) ist ungünstig, da es ebenfalls zu Fehlbelastungen kommen kann

Mögliche Muskeldefizite während des Gehens
- **Fehlende Rumpfstabilität:** Kann sich durch unterschiedliche Haltungs- und Bewegungsdefizite äußern, z. B. eine über einen längeren Zeitraum eingesunkene Haltung und/oder dem sog. Hängen in den Bändern (z. B. überstreckte gewichtstragende Gelenke, ventrale Translation des Oberkörpers).
- **Senkfuß:** Abgesunkenes Längsgewölbe
- **Knickfuß:** Valgusstellung oder Überpronation des Rückfußes; von dorsal betrachtet ist eine deutliche Überpronation durch ein deutliches Ab-

erkennen.

- **Knick-Senkfuß:** Absenkung des Längsgewölbes in Kombination mit einer Überpronation des Rückfußes; oft bedingt der Knickfuß die Absackung des Längsgewölbes. Von dorsal sind die Zehen des Fußes deutlich erkennbar (Too-many-toes-sign; Hochschild 2024).
- **Spreizfuß:** Abgeschwächtes Quergewölbe; hierbei kommt es durch das Auseinanderspreizen der Mittelfußknochen zu einem verbreiterten Vorfuß. Durch die vermehrte Belastung können Schwielen unter den Metatarsalköpfchen entstehen (Hochschild 2024).
- **Plattfuß:** Steigerungsform des Senkfußes mit bis auf den Boden abgesunkenem Längsgewölbe oder Steigerungsform des Spreizfußes mit bis auf den Boden abgeflachtem Quergewölbe.

IMPORTANT TO KNOW

DD Spreizfuß und verbreiterter Vorfuß anderer Genese

Oft wird fälschlicherweise der Spreizfuß bei Patienten diagnostiziert oder befundet, die viel barfuß oder mit Barfußschuhwerk gehen. Diese bekommen durch den Barfußgang auch einen verbreiterten bzw. vergrößerten Fuß. Hier ist die Ursache eine Hypertrophie der Fußmuskulatur.

- **Hartes Aufkommen des Fußes** (Vorfuß, Ferse oder ganzer Fuß): u. a. durch eine Schwäche der Unterschenkelmuskulatur v. a. in der Exzentrik; fällt auf bei Patienten, die die Füße beim Gehen oder Laufen sehr „laut" aufsetzen, regelrecht stampfen. Dies kann verschiedene Ursachen haben, u. a. ein fehlendes Bewusstsein für den Körper, Hypotonie, Muskeldysfunktion, Koordinationsschwäche.
- **Trendelenburg-Zeichen:** Absinken des Beckens kontralateral zu den abgeschwächten Hüftabduktoren (➤ Abb. 8.3).
- **Duchenne-Hinken:** Grundsymptom ist das Trendelenburg-Zeichen, zusätzlich kommt es zu einer Lateralflexion zur abgeschwächten Seite, um das absinkende Becken zu kompensieren (➤ Abb. 8.3).
- **Instabiles Kniegelenk:** Das Kniegelenk kann z. B. nach medial, aber auch in andere Richtungen, prolabieren.
- **Antekurvation:** Vermehrte Flexionsstellung des Kniegelenks
- **Rekurvation:** Hyperextension des Kniegelenks
- **Genu valgum:** X-Beine
- **Genu varum:** O-Beine
- **Patellofemorales Schmerzsyndrom:** z. B. durch eine instabile Patella, ein Ungleichgewicht der Mm. vasti oder der Bein- und Hüftmuskulatur, eine fehlerhafte Beinachse, etc.
- **Verminderte Hüftextension, vermehrte Hyperlordose:** z. B. aufgrund eines verkürzten oder hypertonen M. iliopsoas durch vermehrtes Sitzen oder von Fehlhaltungen oder Fehlbewegungen (z. B. gewohnheitsmäßiges Gehen mit vermehrter Hüftflexion)

Parameter für den physiologischen Gang

Körperschwerpunktverlagerung beim Gehen

- Der Körperschwerpunkt beim Stand ist dann in einem stabilen Gleichgewicht, wenn das **Lot** aus dem Körperschwerpunkt innerhalb der **Unterstützungsfläche** liegt (Schünke 2018)
- Während des Gehens kommt es zur **Verlagerung des Körperschwerpunktes** von rechts nach links und vice versa und von unten nach oben und vice versa.
- Diese Schwerpunktverlagerungen während des Gehens sind essenziell und werden durch das Nach-vorne-Setzen der Beine kompensiert.
- Die Schwerpunktverlagerungen dürfen nicht zu groß werden. Wenn der Körperschwerpunkt beim Gehen vor oder hinter die Unterstützungsfläche (also vor oder hinter die Füße) gelangt, kann es zu Stürzen kommen (Schünke 2018).
- Der Rumpf sollte aufrecht und **dynamisch stabilisiert** sein, d. h. weder starr noch hypermobil.
- Kopf, Becken oder Wirbelsäule sollten nicht in abweichender Haltung zur Bewegung gehalten werden. Wenn z. B. das Becken (wie beim sogenannten Modellgang) sehr stark nach lateral abweicht, muss der Körper dies beim Gang ausgleichen, was den Gang unökonomischer macht.

8

Oberkörperrotation

- Beim physiologischen Gehen kommt es zu einer mehr oder minder ausgeprägten Oberkörperrotation; diese entsteht als Ausgleichsbewegung im Sinne einer Gleichgewichtsreaktion zur gegenläufigen Beckenrotation.

IMPORTANT TO KNOW

Ist die gegensinnige Rotationsbewegung zu gering, wird mehr Energie verbraucht und die Geschwindigkeit des Gehens kann nicht erhöht werden (Inman et al. 1981; Perry 1992).

- Sowohl die Oberkörperrotation als auch die Flexibilität des Rumpfes sind Faktoren, die das Sturzrisiko beeinflussen können. Das heißt, je rigider der Rumpf, umso höher ist das Sturzrisiko (Yang et al. 2016; Shishov et al. 2017).

Reaktiver Armschwung

- Gegenläufig (d. h. z. B. rechter Arm und linkes Bein)
- Bei verschiedenen Pathologien kann dieser vermindert sein oder fehlen.
- Wichtig zur Erhaltung des Gleichgewichts beim Gehen.
- Beginnt bei einer Schrittfrequenz von etwa 100 Schritten pro Minute.

Tempo

- Normal ca. 90–120 Schritte pro Minute, kann aber individuell stark variieren.

IMPORTANT TO KNOW

Bei einer beobachtenden Ganganalyse („Laborsituation") erreichen Patienten oft nicht die benötigte Geschwindigkeit (mind. 100 Schritte pro Minute), sodass fälschlicherweise fehlende Gangparameter, wie z. B. der Armpendel, befundet werden.

Spurbreite

- Im Stehen sollte die Spurbreite in etwa **hüftbreit** sein.
- Die Spurbreite ist stark abhängig von der Stellung der Beine, z. B. Genu valgum oder varum, und von der gewohnheitsmäßig eingenommenen Haltung der Patienten.

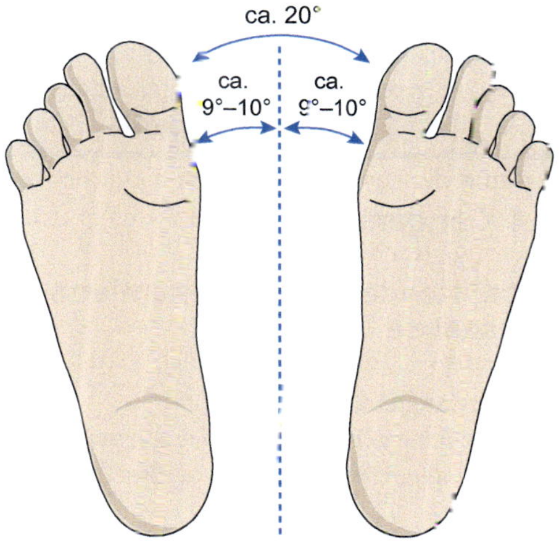

Abb. 8.2 Divergenz der Füße [P1609, L157]

- Bei Gleichgewichtsproblemen ist die Spurbreite oft verbreitert.
- Bei manchen Patienten ist diese aber auch gewohnheitsmäßig verschmälert.
- Beim Gehen ist die **Spurbreite** etwa so weit, dass sich die Malleolen nicht berühren.
- Die **funktionelle Fußlängsachse,** welche schräg durch den Fuß läuft (vom lateralen Tuber calcanei zur Mitte des Großzehengrundgelenks), sollte beim Gehen nach vorne gerichtet sein.
- Die Füße stehen physiologisch in **leichter Divergenz** zueinander (leichte Außendrehung durch die Außentorsion der Tibia, ➤ Abb. 8.2).
- Wenn eine Konvergenz der Füße vorliegt, dann können z. B. eine fehlende Außenrotation der Tibia oder Fehlstellungen des Hüftgelenks in IR vorliegen (Hochschild 2024).

Exkurs

Außentorsion der Tibia

Hierunter wird verstanden, dass die Tibia um ihre Längsachse leicht torsioniert ist.

Die Tibiatorsion wird daraus berechnet, wie die proximale Tibiaquerachse und die Malleolenquerachse zueinanderstehen. Dieser Winkel beträgt physiologisch ca. 20–23° (Hochschild 2024) und ist die Grundlage für die physiologische Divergenz der Füße zueinander.

8

Ist diese Rotation vermindert, kann die Divergenz verkleinert oder aufgehoben sein oder sogar eine Innendrehung (Konvergenz) der Füße („Toe in“) hervorrufen (Hochschild 2024).

8.1.4 Ganganalyse

Beobachtende und instrumentierte Ganganalyse

Ziele der Ganganalyse

- Beschreibung der **Bewegung des Körpers im Raum** und der **Wirkung externer Kräfte** auf diesen
- Feststellung, ob es sich um einen physiologischen oder pathologischen Gang handelt
- Identifizierung von **Überbeanspruchung** durch Fehlbelastungen oder Überlastungen
- Ermittlung von **Einsatz und Wirksamkeit von Hilfsmitteln** (z. B. Prothesen, Einlagen, Orthesen)

Ziele in der Therapie

- In der Ganganalyse kann der Therapeut Informationen über normales und pathologisches Bewegen bzw. den Gang seines Patienten ohne aufwendige technische Analysesysteme gewinnen.
- In Abstimmung mit dem Patienten legt der Therapeut die Ziele zur Wiederherstellung oder Sicherung des Gangs fest, kontrolliert in regelmäßigen Abständen seine ausgewählten Therapiemaßnahmen und korrigiert falls nötig.

8

Voraussetzung für das Analysieren von Bewegungen

- Verständnis von Biomechanik und Klinik des normalen und pathologischen Bewegens
- Durch eine **spezifisch geschulte Beobachtungsfähigkeit,** die mit der **Erfahrung** weiter zunimmt, können Auffälligkeiten leichter erkannt werden.
- Die Kenntnis über die standardisierte Terminologie ist erforderlich, um sich innerhalb seiner Disziplin, also mit Kollegen, und auch interdisziplinär auszutauschen.
- Eine professionelle Vorgehensweise sieht eine methodische und strukturierte Bewegungsanalyse vor. Das bedeutet, dass der Aufbau unter gleichen Rahmenbedingen wie folgt abläuft: Beobachtung → Datenerhebung → Auswertung.

Beobachtende Ganganalyse

Die beobachtende Ganganalyse stellt eine Untersuchung durch **geschulte visuelle Beobachtung** dar. Durch die individuelle Beobachtung ist die beobachtende Ganganalyse **subjektiv** und die Ergebnisse sollten, soweit möglich, objektiv und wertfrei dargestellt werden. Die Art und der Umfang beruhen auf der Beobachtungsfähigkeit des Beobachters (Fachwissen, Erfahrung).

Durchführung

Bei der Durchführung der beobachtenden Ganganalyse sind mehrere Aspekte zu beachten:

- Grundsätzlich muss systematisch und strukturiert vorgegangen werden.
- **Räumliche Gegebenheiten:**
  - Ausreichend Platz vorhanden, sodass der Patient eine ausreichend lange Strecke auf- und abgehen kann?
  - Abgemessene Strecke
  - Lichtverhältnisse
  - Möglichkeiten der Aufnahme (Video)
  - Beobachtung von allen Seiten (lateral, ventral, dorsal) möglich?
  - Sitzmöglichkeit für Pausen vorhanden?
  - Aufstehen und Hinsetzen beobachten
- **Patienten:**
  - Compliance
  - Kleidung des Patienten
  - Welches Bein wird als Referenzbein gewählt, ggf. markieren?
- **Hilfsmittel:**
  - Stoppuhr
  - Klebende Markierungen
  - Kamera
  - Maßband
  - Ggf. Markierung der Gelenke?
- **Dokumentation:**
  - Beurteilungsbogen ausfüllen
  - Geeignete Terminologie
- **Erweiterte Wahrnehmung:**
  - Akustische Auffälligkeiten
  - Palpation (Beckenbewegung, Muskelkontraktion)

- **Ergebnisinterpretation:** Beobachtung ↔ Interpretation

IMPORTANT TO KNOW

Bei der Ganganalyse muss in jeder Situation die **Sicherheit des Patienten** gewährleistet sein! Das heißt, der Therapeut muss den Patienten, wenn nötig, begleitend sichern!

Beobachtungskriterien des normalen Gangs

Die Beobachtungskriterien sollten vor der Ganganalyse festgelegt werden und neben der Beobachtung der einzelnen Gangphasen folgende Kriterien beinhalten:

- Vorwärtstransport des Körpers
- Schrittfrequenz (Kadenz)
- Körperlängsachse
- Spurbreite
- Schrittlänge (links/rechts)
- Beinachsen und Abrollweg
- Armbewegungen
- Rhythmus
- Hüft- und Knieextension bei Abdruckphase
- Hüft- und Knieflexion in Schwungphase
- Gegensinnige Rotationsbewegung von Schultergürtel und Becken
- Ausweichbewegungen
- Tempo
- Hinkmechanismen

Vorteile der beobachtenden Ganganalyse

- Keine zusätzlichen Kosten
- Keine Geräte oder Maschinen nötig
- Zeit- und raumunabhängig
- Keine weiteren Personen/Therapeuten benötigt

Instrumentierte Ganganalyse

Die instrumentierte Ganganalyse findet in dafür ausgestatteten **Ganglaboren** oder mit Hilfe von elektronischen, computergestützten Messgeräten statt. Sie kommt in der Grundlagenforschung, bei wissenschaftlichen Studien oder in der Diagnostik zum Einsatz.

Es gibt verschiedene Arten von **Messinstrumenten,** die zur Ganganalyse genutzt werden:

- **Kinematische Messgeräte** → vierdimensionale Bewegungsanalyse (z. B. Rasterstereografie) mittels Infrarotlichtkamera, Elektrogoniometer
- **Kinetische Messgeräte** → Bodenreaktionskraftmessplatten
- **Elektromyografische Messgeräte** → EMG

POWER YOUR BODY

Daumenstreckung mit Gummiband bds.

ASTE:
- Stand – Gummiband um Daumen und kleinen Finger (bds.), Finger zusammen und Hände/UA in Pronation
- Bauchnabel sanft nach innen ziehen und Beckenboden nach oben und innen ziehen (Hoden/Vagina und Anus hochziehen)

BA: Hand maximal öffnen, dabei UA und Hände supinieren
Muskeleinsatz: Daumen- und Fingerextensoren und -abduktoren

8.1.5 Gangpathologien

Das Ziel der Ganganalyse ist es, aus den zu beobachtenden und teilweise kompensatorischen Bewegungen die **Hauptabweichung** und ihre **spezifische Ursache** zu erkennen. Es gibt verschiedene mögliche Gangpathologien, die wichtigsten werden hier aufgeführt.

Klassisches Hinken

- Gehgeschwindigkeit, Schrittfrequenz und Schrittlänge nehmen ab
- Doppelstandphase (Double Limb Stance) und Standphase des gesunden Beins nehmen zu.
- Die Bewegungen des Rumpfes, des Kopfes und des Beckens werden vergrößert, wohingegen die Bewegungsausschläge der Hüft- und Kniegelenke abnehmen.
- Verlagerung des Oberkörpers auf die Standbeinseite
- Eine Ursache hierfür kann ein akuter Schmerz in der unteren Extremität sein, z. B. nach Umknicken oder einer Sportverletzung.
- Durch das Hinken kommt es zu einer **Schonung von Strukturen** in der Standbeinphase, sodass die betroffene Struktur nur sehr vorsichtig und kurz belastet wird.
- Die betroffene Person zeigt ein asymmetrisches und abgehacktes Gangbild, meist mit einer gestörten Abrollbewegung des Fußes.

8

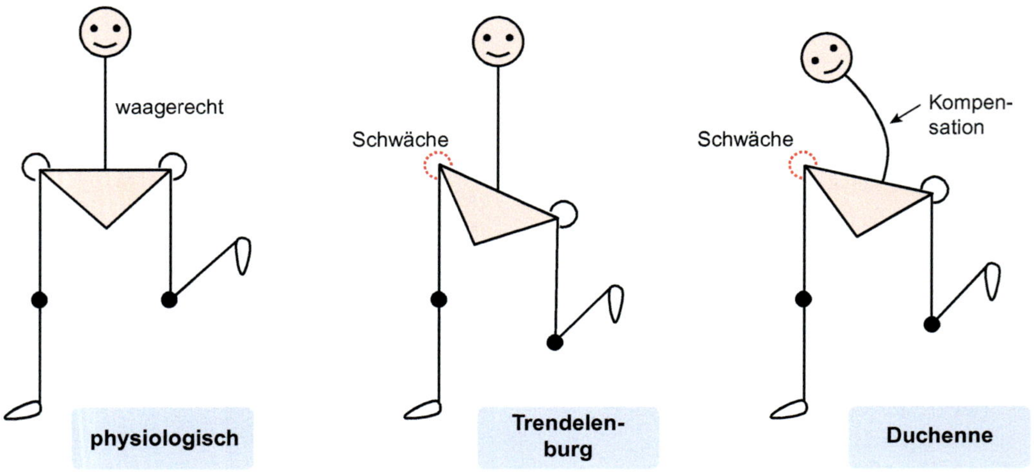

Abb. 8.3 Trendelenburg-Zeichen und Duchenne-Hinken [P1609, L157]

Insuffizienzhinken (Standbeinphase)

Das **Trendelenburg-Zeichen** (➤ Abb. 8.3) bezeichnet das Absinken des Beckens auf der Spielbeinseite aufgrund von **abgeschwächten Hüftabduktoren** (M. gluteus medius und M. gluteus minimus) auf der Standbeinseite. Das Becken kann durch diese Schwäche nicht in der Horizontalen gehalten werden.

Ausnahme: Einen sogenannten „Trendelenburg" kann man auch im Stand beobachten, wenn Patienten beispielsweise auf einem Hauptbein stehen und das Becken zur kontralateralen Seite hinabfallen lassen und dann in den Bändern hängen.

Das **Duchenne-Hinken** (➤ Abb. 8.3) kann als **weiterentwickelter Trendelenburg** betrachtet werden: Das Grundhinken besteht aus einem Trendelenburg. Da durch diesen das Becken nach kaudal fällt, versucht der Patient dieses durch eine Oberkörperbewegung zur Standbeinseite wieder hochzuziehen. Das heißt, das Becken sinkt auf der Spielbeinseite ab, der Oberkörper bewegt sich zur Standbeinseite.

Zirkumduktion

Die Zirkumduktion ist eine zusammengesetzte Bewegung aus Rotation, Abduktion und Lateralflexion auf der Spielbeinseite, um z. B. ein Hängenbleiben des Fußes (durch z. B. eine Fußheberschwäche) auszugleichen (➤ Abb. 8.4).

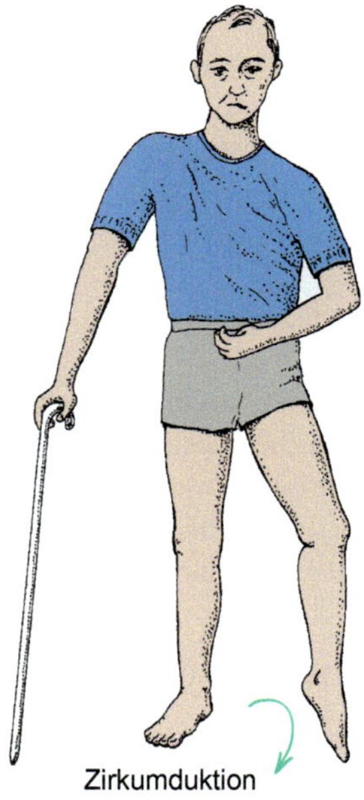

Abb. 8.4 Schemazeichnung Zirkumduktion [L190]

Medialer Prolaps

Der mediale Prolaps bezeichnet ein mediales Verschieben des Kniegelenks in eine Valgusstellung in der Standbeinphase. Oft wird dies auch begleitet von einem medialen Prolaps des Fußgewölbes (Knick-Senkfuß).

Spastische Hemiparese (z. B. nach Schlaganfall)

Eine spastische Hemiparese zeigt sich besonders in der Asymmetrie des Gangzyklus. Das paretische Bein weist eine verkürzte Standbeinphase auf und wird meist in Extension gehalten. Der Fuß wird flach oder über die Zehenspitzen aufgesetzt. Es kann zu einer Zirkumduktion des Beines in der Schwungbeinphase kommen. Der gesamte Gang wird breitspuriger.

Peroneusparese

Die Peroneusparese wird durch eine Abschwächung oder Lähmung des M. tibialis anterior hervorgerufen und umgangssprachlich auch als **Fußheberschwäche** bezeichnet. Im Gangbild fällt besonders auf, dass das Dorselextensiondrehmoment eingeschränkt oder gar nicht mehr möglich ist. Das bedeutet, dass der Fuß nicht extensorisch abgesenkt werden kann, sondern direkt „aufplatscht“. Dies wird meist über eine erhöhte Knieflexion oder Zirkumduktion des betroffenen Beines kompensiert.

WIEDERHOLUNGSFRAGEN

Kap. 8.1 Grundlagen des Gangs

1. Nenne alle möglichen Gangphasen.
2. Erkläre kurz den Unterschied zwischen bipedaler und unipedaler Phase.
3. Nenne alle Gangphasen während eines Gangzyklus der Standbeinphase.
4. Erkläre den Unterschied beim Initial Contact eines Menschen, der mit normalem Schuhwerk geht, und eines Menschen, der mit Barfußschuhen geht.
5. Nenne alle Gangphasen während eines Gangzyklus der Spielbeinphase.
6. Nenne stichpunktartig die Parameter für den physiologischen Gang.
7. Nenne die Beobachtungskriterien für den normalen Gang.
8. Nenne verschiedene mögliche Gangpathologien.

8.2 Gangschule

Bei der Gangschule erlernen Patienten mit Hilfe des Therapeuten das physiologische Gehen (wieder). Dies kann nach Operationen oder nach Erkrankungen erfolgen, oder weil sich pathologische Muster eingeschliffen haben.

8.2.1 Gang mit Hilfsmitteln

Bei diversen Krankheitsbildern, die keine, wenig oder lediglich eine schmerzadaptierte Belastung des Beines zulassen, ist häufig der Einsatz von Hilfsmitteln nötig.

IMPORTANT TO KNOW

Der Therapeut soll nur so viel Unterstützung geben, dass die Sicherheit des Patienten gewährleistet ist, aber nicht die Arbeit des Patienten übernehmen oder ihn in der Bewegung einschränken!

Position des Therapeuten:

- Neben dem Patienten (für den Patienten sichtbar)
- Hinter dem Patienten (im Fall eines Falles kann dann ein Therapeutenbein zum Sichern dienen)
- Eine Hand unter der Achsel des Patienten (evtl. auch um das Becken, abhängig von körperlichen Voraussetzungen), andere Hand im festen Griff in der Patientenhand (bei sicheren Patienten auch einfach „einsatzbereit“ vor den Körper halten)
- Die eigene Position immer so wählen, als könnte der Patient jederzeit einen Schwächeanfall erleiden.
- Die eigene Position immer so wählen, dass der Patient in seiner Bewegungsfreiheit nicht eingeschränkt wird!

Gehen mit Gehhilfen

Rollator

- Griffhöhe einstellen (aufrechter Stand des Patienten: Griffe auf Höhe des Handgelenks)
- Bremsen des Rollators feststellen, solange der Patient noch nicht losgehen soll
- **Therapeut:** Eine Therapeutenhand vorne an den Griff bzw. die Griffstange des Rollators, um ggf. Geschwindigkeit abzubremsen oder Richtung korrigieren zu können (➤ Abb. 8.5).

Unterarmgehstützen (UAGSt)

- Mit UAGSt können verschiedene Gangmuster durchgeführt werden, je nachdem, wieviel Unterstützung der Patient benötigt.

8

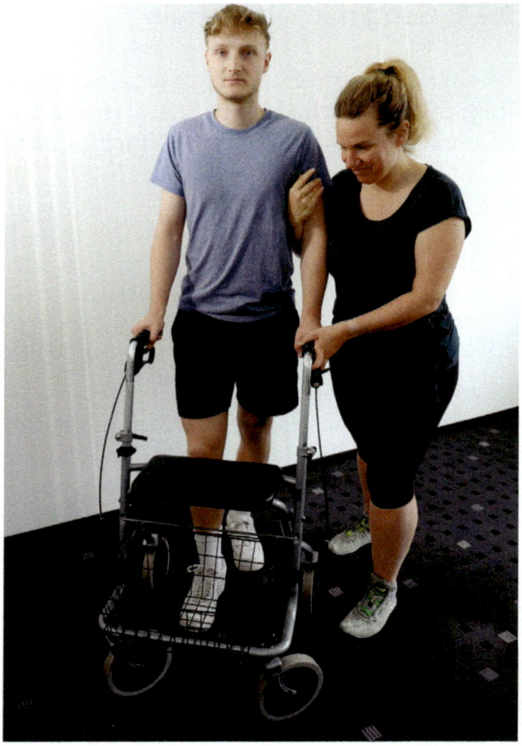

Abb. 8.5 Position Therapeutin bei Gang mit Gehhilfen [O1130]

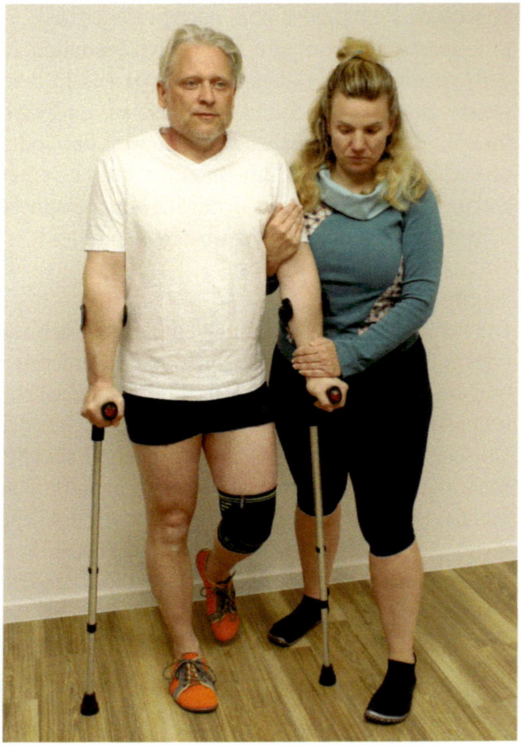

Abb. 8.6 Sicherung des Patienten beim Gang mit UAGSt [P1610]

IMPORTANT TO KNOW

In der Regel sollten die Stützen oder zumindest eine Stütze immer beim betroffenen Bein oder kontralateral (beim Verwenden einer Stütze) davon sein, um es zu unterstützen.

- Die Begriffe „Krücke“ oder „krankes Bein“ sollten vermieden werden!
- Griffhöhe einstellen (aufrechter Stand des Patienten: Querstrebe der Stütze auf Höhe des Handgelenks).
- **Therapeut:** Eine Hand am Arm (unter die Achsel, evtl. eine Hand auf die Patientenhand legen, um Stützsicherheit zu verbessern; ➤ Abb. 8.6).

Durchschwunggang (2-Punkt-Gang)

- **Hier wird das betroffene Bein nicht belastet, sondern permanent hochgehalten, z. B. wenn der Patient nur bewegungsstabil ist!**
- Der Patient setzt beide Stützen bilateral ein und schwingt mit dem betroffenen Bein in der Luft mit:
  1. Beide Stützen und betroffenes Bein vor (➤ Abb. 8.7a)
  2. Gesundes Bein nachziehen oder durchschwingen (➤ Abb. 8.7b)

3-Punkt-Gang

- **Geeignet für Teilbelastung oder Belastung mit Fußsohlen-Boden-Kontakt!**
  1. Beide Stützen vorsetzen (➤ Abb. 8.8a)
  2. Betroffenes Bein auf Höhe der Stützen aufsetzen und dieses nur so weit belasten, wie es erlaubt ist! (➤ Abb. 8.8a)
  3. Gesundes Bein nachziehen oder durchschwingen (➤ Abb. 8.8b)

4-Punkt-Gang

- **Bei Patienten mit Vollbelastung!**
- Diagonaler Einsatz der Stützen: rechtes Bein – linke Stütze, linkes Bein – rechte Stütze (➤ Abb. 8.10a):
  1. Erste Stütze vor

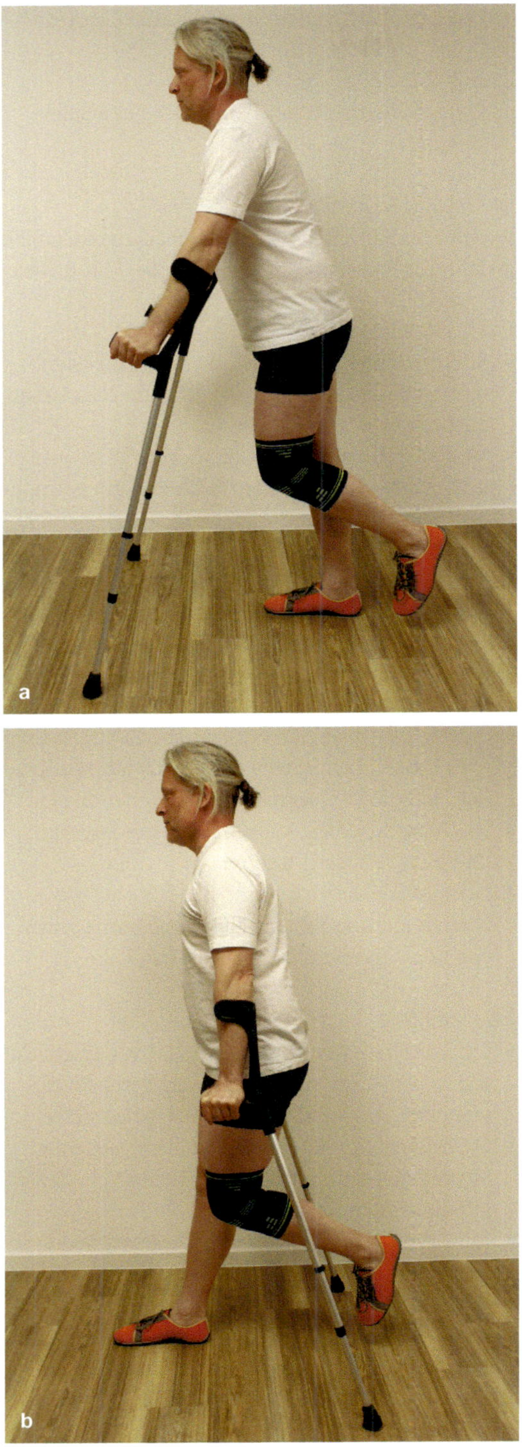

Abb. 8.7 Durchschwunggang (2-Punkt-Gang) [P1610]

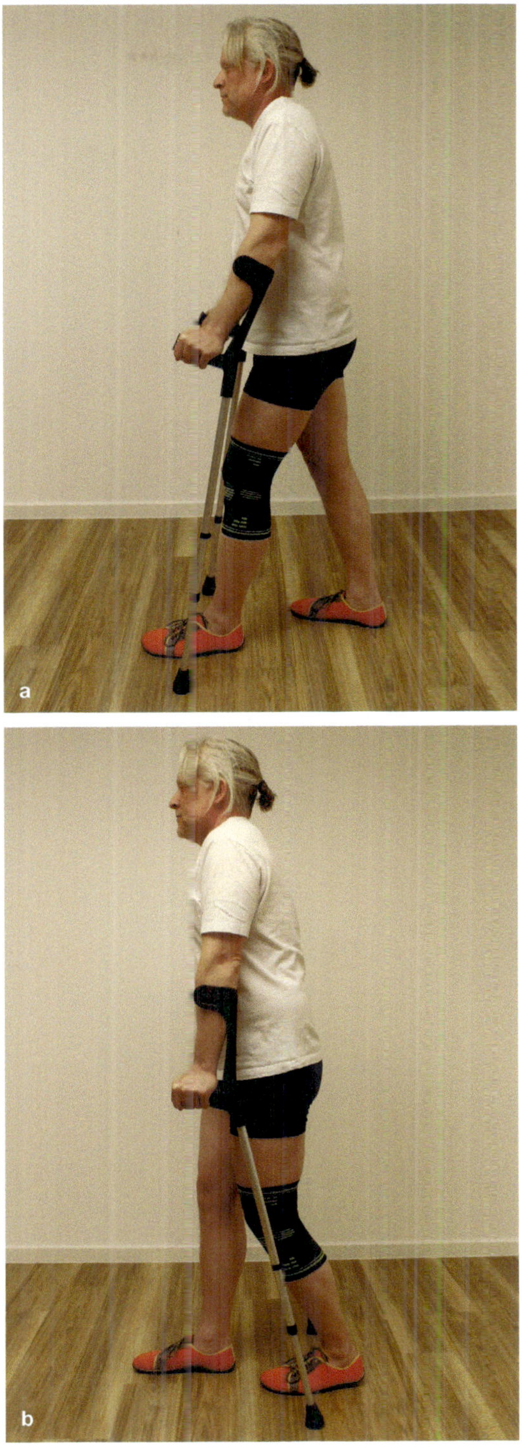

Abb. 8.8 3-Punkt-Gang [P1610]

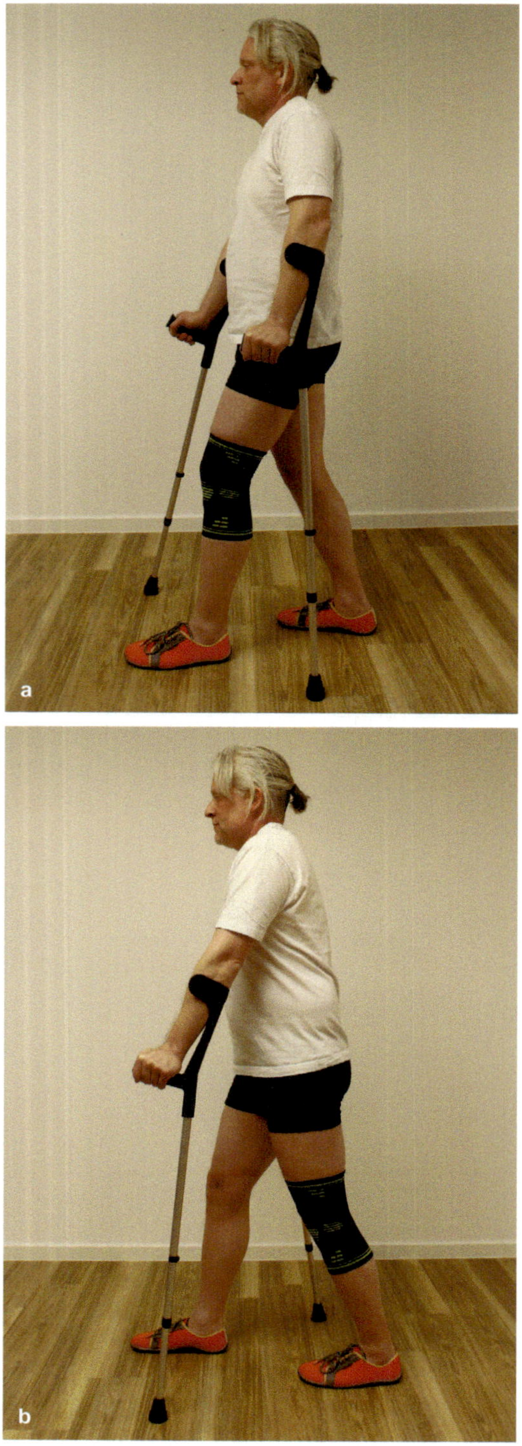

Abb. 8.9 4-Punkt-Gang bzw. Kreuzgang: a) betroffenes Bein vorne, b) betroffenes Bein hinten [P1610]

2. Gegenüberliegendes Bein zur Stütze vorsetzen (➤ Abb. 8.9a)
3. Zweite Stütze vor
4. Gegenüberliegendes Bein zur zweiten Stütze vorsetzen (➤ Abb. 8.9b).

Kreuzgang (2-Punkt-Gang)

Jeweils eine Stütze mit dem gegenüberliegenden Bein gleichzeitig vorsetzen (➤ Abb. 8.9, ➤ Abb. 8.10b).

Gang mit einer UAGSt

- **Sollte vermieden werden, da durch die asymmetrische Belastung häufig Hinkmechanismen entstehen!**
- Wenn der Patient ansonsten nicht oder zu wenig läuft, sollte die Stütze **kontralateral** zum betroffenen Bein eingesetzt werden.

Aufstehen und Hinsetzen mit UAGst

- Der Patient sollte so nah an das Bett gehen, dass er, wenn er sich zum Bett dreht, immer die Bettkante an der hinteren Oberschenkelseite spürt.
- Dann sollte er aus den Stützen herausgehen und sich an den beiden Querstreben abstützen (➤ Abb. 8.11a). Stützen dabei nach außen drehen, sodass die Querstreben nach innen zeigen.
- Das betroffene Bein sollte nach vorne gestreckt und damit entlastet werden.
- Beim Aufstehen vice versa, d. h. Stütz auf die Querstreben, betroffenes Bein nach vorne schieben und aufstehen (➤ Abb. 8.11b).

Häufige Fehler beim Gehen mit Gehilfen

- Die meisten Gehhilfen werden zu niedrig eingestellt, sodass der Patient nach ventral verlagert oder eingesunken geht (häufig am Rollator zu beobachten).
- Grundsätzlich sollten Patienten beim Gehen mit Stützen nicht nach vorne fallen: keine Schultergürtelprotraktion.
- Auch die Ellenbogen sollten nicht überstreckt werden.
- Zum Einstellen der Gehhilfen muss sich der Patient gerade aufrichten, dann sollte sich die **Querstrebe der Stütze auf Handgelenkhöhe** befinden.
- Überstreckte Gelenke der unteren Extremität (z. B. Kniegelenk).
- Stützen nicht zu weit auseinander – sie sollten neben den Füßen aufgesetzt werden.

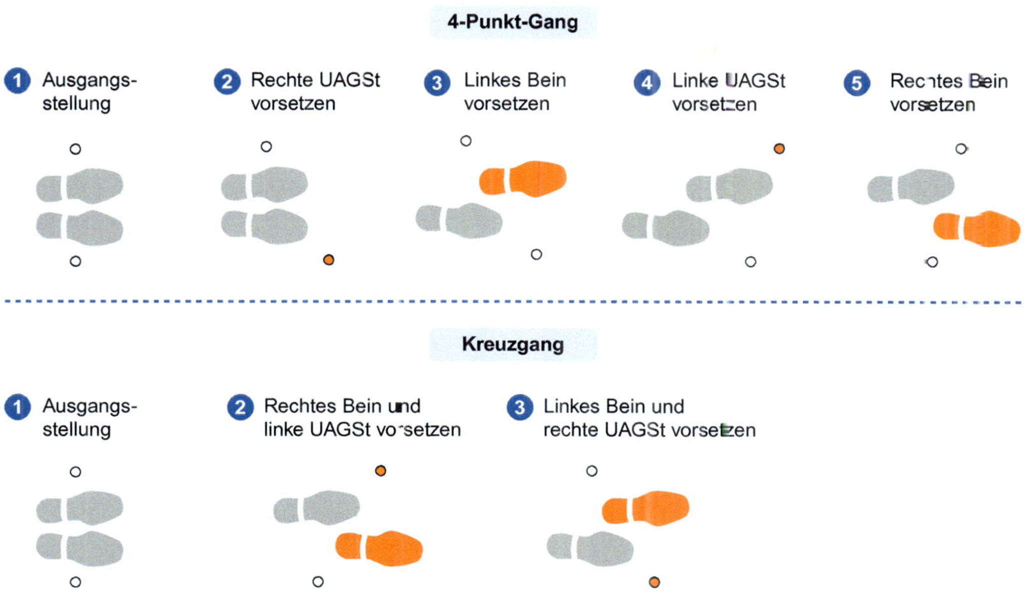

Abb. 8.10 a) 4-Punkt-Gang Skizze, b) Kreuzgang Skizze [P1610, L157]

Treppe gehen

- Therapeut sichert sich selbst: wenn möglich am Geländer festhalten, Füße stehen immer auf unterschiedlichen Ebenen **(Standsicherheit).**
- Therapeut steht immer **unterhalb des Patienten,** um Sturz nach unten zu verhindern.
- **Treppe hoch:** 1. gesundes Bein, 2. betroffenes Bein
- **Treppe runter:** 1. betroffenes Bein, 2. gesundes Bein
- **In beiden Fällen wird das betroffene Bein somit weniger belastet** beim Hoch- und Runtergehen. V.a. beim Treppe heruntergehen wird somit die Unfallgefahr stark reduziert.
- Patienten Sicherheit geben durch Griff an Schulter oder Becken.
- So nah wie möglich beim Patienten bleiben, ohne ihn zu behindern.
- Günstig ist es, zum Üben erst die Treppe hinaufzugehen und dann wieder herunter.
- **Häufiger Fehler beim Gehen an der Treppe:** Patienten neigen dazu, sich am Geländer hochzuziehen, der Arm sollte aber auf Höhe des Körpers stützen.

Treppe gehen mit Gehhilfen

- Siehe Hinweise Treppe gehen
- Patient nimmt die Geländerseite, wie er es für zu Hause braucht.
- Die UAGSt der Geländerseite wird waagerecht außen zur anderen Stütze in die Hand genommen. Der Griff der UAGSt sollte dabei nach unten zeigen.
- Treppe hoch: 1. gesundes Bein, 2. betroffenes Bein und UAGSt (➤ Abb. 8.12a)
- Treppe runter: UAGSt (wenn Geländer vorhanden: eine Hand am Geländer und langsam beim Gang nach unten am Geländer entlang runter schieben) und erst betroffenes Bein, dann gesundes Bein (➤ Abb. 8.12b).

NICE TO KNOW

Patienten entwickeln durch das ungewohnte Belasten des Schultergürtels häufig **Schulterprobleme oder -schmerzen.** Hier können ausgleichende Übungen helfen, die parallel zur Gangschule angeboten werden sollten, z.B. Dips oder Rudern mit dem Theraband.
Für einige Patienten ist das ungewohnte Stützen auch an den Händen sehr unangenehm. Hier können Fahrradhandschuhe oder das umwickeln der Griffe mit Lenkerband etc. hilfreich sein.

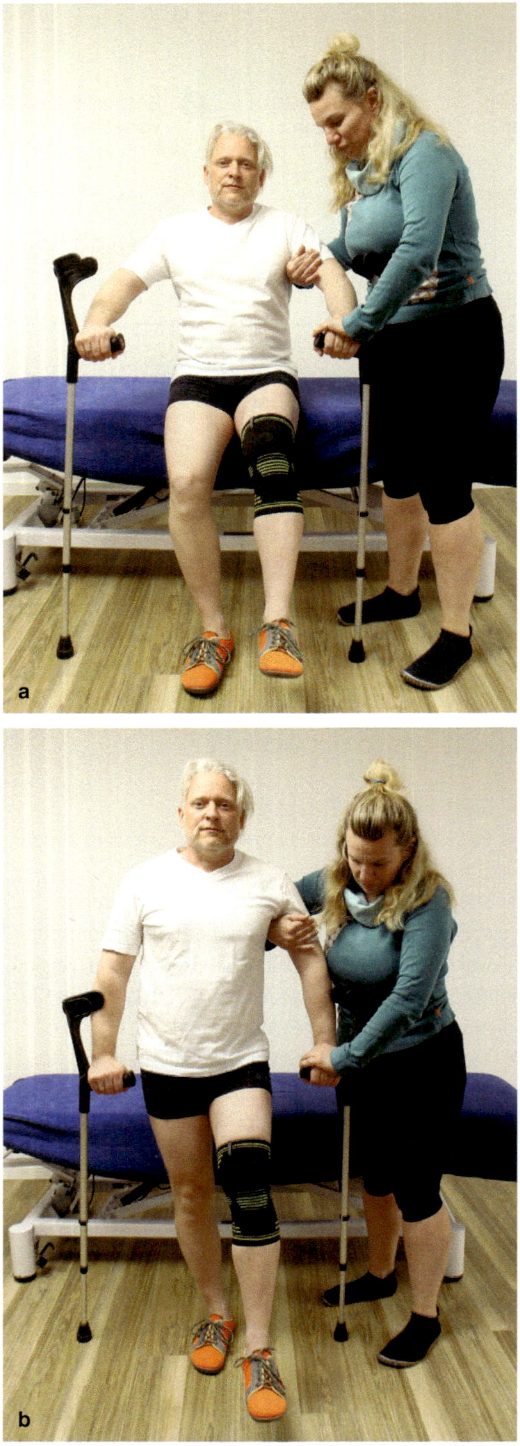

Abb. 8.11 Aufstehen mit UAGSt: a) ASTE, b) ESTE [P1610]

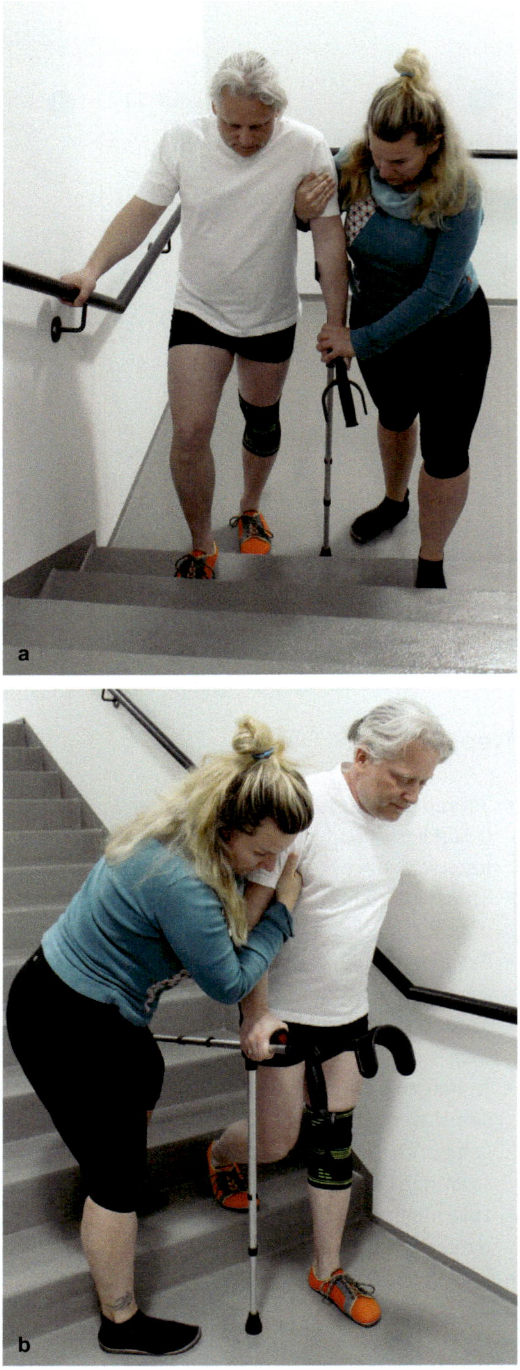

Abb. 8.12 Treppengang mit Gehhilfen [P1610]

POWER YOUR BODY

Einbeinstand bds. jeweils eine Minute, ggf. auf instabiler Unterlage (z. B. gerolltes Handtuch)

ASTE:
- Einbeinstand (Knie zeigt nach ventral und ist nicht überstreckt) – ggf. auf instabiler Unterlage
- Bauchnabel sanft nach innen ziehen und Beckenboden nach oben und innen ziehen (Hoden bzw. Vagina und Anus hochziehen)

BA: Einbeinstand halten (60 s)

Muskeleinsatz: Abduktoren und Adduktoren der Standbeiseite, M. quadriceps femoris, Mm. ischiocrurales, Mm. peronei, M. triceps surae, kurze Fußmuskeln und Core-Muskeln

8.2.2 Waagentraining

- Bei Patienten mit Teilbelastung oder Fußsohlen-Boden-Kontakt ist es sinnvoll, die Gewichtsbelastung mit einer Waage einzuüben.
- **Hilfsmittel: Analogwaage.** In manchen Kliniken oder Rehabilitationszentren gibt es in den Fußboden eingelassene Waageplatten.
- **Ablauf:** Wenn der Patient sitzt, kann zunächst die Waage unter den betroffenen Fuß gestellt werden (➤ Abb. 8.13).
  1. Der Patient sitzt in aufrechter Haltung auf der Stuhlkante und stützt sich auf seinen UAGSt (auf der Querstrebe) ab.
  2. Anschließend soll der Patient dazu aufgefordert werden, die gewünschte **Gewichtsbelastung** auf der Waage mit dem Fuß zu erreichen: z. B. 0 kg (Fußsohlen-Boden-Kontakt), 20 kg, 30 kg etc.; dies sollte mehrmals wiederholt werden.
  3. Dann soll der Patient dies mit geschlossenen Augen langsam wiederholen; der Therapeut schreitet ein, sobald das Gewicht überschritten wird.
- Der gleiche Ablauf kann dann im Stand mit UAGSt wiederholt werden (➤ Abb. 8.14).
- Anschließend soll der Patient über die Waage gehen und die erlaubte Gewichtsbelastung auf der Waage erreichen (➤ Abb. 8.15).

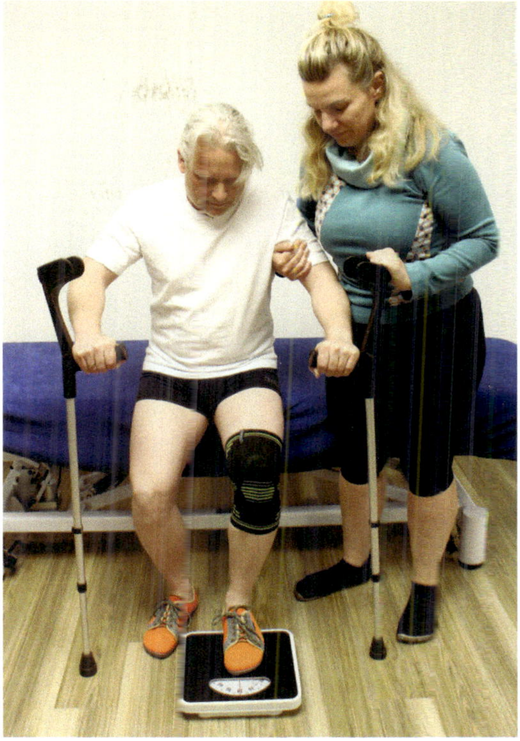

Abb. 8.13 Waagentraining im Sitz [P1610]

8.2.3 Training der Gewichtsübernahme auf das betroffene Bein

Nach einer Operation (OP) der unteren Extremität kommt es bei Patienten durch die verordnete vollständige oder teilweise Gewichtsentlastung oder durch die Verletzung und die damit einhergehende typische Schonung zu einem **Hinkmechanismus.** Im besten Fall ist dieser nur temporär, oft wird dieser aber auch beibehalten.

Vor allem Patienten, die vor einem geplanten Einsetzen einer Prothese schon länger eine Arthrose hatten, haben sich oft entlastende Hinkmechanismen angewöhnt, häufig begleitet von Einschränkungen durch fehlendes Bewegungsausmaß in verschiedenen Bewegungsrichtungen.

IMPORTANT TO KNOW

Das Training der Gewichtsübernahme auf das betroffene Bein darf erst beübt werden, wenn die Patienten voll belasten dürfen!

8

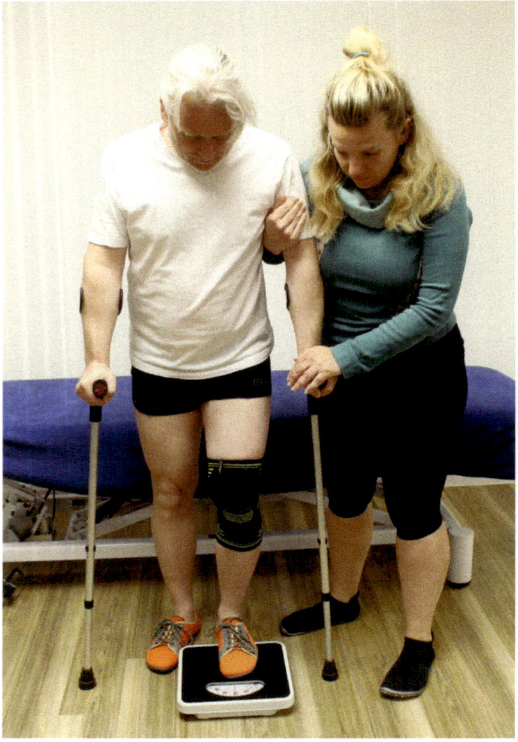

Abb. 8.14 Waagentraining im Stand [P1610]

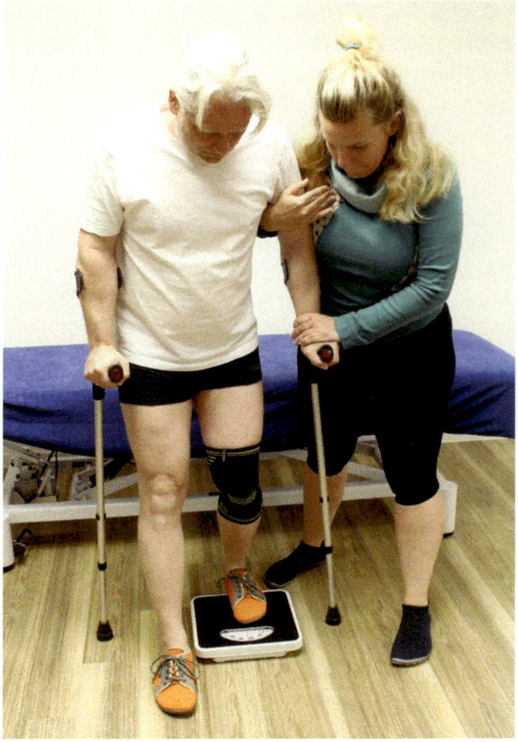

Abb. 8.15 Überschreiten der Waage [P1610]

Indikation

Viele Patienten haben nach einer OP Angst, die betroffene Extremität zu belasten, da sie

- Schmerzen haben,
- Denken, es könnte was kaputtgehen,
- nicht das nötige Vertrauen in den eigenen Körper haben,
- sich über Jahre oder Jahrzehnte den Hinkmechanismus angewöhnt haben und dieser sich aufgrund motorischer Lernprozesse im Gehirn verankert hat.
- Es können auch verschiedene Prozesse zusammen auftreten.

Das Training der Gewichtsübernahme ist eine einfache, kurze und effektive Methode, um weiteren Hinkmechanismen vorzubeugen oder sie abzugewöhnen!

Ablauf

Zu Beginn:

- Patienten vor eine etwa **bauchnabelhohe, feststehende Abstützmöglichkeit** bringen (im KH bietet sich das Bettende an, grundsätzlich auch jegliche Art von Geländer).
- Der Therapeut steht hinter dem Patienten und **sichert** diesen ab.
- Die Hände des Therapeuten können am günstigsten rechts und links auf dem Becken liegen, dann kann er die Gewichtsbelastung besser spüren und besser auskorrigieren.
- Dann soll der Patient sein Gewicht nach rechts und links verlagern und dabei automatisch seine Beine abwechselnd belasten (➤ Abb. 8.16).
- Der Therapeut hilft dabei nach, indem er den Patienten v. a. auf das betroffene Bein schiebt (am günstigsten über das Becken).
- Der Therapeut kann den Patienten dabei auffordern, sich lediglich mit den Fingerspitzen abzustützen oder sogar die Hände über dem Geländer schweben zu lassen.
- **Achtung:** Manche Patienten neigen dazu, das Gewicht über die Arme abzustützen und damit das betroffene Bein zu entlasten!

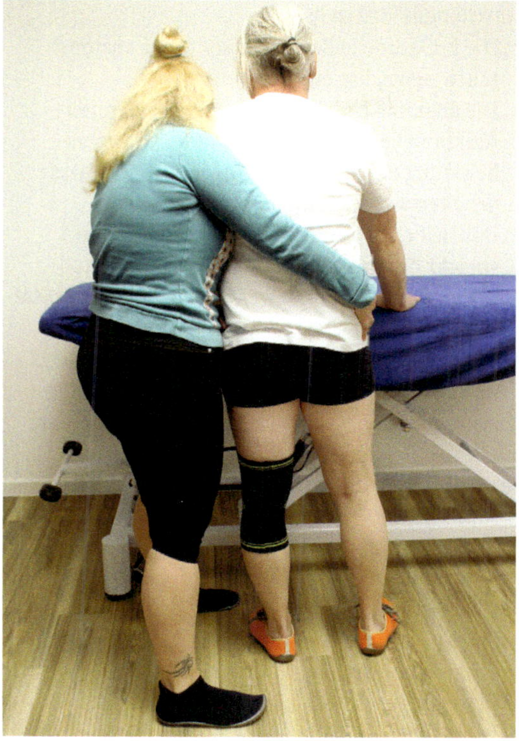

Abb. 8.16 Training der Gewichtsübernahme [P1610]

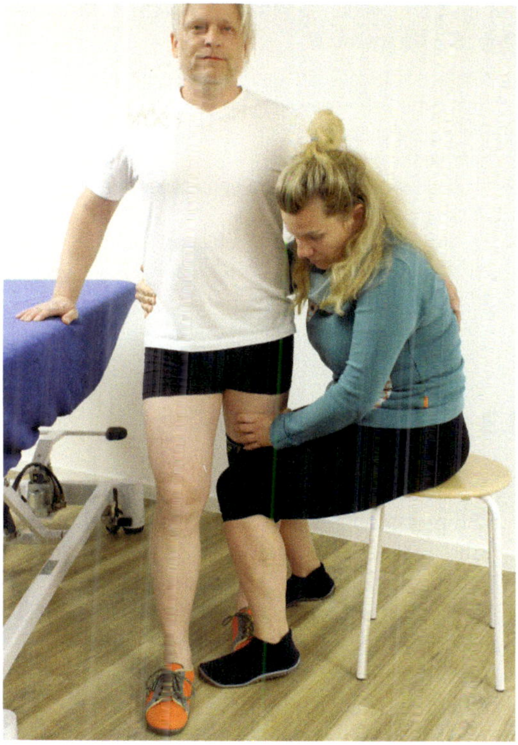

Abb. 8.17 Training der Gewichtsübernahme Fortgeschrittene [P1610]

- Wenn der Patient die Übung verinnerlicht hat, kann der Therapeut seine Hände rechts und links am Thorax platzieren und weiter die **Gewichtsübernahme durch Gewichtsverlagerung** üben.

IMPORTANT TO KNOW

Oft schummeln Patienten, indem sie lediglich das Becken nach rechts und links bewegen. Das Gewicht belassen sie dabei auf dem nicht betroffenen Bein. Dies kann der Therapeut gut nachspüren und dann den Oberkörper des Patienten sanft auf die betroffene Seite schieben.

Für Fortgeschrittene:

- Patient steht wie oben.
- Therapeut ist seitlich am Patienten entweder stehend oder sitzend an der betroffenen Seite.
- Eine Hand des Therapeuten ist um das Becken des Patienten gelegt, sodass er diesen auf die betroffene Seite ziehen kann.
- Die andere Hand des Therapeuten sichert das betroffene Bein des Patienten z. B. am M. quadriceps femoris.
- Mit den eigenen Beinen kann der Therapeut das betroffene Bein des Patienten noch zusätzlich sichern.

IMPORTANT TO KNOW

Bitte den Patienten nicht in der Bewegung behindern indem der Patient zu sehr gesichert wird.

- Patient auf die betroffene Seite ziehen und das betroffene Bein belasten.
- Anschließend soll der Patient mit dem nicht betroffenen Bein Schritte vor und zurück machen (> Abb. 8.17).
- Bitte aufpassen, dass der Patient das Gewicht nicht zu sehr mit den Armen abstützt: Hände nur mit Fingerspitzen abstützen oder Handflächen über Geländer schweben lassen.

8

WIEDERHOLUNGSFRAGEN

Kap. 8.2 Gangschule

1. Nenne mindestens fünf häufige Fehler, die beim Gehen mit Gehhilfen vorkommen können.
2. Erkläre, welches Bein beim Treppe gehen zuerst hochgeht und warum.
3. Erkläre, welches Bein beim Treppe gehen zuerst hinuntergeht und warum.
4. Erkläre, warum das Training der Gewichtsübernahme auf das betroffene Bein ein wichtiger Bestandteil einer Gangschule sein sollte.

8.3 Beinachsentraining

- Häufig wissen Patienten nicht, was eine achsengerechte Beinachse ist oder wie es sich anfühlt, die Beinachse achsengerecht einzustellen.
- Patienten haben oft das Gefühl für diesen (oder auch andere) Körperbereich(e) verloren.
- Durch ökonomisch eingestellte Beinachsen können die aktiven und passiven Strukturen ökonomischer belastet werden, was z. B. die optimale Heilung verletzter Strukturen unterstützen und das Entstehen von Folgeverletzungen vermindern kann.

NICE TO KNOW

Es ist nicht sinnvoll, die Beinachsen aller Patienten perfekt einzustellen, sondern nur dann, wenn Bedarf (also in der Regel Beschwerden) dafür besteht.

Definitionen

Anatomische Beinachse

- **Lot,** welches mittig vom Hüftgelenk aus gefällt wird und senkrecht zum Boden läuft.
- Dieses soll **zentral** durch Hüft-, Knie- und oberes Sprunggelenk verlaufen (= Mikulicz-Achse oder -Linie, entspricht der Belastungslinie bzw. Traglinie der unteren Extremität, ➤ Abb. 2.10).
- Physiologisch sollte bei ausgewachsenen Patienten keine Achsabweichung (s. u.) der anatomischen Beinachse vorliegen, auch nicht unter funktionellen Bedingungen.

Funktionelle Beinachse

- Die funktionelle Beinachse sollte der anatomischen Beinachse entsprechen.
- Die anatomische Beinachse sollte auch unter funktionellen Bedingungen (unter Gewichtsbelastung oder bei Bewegungen des Beines) eingehalten werden können.
- Das heißt, die **funktionelle Beinachse entspricht der anatomischen unter Gewichtsbelastung oder bei Bewegungen der Extremität** (➤ Abb. 8.18a).
- Um diese zu testen, können Patienten verschiedenen Tests unterzogen werden und dabei die Beinachse und deren Einhaltung beobachtet werden.

Testung der funktionellen Beinachse

- Aufstehen und Hinsetzen
- Einbeinstand
- Eine Stufe hinauf und herunter gehen
- Gehen
- Laufen
- Einbeiniges Hüpfen
- Bewegungen, bei denen Schmerzen auftreten
- Beobachten der Beinachse, wenn Patienten z. B. durch anderweitige Aufgaben (mental) abgelenkt sind

Mögliche Abweichungen der Beinachse

Genu valgum: Das Kniegelenk weicht nach medial ab (X-Bein, ➤ Abb. 8.18b).

Genu varum: Das Kniegelenk weicht nach lateral aus (O-Bein, ➤ Abb. 8.18c).

Genu recurvatum: Das Kniegelenk weicht nach dorsal ab – Überstreckung (➤ Abb. 8.18d).

Genu antecurvatum: Das Kniegelenk weicht nach ventral ab – vermehrte Flexionsstellung.

Exkurs

Medialer Kniegelenkskollaps

Kniegelenk knickt nach medial in eine Valgisierung ab.

Inspektion der Beinachsen

Die Beinachsen können in unterschiedlichen Körperebenen abweichen oder die Basis (Fuß) eine Fehlstellung aufweisen, welche die Beinachsen beeinflusst (➤ Fußstellung).

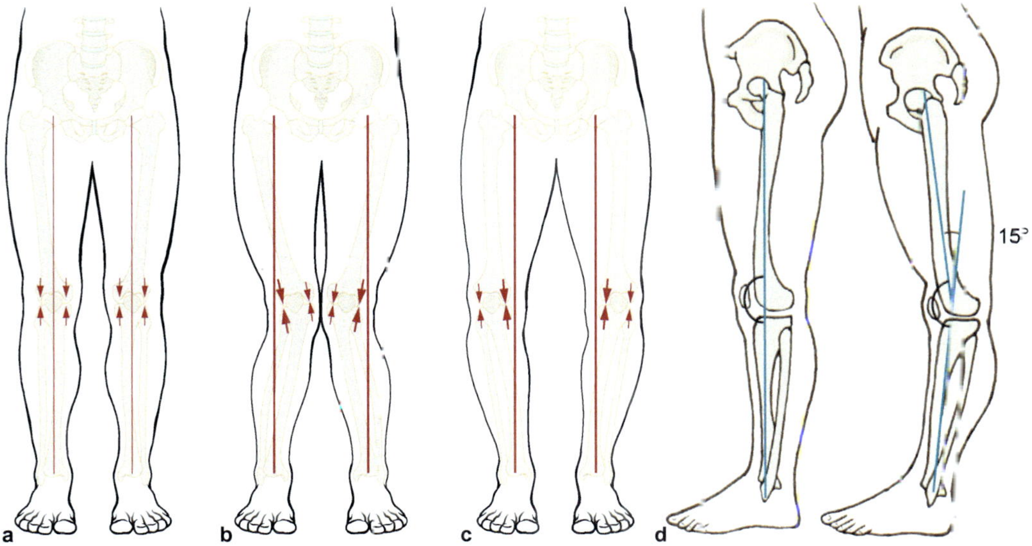

Abb. 8.18 a) Korrekte Beinachse (ggf. mit Lot);
Achsabweichungen der Beine: b) X-Bein, Genu valgum; c) O-Bein, Genu varum; d) Genu recurvatum [L126, E607-005]

Frontalebene: Varus- bzw. Valgus-Stand (0-Bein/X-Bein) – Orientierung Mikulicz-Achse (➤ Abb. 2.10)
Sagittalebene: Kurvation/Antekurvation – Mittellinie/Lotlinie gezogen von Trochanter major zum Malleolus lateralis

Fußstellung

Der Fuß sollte so auf dem Boden stehen, dass drei Punkte bewusst Kontakt mit der Unterlage haben (➤ Abb. 8.19):

- **Großzehengrundgelenk**
- **Kleinzehengrundgelenk**
- **Ferse**

In Untersuchungen der Druckverteilung des Fußes im Stand wurde festgestellt, dass es zu einer höheren Druckbelastung unter der Ferse, im Bereich des Vorfußes und unter der Großzehe kommt (Hochschild 2024). Der Mittelfuß ist dabei nicht belastet.

Diese Werte geben Anhalt dafür, dass die oben genannten Punkte, mit denen der Patient Kontakt mit der Unterlage haben soll, sinnig sind.

Anatomische Fußlängsachse: Mitte Calcaneus durch das Grundgelenk der zweiten Zehe

Funktionelle Fußlängsachse: Von der lateralen Ferse durch die Mitte des Großzehengrundgelenks. Im funktionellen Stand stehen die funktionellen Fußlängsachsen parallel nach ventral gerichtet, d. h. die Füße stehen in einer leichten Divergenz zueinander.

PRAXISTIPP

Im neutralen Stand sollte sich die Patellaspitze über dem Großzehengrundgelenk befinden.

Befundkriterien Beinachse

IMPORTANT TO KNOW

- Der Patient sollte **in allen ASTEN** (belastet/unbelastet) angeschaut werden.
- Eine gute Möglichkeit ist es, den Patienten die Bewegung bzw. Haltung zeigen zu lassen, welche Beschwerden auslösen oder provozieren kann.
- Vor allem **belastete Alltagsbewegungen** sollten im Befund überprüft werden.

Kurzbefund Beinachse

Beim Kurzbefund der Beinachse ist eine Anamnese (A) und eine Inspektion (I) sinnvoll. Einzelne Punkte, die in der Anamnese auffallen, wie z. B. das Tragen von Einlagen, können dann auch direkt inspiziert (A, I) werden.

8

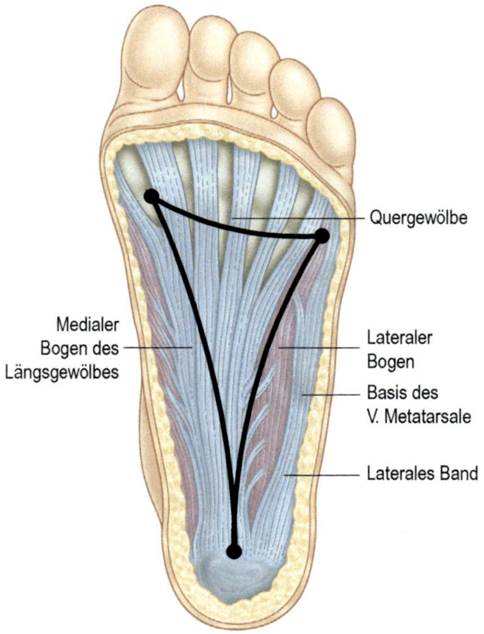

Abb. 8.19 Kontaktpunkte Fuß [G461-001]

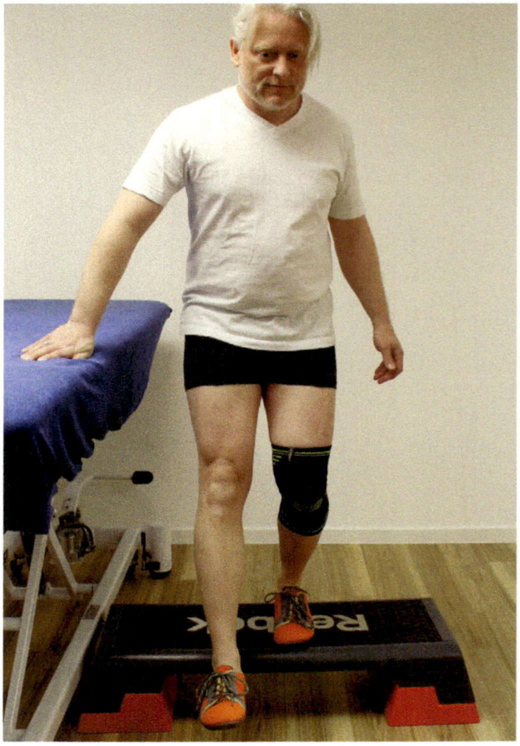

Abb. 8.20 Step-Test [P1610]

Anamnese

- Beschwerden der unteren Extremität? (A)
- Sonstige Beschwerden des Bewegungsapparates? (A)
- Vorerkrankungen, OPs? (A, ggf. I)
- Belastung der Beinachsen – gewohnheitsmäßige Belastung? (A)
- Welches Schuhwerk? – gewohnheitsmäßiges Schuhwerk? (A)
- Einlagen? (A/I)
- Gewicht und Größe, Körperbautyp? (A, I)

Inspektion

- Muskelrelief – von Becken über Knie (Patella) bis Fuß! V. a. Seitenunterschiede? (I)
- Überprüfung der anatomischen Beinachse: Fehlstellungen in allen Ebenen von Becken über Knie (auch Patella) bis Fuß! (I)
- Überprüfung der funktionellen Beinachse: Fehlstellungen nicht nur statisch, sondern auch dynamisch überprüfen: (I)
  - Gehen
  - Treppen hoch- und runtergehen
  - Squaten
  - Vom Stuhl aufstehen und wieder hinsetzen
  - Einbeinstände
  - Hüpfen
  - Schmerzhafte Bewegungen
  - Alles sowohl ein- als auch beidbeinig!
  - Dabei immer die Mikulicz-Achse beachten!
- Kann die Beinachse bei Ablenkung durch anderweitige Aufgaben (z. B. Fragen beantworten) eingehalten werden?
- Wie sind die Schuhe abgelaufen? (I)

Weiterführende klinische Untersuchung

- Muskelabschwächungen: Muskelfunktionstestungen (➤ Kap. 9.3.3)
- Verkürzungen von Strukturen: Muskelfunktionstestungen
- Schädigungen: (Schmerz-)Provokationstests
- Weiterführende Tests:
  - **Step-Test:** Patient geht auf Stufe (Step) hinauf und wieder herunter, sowohl mit dem linken als auch mit dem rechten Bein (➤ Abb. 8.20).

- Einstellen und selbstständiges Halten der korrekten Beinachse (Kann der Patient eine korrekte Beinachse auch selbst bewusst einstellen?)
- Über welchen Zeitraum kann die korrekte Beinachse beibehalten werden?
- Beinachse BWÜ: Kann der Patient bei Bewegungsübergängen bzw. Bewegungen die Beinachse stabil halten?

Praktische Durchführung des Beinachsentrainings

Ziele des Beinachsentrainings

- Beinachsentraining soll den Patienten die **Wahrnehmung** und das Wissen für die korrekte Beinachse (physiologisches Alignment des Beins) vermitteln.
- Es soll ihm gezeigt werden diese im **unbelasteten Zustand** und im **belasteten Zustand** beizubehalten.
- Eine korrekte Beinachse kann die Voraussetzung/Grundlage für eine ökonomische Belastung des Beins und des gesamten Bewegungsapparates sein.

Übungen zum Erlernen einer ökonomischen Beinachse

- Die Reihenfolge der Übungen richtet sich nach der (erlaubten) Belastbarkeit und der Fähigkeit des Patienten die physiologisch eingestellte Beinachse einzuhalten.
- Generell kann empfohlen werden mit dem Sitz zu beginnen und nicht mit dem Stand oder der RL.
- Patienten sind mit einer gewichtstragenden ASTE meistens zu Beginn überfordert.
- Auch die RL ist nicht einfach, da dem Patienten das propriozeptive Feedback der Fußsohle fehlt (keine geschlossene Kette).
- **Vorteile Sitz:** geschlossene Kette und Gewichtsentlastung.

Mögliche Reihenfolge der Positionen des Beinachsentrainings von leicht nach schwer:

1. Sitz
2. RL
3. Hoher Sitz, Halbsitz, Barhockersitz, …
4. Stand
5. Stand auf instabiler Unterlage
6. Ausfallschritt
7. Ausfallschritt auf instabiler Unterlage
8. Einbeinstand
9. Einbeinstand auf instabiler Unterlage
10. Treppen hinaufgehen
11. Treppen hinuntergehen
12. Hüpfen beidbeinig
13. Hüpfen einbeinig

Man kann die oben genannten Positionen auch durch eine Waage und damit Gewichtskontrolle ergänzen (➤ Kap. 8.2.2), wenn der Patient noch Teilbelastung hat.

Übungen in RL

Einstellen der korrekten Beinachse

- **ASTE:** RL – die Beine liegen hüftbreit auseinander in Neutral-Null-Stellung
- Zunächst passiv eine ökonomische Beinachse einstellen oder einnehmen lassen (ggf., wenn nötig, mit taktiler Hilfe)
- Bewegungsauftrag **(BA):** Die Kniescheibe soll zur Decke schauen (➤ Abb. 8.21), die Fußspitze kann dabei hochgezogen werden. Patient soll die Beinachse aktiv selbst einstellen.
- **WH:** Mit offenen und geschlossenen Augen.

Bein auf Ball, Pezziball

- **ASTE:** RL – Bein(e) auf Pezziball gelagert
- **BA:** Patient soll Ball (Pezziball) vor und zurück rollen, Beinachse soll dabei bestehen bleiben (➤ Abb 8.22).

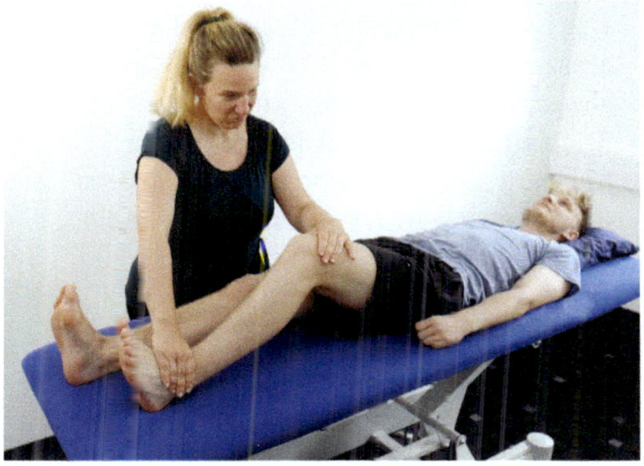

Abb. 8.21 Beinachse in RL einstellen [O1130]

8

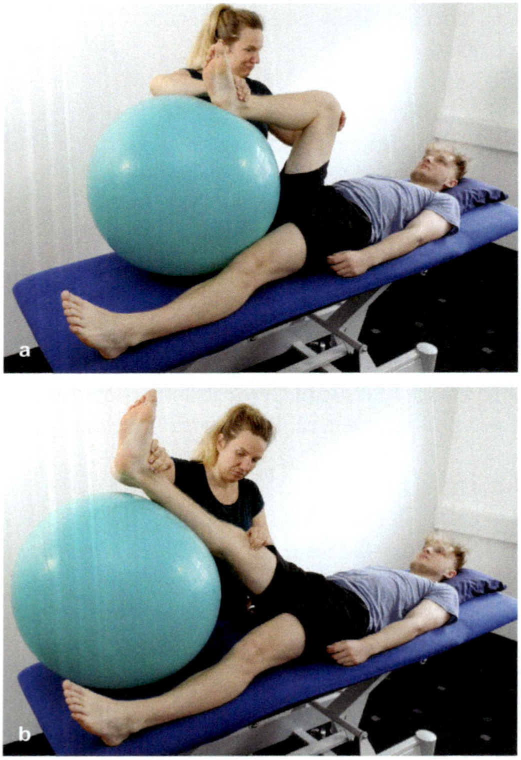

Abb. 8.22 Pezziball vor (a) und zurück (b) rollen [O1130]

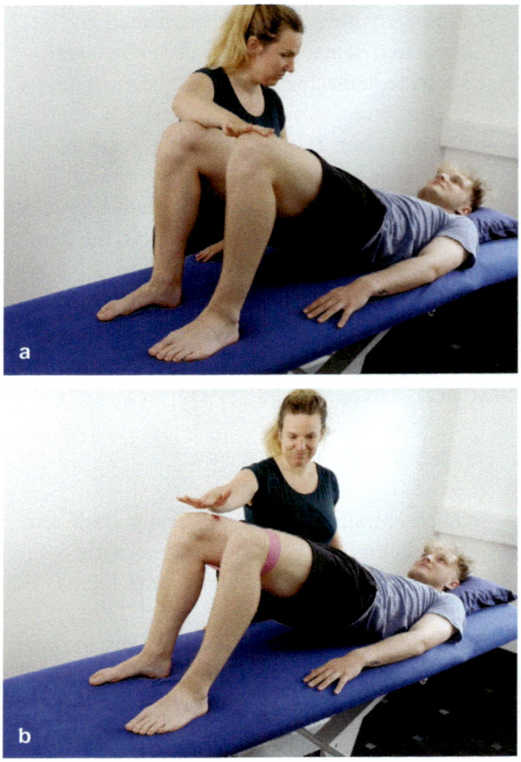

Abb. 8.23 Bridging (a) ohne Loop und (b) mit Loop [O1130]

- **WH:** Mit offenen und geschlossenen Augen.
- Dabei kann der Therapeut mittels Tape eine Linie ziehen, auf der der Ball entlang gerollt werden soll.

Bridging

- **ASTE:** RL – Beine angestellt
- **BA:** Becken anheben bis Oberkörper und Gesäß eine Linie bilden; beim Bridging soll die Beinachse beibehalten werden (➤ Abb. 8.23a). Beine abwechselnd anheben und austrecken.
- Bridging mit Theraband oder Loop um OS bzw. Knie, um die ABD zu fazilitieren, wenn der Patient bevorzugt nach medial abweicht (➤ Abb. 8.23b).

Übungen im Sitz

Übungen im Sitz sind sowohl auf Hocker, Stuhl, Bank, … oder Pezziball möglich – auch im hohen Sitz, Barhockersitz.

Einstellen der korrekten Beinachse im Sitz

- **ASTE:** Sitz – Beine sind dabei hüftbreit aufgestellt
- **Bewegungsauftrag:**
  - Zunächst Einstellen der korrekten Beinachse: Kniescheibe ist von oben betrachtet ca. auf Höhe des 2./3. Strahls der Füße, d. h. kein Abweichen nach medial oder lateral, Oberkörper aufrecht.
  - Einstellen der korrekten Fußbelastungspunkte.
  - Patient soll Beine einzeln vor und zurück schieben (evtl. auf Papiertaschentuch, Socken, kleinem Handtuch, etc.), dabei soll die Beinachse beibehalten werden.
- **WH:** Mit geschlossenen und offenen Augen.

Beibehaltung der Beinachse mit Widerstand (R)

- **ASTE:** Sitz – Beine sind dabei hüftbreit aufgestellt
- **Bewegungsauftrag:** Der Therapeut gibt an den Beinen oder am Rumpf einen Widerstand, der Patient soll versuchen, die Beinachse beizubehalten.

Marschieren auf der Stelle
- **ASTE:** Sitz – Beine sind dabei hüftbreit aufgestellt
- **Bewegungsauftrag:** Patient soll unter Beibehaltung der Beinachse auf der Stelle marschieren.

Waage (Klein-Vogelbach et al. 2005)
- **ASTE:** Sitz auf Pezziball mit korrekter Beinachse
- **Bewegungsauftrag:** Der Patient rollt mit seinem Körper den Ball vor und zurück, die Füße bleiben dabei stehen – dabei Einhaltung der Beinachse.

Cowboy (Klein-Vogelbach et al. 2005)
- **ASTE:** Sitz auf Pezziball mit korrekter Beinachse
- **Bewegungsauftrag:** Patient federt auf dem Ball auf und ab, bis sich seine Sitzfläche vom Ball löst. Unter Einhaltung der Beinachse!

Weitere Übungsvarianten im Sitz
- Einbeinige PNF-Diagonalen mit oder ohne Theraband
- Oder anderweitige Rumpf- und Armbewegungen
- Dabei Beibehaltung der Beinachse!

Barhockersitz
- **ASTE:** Barhockersitz (➤ Abb. 8.24) mit korrekter Beinachse
- **Bewegungsauftrag:**
  - Schrittweise Gewichtsbelastung auf das Standbein aufbauen
  - Ggf. R am Standbein in verschiedene Richtungen geben
  - Leichte Kniebeugen mit dem Standbein

Stand-up
- **ASTE:** Sitz auf Hocker mit korrekter Beinachse (➤ Abb. 8.25a)
- **Bewegungsauftrag:**
  - Oberkörper nach vorne lehnen, dabei Gesäß leicht vom Sitz anheben (➤ Abb. 8.25b)
  - Varianten:
    - Einmal über das rechte (➤ Abb. 8.25c), einmal über das linke Bein aufstehen
    - Aufstehen auf Fußspitzen (auch einbeinig)
    - Einbeiniges Aufstehen
    - Aufstehen, während der Therapeut einen Widerstand am Rumpf gibt
    - Theraband um OS, z. B. wenn Patient zur Medialisierung der Knie neigt
- Immer unter Einhaltung der Beinachse

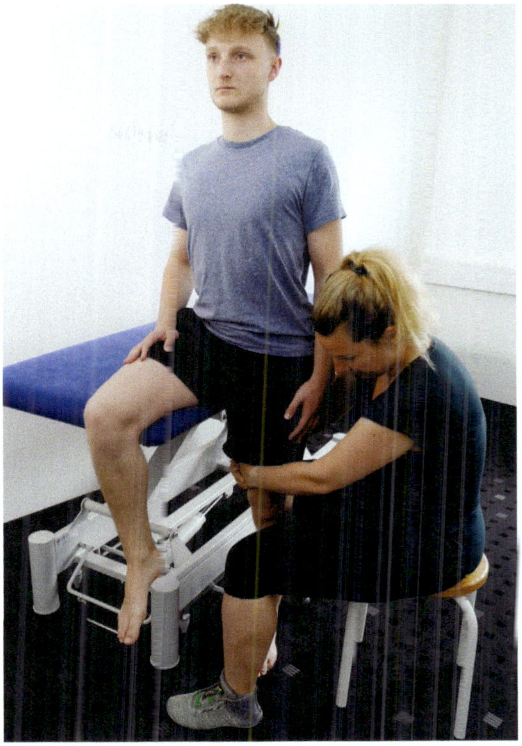

Abb. 8.24 Barhockersitz [O1130]

Übungen im Stand

Einstellen der korrekten Beinachse und Einstellen der korrekten Körperhaltung
- **ASTE:**
  - Beine stehen hüftbreit auseinander, die Füße in leichter Divergenz.
  - Der Oberkörper des Patienten ist aufgerichtet.
  - Die Arme nach außen rotiert (Daumen zeigen nach außen)
  - Beinachse: Knie sollten über den Füßen stehen und die Hüften über den Knien.
  - Das Gewicht sollte auf beiden Beinen gleichmäßig verteilt sein.
  - Knie in minimaler Flexion
- **Bewegungsauftrag:** Kniebeuge

Weitere Übungsvariationen im Stand
- Fersen anheben bds. und im Wechsel
- Kniebeuge und Fersen anheben in Kombination
- Schritt vor und zurück mit einem Bein, dabei mit dem anderen Bein stehen bleiben und Beinachse beibehalten

8

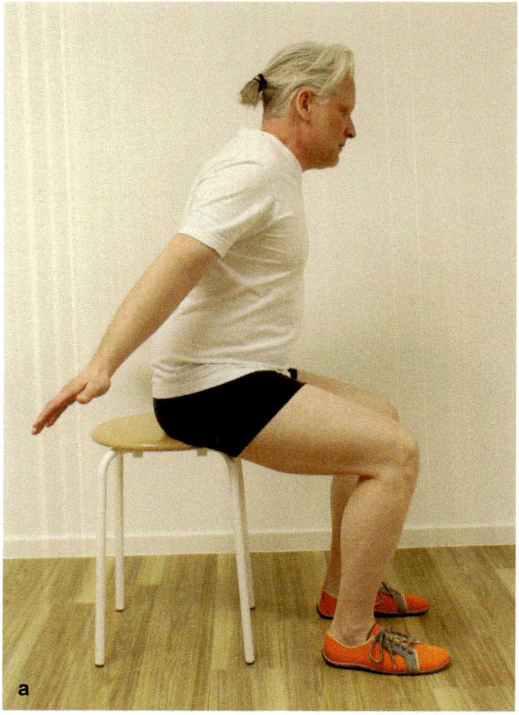

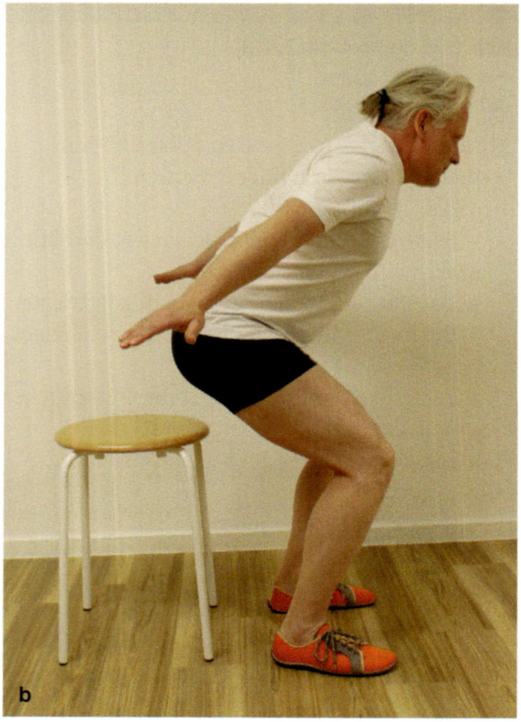

Abb. 8.25 Stand-up mit Varianten a) ASTE, b) Stand-up [P1610]

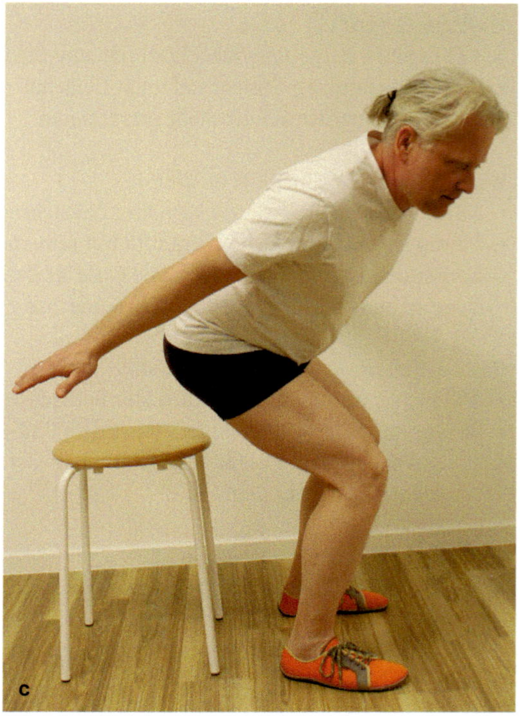

Abb. 8.25 Stand-up mit Varianten *(Forts.)*:
c) Variante: Aufstehen über das rechte Bein [P1610]

8

- Ausfallschritt bds. – Kniebeuge
- Einbeinstand
- Einbeinstand und auf Fußspitze
- Einbeinstand und dabei Bewegungen schnell und langsam mit dem freien Bein durchführen
- Einbeinstand und mit dem anderen Bein Therabandübungen durchführen (z. B. Hüft-ABD, -Ext. oder PNF-Muster)
- Treppen oder Step rauf- und runtergehen
- Seitliches Gehen in leichter Kniebeuge – dabei kann ein Theraband um OS oder US gespannt werden.

IMPORTANT TO KNOW

Wenn die Patienten Probleme haben, das Gleichgewicht zu halten, dann sollte ihnen die Möglichkeit gegeben werden, sich abzustützen.

Beinachsentraining auf instabiler Unterlage

- Auf Airex Kissen, eingerollter Matte, Therapiekreisel oder Trampolin
- Sowohl ein- als auch beidbeinig möglich

Muskelkräftigung

Wichtige Muskeln, die regelmäßig gekräftigt werden sollten, um die Beinachse zu unterstützen, sind:

- Kurze Fußmuskeln
- Mm. tibialis ant./post.
- Mm. peronei
- Mm. vasti
- Mm. abductores
- Mm. gluteus maximus, medius et minimus
- Segmentale Stabilisatoren des Rumpfes: M. transversus abdominis, Beckenboden, Mm. multifidi, Diaphragma pulmonale.

WIEDERHOLUNGSFRAGEN

Kap. 8.3 Beinachsentraining

1. Nenne Indikationen für die Durchführung eines Beinachsentrainings.
2. Erkläre die korrekte Beinachse.
3. Nenne vier mögliche Abweichungen der Beinachse.
4. Nenne die Punkte des Fußes, die Kontakt mit dem Boden haben sollten.
5. Erkläre den Unterschied zwischen anatomischer und funktioneller Fußlängsachse.
6. Nenne mögliche Bewegungen, welche in einem Beinachsenbefund überprüft werden.
7. Erkläre den Step-Test und warum dieser durchgeführt wird.
8. Nenne und erkläre für jede ASTE eine Übung zur Korrektur bzw. Stabilisierung der Beinachsen:
   a) RL, Sitz
   b) Hoher Sitz, Halbsitz, Barhockersitz
   c) Stand
   d) Stand auf instabiler Unterlage
   e) Ausfallschritt
   f) Ausfallschritt auf instabiler Unterlage
   g) Einbeinstand
   h) Einbeinstand auf instabiler Unterlage
9. Nenne wichtige Muskeln zur Stabilisation der Beinachse.

LITERATUR

Götz-Neumann K. Gehen verstehen. Ganganalyse in der Physiotherapie. 4. A. Stuttgart: Thieme, 2015.

Hochschild J. Strukturen und Funktionen begreifen. Funktionelle Anatomie – Therapierelevante Details. 4. A. Stuttgart: Thieme, 2024.

Hodges PW, Richardson CA. Feedforward contraction of transversus abdominis is not influenced by the direction of arm movement. Exp Brain Res. 1997; 114: 362–370.

Hodges PW, Richardson CA: Delayed postural contraction of transversus abdominis in low back pain associated with movement of the lower limb. J Spinal Disord. 1998; 11: 46–56.

Inman VT, Ralston HJ, Todd F. Human Walking. Baltimore: Williams and Wilkins, 1981.

Klein Vogelbach S, Mohr G, Spirgi Gantert I, Stüvermann R. Funktionelle Bewegungslehre. Behandlungstechniken. Heidelberg: Springer, 2005.

Perry J. Gait Analysis. New York: Slack, 1992.

Schünke M. Topografie und Funktion des Bewegungssystems. 3. A. Stuttgart: Thieme, 2018.

Shishov N et al. Old adult fallers display reduced flexibility of arm and trunk movements when challenged with different walking speeds. Gait Posture. 2017 Feb; 52: 280–286.

Yang WC, Hsu WL, Wu RM, Lu TW, Lin KH. Motion analysis of axial rotation and gait stability during turning in people with Parkinson's disease. Gait Posture. 2016 Feb; 44: 83–88.

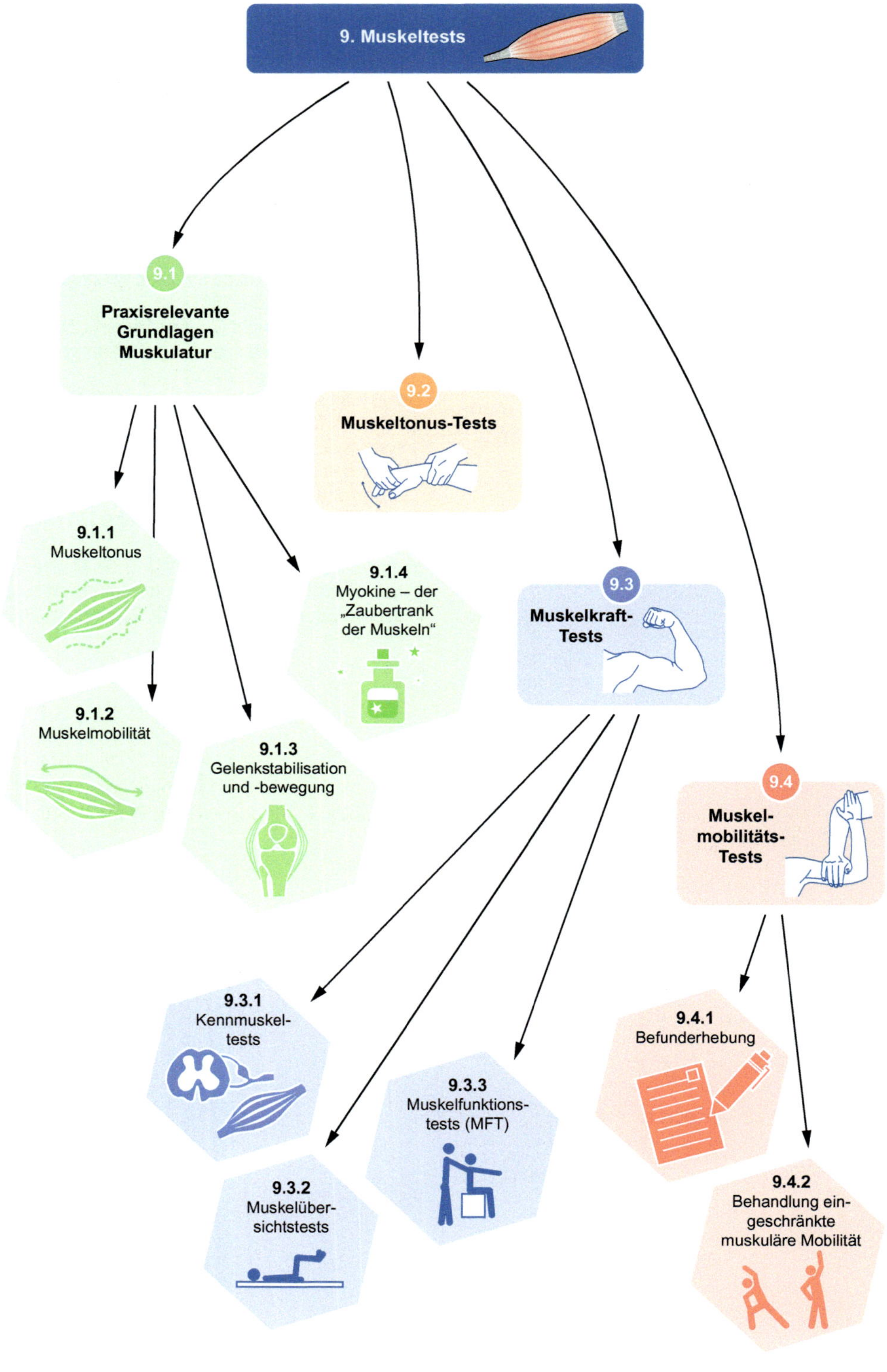

9. Muskeltests
9.1
Praxisrelevante Grundlagen Muskulatur
9.1.1
Muskeltonus
9.1.2
Muskelmobilität
9.1.3
Gelenkstabilisation und -bewegung
9.1.4
Myokine – der „Zaubertrank der Muskeln“
9.2
Muskeltonus-Tests
9.3
Muskelkraft-Tests
9.3.1
Kennmuskel-tests
9.3.2
Muskelüber-sichtstests
9.3.3
Muskelfunktions-tests (MFT)
9.4
Muskel-mobilitäts-Tests
9.4.1
Befunderhebung
9.4.2
Behandlung ein-geschränkte muskuläre Mobilität

KAPITEL

9 Muskeltests

Einleitung

Dieses Kapitel stellt die verschiedenen Muskeltests, die in der Physiotherapie genutzt werden, vor.

Zunächst werden wichtige Funktionen und Strukturen der Muskulatur, welche einen besonderen Bezug zur praktischen Therapie haben, erläutert, ebenso wird der Aufbau der Grundspannung bei Patienten in der Praxis erklärt (➤ Kap. 9.1).

Anschließend wird die Testung des Muskeltonus beschrieben (➤ Kap. 9.2).

Dann werden die Grundlagen der Muskelfunktionstestung und verschiedene Möglichkeiten der Durchführung von Muskelfunktionstests erörtert. Praktisch werden hier Kennmuskeltests, Muskelschnelltests als auch grundlegende Muskelfunktionstests nach Janda erklärt und gezeigt (➤ Kap. 9.3).

Zum Abschluss soll gelernt werden, warum es zu muskulären Bewegungseinschränkungen kommen kann, wie diese zunächst getestet und anschließend mit Hilfe von verschiedenen Dehn- oder Mobilitytechniken behoben werden können. Da Dehnungen (als Teil der Mobility) ein vieldiskutiertes Thema sind, werden hier auch die Hintergründe erläutert (➤ Kap. 9.4).

9.1 Praxisrelevante Grundlagen Muskulatur

Der Muskel ist ein wichtiges Element in der Physiotherapie; im folgenden Kapitel sollen wichtige therapeutische und funktionelle Grundlagen zu Muskeln dargestellt werden. Die physiologischen Grundlagen wurden schon in ➤ Kap. 4.2.3 erklärt.

Die Muskeln sind ein großes und wichtiges Organ unseres Körpers. Muskeln können sehr viel und wurden viel zu lange unterschätzt.

Funktion:

- Muskeln sind dazu da, uns zu **bewegen** und zu **stützen,** sie sorgen für **Stabilität** im Großen und im Kleinen.
- Sie sind aber auch für Dinge zuständig, die wir als selbstverständlich wahrnehmen, wie die **Kontinenz,** sprich weder Stuhl noch Urin unkontrolliert zu verlieren.
- Eine weitere Funktion, die noch nicht so lange bekannt ist, ist ihre Funktion als **Drüse.** Muskeln können wichtige **Botenstoffe** für den Körper ausschütten, aber nur, wenn sie regelmäßig betätigt werden.

Diese Funktionen können zum Teil getestet werden. Klassisch werden in der Physiotherapie Funktionen wie **Tonus, Kraft** und **Mobilität** des Muskels getestet.

9.1.1 Muskeltonus

Auf die Veränderung des Muskeltonus und die veränderten Bewegungs- und Haltungsmuster soll genauer eingegangen werden, da sie für die Mobility von Bedeutung sind.

IMPORTANT TO KNOW

Eine Erhöhung des Muskeltonus kann zum Beispiel zu einer verringerten Mobility oder auch zu Schmerzen führen!

Um zu verstehen, wie die Beweglichkeit erweitert werden kann oder wie es zu muskulären Bewegungseinschränkungen kommen kann, muss zunächst die grundsätzliche Physiologie des Muskeltonus verstanden werden.

Als Muskeltonus wird die Aktivität des Muskels als Antwort auf verschiedene Stimuli (z. B. die Schwerkraft) bezeichnet.

Einteilung des Muskeltonus

Aktiver Muskeltonus

- Wird vor allem durch eine **aktiv** generierte Muskelspannung hergestellt
- Sichert die **Körpergrundspannung**
- Basis zur Generierung von Bewegungen

Passiver Muskeltonus

- Wird vorwiegend durch die **viskoelastischen Eigenschaften** des Muskels und seiner Faszien generiert
- Je höher der Anteil an BG (erhöhtes Alter und verminderte Bewegung) im Muskel, desto passiver wird der Muskeltonus. Dieser Begriff wird mit dem Begriff der **passiven Stiffness** gleichgesetzt.
- Auch die aktiven Anteile des Muskels verhalten sich zu einem gewissen Maße viskoelastisch.
- Im Muskel sind sowohl kontraktile als auch nicht kontraktile Elemente vorhanden!

Stiffness

- Hierfür sind zum einen die viskoelastischen passiven Anteile verantwortlich, zum anderen die aktiven viskoelastischen Anteile.
- Auch der aktive Muskeltonus ist ein Bestandteil der Stiffness eines Muskels.
- **Arten von Stiffness:**
  - **Passive Stiffness** (s. o.)
  - **Aktive Stiffness:** entsteht durch die Anzahl an Verbindungen zwischen Aktin und Myosin; je mehr Verbindungen, desto höher ist die aktive Stiffness.
  - **Reflex-Stiffness:** entsteht durch neuronal ausgelöste Reflexgeschehen und gleicht damit einer erhöhten aktiven Stiffness.

Haltetonus (posturaler Tonus)

- Die **Haltung** des Körpers im **Raum** gegen die **Schwerkraft** wird vom Haltetonus bestimmt.
- Ein optimaler Haltetonus kann nur aufrechterhalten werden, wenn eine ausreichende Kernstabilität vorhanden ist.
- Es muss auch ein geeignetes Verhältnis der einzelnen Körpersegmente zueinander und des Körpers zur Umgebung vorhanden sein (Shumway-Cook und Woolacott 1995).

NICE TO KNOW

Bobath (1980) beschreibt einen optimalen Tonus wie folgt: Der physiologische Muskeltonus sollte hoch genug sein, um Haltung und Bewegung gegen die Schwerkraft zu ermöglichen, aber er darf nicht so hoch sein, dass er Bewegungen verhindert.

Bedingungen für einen funktionierenden Haltetonus

- Funktionierende Muskulatur (v. a. die Anti-Schwerkraft-Muskeln)
- Funktionierende Halte- und Stellreflexe
- Gleichgewichtsreaktionen, die sowohl anpassend (adaptiv) als auch vorausschauend (antizipatorisch) sein müssen (Davies 2002).

Der Haltetonus ist Voraussetzung für einen adäquaten Bewegungstonus.

Bewegungstonus

Der Bewegungstonus erlaubt es dem Körper, sich **gegen die Schwerkraft** oder **mit ihr** im Raum zu **bewegen.**

Hypertonus (bei intaktem ZNS)

Als Hypertonus wird ein **erhöhter Spannungszustand** im Muskel definiert. Er kann durch verschiedene Ursachen ausgelöst werden; hier werden physiologische Ursachen für das Vorliegen eines Hypertonus vorgestellt:

Periphere Auslösung

- Der Hypertonus kann durch **immer wiederkehrende ungünstige Bewegungs- oder Haltungsmuster,** wie z. B. häufiges Sitzen mit Armen in Vorhalte, Telefonhörer zwischen Kopf und Schultern einklemmen, etc. entstehen.

Zentrale Auslösung

- Der Hypertonus kann durch **Stress** oder **Unwohlsein** ausgelöst werden.
- Hierdurch kommt es zu einer Aktivierung der **Gamma-Motoneuronen,** wodurch der Muskel-

spindelreflex aktiviert und somit der Muskeltonus erhöht wird.
- Da das **limbische System** (hier werden die Emotionen im Gehirn erzeugt, gesteuert und reguliert) einen modulierenden Einfluss auf die Gamma-Motoneuronen hat, können Gefühle einen direkten Einfluss auf den Muskeltonus haben.

Fallbeispiel

Patientin mit Tennisellenbogen (aufgrund einer hypertonen Bewegungseinschränkung)

Die Patientin kam mit einem Tennisellenbogen li und einer Verordnung vom Arzt für KG zur Physiotherapie. Im Befund fiel eine extreme Protraktionshaltung des Schultergürtels (li > re) auf, dazu eine vermehrte Kyphose der BWS. Die Patientin gab an, einen Bürojob zu haben und damit 8 Stunden am Tag vor dem PC zu verbringen.

Die Palmarflexion des Handgelenks an der betroffenen Seite war ebenfalls bewegungseingeschränkt (60°/0°/60°) und schmerzhaft. Die Dorsalextensoren li im Bereich des UA waren hyperton und druckdolent.

Da die Protraktion im Schultergürtel auf der linken Seite sehr auffällig war, untersuchte die Therapeutin zunächst den M. pectoralis minor. Dieser war sehr hyperton und schmerzhaft, durch die Kompression und Querdehnung des Muskels konnte die typische Symptomatik der Patientin ausgelöst werden.

Behandlung:
- Die Patientin wurde in RL auf einer Handtuchrolle, welche längs zwischen ihre Schulterblätter gelegt wurde, gelagert.
- Die Handtuchrolle dient als Hypomochlion, um eine Längsdehnung im Schultergürtel für den M. pectoralis minor zu unterstützen.
- Dann arbeitete die Therapeutin mit Quer- und Längsdehnungen am M. pectoralis minor.
- Zusätzlich wurde mit Querfriktionen und gehaltenen Längsdehnungen an den Dorsalextensoren des Handgelenks gearbeitet.
- Ein weiterer wichtiger Punkt war die aktive Haltungskorrektur aus der Protraktionshaltung im Schultergürtel und der verstärkten BWS-Kyphose hinaus.
- Hierzu wurden der Patientin verschiedene Übungen zur Stabilisation der Haltung, Lagerungen, Mobilityübungen und Hinweise zur Korrektur gegeben.
- Nach fünf Therapieeinheiten zeigte sich eine leichte Besserung, nach zwölf Therapieeinheiten war die Patientin schmerzfrei.
- Um die Schmerzfreiheit zu konsolidieren, wurde ihr die Empfehlung gegeben, die Übungen und Empfehlungen zur Haltungskorrektur stringent weiterzuführen.

Fazit: Auch Bewegungseinschränkungen im Sinne einer Fehlstellung (z. B. wenn der Schultergürtel in Protraktion steht), die nicht sofort ersichtlich sind, können durchaus Beschwerden verursachen. Durch Haltungskorrektur und Mobilisierung dieses Bereiches können die Beschwerden gelindert werden. Diese Bewegungseinschränkung (und damit auch ein erhöhter Tonus) ist klassisch durch eine Dauerfehlhaltung entstanden.

Beitragende Faktoren zur Erhaltung eines Hypertonus (bei intaktem ZNS)

- Ungünstige und repetitive Bewegungs- und Haltungsmuster (s. o. periphere Auslösung).
- Muskelfaserverteilung (➤ Kap. 2 5.4).
- **Cinderella-Fasern** (Hägg 2003) tragen wesentlich zur Entstehung von hypertonen Muskeln und somit auch von Bewegungseinschränkungen bei.
  - Typ-I-Fasern (auch Slow Twitch Fasern oder rote Muskelfasern genannt)
  - Diese Muskelfasern haben eine niedrige Reizschwelle, d. h., wenn eine Aktivität mit geringer Intensität durchgeführt wird, dann werden vorwiegend diese Fasern tätig.
  - Solche niedrigschwelligen Daueraktivitäten sind z. B. das Arbeiten am PC oder Schreibtischarbeiten.
  - Durch solche Aktivitäten können Ernährungsdefizite im Muskel entstehen, was dann wiederum zur Bildung von Triggerpunkten im Muskel führen kann. Treaster et al. (2006)

9

konnten zeigen, dass schon eine 30-minütige Tipparbeit zur Bildung von Triggerpunkten in M. trapezius und M. levator scapulae führen kann.

Exkurs

Triggerpunkte

Triggerpunkte sind in hypertonen Skelettmuskeln vorkommende Kontraktionsknoten. Diese können in den Muskeln als Knötchen palpiert werden. Triggerpunkte sind zumeist druckdolent und der Schmerz kann in bestimmte Gebiete ausstrahlen (Gesing et al. 2020).

9.1.2 Muskelmobilität

Dehnung ist ein vieldiskutiertes Thema in Medizin, Physiotherapie und Sportwissenschaften. Es gibt eine Vielzahl an Studien zu diesem Thema, welche aber teilweise widersprüchlich sind.

Fakt ist, dass Dehnungen ein Teil der physiotherapeutischen Arbeit sind. Eine ausreichende Muskelmobilität ist eine wichtige Säule der Physiotherapie und der artgerechten Instandhaltung von Menschen.

Damit du einen Überblick erhältst, wird in dem folgenden Unterkapitel eine kurze Zusammenfassung zu dem Gebiet gegeben, da du in der Praxis sicherlich Dehngegner und Dehnbefürworter treffen wirst.

Im Weiteren sollen zunächst grundlegende Begriffe definiert werden.

Muskelverkürzung(en)

Damit sich ein Muskel verkürzt, muss über einen längeren Zeitraum eine **starke Bewegungseinschränkung** vorliegen. Dies kommt z. B. bei lang bestehenden Spastiken vor.

Es konnte mittlerweile bei Menschen mit Zerebralparese nachgewiesen werden, dass **strukturelle Verkürzungen** vorkommen können, also dass es zu einem Abbau von Sarkomeren in der Länge des Muskels kommt (Mathewson und Lieber 2015).

Ebenso wurde nachgewiesen, dass es zu **Verlängerungen des Muskels** durch den Aufbau von Sarkomeren in der Länge (Sarkomergenesis) kommen kann. Bei einer Patientin, die eine Beinlängenverlängerung von 4 cm erhielt, wurde eine Vermehrung der Sarkomere im M. vastus lateralis von 25.000 auf 58.650 nachgewiesen (Boakes et al. 2006).

IMPORTANT TO KNOW

In beiden oben genannten Fällen kommt es zu einer intensiven Verkürzung bzw. Dehnung über einen langen Zeitraum durch eine Spastik oder Beinverlängerung.
Es muss also eine **intensive und langanhaltende Verkürzung oder Dehnung** stattfinden, um eine Verkürzungen oder Verlängerungen eines Muskels zu erreichen.
Bei der Durchführung von Dehn- oder Mobility-Übungen kommt es vor allem zu einer funktionellen Bewegungserweiterung, die ebenfalls sehr wichtig ist.
Häufig wird viel zu schnell von einer Verkürzung gesprochen, obwohl gar keine „echte" Verkürzung vorliegt, sondern ein muskulärer Hypertonus oder eine funktionelle Verkürzung durch die viskoelastischen Eigenschaften des Bindegewebes.

Einteilung (nach Lindel 2010; Smolenski et al. 2016)

Reversibel funktionelle Verkürzung („Verspannung")

- Entsteht durch eine Hypertonie und/oder eine häufig stattfindende Annäherung (Ursprung und Ansatz sind in angenäherter Position) des betroffenen Muskels.
- Besteht diese über einen längeren Zeitraum, können sich wasserlösliche **Crosslinks** (sogenannte Querbrücken) bilden. Wasserlöslich heißt, dass diese Crosslinks schnell entstehen, aber auch durch Bewegung schnell wieder gelöst werden können.
- Diese Arten von „Verkürzungen" kommen häufiger vor und können gut durch Mobility behoben werden.

Zum besseren Verständnis dieser funktionellen Verkürzungen ➤ Kap. 9.1.1.

Reflektorische Verkürzung („Verspannung")
Entsteht als **Schutzreaktion** des Körpers, z. B. durch Verletzungen, Schmerzen oder Pathologien innerer Organe (z. B. harter Bauch bei Blinddarmentzündung).

IMPORTANT TO KNOW

Manche Muskeln reagieren auf Schmerzen mit einem Hypertonus, manche mit einem Hypotonus; warum dies so ist, ist bisher noch nicht vollständig bekannt.

Reversibel strukturelle Verkürzung („Verkürzung")

- Die Querbrücken verfestigen sich und letztendlich kann es zum **Abbau von Sarkomeren** kommen, wenn die verkürzte Position über einen sehr langen Zeitraum gehalten wird.
- Kommt seltener vor als die anderen beiden Formen. Der Muskel ist dann gleichzeitig verspannt und verkürzt (Smolenski et al. 2016).

Bewegungseinschränkungen

Oft kommen Patienten mit Einschränkungen der Beweglichkeit und damit einhergehenden Problemen des Bewegungsapparates zu uns. Nicht jede Bewegungseinschränkung muss allerdings mit einem Hypertonus oder einer „Verkürzung" einhergehen.

Ursachen

Die Ursachen einer Bewegungseinschränkung können vielseitig sein, z. B.:

- Erhöhte Muskelstiffness, erhöhter Muskeltonus (auch im Sinne einer Schutzspannung)
- Ungünstige, repetitive Bewegungs- und Haltungsmuster
- Spastik, Lähmungen
- Verminderte Gelenkbeweglichkeit
- Kapsuloligamentäre Strukturen
- Fraktur
- Nichtgebrauch, Immobilisation
- Neurale Einschränkungen
- Einklemmungen (z. B. Menisci, Kapselfalten, …)
- Knöcherne Einschränkungen (z. B. durch Osteophyten, Ossifikationen)
- Narbengewebe
- Schonhaltungen, Fehlhaltungen
- Triggerpunkte
- Verletzungen
- Lymphödeme
- Adipositas

Behandlung

Dehnen

Beim Dehnen werden Muskelansatz und Muskelursprung voneinander entfernt; dabei kommt es zu einem Auseinandergleiten der Aktin- und Myosinfilamente. Dehnen bezieht sich immer auf einzelne Muskeln oder Muskelketten.

- **Statisches Dehnen** (sogenanntes Stretching): Hierbei werden Ursprung und Ansatz eines Muskels langsam und kontrolliert voneinander entfernt und dies dann über einen längeren Zeitraum gehalten.
- **Dynamisches Dehnen:** repetitive, rhythmische Bewegungen, oder federnd in das Bewegungsende hineingehend (Lindel 2010)

Dynamische oder statische Dehnungen können sowohl **aktiv** (Eigendehnung) als auch **passiv** (Fremddehnung) durchgeführt werden.

Exkurs

Wirkung des Dehnens auf Gefäße (Hotta et al. 2018)

Dehnen hat eine günstige Wirkung auf unsere **Blutgefäße.** In einer Studie konnte gezeigt werden, dass zum einen der **Blutfluss im Muskel** verbessert wird, zum anderen auch die Gefäße an sich davon profitieren. Dehnen führt zu einer Vasodilatation in den Gefäßen der zu dehnenden Muskeln. Marker für die **Gefäßneubildung (Angioneogenese!)** und Anzahl der **Kapillaren** stiegen deutlich an.

Mobility

Mobility ist eine aktive Technik, bei der Patienten aktiv ihre Beweglichkeit mit Hilfe ihrer eigenen Kraft erweitern. Dabei kommen oft **funktionale Bewegungsmuster** zum Einsatz.

Bei der Mobility handelt es sich nicht um eine Dehnung einzelner Muskeln oder Muskelketten, sondern um die **Mobilisierung von Körperbereichen** wie z. B. Hüftgelenk, Wirbelsäule, Schultergelenk etc. Hierbei werden also komplette Funktionsbereiche einbezogen.

Streng genommen gehört die Mobility nicht in den Bereich der Muskeltests, da sie alle körperlichen Strukturen miteinbezieht. Thematisch passt sie aber gut in den Bereich der Muskelmobilität, da auch diese bei der Mobility getestet oder therapiert wird.

Mobility integriert noch zusätzlich Kräftigung, Flexibilität und eine Verbesserung des Körpergefühls. Außerdem werden häufig alltagsnahe Bewegungen geübt, welche zu einer optimalen Aktivität und Partizipation der Patienten beitragen.

Exkurs

Hypo- und Hypermobilität

Hypo- als auch Hypermobilitäten führen zu einer unphysiologischen Belastung von Gelenken und Strukturen.

Im kleinen Ausmaß haben viele Menschen Tendenzen zum einen oder zum anderen, wenn diese aber zunehmen und mit relevanten Schmerzen oder Einschränkungen einhergehen, sollte therapeutisch gearbeitet werden.

Hypomobilitäten können dazu führen, dass Gelenke nicht in ihrem gesamten Bewegungsausmaß genutzt werden, sodass Bereiche des Gelenks gar nicht oder wenig genutzt werden und andere Anteile übermäßig; beides kann zu Degenerationen führen.

Hypermobilitäten hingegen können dazu führen, dass Gelenke über ihr Bewegungsausmaß hinaus genutzt werden können; auch dies kann zu Degenerationen führen.

Funktion Mobility und Dehnen

Dehnen bzw. Mobility kann nicht nur zu einer Verringerung von Hypomobilitäten führen, sondern noch weitere wichtige Funktionen erfüllen (Lindel 2010):

- Lösen von wasserlöslichen Crosslinks
- Zunahme der viskoelastischen Eigenschaften des Bindegewebes
- „Verkürzungen" bzw. Hypertonus durch einseitige Belastungen werden ausgeglichen
- Verletzungsprophylaxe
- Schmerzhemmung
- Verbesserte Vaskularisierung

9.1.3 Gelenkstabilisation und -bewegung

Muskeln sind unser Antrieb, wie bei einem Auto der Motor, aber auch unsere Beschützer, Unterstützer und Helfer. Wir haben ca. 650 Muskeln und es gibt ganz unterschiedliche Muskeln, z. B. Skelettmuskeln, den Herzmuskel, Muskeln in unseren Organen und auch in unseren Blutgefäßen.

Muskeln werden überwiegend mit Kraft in Verbindung gebracht, welche sie erzeugen können. Sie brauchen diese Kraft vor allem, um den menschlichen Körper zu stabilisieren und bewegen.

An und um ein Gelenk sitzen viele Muskeln, denn Gelenke benötigen Beweger, aber auch Stabilität. Dabei gibt es unterschiedliche Muskeleinteilungen:

- Muskeln, die eher **oberflächlich** liegen und **mehrgelenkig** (über mehrere Gelenke ziehend) sind, haben eine **bewegende Funktion,** z. B. der M. rectus femoris.
- Muskeln, die eher in der **Tiefe** liegen und **eingelenkig** (über ein Gelenk ziehend) sind, haben eine **stabilisierende Funktion,** z. B. der M. vastus medialis.
- Es gibt auch **Mischvarianten,** die zwischen beiden liegen.

Muskeln der Wirbelsäule

Die Wirbelsäule (WS) soll hier als Beispiel für unterschiedliche gelenkstabilisierende und bewegende Muskeln dienen. Sie besteht u. a. aus Wirbelkörpern mit vielen kleinen Gelenken und Bandscheiben, die sowohl der Stabilität als auch der Bewegung dienen.

An der WS sind die stabilisierenden Muskeln sehr wichtig, denn stabile Gelenke können ein Schutz vor Abnutzung und damit vor vielen Pathologien, wie Arthrose, Bandscheibenvorfällen, etc. sein.

Wenn diese Muskeln, die sogenannten **segmentalen Stabilisatoren,** zu wenig aktiviert werden, können sie ihre Funktion verlieren und damit verliert der Körper einen wirksamen Schutzfaktor. Zu einem **Funktionsverlust** können z. B. führen:

- Langes unbewegtes, inaktives Ausharren in derselben Position
- Wenig Bewegung
- Wenig abwechslungsreiche Bewegung (d. h. immer gleiche Bewegungsabläufe und Bewegungen)

- Ausschließliches Gehen oder Laufen auf ebenen Untergründen in Schuhen mit gut gepolsterten und starren Sohlen
- Langes inaktives Sitzen, z. B. in einer Dauerdehnhaltung.

Entstehung von Pathologien

Praxisbeispiel 1

Ein Patient hat gelernt, alles möglichst in geraden Bewegungen zu machen, d. h., er rotiert oder dreht seinen Rücken fast gar nicht im Alltag.

Dann hebt er den berüchtigten Kasten Wasser aus dem Auto und dreht sich plötzlich mit einem Ruck …

Praxisbeispiel 2

Die Kassiererin an der Kasse belastet ihren unteren Rücken übermäßig in Rotation, quasi bei jedem Teil, das sie über die Kasse zieht. Dabei kommt die Rotation hier nur aus der LWS, da bei ihr die Rotation in der BWS eingeschränkt ist und durch die LWS kompensiert wird. Die LWS kann leider nicht gut rotieren, da sie hierfür nur bedingt konstruiert ist. Hüftgelenke und BWS sind dafür wesentlich besser ausgelegt, werden aber auch gerne immobil. Deshalb braucht die LWS bei Rotation die Unterstützung von Hüfte und BWS; durch das überlange Sitzen kommt es häufig zu einem Einsinken der BWS, weshalb diese in der Rotation eingeschränkt ist, wodurch noch mehr Bewegung in der LWS stattfinden muss.

Wenn dann irgendwann am Ende eines langen Arbeitstages ein besonders schweres Teil dabei ist, kann es zu einer Schädigung der LWS kommen.

Praxisbeispiel 3

Die Gartensaison geht los und es wird Unkraut in stark nach vorne gebeugter Position über einen sehr langen Zeitraum gejätet … nach einiger Zeit kann die Muskulatur dies nicht mehr kontrollieren.

Praxisbeispiel 4

Eine Erzieherin im Kindergarten muss den ganzen Tag kleine Kinder auf die Wickelkommode hinauf- und wieder herunterheben oder sie herumtragen, auf den Schoß heben etc. Am Ende des Tages hebt sie den sehr schweren Anton hoch … dabei kann die Muskulatur sie nicht mehr schützen.

In einigen dieser Beispielfälle war das Gewebe nicht an die ausgeführten Bewegungen gewöhnt. **Gewebe muss trainiert werden.** Bei **ungewohnten Bewegungen,** die ggf. mit hoher Gewichtsbelastung ausgeführt werden, kann Gewebe überlastet und verletzt werden. Ein größeres Problem ist eine **zu schwache** und vom Körper zu wenig genutzte **kernstabilisierende Muskulatur,** die ansonsten vor Überlastungen schützen kann. Auch **Dauerdehnhaltungen** können eine Pathologie verursachen.

Hier wurden lediglich einige von vielen Möglichkeiten gezeigt. Natürlich ist nicht immer der Rücken betroffen, sondern auch andere Körperabschnitte.

IMPORTANT TO KNOW

Dauerdehnhaltungen (z. B. durch Sitzen), fehlende motorische Beanspruchungen (z. B. vorwiegendes Gehen auf ebenem Untergrund, oft gleiche Bewegungsabläufe, etc.) und genereller Bewegungsmangel führen dazu, dass die segmentalen, lokalen Muskeln z. B. im Bereich des Rückens vom Körper nicht mehr genutzt werden.

Beispielsweise konnte gezeigt werden, dass durch eine Dauerdehnhaltung in Flexion (wie beim Sitz > 3 Minuten) die Reflexaktivität der lokalen Muskulatur nicht mehr aktiv ist (Williams et al. 2000). Die lokale Muskulatur ist allerdings elementar, um die neutrale Zone eines Gelenks, in diesem Fall der Wirbelsäulengelenke, zu kontrollieren und damit zu stabilisieren. Wenn die lokalen Muskeln nicht mehr ausreichend aktiv sind, dann kommt es zu einer vergrößerten neutralen Zone (Erklärung ➤ Kap. 8.1.3), Mikroinstabilität und damit zu einer Überbelastung der gelenkigen Strukturen. Dies muss anfänglich nicht radiologisch oder klinisch auffällig sein, kann aber längerfristig zu einer Überbelastung der Strukturen führen.

Reedukation der „physiologischen" Muskelfunktion (segmentale Stabilisatoren)

- In der Regel müssen Patienten zunächst wieder lernen, diese Muskeln zu nutzen.
- Im Gegensatz zum M. biceps brachii, der ein Beweger ist und einfach angespannt werden kann, indem der Arm gebeugt und supiniert wird, ist es bei der stabilisierenden Muskulatur nicht mit einer einfachen Bewegung getan.
- Es existieren allerdings wirksame Übungsprinzipien zum Training der stabilisierenden Muskeln (➤ Bedeutung der segmentalen Stabilisation der Wirbelsäule).
- Nach dem Erlernen der Spannung dieser Muskeln müssen Patienten dies regelmäßig wiederholen und versuchen, die Muskelspannung in den Alltag zu übertragen.
- Um die segmentalen Stabilisatoren zu finden, aktiveren und trainieren, können die gleichen Prinzipien wie zur Testung genutzt werden (➤ Praxistipp Aufbau einer muskulären Grundspannung).
- Bei der Anwendung der Technik erfordert es allerdings viel Geduld von Seiten der Patienten und Therapeuten.
- Es muss ausreichend geübt werden; dabei können die ASTEN variieren, so wie es für die Patienten günstig ist.
- Des Weiteren sollten alle oben genannten Punkte, die zum Funktionsverlust dieser Muskeln führen, geändert werden.

9

Bedeutung der segmentalen Stabilisation der Wirbelsäule

Evidenz

- Mannion et al. (2012) untersuchten Probanden mit chronischem Rückenschmerz. Diese wurden einem neunwöchigen segmentalen Stabilisationstraining unterzogen. Dadurch kam es zu signifikanten Verbesserungen in Bezug auf Schmerz und Einschränkung im Alltag. Die Patienten konnten ihren M. transversus abdominis signifikant besser aktivieren, jedoch verbesserte sich die Feedforward-Aktivität der Mm. obliqui nicht. Ein Zusammenhang zwischen der empfundenen Verbesserung (Schmerz und Einschränkung) und der verbesserten Aktivierung des M. transversus abdominis konnte allerdings nicht bzw. nur sehr schwach nachgewiesen werden.
- Selkow, Eck und Rivas (2017) verglichen gesunde Probanden und Probanden mit Rückenschmerzen miteinander. Bei der Hälfte der Studienteilnehmenden wurde ein vierwöchiges Training des M. transversus abdominis durchgeführt, die andere Gruppe erhielt keine Therapie. Bei der trainierenden Gruppe konnte eine verbesserte Aktivierung und Feedforward-Aktivierung des M. transversus abdominis (zwei Zehntel schneller) festgestellt werden.
- In einem Review (Brumitt et al. 2013) konnte keine Überlegenheit der segmentalen Stabilisation gegenüber allgemeiner globalen Kräftigungsübungen gezeigt werden. Es kam sowohl durch die segmentale Stabilisation als auch durch die allgemeinen Übungen zu einer Verbesserung der Einschränkung und Abnahme der Schmerzen.

Problem

- Insgesamt fällt auf, dass es sich in den Studien um kurze Trainingszeiträume handelte (4–6 Wochen).
- Es fehlen Studien, die über einen längeren Zeitraum das Training der segmentalen Stabilisatoren und dessen Auswirkung betrachten.
- Langzeitergebnisse zu diesem Thema zeigt eine Studie von Hides, Jull und Richardson (2001). Hier wurden Probanden, die erstmalig unter Rückenschmerzen litten, in zwei Gruppen eingeteilt. Eine Gruppe erhielt über einen Zeitraum von vier Wochen schmerzstillende Medikamente, die andere Anleitung für lokale Übungen. Nach einem und nach drei Jahren wurde evaluiert, wie häufig Rückenschmerzrezidive auftraten. In der Übungsgruppe lag die Rezidivhäufigkeit bei 30 % nach einem Jahr und bei 32 % nach drei Jahren, bei der Kontrollgruppe mit Medikamentengabe bei 84 % nach einem Jahr und 78 % nach drei Jahren.

Fazit

- Segmentale Stabilisation führt zu einer verbesserten Aktivierung und Feedforward-Aktivierung des M. transversus abdominis.
- Segmentale Stabilisation ist globalen aktiven Kräftigungsübungen hinsichtlich der Schmerzreduktion und Verbesserung der Einschränkung im Alltag nicht überlegen.

- Mannion et al. (2001) geht davon aus, dass Patienten durch die Bewegungstherapie wieder Vertrauen in den eigenen Körper gewinnen und ihre Bewegungsangst abbauen.
- Bewegungstherapie führt generell zu einem positiven Outcome (Schmerz, Einschränkung), hat aber keinen Zusammenhang mit einer Kraftzunahme.
- **Langfristig ist segmentale Stabilisation geeignet, um die Rezidivhäufigkeit von Rückenschmerzen zu verringern.**

PRAXISTIPP

Aufbau einer muskulären Grundspannung (unter Einbeziehung der segmentalen Stabilisatoren)

ASTE: RL (z. B.) – kann vor allem am Anfang sinnvoll sein, da sich die Patienten oft besser konzentrieren können. Die Grundspannung ist in allen anderen ASTEN leicht modifiziert möglich.

Durchführung:
- Leichtes Chin-in des Kopfes (Hinterkopf lang machen)
- Scapulae leicht nach hinten und unten ziehen (in Richtung der WS)
- Dabei den Schultergürtel in Mittelstellung einstellen (Mitte zwischen maximaler Protraktion und maximaler Retraktion)
- Bauchnabel leicht nach innen (in Richtung WS) ziehen
- Becken in Mittelstellung einstellen (zwischen maximaler Aufrichtung und Kippung)
- Mm. multifidi anspannen, indem sich die Patienten vorstellen sollen, eine Hyperlordose zu machen, ohne sie aktiv zu machen
- Beckenboden anspannen, indem Vagina bzw. Hoden und Anus nach kranial gezogen werden (ohne dabei das Gesäß anzuspannen).

Indikationen Grundspannung:
- Grundsätzlich sollte diese vor der Durchführung therapeutischer Bewegungstechniken eingeübt werden, z. B. vor dem assistiven Durchbewegen, v. a. vor Mobility-Techniken und -Übungen, aber auch beim Durchführen von aktiven oder resistiven Übungen.
- Patienten sollen die Grundspannung regelmäßig im Alltag aktiv üben.

POWER YOUR BODY

Tiefe Kniebeuge

ASTE:
- Stand mit dem Rücken an die Wand gelehnt.
- Bauchnabel sanft nach innen ziehen und Beckenboden nach oben und innen ziehen (Hoden/Vagina und Anus hochziehen)

BA: Mit dem Rücken sanft an der Wand nach unten gleiten bis die tiefst mögliche Kniebeuge eingenommen wurde. Dabei sollen die Fersen nicht vom Boden abheben. Das Gesäß soll dabei in der Luft gehalten werden und nicht auf dem Boden abgesetzt werden.

Diese Position 1–2 Min. halten.

Muskeleinsatz: Hüftabd./-add., Hüftflexoren und -extensoren, Knieflexoren und -extensoren, M. triceps surae, prätibiale Muskulatur, kurze Fußmuskeln und Core-Muskeln

9.1.4 Myokine – der „Zaubertrank der Muskeln"

Die Myokine wurden erst im Jahr 2005 von Pedersen und Febbraio entdeckt und werden noch weiter erforscht.

Definition

- Myokine sind Zytokine und Peptide und haben endokrine und parakrine Funktionen und Effekte.
- Sie sind an der Kommunikation zwischen den Zellen und zwischen den Organen beteiligt.
- Sie werden von den Muskelfasern produziert und freigesetzt.
- Dafür benötigen die Muskeln entsprechende Trainingsreize (➤ Praxistipp Myokinfreundliches Training) d. h. ohne Stimulation der Muskeln durch Belastung werden nur wenig Myokine ausgeschüttet.

Funktion

- Zytokine sind **Botenstoffe,** welche die Kommunikation und Interaktion zwischen den Zellen sowie deren Wachstum und Differenzierung beeinflussen können.
- I. d. R. wurde bisher die Ausschüttung von Zytokinen mit Entzündungsreaktionen in Verbindung gebracht; diese Sichtweise konnte durch die Myokinforschung modifiziert werden.
- Es gibt viele unterschiedliche Zytokine; zum einen die **proinflammatorischen** Zytokine, welche eine Entzündungsreaktion im Körper auslösen bzw. unterhalten können, wie z. B. TNF-α und IL-1β; **diese steigen allerdings während des Trainings nicht an.**
- **Physische Aktivität oder Training stimuliert** die Muskulatur hingegen, Zytokine auszustoßen,

9

die **antiinflammatorische** Eigenschaften haben, also als Gegenspieler (natürliche Inhibitoren) von TNF-α wirken.

- Weitere Myokine sind z. B. Interleukin-6 (IL6; dieses wurde als erstes entdeckt), IL-15 und Irisin.

IMPORTANT TO KNOW

Es wird angenommen, dass **regelmäßiges Training** aufgrund der Ausschüttung von **antiinflammatorischen Myokinen** bei physischer Aktivität vor **chronisch niedriggradigen Entzündungen** (Low Grade Inflammation) schützen kann.

PRAXISTIPP

Myokinfreundliches Training (Nimmo et al. 2013)

- Je **mehr Muskeln** beim Training aktiviert werden, desto **mehr Myokine** werden ausgeschüttet, d. h. **Übungen in Muskelketten** und **funktionelle Übungen** sind günstig.
- Aktivität: Die Intensität sollte nicht zu gering sein, d. h. ca. bei **70 % der maximalen aeroben Kapazität** liegen (➤ Kap. 5.5).
- Dauer: Das Training muss ausreichend lang sein; wie lang, ist individuell unterschiedlich, aber die **Glykogenreserven sollten geleert** werden.
- Wenn das Ziel z. B. ist, niedriggradige Entzündungen zu vermindern, dann muss das Training **regelmäßig** ausgeführt werden, auch um einen langfristigen Effekt der Myokine zu erreichen.
- Die Kombination von **Kraft- und Ausdauertraining** zeigt hier die größten Effekte.

WIEDERHOLUNGSFRAGEN

Kap. 9.1 Praxisrelevante Grundlagen Muskulatur

1. Erkläre, was du unter dem posturalen Tonus verstehst.
2. Erkläre die Entstehungsmöglichkeiten eines Hypertonus bei intaktem ZNS.
3. Nenne drei beitragende Faktoren, die die Aufrechterhaltung eines Hypertonus bei intaktem ZNS begünstigen.
4. Erkläre, was du unter Cinderella-Fasern verstehst.
5. Erkläre, was im Allgemeinen unter einer muskulären Verkürzung verstanden werden kann.
6. Erkläre die Unterschiede zwischen einer reversibel funktionellen, einer reversibel strukturellen und einer reflektorischen Verkürzung.
7. Nenne fünf Ursachen für das Entstehen von Bewegungseinschränkungen.
8. Erkläre den Unterschied zwischen Dehnen und Mobility.
9. Erkläre den Unterschied zwischen bewegenden und stabilisierenden Muskeln.
10. Nenne Faktoren, die zum Verlust bzw. zur Ausschaltung der segmentalen Stabilisatoren führen können.
11. Erkläre, warum Dauerdehnhaltungen für Patienten so problematisch sein können.
12. Erkläre, was du unter dem Begriff „Reedukation der segmentalen Stabilisatoren" verstehst.
13. Erkläre in eigenen Worten den Aufbau einer Grundspannung und führe diese an dir selbst durch.
14. Nenne die Indikationen für den Aufbau einer Grundspannung.
15. Erkläre die Definition und Funktion von Myokinen.
16. Nenne die Hauptaspekte, die ein Training erfüllen sollte, um die Myokinausschüttung zu stimulieren.

9.2 Muskeltonus-Tests

Der Muskeltonus kann durch **passives Durchbewegen oder Palpation** getestet werden. Es sollten immer beide Modalitäten zur Überprüfung des Muskeltonus genutzt werden, da eine allein dafür nicht ausreichend ist. Beim passiven Durchbewegen ist es wichtig, mit unterschiedlichen Bewegungsgeschwindigkeiten zu arbeiten.

Bewertung des Muskeltonus

Zur Bewertung des Muskeltonus können folgende Begriffe verwendet werden:

- **Hypertonus:** Muskelspannung ist erhöht (➤ Kap. 9.1.1); ggf. Einschränkung des Bewegungsausmaßes durch einen erhöhten Tonus?
- **Hypotonus:** Muskelspannung ist erniedrigt (➤ Kap. 9.1.1)
- **Spastik:** Hierbei ist der Widerstand der Muskulatur umso stärker, je schneller bewegt wird. Meistens nur in einer Bewegungsrichtung des Gelenks.
- **Rigor:** Wächserner Widerstand beim Bewegen. Dieser ist sowohl bei den Flexoren als auch den Extensoren ausgeprägt und somit richtungsunabhängig.

9

- **Zahnradphänomen:** Rhythmisches Loslassen des Widerstandes beim Durchbewegen, geht oft mit einem Rigor einher.

Um den Muskeltonus objektiv zu bewerten, können verschiedene Skalen verwendet werden, wie z. B. die **modifizierte Tardieu-Skala** (Haugh et al. 2006) oder die modifizierte **Ashworth-Skala** (Bohannon und Smith 1987). Bei beiden Skalen wird nach speziellen Anweisungen durchbewegt und die Bewertung nach festgelegten Standards durchgeführt (z. B. deutlich spürbare Tonuserhöhung über das gesamte ROM).

9.3 Muskelkraft-Tests

Bei den Muskelkrafttests wird die Funktion der Kraft, Stabilität und Überwindung der Schwerkraft und damit auch die Bewegungsfunktion getestet.

Grundsätzlich können Muskelkrafttests manuell **gegen die Schwerkraft** oder **gegen den subjektiven Widerstand des Untersuchers** durchgeführt werden. Es gibt noch weitere Verfahren und Möglichkeiten, die Muskelkraft zu testen.

Die Muskelkraft kann auch durch verschiedene **technische Messverfahren** überprüft werden (z. B. Dynamometer, Isokinet, etc.). In diesem Kapitel wird die **manuelle Testung** besprochen.

9.3.1 Kennmuskeltests

Manchmal ist es sinnvoll, sich zunächst einen Überblick über den Kraftstatus des Patienten zu verschaffen. Dazu können Kennmuskeltests hilfreich sein.

Kennmuskeln sind Muskeln, die zur **Überprüfung der Spinalnerven** bzw. spinaler Segmente genutzt werden können (➤ Abb. 9.1). Die Muskeln werden also entsprechend ihrer zugehörigen Innervation ausgewählt. Hier werden exemplarisch Muskeln als Kennmuskeln für die obere und untere Extremität vorgestellt.

Durchführung Kennmuskeltests

- Es ist sinnvoll, den Patienten zunächst in eine bestimmte Position zu bringen (z. B. Hüftflexion für den M. iliopsoas) und ihn dann die Muskelspannung halten zu lassen.
- Dann kann der Therapeut versuchen, den Widerstand des Patienten zu durchbrechen, indem er versucht, das Bein dreimal hintereinander in die Hüftextension zu bewegen. Der Patient soll gegenhalten.
- Der Patient soll also einen Widerstand in der Funktion des Muskels aufbauen und dann diesen Widerstand nicht vom Therapeuten brechen lassen!
- **Beispiel:** Hüftbeugemuskulatur – Patient liegt in RL und beugt das zu testende Bein in ca. 90° Hüftflexion an, dann wird er aufgefordert, diese ASTE zu halten und den Widerstand nicht durch den Therapeuten brechen zu lassen. Der Therapeut versucht, das Bein in Hüftextension zu bewegen. Der Patient soll versuchen, gegenzuhalten.
- Dadurch werden die Kennmuskeln isometrisch getestet.
- Die Kennmuskeln müssen immer im **Seitenvergleich** getestet werden.

Mögliche Kennmuskeln

Untere Extremität

- M. iliopsoas (L1,2) – Test: Hüftflexion
- M. quadriceps femoris (L3,4) – Test: Knieextension (➤ Abb. 9.2)
- M. tibialis anterior (L4) – Test: Dorsalextension
- Mm. peronei (S1, L4-L5) – Test: Pronation
- M. triceps surae (S1) – Test: Plantarflexion
- M. extensor hallucis (L5) – Test: Extension der Großzehe

Der M. triceps surae ist ein sehr starker Muskel, deshalb bietet es sich an, den Patienten zusätzlich zur manuellen Testung im Fußspitzengang gehen zu lassen!

Obere Extremität

- M. trapezius (N. accessorius – 11. Hirnnerv) – Test: Schultergürtelelevation
- M. deltoideus (C4, 5) – Test: Schulterabduktion
- M. biceps brachii (C5) – Test: Ellenbogenflexion und Supination (➤ Abb. 9.3)
- M. flexor carpi radialis (C6) – Test: Handgelenksflexion
- M. triceps brachii (C7) – Test: Ellenbogenextension
- M. interossei (C8/Th1) – Test: Fingerabduktion (Spreizung)

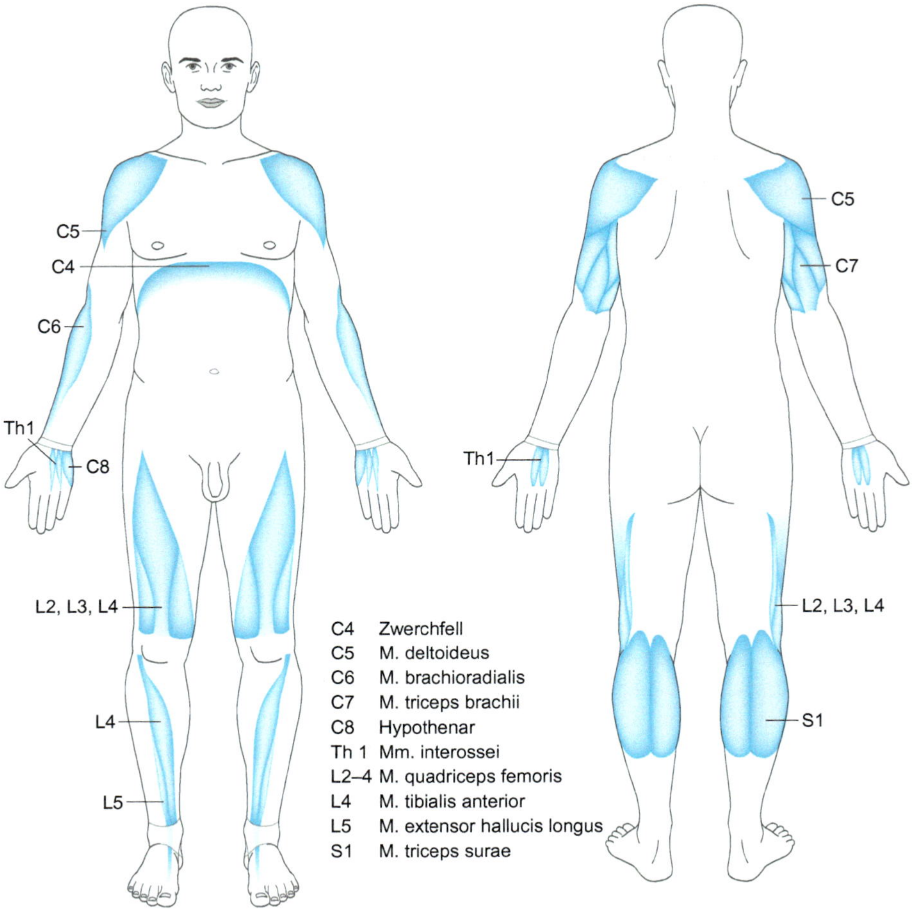

Abb. 9.1 Übersicht Kennmuskeln [L234]

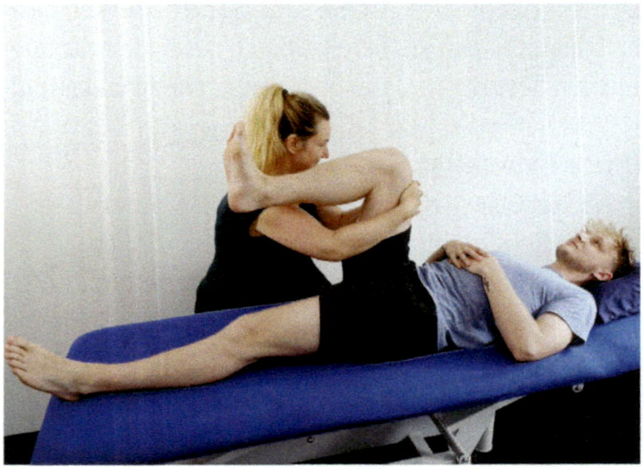

Abb. 9.2 Kennmuskeltestung untere Extremität: Hüftflexion zur Testung des M. iliopsoas [O1130]

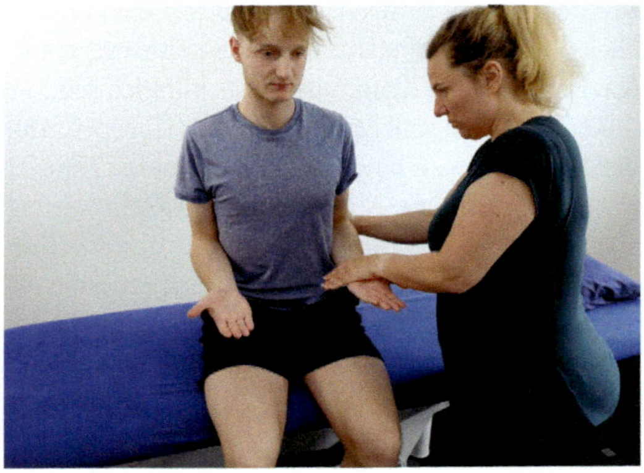

Abb. 9.3 Kennmuskeltestung obere Extremität: Ellenbogenflexion und Supination zur Testung des M. biceps brachii [O1130]

NICE TO KNOW

Es gibt auch andere Kennmuskeln, die für die Segmente verwendet werden können!

WEITERDENKAUFGABE 11

Erstelle deine eigene Kennmuskeltabelle, indem du heraussuchst, welche Muskeln noch von bestimmten Segmenten innerviert werden und sich somit gut als Kennmuskeln eignen!

9.3.2 Muskelübersichtstests

Eine weitere Möglichkeit sind Muskelübersichtstests, die einen Überblick über verschiedene Körperregionen geben, sodass anschließend einzelne Muskeln genauer mit Hilfe von MFT (➤ Kap. 9.3.3) getestet werden können.

Armvorhalteversuch

Mit diesem Test kann die Kraft der oberen Extremität und des oberen Rumpfes getestet werden.

ASTE: Stand oder Sitz

Durchführung: Der Patient wird aufgefordert beide Arme mit den Handinnenflächen nach oben in 90° Flexion anzuheben und zu halten (➤ Abb. 9.4).

Bewertung:

- Absinktendenz?
- Schweregefühl in den Armen?
- Ungleichmäßiges Absinken der Arme?

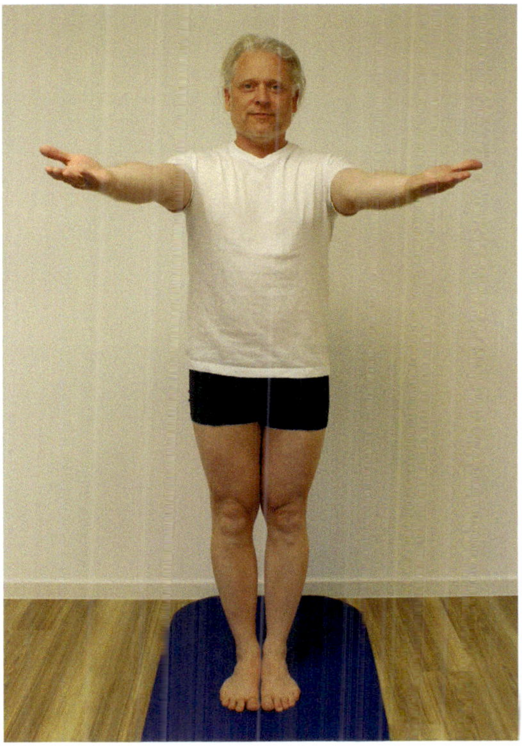

Abb. 9.4 Armvorhalteversuch [P1610]

Beinvorhalteversuch

Mit diesem Test kann die Kraft der unteren Extremität und des Rumpfes getestet werden.

ASTE: RL

Durchführung: Der Patient soll seine Beine in 90° Knie- und Hüftflexion in der Luft halten (➤ Abb. 9.5).

Bewertung:

- Absinktendenz?
- Schweregefühl in den Beinen?
- Ungleichmäßiges Absinken der Beine?

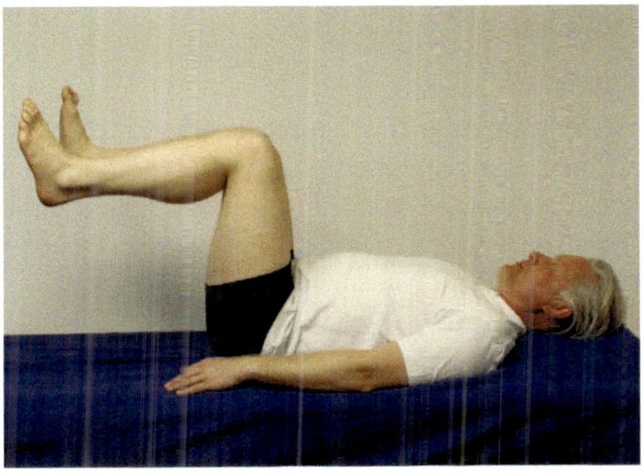

Abb. 9.5 Beinvorhalteversuch [P1610]

NICE TO KNOW

Bein- und Armvorhalteversuch können auch mit geschlossenen Augen durchgeführt werden. Hierbei sollte eine ausreichende Sicherung des Patienten erfolgen.

Sit-to-Stand-to-Sit-Test

Durchführung: Der Patient wird aufgefordert, vom Sitzen in den Stand zu kommen, 1–10 WH oder so oft wie möglich in einer Minute.

Bewertung: WH-Zahl in 1 Minute (➤ Tab. 9.1)

Tab. 9.1 Durchschnittliche WH-Zahl beim Sit-to-Stand-to-Sit-Test (nach einer Querschnittsstudie mit 6926 Probanden (Strassmann et al. 2013)

Probanden	Durchschnittliche WH-Zahl pro Minute
Männer 20–24 Jahre	50
Frauen 20–24 Jahre	47
Männer 75–79 Jahre	30
Frauen 75–79 Jahre	27

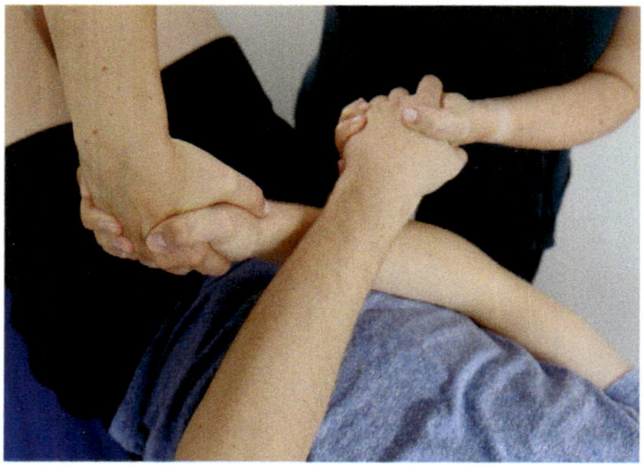

Abb. 9.6 Gekreuzter Händedruck [O1130]

Messung der Griffstärke durch gekreuzten Händedruck (subjektiv)

ASTE: Sitz oder Stand
Durchführung: Der Therapeut überkreuzt seine Hände und der Patient wird gebeten, die Hände des Therapeuten so kräftig wie möglich zu drücken (➤ Abb. 9.6).
Bewertung:

- Griffstärke
- Druck seitengleich? (subjektiv)

Messung der Griffstärke mit einem Dynamometer

ASTE: Stand oder Sitz
Durchführung: Patient soll seine Arme in 90° Ellenbogenflexion anbeugen und halten, dann mit der Hand in das Dynamometer greifen und mit maximaler Griffstärke zudrücken.
Bewertung: Das Dynamometer zeigt die Griffstärke in kg an (objektiv, aber nicht in jeder Therapieeinrichtung verfügbar).

9.3.3 Muskelfunktionstests (MFT)

Nach einer ersten groben Einschätzung durch Überprüfung von Kennmuskel(n) und/oder Muskelübersichtstests, kann eine genauere Testung der Muskelkraft einzelner Muskeln erfolgen. Hierzu eignen sich die Muskelfunktionstests (MFT; Smolenski et al. 2016).

Es können verschiedene Skalen zur Messung der Muskelfunktion genutzt werden; hier werden die beiden Praktikabelsten vorgestellt: Der **MFT nach Janda** (Smolenski et al. 2016; ➤ Tab. 9.2) und die **MRC-Skala** (➤ Tab. 9.3), die speziell für Patienten mit neurologischen Erkrankungen entwickelt und 2012 modifiziert wurde (Vanhoutte et al. 2012).

Tab. 9.2 Muskelfunktionstest (MFT) nach Janda (Smolenski et al. 2016)

Stufe	Muskelfunktion
0	Keine Muskelspannung und/oder Zuckung erkennbar bzw. palpabel, wenn der Muskel isometrisch angespannt werden soll
1	Muskelspannung und/oder Zuckung erkennbar bzw. palpabel, wenn der Muskel isometrisch angespannt werden soll
2	Bewegung ohne Einfluss der Schwerkraft (hubfrei) und über das gesamte Bewegungsausmaß möglich
3	Bewegung über das gesamte Range of Motion (ROM) und gegen den Einfluss der Schwerkraft durchführbar
4	Bewegung über das gesamt ROM und gegen einen leichten R durchführbar
5	Bewegung über das gesamte ROM und gegen einen schweren R durchführbar

Tab. 9.3 MRC-Skala (Paresenskala des Medical Research Council; Vanhoutte et al. 2012)

Stufe	Muskelfunktion
0	Keine Kontraktion sicht- oder fühlbar, Paralyse
1	Heftige Schwäche
2	Leichte Schwäche
3	Normale Stärke

9

MFT nach Janda

Nachfolgend werden die MFT nach Janda (Smolenski et al. 2016) vorgestellt, da diese häufig in der Physiotherapiepraxis verwendet werden.

Voraussetzungen

- Der Therapeut muss wissen, wo der Muskel liegt bzw. U, A und F des Muskels kennen – ohne dieses Wissen kann kein adäquater Test durchgeführt werden.
- Der Patient muss gut und sicher gelagert werden.
- Der Therapeut sollte theoretisch und praktisch in der Durchführung von MFT geschult sein.
- Ausweichbewegungen müssen vom Therapeuten erkannt und korrigiert werden.

Durchführung

- Richtige ASTE einstellen und den Patienten in dieser auch korrekt lagern.
- **Bevor die betroffene Seite getestet wird, sollte erst die nicht betroffene Seite getestet werden,** damit der Therapeut einen Referenzwert hat und der Patient sich auf die Bewegung vorbereiten kann.
- Wenn kein Seitenvergleich möglich ist, muss auf die klinische Expertise des Therapeuten zurückgegriffen werden – d. h., diese Beurteilung ist subjektiv,
- Die Testung hängt von den Vorerfahrungen des Therapeuten, von der Kraft (inklusive Tagesform) des Untersuchers und von dessen Erwartungen an den Patienten ab.
- **Seitendifferenzen kommen häufig vor!**
- Der Therapeut muss Ausweichbewegungen erkennen und verhindern.

Gütekriterien

- Die Reliabilität von MFT steigt mit der Erfahrung und der Schulung des Therapeuten.
- Die MFT haben bis zur Stufe 3 eine gute Evidenz; diese ist allerdings auch immer vom zu testenden Muskel und vom Krankheitsbild des Patienten abhängig (Pfeffer 2007).
- Es konnte eine gute Reliabilität und Validität von MFT bei Patienten mit neuromuskulären Dysfunktionen nachgewiesen werden (Cuthbert und Goodheart 2007).
- Stufe 4 und 5 sind subjektiv, da ein leichter und ein schwerer R ein subjektives Maß ist. Diese werden i. d. R. von jedem Therapeuten anders interpretiert und durchgeführt.

IMPORTANT TO KNOW

Nicht alle Muskeln lassen sich nach einem MFT- oder MRC-Schema testen. Die stabilisierenden Muskeln, die keine expliziten angulären Bewegungen durchführen, wie z. B. der Beckenboden, können lediglich nach dem Schema **Muskelanspannung möglich/nicht möglich** getestet werden. Diese sind weiter unten auch dementsprechend aufgeführt. Hier werden Tests zur Überprüfung gezeigt, die vom MFT-Schema abweichen.

Grundsätze der Testung

- Immer am Patienten bleiben, einerseits zur Sicherung, andererseits, um den Muskel zu palpieren.
- Der zu testende Muskel muss während des Tests beobachtet werden.
- Den Patienten während der Testdurchführung immer an die Atmung erinnern. Patienten neigen dazu, während der Testung die Luft anzuhalten, um eine größere Kraft zu generieren.

Exemplarische MFT der unteren Extremität

Es gibt Literatur, die sich ausschließlich mit dem Thema MFT auseinandersetzt; wenn also Tests zu weiteren Muskeln für den Leser interessant sind, macht es Sinn, ein solches Buch zur Hand zu nehmen. Hier werden exemplarisch MFT für Muskeln gezeigt, welche häufiger in der Praxis vorkommen.

- M. iliopsoas (➤ Tab. 9.4, ➤ Abb. 9.7, ➤ Abb. 9.8, ➤ Abb. 9.9)
- M. quadriceps femoris (➤ Tab. 9.5, ➤ Abb. 9.10, ➤ Abb. 9.11, ➤ Abb. 9.12)
- Mm. ischiocrurales (➤ Abb. 9.13, ➤ Abb. 9.14, ➤ Abb. 9.15)
- M. gluteus maximus (➤ Abb. 9.16, ➤ Abb. 9.17, ➤ Abb. 9.18)
- Mm. adductores (kurz/lang; ➤ Abb. 9.19, ➤ Abb. 9.20, ➤ Abb. 9.21)
- Mm. abductores (M. glut. med./min.: ➤ Abb. 9.22, ➤ Abb. 9.23, ➤ Abb. 9.24)
- M. triceps surae (➤ Abb. 9.25, ➤ Abb. 9.26, ➤ Abb. 9.27)

- M. tibialis anterior (➤ Abb. 9.28, ➤ Abb. 9.29, ➤ Abb. 9.30)
- Mm. peronei
- Kurze Fußmuskeln

Die ersten beiden Muskeln werden hier ausführlich dargestellt, bei allen weiteren werden nur die unterschiedlichen Stufen der MFT aufgeführt.

M. iliopsoas
(➤ Tab. 9.4)

Tab. 9.4 MFT M. iliopsoas

Ursprung	Fossa/Crista iliaca, laterale Wirbelkörper/Querfortsätze Th 12–L 5
Ansatz	Trochanter minor
Funktion	Hüftflexion, LWS-Extension, Latflex. ipsilateral, AR
ASTE	• RL – ein Bein im Überhang, das andere Bein aufgestellt • Wenn keine LWS-Lordose vorliegt, soll der Patient die Hand unter die LWS legen und den Rücken gegen die Hand drücken.
Hauptfunktion zur Testung	Hüftflexion • **Stufe 0, 1:** Palpation in Fossa iliaca – Anspannen in Hüftflexion (dabei sollten beide Beine angestellt sein; ➤ Abb. 9.7) • **Stufe 2:** in SL (➤ Abb. 9.8) • **Stufe 3:** in RL – dabei das zu testende Bein im Überhang (➤ Abb. 9.9), a) Teilbewegungsausmaß, b) komplettes Bewegungsausmaß • **Stufe 4, 5:** in RL mit R proximal (4) und distal (5)
Ausweichmöglichkeiten	Hyperlordose LWS, Oberkörper kommt hoch
Besonderheiten	Bauchnabel zur Wirbelsäule ziehen, in Achse bleiben
Weitere ASTEN	SL, Sitz

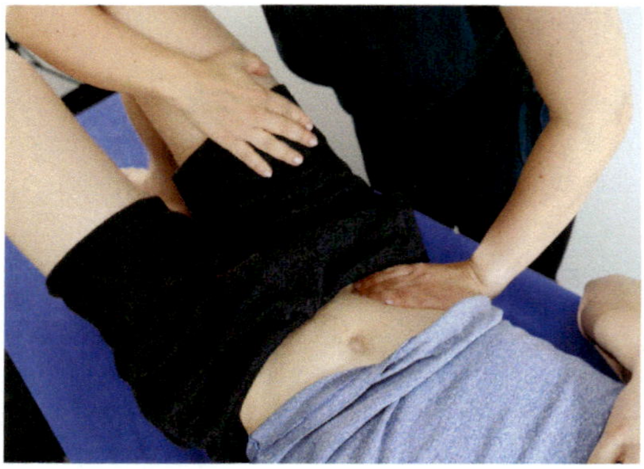

Abb. 9.7 MFT M. iliopsoas Stufe 1 [O1130]

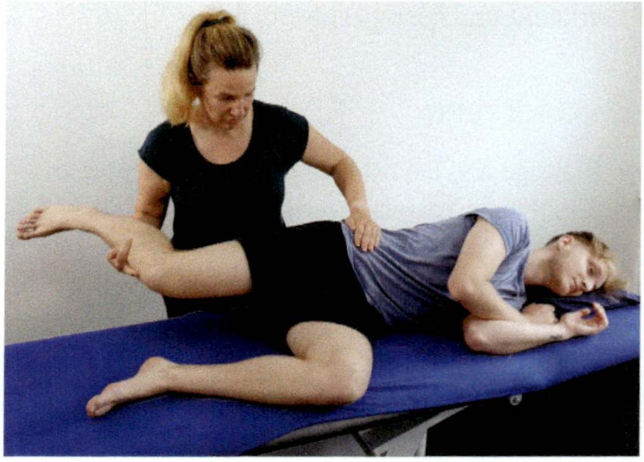

Abb. 9.8 MFT M. iliopsoas Stufe 2 [O1130]

M. quadriceps femoris
(➤ Tab. 9.5)

Mm. ischiocrurales

Hauptfunktion zur Testung

Hüftextension (mit extendiertem Knie); bei Bedarf kann auch die Knieflexion nach dem gleichen Schema getestet werden.

- **Stufe 0, 1:** Palpation an der OS-Rückseite (➤ Abb. 9.13)
- **Stufe 2:** SL – Hüftextension (mit extendiertem Knie; ➤ Abb. 9.14)
- **Stufe 3:** BL – Hüftextension (mit extendiertem Knie; ➤ Abb. 9.15)
- **Stufe 4:** BL – Hüftextension (s. o.) mit proximalen R an der dorsalen OS-Seite
- **Stufe 5:** BL – Hüftextension mit distalem R an der dorsalen OS-Seite

Besonderheiten

- Wenn der M. biceps femoris und die Mm. semicrurales differenziert werden sollen, kann dies über die Einstellung der Rotation des Unterschenkels erfolgen.
- **M. biceps femoris:** US in **IR** einstellen und dann eine Hüftextension (mit extendiertem Knie)

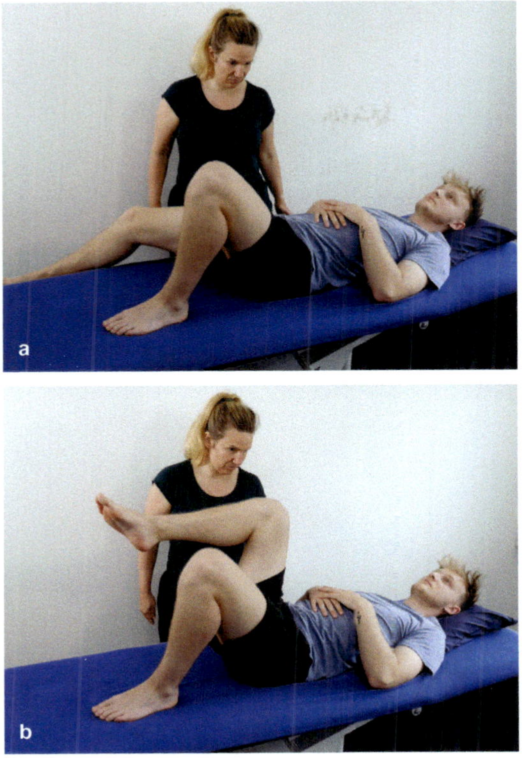

Abb. 9.9 MFT M. iliopsoas Stufe 3 a und b [G1130]

durchführen lassen. Der M. biceps femoris wird durch die leichte Vordehnung vermehrt aktiviert.

- **Mm. semicrurales:** US in **AR** einstellen und dann eine Hüftextension (mit extendiertem Knie) durchführen lassen.

M. gluteus maximus

Hauptfunktion zur Testung

Hüftextension (mit flektiertem Knie)

- **Stufe 0, 1:** Palpation an Gesäß, dabei in Hüftextension spannen lassen (➤ Abb. 9.16)
- **Stufe 2:** SL – Hüftextension (mit flektiertem Knie: ➤ Abb. 9.17)
- **Stufe 3:** BL – Hüftextension (mit flektiertem Knie; ➤ Abb. 9.18)
- **Stufe 4:** BL – Hüftextension mit proximalen R (mit flektiertem Knie) an der dorsalen OS-Seite
- **Stufe 5:** BL – Hüftextension mit distalem R (mit flektiertem Knie) an der dorsalen OS-Seite

Mm. adductores (kurz und lang)

Hauptfunktion zur Testung

Adduktion

- **Stufe 0, 1:** Palpation medial am OS und in Hüftadduktion spannen lassen (➤ Abb. 9.19)

Tab. 9.5 MFT M. quadriceps femoris

Ursprung	SIAI, Labium mediale/laterale, ventral Femur
Ansatz	Tuberositas tibiae
Funktion	Knieextension, Hüftflexion
ASTE	Rückenlage oder Sitz
Hauptfunktion zur Testung	Knieextension • **Stufe 0, 1:** RL – Palpation auf OS-Vorderseite (Kommando zur Anspannung: Versuche, das Knie in die Unterlage zu drücken oder Ferse anzuheben). **Cave:** Alle Mm.-vasti-Anteile nachpalpieren! (➤ Abb. 9.10) • **Stufe 2:** SL – Aus der Knieflexion in die Knieextension (➤ Abb. 9.11) • **Stufe 3:** RL mit herabhängenden Beinen – aus der Knieflexion in die Knieextension (➤ Abb. 9.12) • **Stufe 4:** Sitz mit herabhängenden Beinen – Knieextension – R proximal • **Stufe 5:** Sitz mit herabhängenden Beinen – Knieextension – R distal
Ausweichmöglichkeiten	Oberkörper geht nach dorsal (im Sitz)
Besonderheiten	Beim M. quadriceps werden hauptsächlich die Mm. vasti getestet, der M. rectus femoris wird eher bei den Hüftbeugern mitgetestet. Zusatz Tests zur Differenzierung der M. vasti: • M. vastus medialis: Endgradige Streckung oder endgradige Streckung mit AR des OS • M. vastus lateralis: Streckung mit IR des OS
Weitere ASTEN	Langsitz auf Bank und US im Überhang

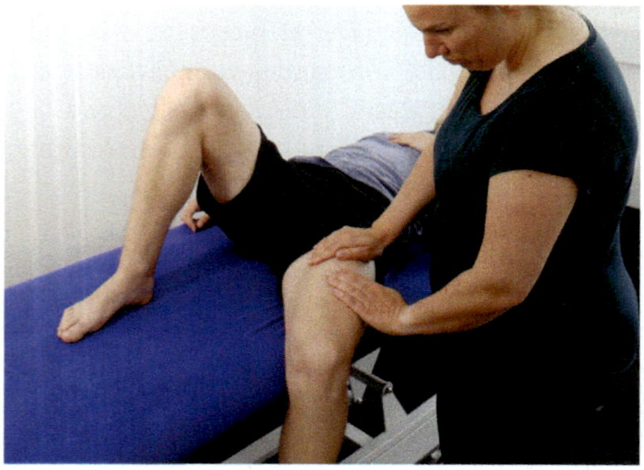

Abb. 9.10 MFT M. quadriceps femoris Stufe 1 [O1130]

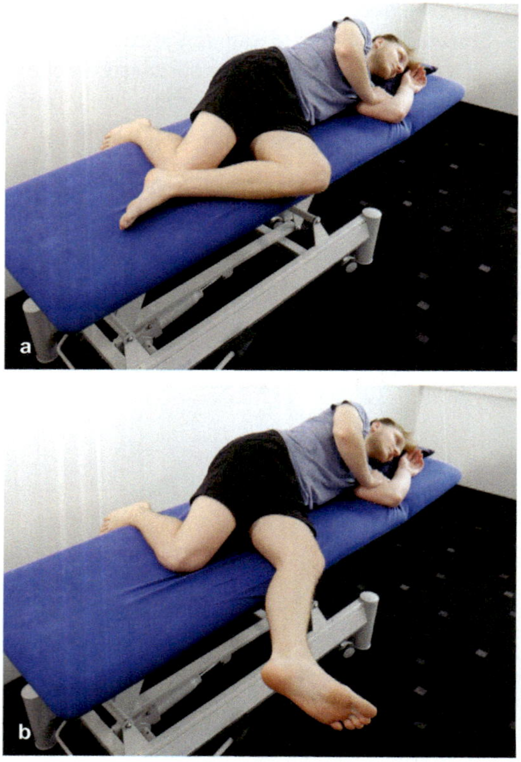

Abb. 9.11 MFT M. quadriceps femoris Stufe 2 aus der Knieflexion (a) in die Knieextension (b) [O1130]

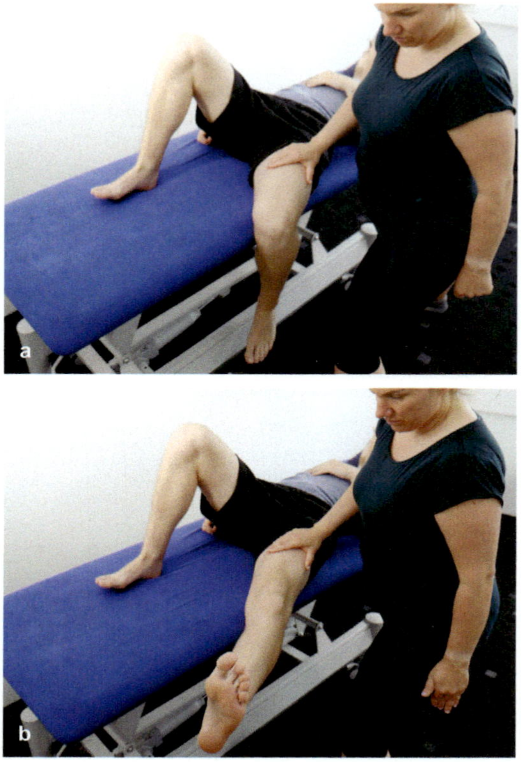

Abb. 9.12 MFT M. quadriceps femoris Stufe 3 aus der Knieflexion (a) in die Knieextension (b) [O1130]

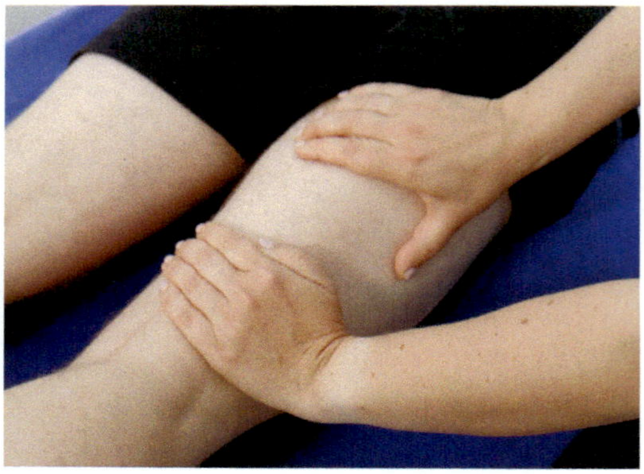

Abb. 9.13 MFT Mm. ischiocrurales Stufe 1 [O1130]

- **Stufe 2:** RL – Adduktion mit gestrecktem Bein (lange ADD; ➤ Abb. 9.20), mit flektiertem Knie (kurze ADD), aus der ABD in die ADD.
- **Stufe 3:** SL – oben liegendes Bein in Flex. vor dem unten liegenden Bein (ggf. mit einem Kissen unterlagern) **– unten liegendes Bein wird getestet** – ADD mit gestrecktem Knie für die langen ADD (➤ Abb. 9.21) und mit flektiertem Knie für die kurzen ADD
- **Stufe 4:** s. Stufe 3 mit proximalen R medial am OS
- **Stufe 5:** s. Stufe 3 mit distalem R medial am OS

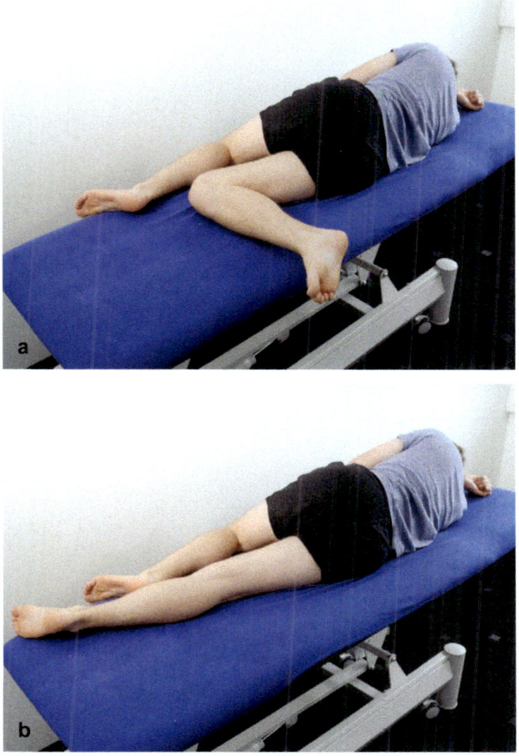

Abb. 9.14 MFT Mm. ischiocrurales Stufe 2 [O1130]

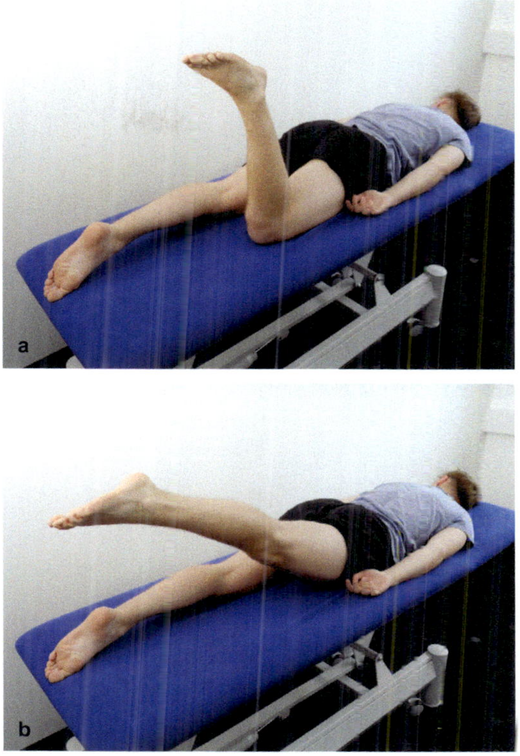

Abb. 9.15 MFT Mm. ischiocrurales Stufe 3: a) mit Knieflexion, b) mit geradem Knie [O1130]

Besonderheiten

- Kurze ADD mit flektiertem Kniegelenk testen, lange ADD mit extendiertem Knie testen
- **M. pectineus:** Zur Differenzierung **Hüftextension** einstellen, damit dieser vermehrt aktiviert wird, und Hüftadduktion (Knie flektiert) testen.
- **M. add. magnus: Hüftflexion** einstellen, damit dieser vermehrt aktiviert wird, und Hüftadduktion (Knie flektiert) testen.

POWER YOUR BODY

Laterale Hip-Lifts

ASTE: SL – Oberkörper im Stützdreieck aufgestützt (auf Unterarm und Ellenbogen gestützt) – oberes Bein vor dem unteren Bein aufgestellt (unteres Bein ist damit extendiert)
BA: Becken anheben und wieder senken, anschließend Seite wechseln
Muskeleinsatz: Hüftabd./-add., Hüftflexoren und -extensoren, Knieflexoren und -extensoren, M. triceps surae, prätibiale Muskulatur, kurze Fußmuskeln, seitliche Bauchmuskeln und Core-Muskeln

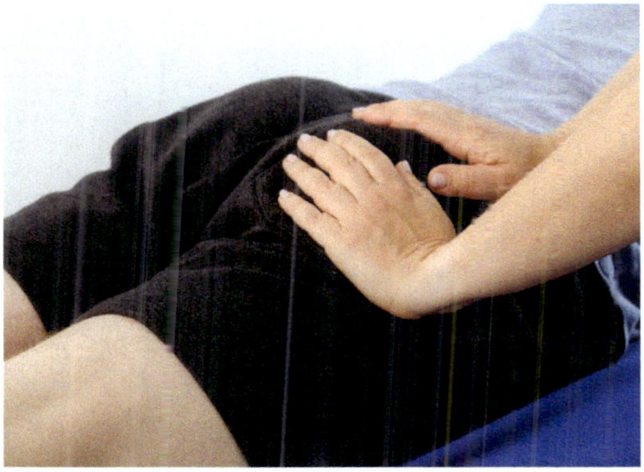

Abb. 9.16 MFT M. gluteus max. Stufe 1 [O1130]

Mm. abductores

Besonderheiten ASTE

- SL – auf die Ausweichbewegungen des Beckens achten; meist muss dieses durch den Therapeuten nach ventral fixiert werden

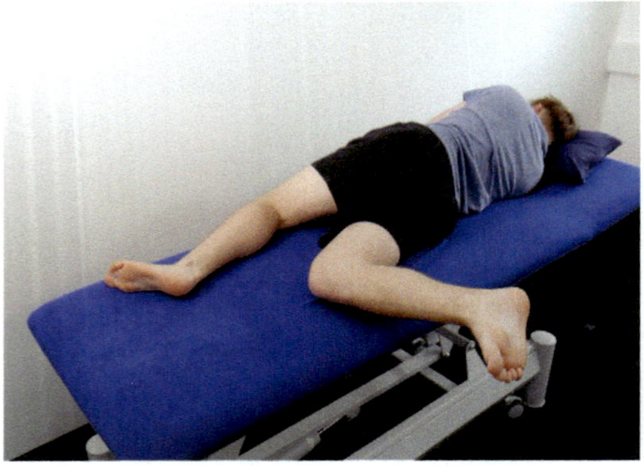

Abb. 9.17 MFT M. gluteus max. Stufe 2 [O1130]

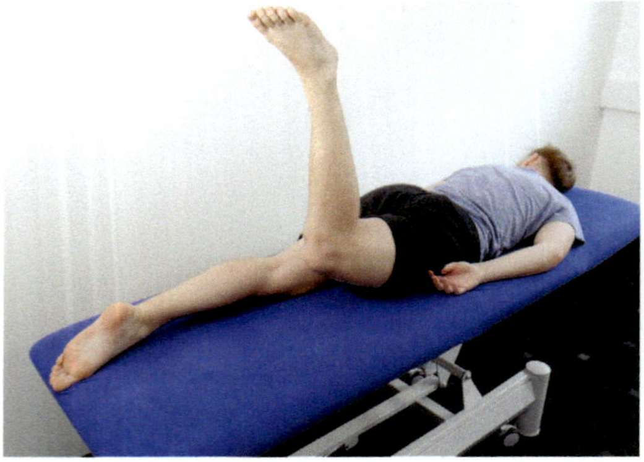

Abb. 9.18 MFT M. gluteus max. Stufe 3 [O1130]

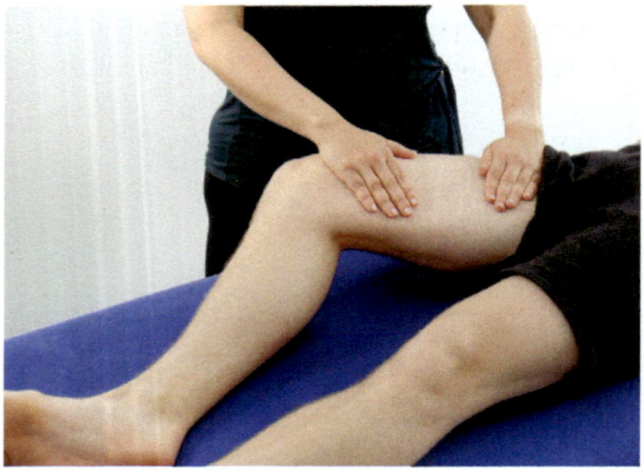

Abb. 9.19 MFT Mm. adductores Stufe 1 [O1130]

- Das Bein sollte in Neutral-Null-Stellung oder in einer leichten Hüftextension sein, um eine Ausweichbewegung über die Hüftflexoren in Hüftflexion zu verhindern.

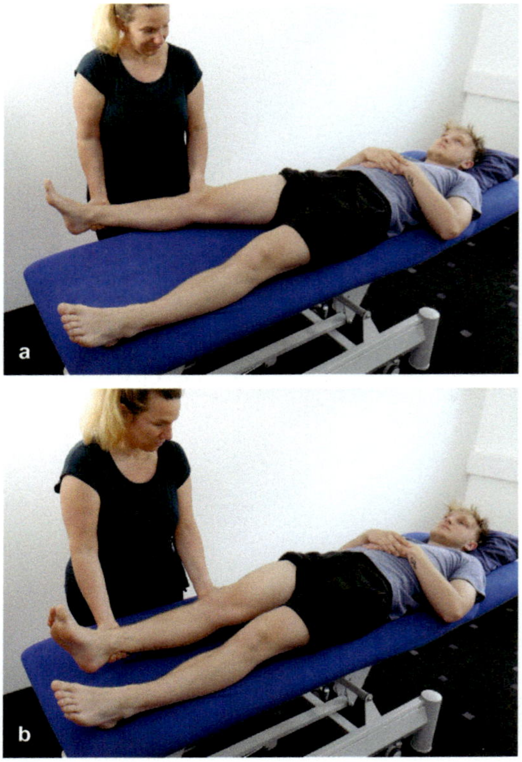

Abb. 9.20 MFT Mm. adductores Stufe 2 aus der ABD (a) in die ADD (b) [O1130]

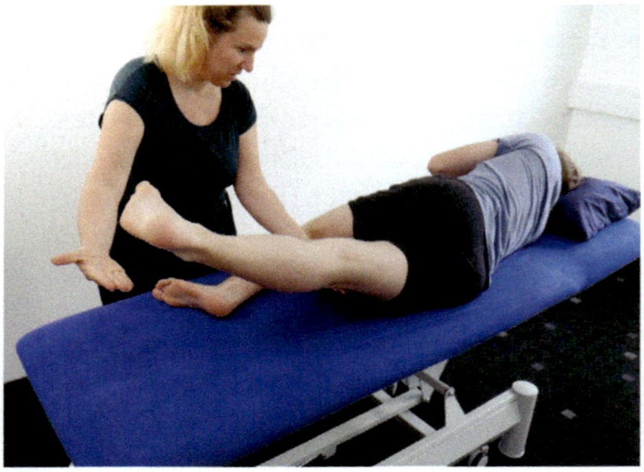

Abb. 9.21 MFT Mm. adductores Stufe 3 [O1130]

Hauptfunktion zur Testung

Hüftabduktion

- **Stufe 0, 1:** Palpation lateral am Gesäß und in Hüftabduktion spannen lassen (➤ Abb. 9.22)
- **Stufe 2:** RL – Abduktion des Beines (➤ Abb. 9.23)

9

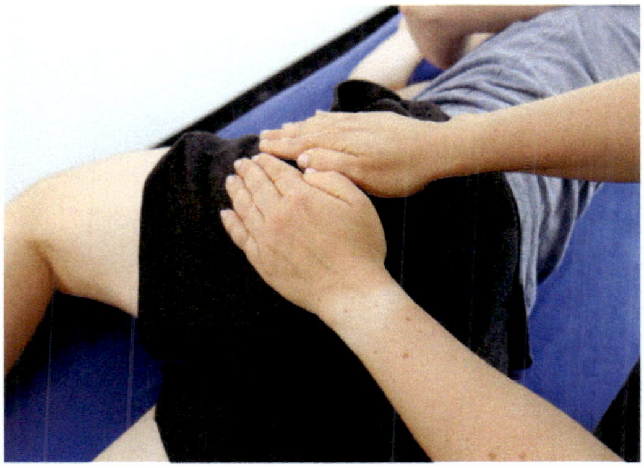

Abb. 9.22 MFT Mm. abductores Stufe 1 [O1130]

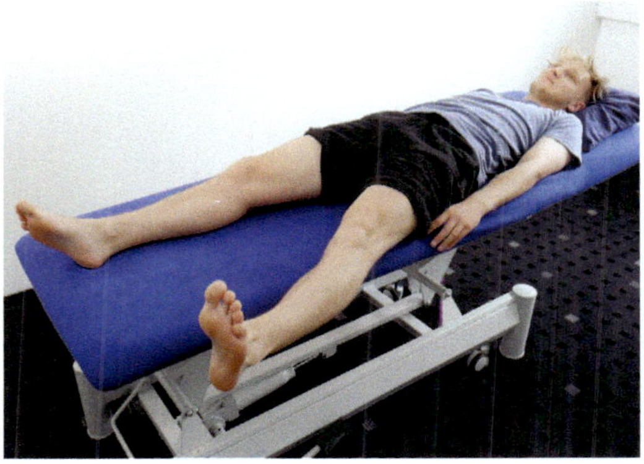

Abb. 9.23 MFT Mm. abductores Stufe 2 [O1130]

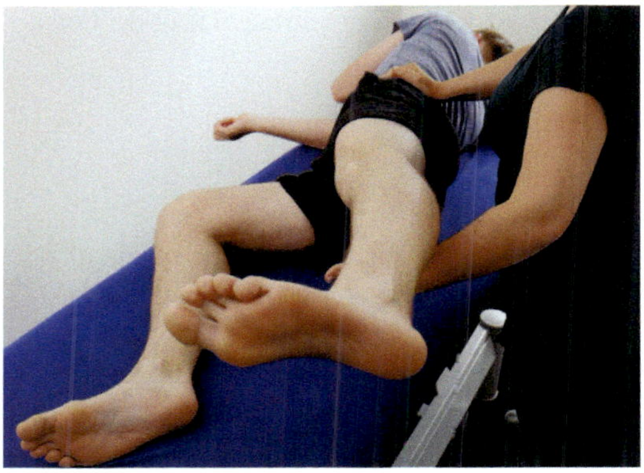

Abb. 9.24 MFT Mm. abductores Stufe 3 [O1130]

- **Stufe 3:** SL – das zu testende Bein liegt oben – in Neutral-Null-Stellung oder in Hüftextension! – Patient soll das Bein in ABD bewegen (➤ Abb. 9.24)

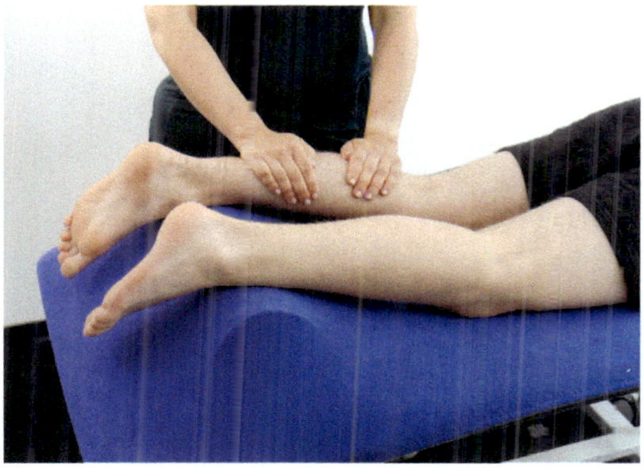

Abb. 9.25 MFT M. triceps surae Stufe 1 [O1130]

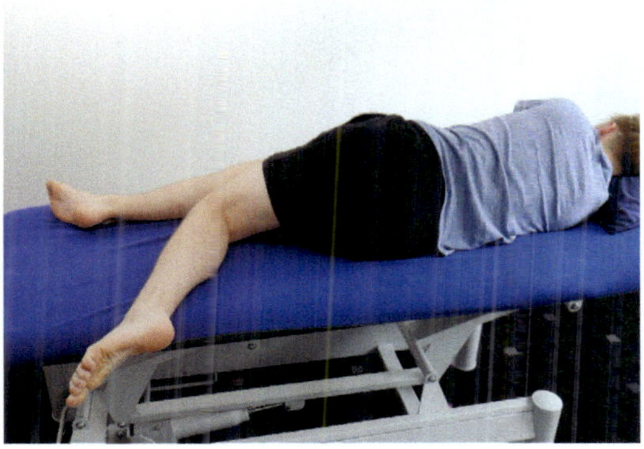

Abb. 9.26 MFT M. triceps surae Stufe 2 [O1130]

- **Stufe 4:** s. Stufe 3 proximaler R am lateralen OS
- **Stufe 5:** s. Stufe 3 mit distalem R am lateralen OS

M. gastrocnemius/M. soleus (M. triceps surae)

Hauptfunktion zur Testung

Plantarflexion

M. gastrocnemius:

- **Stufe 0, 1:** RL/BL – Palpation Wade, dabei anspannen lassen in Plantarflexion (➤ Abb. 9.25)
- **Stufe 2:** SL – in Plantarflexion bewegen lassen (➤ Abb. 9.26)
- **Stufe 3:** BL – in Plantarflexion bewegen lassen (➤ Abb. 9.27)
- **Stufe 4:** BL mit proximalen R am plantaren Fuß (ballen), dabei in PF anspannen lassen
- **Stufe 5:** BL mit distalem R am plantaren Fuß (ballen), dabei in PF anspannen lassen

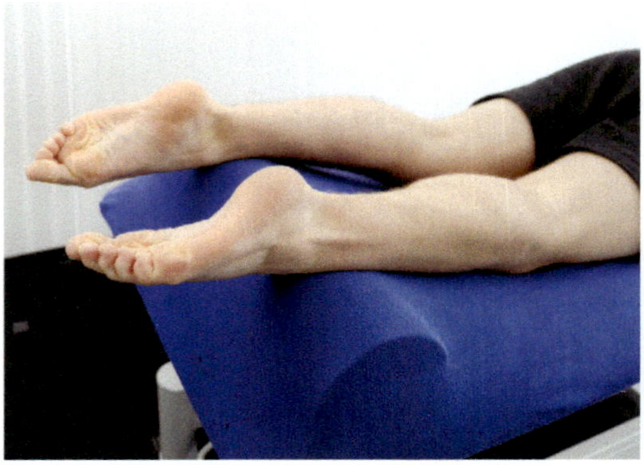

Abb. 9.27 MFT M. triceps surae Stufe 3 [O1130]

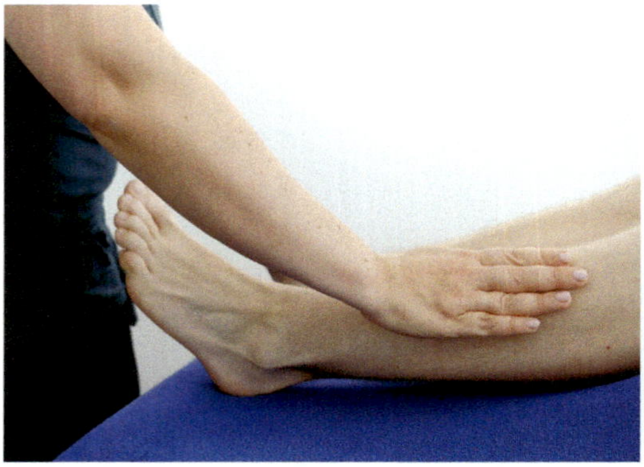

Abb. 9.28 MFT M. tibialis ant. Stufe 1 [O1130]

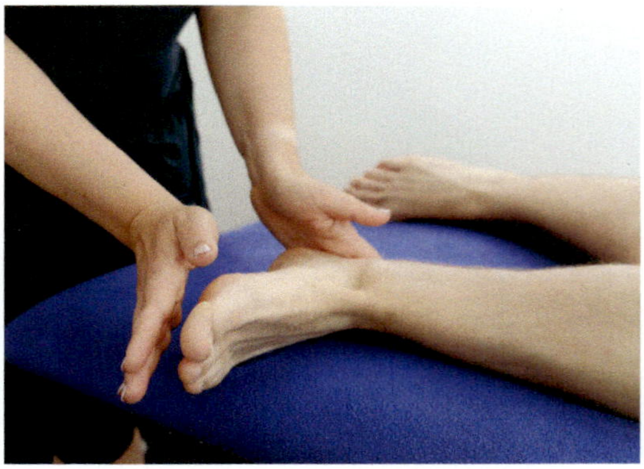

Abb. 9.29 MFT M. tibialis ant. Stufe 2 [O1130]

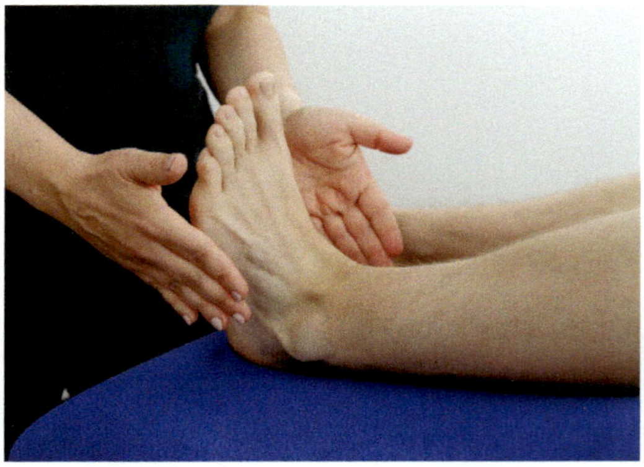

Abb. 9.30 MFT M. tibialis ant. Stufe 3 [O1130]

M. soleus: s. o.; bei allen Stufen muss das Knie flektiert sein, dann ist der M. gastrocnemius angenähert und weniger aktiv.

Besonderheiten

Stufe 4 und 5 können auch im Stehen getestet werden, beim M. soleus unter Knieflexion, beim M. gastrocnemius mit Knieextension (aber nicht verriegelt!).

M. tibialis anterior

Hauptfunktion zur Testung

Dorsalextension

- **Stufe 0, 1:** RL – Palpation lateral der Tibia – in Dorsalextension des Fußes anspannen lassen (➤ Abb. 9.28)
- **Stufe 2:** SL und s. o. (➤ Abb. 9.29)
- **Stufe 3:** RL und s. o. (➤ Abb. 9.30)
- **Stufe 4:** RL und s. o. mit proximalen R an der dorsalen Fußseite
- **Stufe 5:** RL und s. o. mit distalem R an der dorsalen Fußseite

Mm. peronei

Hauptfunktion zur Testung

Pronation/Eversion

- **Stufe 0, 1:** Palpation lateral am Schienbein im Muskelverlauf – Patient soll in Pronation/Eversion anspannen
- **Stufe 2:** RL – Patient soll in Pronation/Eversion bewegen
- **Stufe 3:** SL – das zu testende Bein liegt oben – Patient soll in Pronation/Eversion bewegen
- **Stufe 4:** s. Stufe 3 mit proximalem R dorsolateral am Fußrücken
- **Stufe 5:** s. Stufe 3 mit distalem R dorsolateral am Fußrücken

Kurze Fußmuskeln

IMPORTANT TO KNOW

Die kurzen Fußmuskeln können nicht nach dem klassischen MFT-Schema (Stufe 0–5) getestet werden. Man kann nur überprüfen, ob der Patient diese aktiveren kann. Anschließend kann geschaut werden, ob der Patient die Aktivierung über einen längeren Zeitraum oder auch unter Progression (Stand, Einbeinstand, Step up) halten kann.
Die Muskelfunktion kann durch den kurzen Fuß nach Janda getestet werden.

Der kurze Fuß nach Janda (Rohde 2012)

ASTE: Beinachsengerechter Sitz, Fuß auf der Unterlage abgestellt – Fuß hat drei Auflagepunkte: Calcaneus, Großzehengrundgelenk und Kleinzehengrundgelenk
Bewegungsauftrag: Der Patient soll nun versuchen, den Abstand zwischen der Linie der Grundgelenke und der Ferse zu verkürzen, und das Fußgewölbe aufbauen (➤ Abb. 9.31). **CAVE:** Die Zehen nicht stark in den Boden krallen!

IMPORTANT TO KNOW

Die Übung ist nicht leicht zu erlernen. Es kann dem Patienten helfen, wenn er anfänglich die Zehen leicht krallen darf, um das Gewölbe zu heben. Das Krallen sollte dann aber mit der Zeit abgebaut werden.

Progression:
- Stand beidbeinig
- Stand einbeinig
- Stufe hoch- oder runtergehen

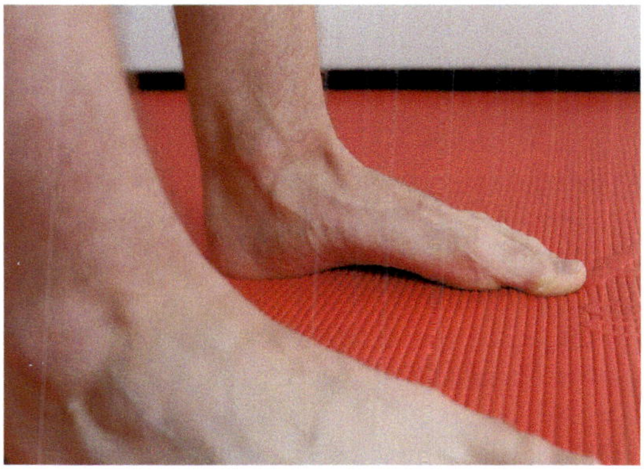

Abb. 9.31 Kurzer Fuß nach Janda [O1130]

Bewertung:
- Muskeln aktivierbar?
- Wie lange kann der kurze Fuß in unterschiedlichen ASTEN gehalten werden?
- Welche Progressionen sind möglich?

Exemplarische MFT der oberen Extremität

- M. supraspinatus (➤ Abb. 9.32, ➤ Abb. 9.33, ➤ Abb. 9.34)
- M. infraspinatus
- M. teres minor
- M. subscapularis (➤ Abb. 9.35, ➤ Abb. 9.36, ➤ Abb. 9.37)
- M. trapezius pars ascendens (➤ Abb. 9.38, ➤ Abb. 9.39, ➤ Abb. 9.40) et transversa et descendens
- Mm. rhomboidei (➤ Abb. 9.41, ➤ Abb. 9.42, ➤ Abb. 9.43)
- M. serratus anterior (➤ Abb. 9.44, ➤ Abb. 9.45, ➤ Abb. 9.46)
- Global Dorsalextensoren Handgelenk
- Global Palmarflexoren Handgelenk
- Global Supinatoren
- Global Pronatoren

M. supraspinatus

Hauptfunktion zur Testung

Initialabduktion
- **Stufe 0, 1:** Palpation: Fossa supraspinata oberhalb der Spina – Anspannen lassen in Schulterabduktion (➤ Abb. 9.32)
- **Stufe 2:** RL – aktive ABD die ersten 20° (➤ Abb. 9.33)
- **Stufe 3:** Sitz (auch SL) – aktive ABD die ersten 20° (➤ Abb. 9.34)
- **Stufe 4, 5:** R am Oberarm für die ABD

M. infraspinatus

Hauptfunktion zur Testung

AR
- **Stufe 0, 1:** Sitz/Stand – Palpation Fossa infraspinata unterhalb der Spina scapulae, dabei den Arm leicht in AR anspannen lassen
- **Stufe 2:** Sitz – AR
- **Stufe 3:** BL – AR

9

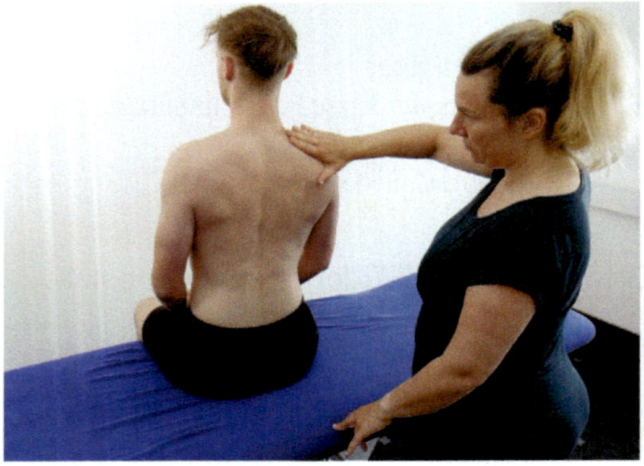

Abb. 9.32 MFT M. supraspinatus Stufe 1 [O1130]

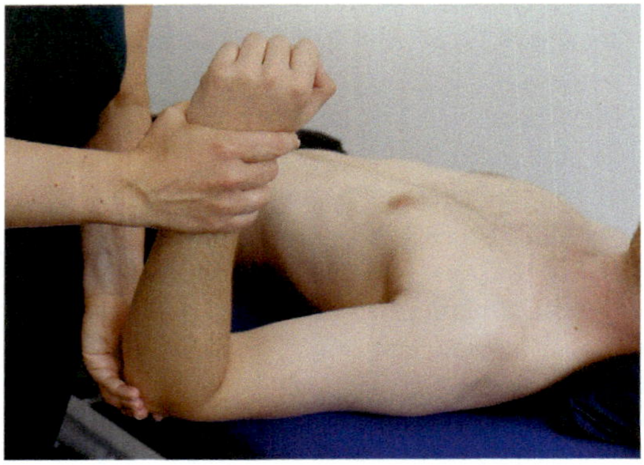

Abb. 9.33 MFT M. supraspinatus Stufe 2 [O1130]

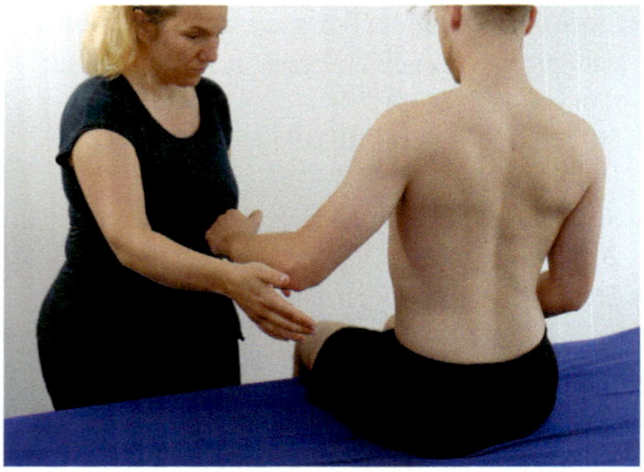

Abb. 9.34 MFT M. supraspinatus Stufe 3 [O1130]

- **Stufe 4, 5:** Gegen R lateral an Unterarm für die AR – Oberarm am Körper lassen, gefaltetes Handtuch zwischen Arm und Oberkörper fixieren

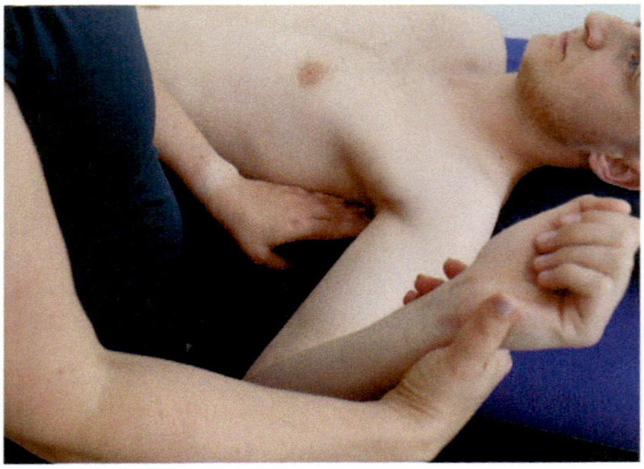

Abb. 9.35 MFT M. subscapularis Stufe 1 [O1130]

M. teres minor

Hauptfunktion zur Testung

AR

Stufen s. M. infraspinatus; nur bei Stufe 0, 1 ist die Palpation unterschiedlich: unterhalb des M. infraspinatus und an der Margo lateralis

M. subscapularis

Hauptfunktion zur Testung

IR

- **Stufe 0, 1:** Arm des Patienten in ABD, an der Innenfläche der Scapula palpieren und Patient in IR anspannen lassen (➤ Abb. 9.35)
- **Stufe 2:** Sitz – Schürzengriff und IR (➤ Abb. 9.36)
- **Stufe 3:** BL – IR (➤ Abb. 9.37)
- **Stufe 4, 5:** Gegen R – Oberarm am Körper lassen, gefaltetes Handtuch zwischen Arm und Oberkörper fixieren – R am Unterarm/Hand medial für die IR

M. trapezius pars ascendens

Hauptfunktion zur Testung

Scapula-Retraktion

- **Stufe 0, 1:** BL – Arme in ca. 130° ABD – Palpation – Arm in Luft halten, anspannen lassen, indem die Scapula nach hinten unten **(kaudomedial)** gezogen wird (➤ Abb. 9.38)
- **Stufe 2:** BL – Scapula nach hinten und unten (kaudomedial) ziehen (Arm abgelegt; ➤ Abb. 9.39)
- **Stufe 3:** BL – Arm selbst halten und Scapula nach kaudomedial ziehen (➤ Abb. 9.40)

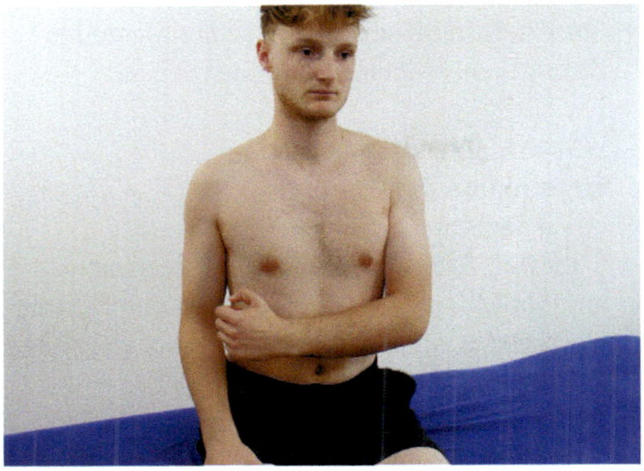

Abb. 9.36 MFT M. subscapularis Stufe 2 [O1130]

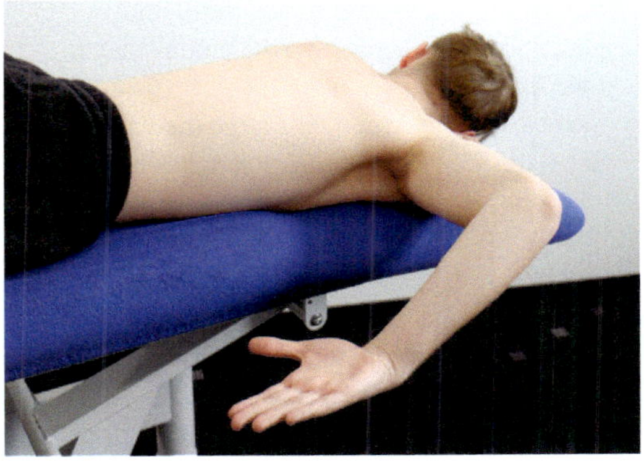

Abb. 9.37 MFT M. subscapularis Stufe 3 [O1130]

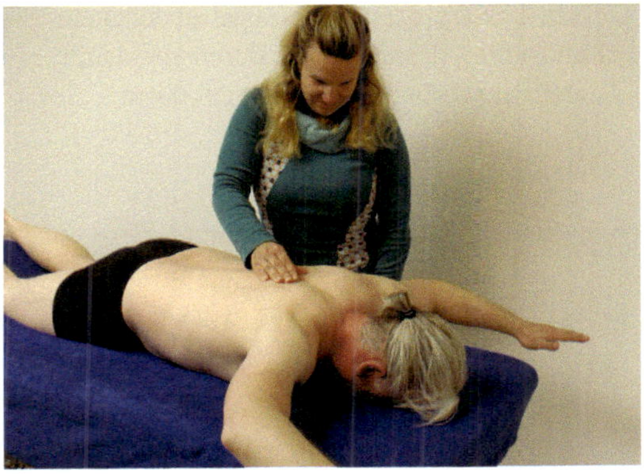

Abb. 9.38 MFT M. trapezius pars asc. Stufe 1 [P1610]

- **Stufe 4, 5:** R über Zug am Arm (distal, proximal), dabei weiter die Scapula nach kaudomedial ziehen

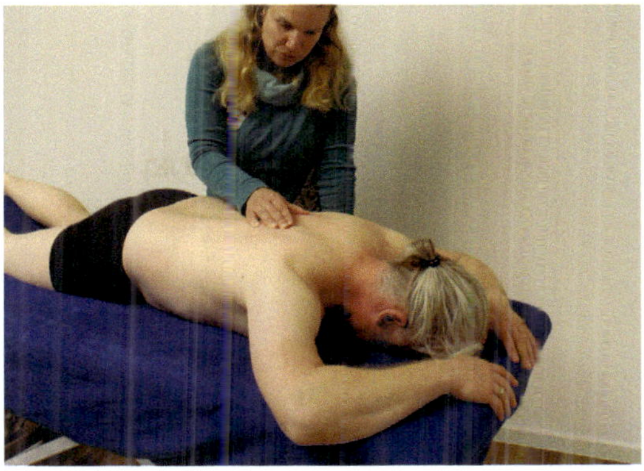

Abb. 9.39 MFT M. trapezius pars asc. Stufe 2 [P1610]

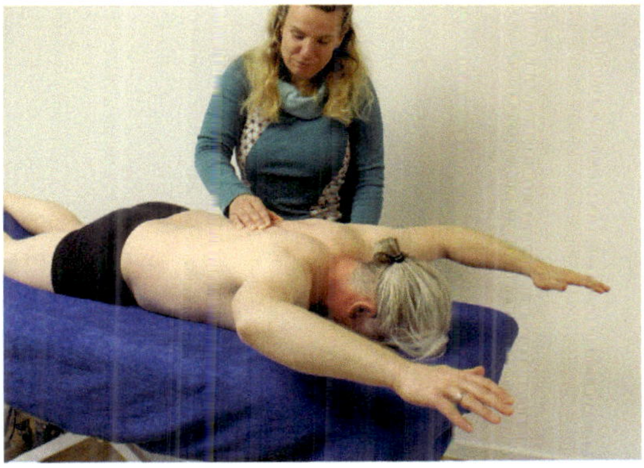

Abb. 9.40 MFT M. trapezius pars asc. Stufe 3 [P1610]

M. trapezius pars descendens

Hauptfunktion zur Testung

Elevation des Schultergürtels

- **Stufe 0, 1:** BL – Palpation, Schultergürtel in Elevation anspannen lassen
- **Stufe 2:** BL – Schultergürtelelevation
- **Stufe 3:** Sitz – Schultergürtelelevation
- **Stufe 4, 5:** Sitz – Schultergürtelelevation gegen R (distal und proximal)

M. trapezius pars transversa

s. Mm. rhomboidei major et minor

Mm. rhomboidei major et minor

Hauptfunktion zur Testung

Scapula-ADD

- **Stufe 0, 1:** Palpation: in BL – zwischen den Scapulae, anspannen lassen durch Zusammenziehen der Scapulae (➤ Abb. 9.41)

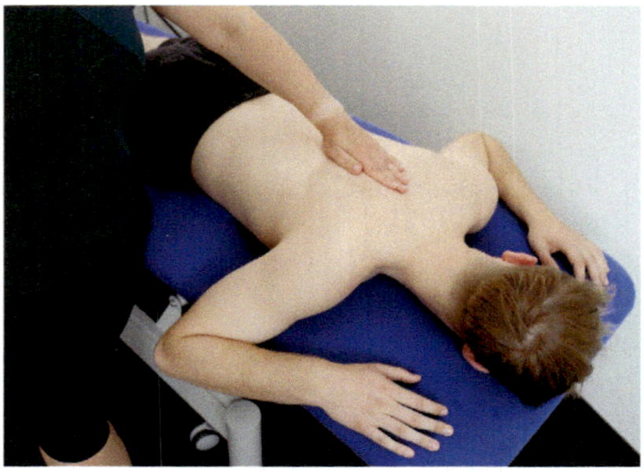

Abb. 9.41 MFT Mm. rhomboidei Stufe 1 [O1130]

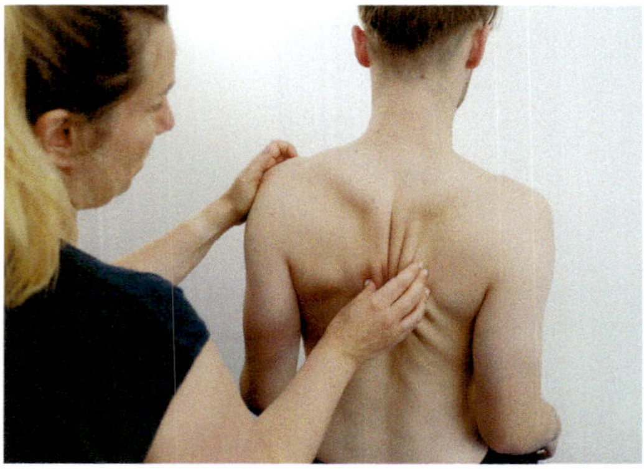

Abb. 9.42 MFT Mm. rhomboidei Stufe 2 [O1130]

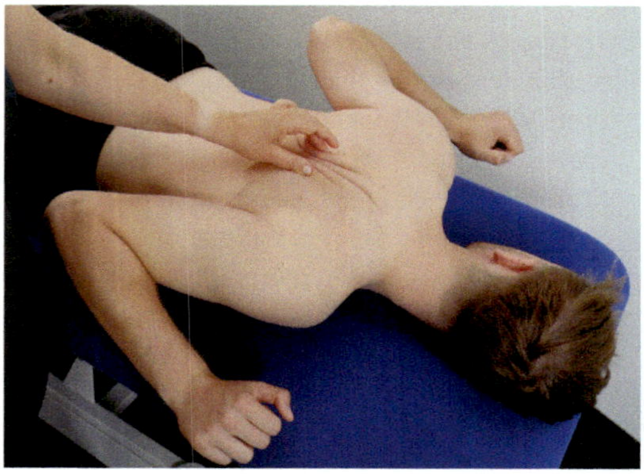

Abb. 9.43 MFT Mm. rhomboidei Stufe 3 [O1130]

- **Stufe 2:** im Sitz – Scapulae zusammenziehen (➤ Abb. 9.42)
- **Stufe 3:** in BL – Scapulae zusammenziehen (➤ Abb. 9.43)
- **Stufe 4, 5:** in BL oder SL – R an der Margo medialis geben, Scapulae zusammenziehen

M. serratus anterior

Hauptfunktion zur Testung

Fixation der Scapulae an den Thorax

- **Stufe 0, 1:** Sitz – Palpation: lateral der Scapula am Rippenbogen, anspannen lassen durch „Anlegen" der Scapula, d. h. nach mediokaudal ziehen (➤ Abb. 9.44)
- **Stufe 2:** SL – Bewegung: Scapulae anlegen (nach mediokaudal) mit nach ventral ausgestrecktem Arm (➤ Abb. 9.45)
- **Stufe 3:** BL – Bewegung s. o., dabei hängen die Arme nach ventral neben der Bank herunter, Scapula nach mediokaudal ziehen (➤ Abb. 9.46)
- **Stufe 4, 5:** R an Arm oder Margo medialis geben, dabei die Scapula nach mediokaudal ziehen

Global Dorsalextensoren Handgelenk

Hauptfunktion zur Testung

Dorsalextension des Handgelenks

- **Stufe 0, 1:** Palpation: radialer Ellenbogen, anspannen lassen durch Dorsalextension der Hand
- **Stufe 2:** Arm in Neutral-Null-Stellung (Daumen nach kranial) – Dorsalextension der Hand
- **Stufe 3:** Dorsaler Handrücken zeigt nach kranial – Dorsalextension der Hand
- **Stufe 4, 5:** R proximal und distal an dorsalem Handrücken (Handgelenk fixieren und damit stabilisieren), Dorsalextension der Hand

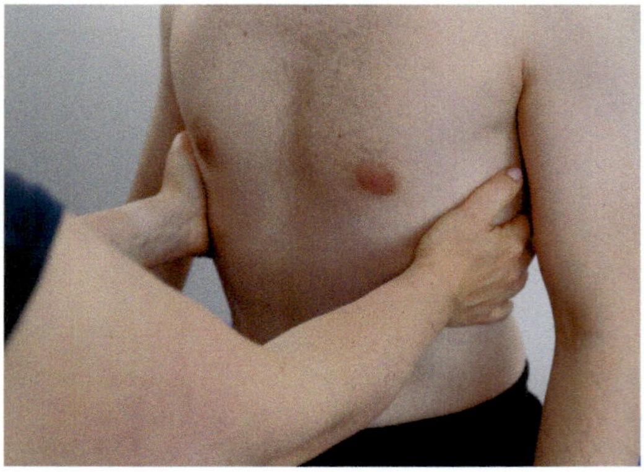

Abb. 9.44 MFT M. serratus ant. Stufe 1 [O1130]

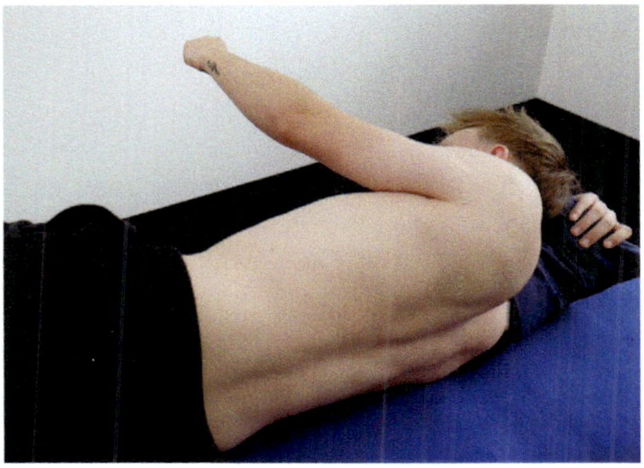

Abb. 9.45 MFT M. serratus ant. Stufe 2 [O1130]

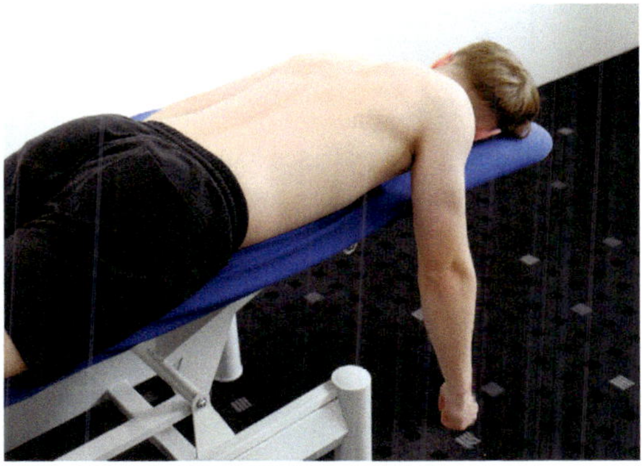

Abb. 9.46 MFT M. serratus ant. Stufe 3 [O1130]

Global Palmarflexoren Handgelenk

Hauptfunktion zur Testung
Palmarflexion des Handgelenks

- **Stufe 0, 1:** Palpation: ulnarer Ellenbogen, anspannen lassen durch Palmarflexion der Hand
- **Stufe 2:** Arm in Neutral-Null-Stellung (Daumen nach kranial), Palmarflexion der Hand
- **Stufe 3:** Palmare Handinnenfläche zeigt nach kranial – Palmarflexion der Hand
- **Stufe 4, 5:** R proximal und distal an palmarer Handinnenfläche (Handgelenk stabilisieren), Palmarflexion der Hand

Global Supinatoren

Hauptfunktion zur Testung
Supination des UA

- **Stufe 0, 1:** Sitz – Palpation am dorsalen Unterarm bzw. auch am M. biceps brachii und in die Supination anspannen lassen
- **Stufe 2:** Sitz – Patient legt OA auf die Bank und flektiert dabei den Unterarm, sodass der Handrücken nach ventral zeigt, dann Supination durchführen
- **Stufe 3:** s. o. in Neutral-Null-Stellung mit leichtem R
- **Stufe 4, 5:** s. o. mit R

Global Pronatorer

Hauptfunktion zur Testung
Pronation des UA

- **Stufe 0, 1:** Sitz – Palpation am palmaren Unterarm, in die Pronation anspannen lassen
- **Stufe 2:** Sitz – Patient legt OA auf die Bank und flektiert dabei den Unterarm so, dass die Handinnenfläche nach ventral zeigt, dann Pronation durchführen
- **Stufe 3:** s. o, in Neural-Null-Stellung mit leichtem R
- **Stufe 4, 5:** s. o. mit R

Exemplarische MFT segmentale Stabilisatoren des Rumpfes

- Mm. multifidi lumborum
- M. transversus abdominis
- Beckenboden

IMPORTANT TO KNOW

Die aufgeführten Muskeln sind nicht nach dem normalen MFT-Schema testbar, sondern können lediglich über die Möglichkeit der Ansteuerung, Muskeln aktivierbar ja/nein, getestet werden.

Mm. multifidi lumborum (segmentale Stabilisatoren)

Verlauf

- Über den Verlauf der gesamten WS (2. Halswirbel bis Os sacrum)
- Am stärksten in der LWS ausgeprägt

Funktion

Beidseits: Dorsalextension
Einseitig: Latflex. ipsilateral und Rotation kontralateral

ASTE

BL

Palpation

- einen Wirbel im LWS-Bereich aussuchen (z. B. L4/5)
- Nasengriff auf diesen Wirbel (➤ Abb. 9.47)

Bewegungsauftrag

Der Patient soll sich vorstellen, ein Hohlkreuz zu machen, ohne es zu machen, und so die Muskeln anzuspannen.

M. transversus abdominis (segmentale Stabilisatoren)

Verlauf

Der Muskel verläuft von lateral nach medial.

Ursprung:

- 6-zackig von der Innenfläche der Knorpel der 7.–12. Rippe, ebenso am Diaphragma pulmonalis
- Tiefes Blatt der Fascia thoracolumbalis
- Labium internum der Crista iliaca
- SIAS
- Lig. inguinale

Ansatz:

- Linea alba

Funktion

- **Segmentale Stabilisation von WS und Becken**
- Bauchpresse
- Ipsilaterale Rotation des Rumpfes
- Unterstützt die Exspiration

ASTE

RL – Beine angestellt

Palpation

Medial und kranial der SIAS

Bewegungsauftrag

Patient soll versuchen, den Bauchnabel sanft nach innen in Richtung der LWS zu ziehen.

Beckenboden

Verlauf

- **Diaphragma pelvis** (kranialste Schicht): verläuft überwiegend von ventral nach dorsal
- **Diaphragma urogenitale** (mittlere Schicht): verläuft transversal
- **Schließmuskelschicht:** verläuft 8er-förmig um die Öffnungen

Funktion

- Sicherung der Kontinenz
- Abschluss des Beckens nach kaudal
- Unterstützung und Halten der inneren Organe (v. a. des weiblichen Genitals)

ASTE

RL – Beine angestellt

Palpation

- Indirekt durch den Bauchraum: Palpation medial der SIAS
- Direkt im Vierfüßlerstand: Palpation medial der Tuber ischiadica (➤ Abb. 9.48)

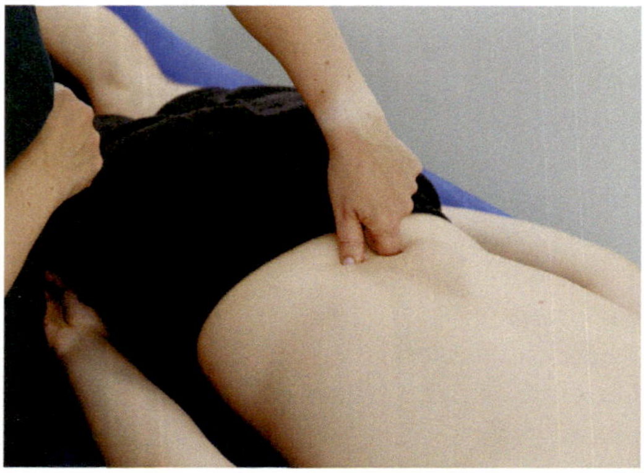

Abb. 9.47 Segmentale Aktivierung Mm. multifidi [O1130]

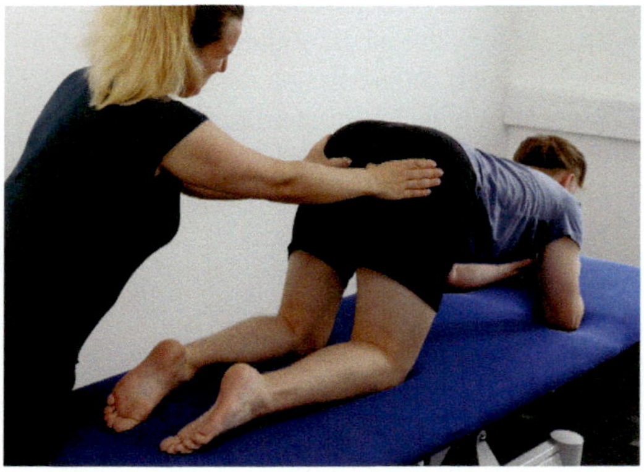

Abb. 9.48 Direkte Palpation Beckenboden [O1130]

Bewegungsauftrag
Anspannen des Beckenbodens, z. B. durch Hochziehen von Vagina, Hoden oder Anus, oder Husten

Exemplarische MFT segmentale Stabilisatoren der HWS

IMPORTANT TO KNOW
Die aufgeführten Muskeln sind nicht nach dem normalen MFT-Schema testbar, sondern können lediglich über die Möglichkeit der Ansteuerung, Muskeln aktivierbar ja/nein, getestet werden.

- Prävertebrale Muskulatur: M. longus capitis und M. longus colli
- M. rectus capitis lateralis
- M. rectus capitis anterior
- M. rectus capitis posterior

M. longus capitis
Verlauf
Ursprung: Querfortsätze C3–C6
Ansatz: Os occipitale

Funktion
- Segmentale Stabilisation der HWS
- Einseitig: ipsilaterale Lateralflexion und geringfügige Rotation
- Beidseitig: ventrale Flexion des Kopfes

M. longus colli
Verlauf
Ursprung:
- Pars recta: Vorderseiten Wirbelkörper C5–7 und T1–3
- Pars obliqua superior: Querfortsätze C3–5
- Pars obliqua inferior: Vorderseiten Brustwirbelkörper T1–3

Ansatz:
- Pars recta: Vorderseiten Halswirbel C2–4
- Pars obliqua superior: Tuberculum anterius Atlas
- Pars obliqua inferior: Querfortsätze C5 und C6

Funktion
- Einseitig: ipsilaterale Latflex. und Rotation der HWS
- Beidseitig: ventrale Flexion der HWS

M. rectus capitis lateralis
Verlauf
Ursprung: Processus transversus atlantis
Ansatz: Os occipitale

Funktion
- Stabilisation und Ipsilatflex.

M. rectus capitis anterior
Verlauf
Ursprung: Atlas – Massa lateralis atlantis
Ansatz: Os occipitale

Funktion
- Ipsilatflex.
- Flexion Kopf

M. rectus capitis posterior
Verlauf
Ursprung: Tuberculum posterius des Atlas
Ansatz: Mediales Drittel der Linea nuchae inferior

Funktion
- Beidseitig: Extension des Kopfes
- Einseitig: Unterstützung der ipsilateralen Rotation

Kraniozervikale Flexionstest
ASTE
RL – Kopf in Neutralstellung (➤ Abb. 9.49a)

Der Therapeut steht oder sitzt hinter dem Kopf des Patienten. Die Hände liegen jeweils rechts und links am Kopf des Patienten, dabei können die Daumen des Therapeuten am Kinn des Patienten anliegen. So kann die Nickbewegung fazilitiert werden.

Bewegungsauftrag
Der Patient wird aufgefordert, hochzervikal zu nicken, ohne dabei die oberflächlichen Halsmuskeln (z. B. Mm. scaleni, M. sternocleidomastoideus) anzuspannen (➤ Abb. 9.49b; dies sollte nachpalpiert werden am vorderen Hals). Die Nickbewegung ist minimal.

Bewegungsauftrag für den Patienten kann lauten: „Leicht mit dem Kinn nicken und dabei den Hinterkopf (hinteren, oberen Nacken) lang machen, ohne dabei die vorderen Halsmuskeln anzuspannen."

9

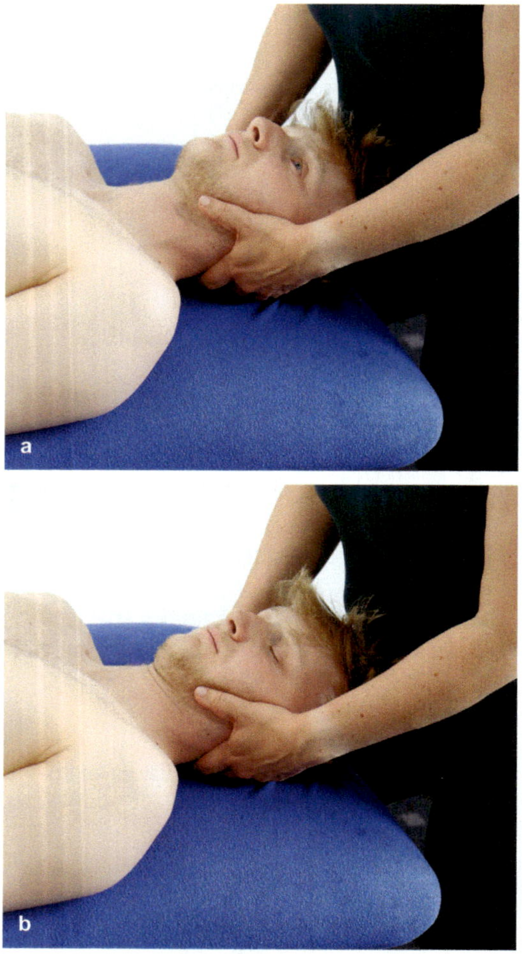

Abb. 9.49 Kraniozervikaler Flexionstest: a) ASTE, b) Anspannen der oberflächlichen Halsmuskeln [O1130]

Bewertung

Ist die hochzervikale Nickbewegung möglich, ohne dass die oberflächlichen Halsmuskeln dabei angespannt werden?

IMPORTANT TO KNOW

Alle hier dargestellten Tests zur Testung der segmentalen Stabilisatoren von Rumpf und HWS können auch als Aktivierung/Training dieser Muskeln genutzt werden.
Die ASTEN können variiert werden.

POWER YOUR BRAIN

Musik an

Mache eine kurze Pause und lasse dein Lieblingslied laufen. Horche in dich hinein und erkenne deine Gefühle, die du bei diesem Lied empfindest. An was erinnert dich das Lied? Welche Situation verbindest du damit?

WIEDERHOLUNGSFRAGEN

Kap. 9.3 Muskelkraft-Tests

1. Nenne die ICF-Ebene, zu welcher die Muskelfunktionstests gehören.
2. Nenne verschiedene Möglichkeiten der Muskeltestung.
3. Erkläre, wozu Kennmuskeltests speziell genutzt werden.
4. Erkläre kurz in eigenen Worten die Durchführung von Kennmuskeltests.
5. Erkläre in eigenen Worten, wozu Muskelübersichtstests sinnvoll sein können.
6. Erkläre den Unterschied (inklusive Vor- und Nachteile) der Krafttestung mit gekreuztem Händedruck oder Dynamometer.
7. Erkläre den Unterschied zwischen Stufe 0 und 1 beim MFT nach Janda.
8. Erkläre den Unterschied zwischen Stufe 1 und Stufe 2 beim MFT nach Janda.
9. Nenne die Voraussetzungen für Stufe 3 beim MFT nach Janda.
10. Nenne die Kernpunkte, welche bei der Durchführung eines MFT beachtet werden müssen.
11. Erkläre den Unterschied von bewegenden und stabilisierenden Muskeln bei der Testung der Muskelkraft.

9.4 Muskelmobilitäts-Tests

9.4.1 Befunderhebung

- Bewegungseinschränkungen fallen in der Regel bei der Winkelmessung bzw. bei der Überprüfung des Bewegungsausmaßes auf.

IMPORTANT TO KNOW

Bei der Befundung sollte immer der Mensch als Ganzes betrachtet werden, inklusive seiner Aktivitäten und Partizipation.

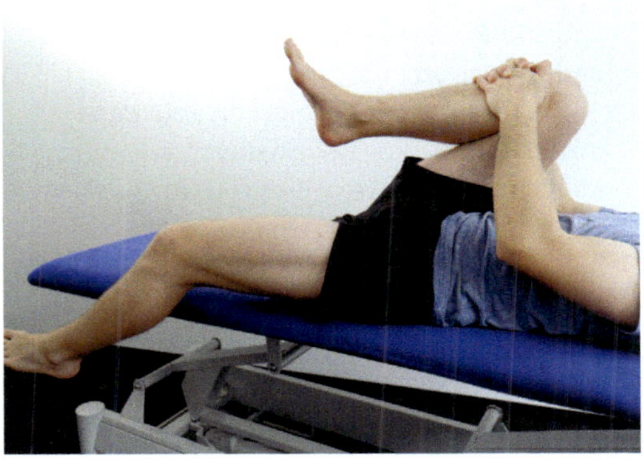

Abb. 9.50 Überprüfung des M. rectus femoris [O1130]

- Wenn bei der Winkelmessung Muskeln durch Hypomobilität auffallen, sollten diese zusätzlich palpiert und damit deren Tonus überprüft werden.
- Bei der Überprüfung des Bewegungsausmaßes wird am Bewegungsende in der Regel auch das **Endgefühl** überprüft. Ein weiches Endgefühl ist z. B. ein Hinweis auf eine muskuläre Bewegungseinschränkung.
- Wenn eine muskuläre Einschränkung vorliegt, kann jeder Muskel direkt getestet werden, indem die gegenläufige Bewegung zur Muskelfunktion (Hauptfunktion und auch Nebenfunktionen) im Seitenvergleich durchgeführt wird. Beispiel für die Überprüfung der Muskelmobilität: Überprüfung des M. rectus femoris im Seitenvergleich (➤ Abb. 9.50).

IMPORTANT TO KNOW

Bevor an der Mobilität der Muskeln gearbeitet wird, muss zunächst ausgeschlossen werden, dass keine andere Ursache für eine Bewegungseinschränkung vorliegt (➤ Kap. 9.1.2)!

- Grundsätzlich muss bei der Untersuchung unterschieden werden zwischen der Mobilität eines einzelnen Muskels und der Mobilität/Mobility von gesamten Bewegungsmustern.
- Auch die Mobility kann getestet werden, indem Bewegungen bzw. Bewegungsmuster getestet werden.
- **Beispiele für die Überprüfung der Mobility:**
  - Schulter-Nacken-Griff (➤ Abb. 9.51)
  - Tiefe Hocke (➤ Abb. 9.52)

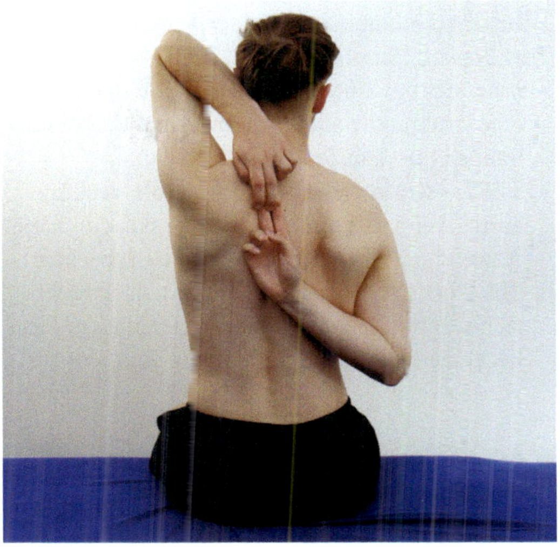

Abb. 9.51 Schulter-Nacken-Griff [O1130]

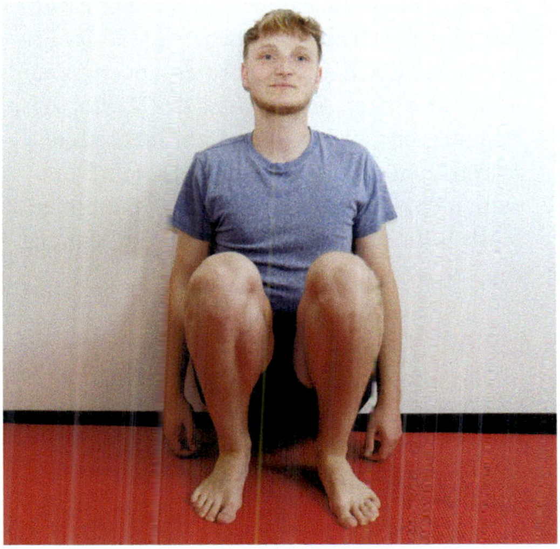

Abb. 9.52 Tiefe Hocke [O1130]

POWER YOUR BODY

Rückenübung klassisch

ASTE: Vierfüßlerstand
BA: Arme und Beine diagonal gestreckt anheben und anschließend Ellenbogen und Knie unter dem Bauch diagonal zusammenführen.
Muskeleinsatz: Armflexoren, scapualstabilisierende und -bewegende Muskulatur, Mm. rhomboidei, M. trapezius pars transversa, M. serratus anterior, Rückenstrecker, Muskulatur v. a. im BWS-Bereich, Core-Muskulatur, Hüftgelenksextensoren, Knieextensoren

Differenzialdiagnose strukturelle oder reversible Verkürzung (Smolenski et al. 2016)

- Eine wichtige Unterscheidung ist, ob es sich um eine strukturelle oder eine reversible Verkürzung handelt (➤ Kap. 9.1.2).
- **TEST – strukturelle oder reversible Verkürzung:** Wenn sich ein tonischer Muskel durch die Anwendung einer Dehntechnik, wie z. B. einer PIR (Postisometrische Relaxation), nach mehrfacher Durchführung nicht relaxieren lässt, dann liegt eine strukturelle Verkürzung vor.

9.4.2 Behandlung eingeschränkte muskuläre Mobilität

- Früher wurden Patienten vorwiegend gedehnt und dazu angehalten, sich statisch zu dehnen.
- Heute gibt es vor allem Evidenz für **aktive und funktionelle Dehnmethoden,** wie z. B. das Erüben eines tiefen Ausfallschrittes, um etwas aufheben zu können, als Dehnung des M. iliopsoas.
- Dennoch sind auch **passive Dehnmethoden** relevant, um den Patienten zu zeigen und zu vermitteln, wie die Dehnung eines bestimmten Muskels funktioniert und wie sich die Dehnung eines Muskels anfühlt.

IMPORTANT TO KNOW

Patienten müssen immer vor dem Dehnen oder der Durchführung von Mobility-Übungen dazu angeleitet werden, die Grundspannung der segmentalen Muskeln aufzubauen, um die Gelenke zu schützen!

Fallbeispiel

Eine 35-jährige Patientin erzählte ihrer Physiotherapeutin, bei der sie wegen einer Fraktur in Behandlung war, dass sie ein Problem habe.

Morgens nach dem Aufstehen strecke sie sich ausgiebig im Bett. Dabei ist es ihr mehrfach passiert, dass sie sich in der HWS „verrenkt" habe. Damit habe sie dann immer mehre Tage Probleme (Schmerzen und Bewegungseinschränkungen), manchmal müsse sie damit zum Arzt oder zur Physiotherapeutin gehen. Sie verstehe das nicht, da doch eigentlich Recken und Strecken am Morgen ihr ansonsten guttue und sinnvoll sei.

Die Therapeutin beruhigte die Patientin und bestätigte, dass Recken und Strecken am Morgen tatsächlich sehr sinnvoll sei, vor allem, wenn der Körper einem das Gefühl gibt, sich dehnen zu müssen. Dass unkontrolliertes Dehnen aber zu Problemen führen könne, sei nicht ungewöhnlich.

Die Therapeutin erklärte der Patientin, dass sie immer, wenn sie sich reckt und streckt, die HWS im Sinne der segmentalen Stabilisation (mit Chin-in) stabilisieren und auch ihre Beckenboden-, Bauch- und Rückenmuskeln dabei sanft anspannen sollte. Dann könne sie sich optimal dehnen und sei dabei geschützt. Anschließend ging die Therapeutin die stabilisierenden Übungen mit der Patientin praktisch durch.

Nach mehreren Wochen erzählte die Patientin freudestrahlend, dass dieser Hinweis ihr sehr geholfen habe und sie, seitdem sie dies berücksichtigt, keine Beschwerden mehr beim Recken und Strecken habe.

Fazit: Beim Dehnen, aber auch beim Recken und Strecken (was häufig reflektorisch geschieht) ist eine Grundspannung im Sinne der segmentalen Stabilisation sinnvoll.

Kontraindikationen Dehnen

IMPORTANT TO KNOW

Bevor Dehnungen bzw. Mobility-Übungen in der Therapie durchgeführt werden, müssen zunächst die Kontraindikationen bei Patienten abgefragt werden.

Kontraindikationen können sein (Lindel 2010; Smolenski et al. 2016):

- Neurologische Erkrankungen, wie z. B. akute neurologische Kompressionssyndrome mit Störungen der Sensibilität und Ausfallserscheinungen
- Entzündungen, v. a. systemische Entzündungen, aber auch lokale!
- Frakturen
- Akute Gefäß- bzw. Herz-Kreislauf-Erkrankungen
- Strukturelle oder entzündliche Erkrankungen des Muskels

- Angeborene Hypermobilität
- Knöcherne Erkrankungen (Knochenmetastasen, Osteoporose, Knochennekrosen)
- Offene Wunden, Tumore, Metastasen, Infektionen
- Infektionskrankheiten (v. a. mit Fieber)
- Zustand unmittelbar nach Operationen (v. a. am Bewegungsapparat)
- Akute Verletzungen
- Vorhandene Red Flags

NICE TO KNOW

In bestimmten Phasen des weiblichen Zyklus (Ovulationsphase, kurz vor dem Einsetzen der Regel), in der Schwangerschaft und Stillzeit sollte von einer forcierten Mobility oder Dehnung Abstand genommen werden. Frauen neigen in diesen Zeiträumen eher zu einer vergrößerten Mobility und können dadurch auch verletzungsanfälliger sein.

Dehnmethoden

Gängige Dehnmethoden sind:
- **Statisches Dehnen,** PIR (Anspannungs-/Entspannungs-Dehnen)
- **Dynamisches Dehnen**

Beide Dehnmethoden sind **passiv und aktiv** durchführbar.

Passives statisches Dehnen

- Klassische Dehnmethode in der Physiotherapie
- Der zu dehnende Muskel wird in die Dehnstellung gebracht, bis der Patient ein deutliches **Dehngefühl** oder der Therapeut einen deutlichen **Widerstand** spürt.
- Diese Position wird dann gehalten.
- Der Vorteil ist hierbei, dass der Therapeut den Patienten gut in die Dehnposition einstellen und dabei Ausweichbewegungen kontrollieren kann.

IMPORTANT TO KNOW

Passive Dehnungen sind zum **Heranführen** der Patienten an Dehnungen sinnvoll. Der Therapeut kann so dem Patienten gezielt zeigen, wie es sich **anfühlt,** einen bestimmten **Muskel** oder eine bestimmte Muskelkette zu **dehnen.**
Dies ist tatsächlich wichtig, da Patienten häufig nicht wissen, wie sich dies anfühlt und wie weit sie dabei gehen können.
Zusätzlich ist es möglich, während der passiven (Längs-) Dehntechnik parallel eine Querdehnung durchzuführen.

Aktives statisches Dehnen

- Vgl. passives statisches Dehnen
- Der Patient wird dazu aufgefordert, die Dehnposition aus eigener Kraft, durch die **Aktivierung der Antagonisten,** zu halten.
- Statische Dehntechniken werden auch als **„Stretching“** bezeichnet.

Aktives dynamisches Dehnen

- Hierbei wird die Dehnung mit **repetitiven, federnden Bewegungen** kombiniert, d. h. es wird wiederholend in die Dehnposition hineingefedert oder -bewegt.
- Vor allem für Sportarten, bei denen solche Bewegungen vorkommen, sind diese Dehnungen sehr sinnvoll, z. B. Fußball, Handball, Fechten, verschiedene Kampfsportarten, Trampolinspringen, etc.

PIR (Postisometrische Relaxation)

- Verfahren zur Dehnung der Muskulatur über eine **isometrische Anspannung** des zu dehnenden Muskels und eine **anschließende verstärkte Dehnung.**
- Zunächst wird der zu dehnende Muskel in Dehnstellung gebracht (wie beim passiven statischen Dehnen); anschließend wird der Patient aufgefordert, diesen isometrisch für wenige Sekunden (5–10 sec.) anzuspannen.
- Nachfolgend wird versucht, die Dehnung zu erweitern.

Praktische Durchführung der PIR – M. rectus femoris

- Patient in RL – ein Bein im seitlichen Überhang: Dehnung in Hüftextension und Knieflexion
- Patient soll den M. rectus femoris für ca. 5–10 Sekunden anspannen. Der Therapeut darf den Patienten nicht so anleiten, dass eine dynamische Muskelkontraktion stattfindet!
- **Kommando Muskelkontraktion bei der PIR: „Lassen Sie sich von mir nicht wegdrücken.“**
- Anspannung: Therapeut drückt in Hüftextension und Knieflexion – Patient soll die Stellung beibehalten (➤ Abb. 9.53).
- In der folgenden Phase der muskulären Entspannung versucht der Therapeut, das Bewegungs-

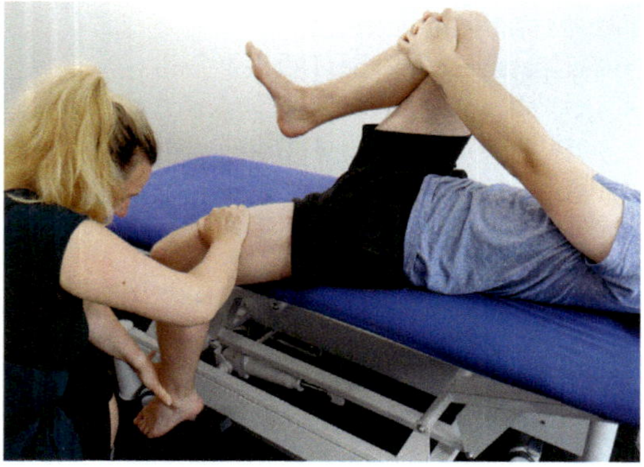

Abb. 9.53 PIR M. rectus femoris [O1130]

ausmaß zu erweitern in Hüftenextension und Knieflexion.

- Die Dehnung wird circa 1 Minute (mindestens) gehalten.
- Mehrmalige Wiederholung des oben beschriebenen Vorgangs, solange noch eine Bewegungserweiterung möglich ist.
- Anschließend Kräftigung der Antagonisten: M. gluteus maximus/ischiocrurale Muskulatur
  - Patient soll zunächst versuchen, die erreichte Dehnposition aktiv selbst zu halten.
  - Dann aktive und dynamische Kräftigung, bei der versucht wird, das erreichte Bewegungsausmaß beizubehalten – Anspannung in Hüftextension und Knieflexion.
- Verhältnis Dehnung des Agonisten zu Kräftigung des Antagonisten ⅔ zu ⅓.

Widerlagernde Mobilisation

- Die widerlagernde Mobilisation ist **keine klassische Dehntechnik,** sondern zählt eher zu den **mobilitätserweiternden Techniken** und stammt aus der Funktionellen Bewegungslehre (FBL; Klein-Vogelbach et al. 2005).
- Bei dieser Technik werden die **Gelenkpartner gegensinnig zueinander bewegt.** Grundsätzlich kann diese Technik an unterschiedlichen Gelenken (z. B. Hüfte, Knie) durchgeführt werden. In diesem Buch wird die widerlagernde Mobilisation des Schultergelenks gezeigt (s. u.).

9

Praktische Durchführung der aktiven bzw. passiven Dehnung

Oberschenkel/Hüfte

- M. rectus femoris (➤ Tab. 9.6)
- M. iliopsoas (➤ Tab. 9.7)
- M. piriformis (➤ Tab. 9.8)
- Mm. adductor longus et brevis (➤ Tab. 9.9)
- M. pectineus (➤ Tab. 9.10)
- M. adductor magnus (➤ Tab. 9.11)
- M. gracilis (➤ Tab. 9.12)

Tab. 9.6 M. rectus femoris

Ursprung	• Caput rectum: SIAI • Caput reflexum: Sulcus supraacetabularis
Ansatz	Über Lig. patellae an Tuberositas tibiae
Funktion	Hüfte: Flexion, Knie: Extension
ASTE	RL – zu dehnendes Bein im Überhang, anderes Bein angestellt oder im Thomas-Handgriff
Dehnung	Hüfte: Extension; Knie: Flexion (➤ Abb. 9.54)
Ausweichmöglichkeiten	Hyperlordose, Beckenrotation nach ventral
Besonderheiten	• Zweigelenkiger Muskel • Patient muss durch Bauchmuskelanspannung der Hyperlordose aktiv entgegenwirken
Hinweise zur Eigendehnung	In RL mit Hilfe der Schwerkraft wie oben auf Bett oder Sofa im Überhang oder im Ausfallschritt und dabei Beckenaufrichtung
Weitere mögliche ASTEN	BL, am Bankende im Überhang, SL

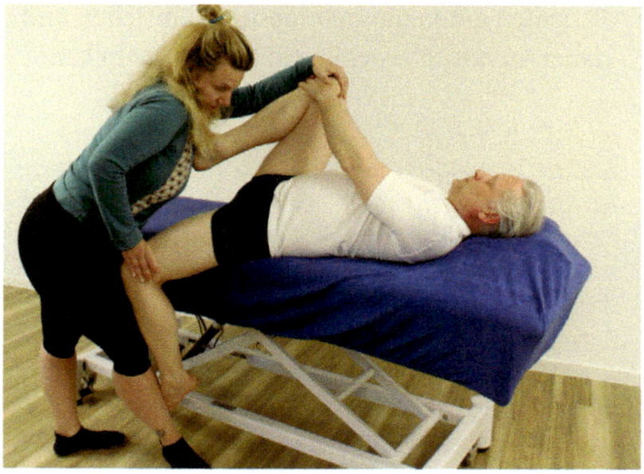

Abb. 9.54 Dehnung M. rectus femoris [P1610]

Tab. 9.7 M. iliopsoas

Ursprung	• M. psoas major: Querfortsätze Th12, L1–L5, an den Seitenflächen der Corpus vertebrae und an den Disci • M. iliacus: Innenseite der Fossa iliaca bis zur SIAI
Ansatz	Trochanter minor
Funktion	• Hüfte: Flexion, ADD, AR, Aufrichten aus RL (Klappmesser) • LWS: Lordosierung, einseitig Ipsilateralflexion
ASTE	RL – Latflex. in WS weg vom zu dehnenden Bein – zu dehnendes Bein im Überhang, anderes Bein angestellt oder im Thomas-Handgriff
Dehnung	Hüfte: Extension (➤ Abb. 9.55)
Ausweichmöglichkeiten	Hyperlordose, Beckenrotation nach ventral
Besonderheiten	• Mehrgelenkiger Muskel • Patient muss durch Bauchmuskelanspannung der Hyperlordose aktiv entgegenwirken
Hinweise zur Eigendehnung	In RL mit Hilfe der Schwerkraft wie oben auf Bett oder Sofa im Überhang oder im Ausfallschritt und dabei Beckenaufrichtung
Weitere mögliche ASTEN	BL, am Bankende im Überhang, SL

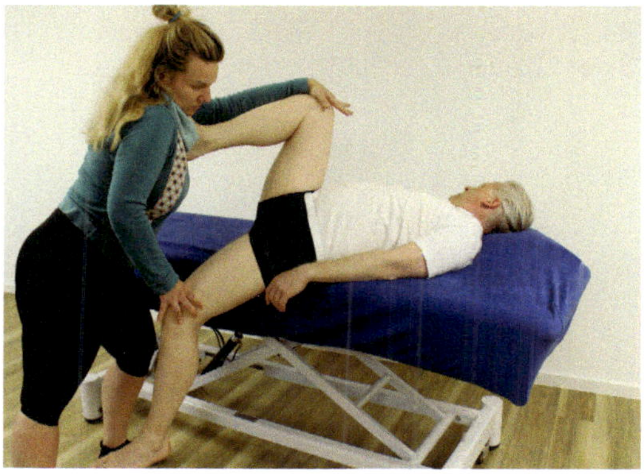

Abb. 9.55 Dehnung M. iliopsoas [P1610]

Tab. 9.8 M. piriformis

Ursprung	Facies pelvina des Os sacrum
Ansatz	Innenseite und Spitze des Trochanter major
Funktion	ABD, Extension, AR (ab 80° Flex IR)
ASTE	RL
Dehnung	ADD, Flex., IR (ist die Flexion > 30° dann AR; ➤ Abb. 9.56)
Ausweichmöglichkeiten	Beckenverwringung, Hyperlordose
Besonderheiten	N. ischiadicus verläuft unter Muskel hindurch → M.-piriformis-Syndrom
Hinweise zur Eigendehnung	RL – betroffenes Bein wird überschlagen, dabei auf die AR des Knies achten – Patient zieht dann den betroffenen OS heran – evtl. mit Handtuch
Weitere ASTEN	SL – günstig auch zur Kombination mit Querdehnung

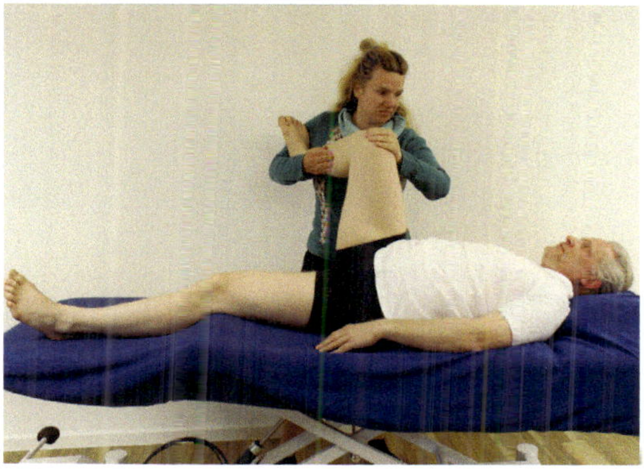

Abb. 9.56 Dehnung M. piriformis [P1610]

9

Tab. 9.9 Mm. adductor longus et brevis	
Ursprung	• Ramus superior ossis pubis (longus) • Ramus inferior ossis pubis (brevis)
Ansatz	• Mittleres Drittel des Labium mediale der Linea aspera (longus) • Oberes Drittel des Labium mediale der Linea aspera (brevis)
Funktion	ADD
ASTE	RL – nicht zu dehnendes Bein hängt über der anderen Bankkante
Dehnung	Bein in ABD führen – Knie dabei in Flexion (➤ Abb. 9.57)
Ausweichmöglichkeiten	• Becken kann mitlaufen, deshalb an kontralateraler SIAS fixieren • Hyperlordose mit Bauchmuskelspannung entgegenwirken, Oberkörper hochlagern
Besonderheiten	Auch möglich, wenn das andere Bein durch Thomas-Handgriff fixiert wird
Hinweise zur Eigendehnung	Schneidersitz (**Achtung,** bei Meniskuspathologie ist der Schneidersitz ungeeignet!), gegrätschter Sitz, Stand Grätschstellung und Oberkörper gerade nach vorne neigen
Weitere ASTEN	Evtl. BL

Tab. 9.10 M. pectineus	
Ursprung	Pecten ossis pubis
Ansatz	Linea pectinea – proximal der Linea aspera
Funktion	ADD, Flexion, leichte IR
ASTE	RL – kontralaterales Bein in Thomas-Handgriff – Patient sollte nahe an der Bankkante liegen, damit die Hüftextension gut eingestellt werden kann, d.h. Bein in den Überhang.
Dehnung	ABD und leichte Extension im HG, Knie dabei in Flexion (➤ Abb. 9.58)
Ausweichmöglichkeiten	• Becken kann mitlaufen, deshalb an kontralateraler SIAS fixieren • Hyperlordose mit Bauchmuskelspannung entgegenwirken, Oberkörper hochlagern
Besonderheiten	Darauf achten, dass in der richtigen Achse gearbeitet wird!
Hinweise zur Eigendehnung	Schneidersitz (**Achtung,** bei Meniskuspathologie ist der Schneidersitz ungeeignet!) gegrätschter Sitz, Stand Grätschstellung und Oberkörper gerade nach vorne neigen
Weitere ASTEN	Evtl. BL – mit Unterlagerung des OS in HG-Extension

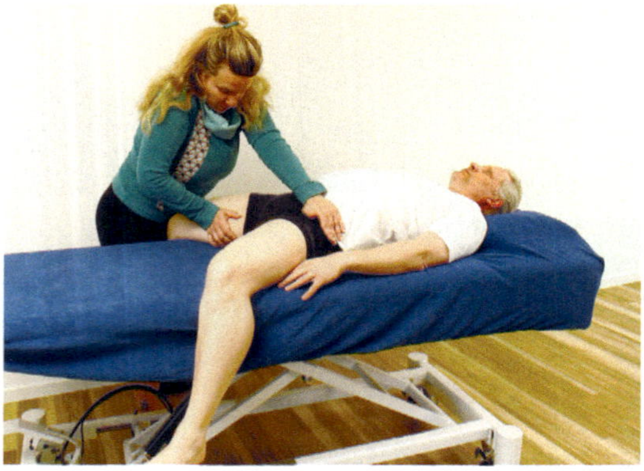

Abb. 9.57 Dehnung M. adductor brevis/longus [P1610]

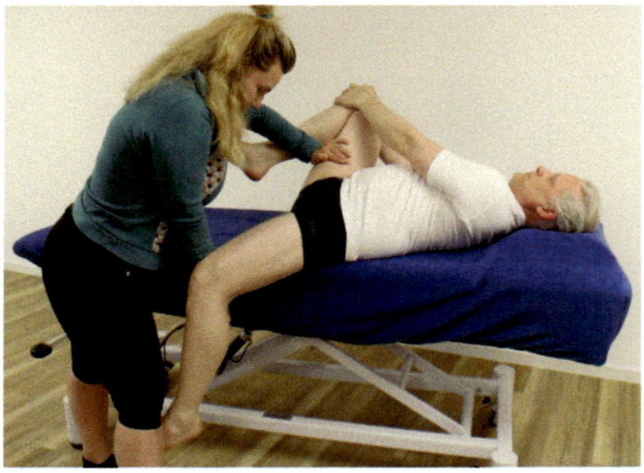

Abb. 9.58 Dehnung M. pectineus [P1610]

Tab. 9.11 M. adductor magnus

Ursprung	Vorderfläche Ramus inferior ossis pubis, Ramus ossis ischii bis zum Tuber ischiadicum
Ansatz	Labium mediale der Linea aspera, Tuberculum adductorium (Epicondylus medialis)
Funktion	ADD, Ext., AR
ASTE	RL – kontralaterales Bein ist angestellt – Bein in Hüftflexion einstellen (über Therapeutenschulter)
Dehnung	ABD und leichte Flexion im HG, Knie dabei in Flexion (➤ Abb. 9.59)
Ausweichmöglichkeiten	• Becken kann mitlaufen, deshalb an kontralateraler SIAS fixieren • Hyperlordose durch Bauchmuskelspannung entgegenwirken, Oberkörper hochlagern
Besonderheiten	Darauf achten, dass in der richtigen Achse gearbeitet wird!
Hinweise zur Eigendehnung	Gegrätschter Sitz und Vorneigung des OK, Stand Grätschstellung und OK gerade nach vorne neigen
Weitere ASTEN	BL – dabei Ausnutzung der Schwerkraft, das zu dehnende Bein ist im Überhang

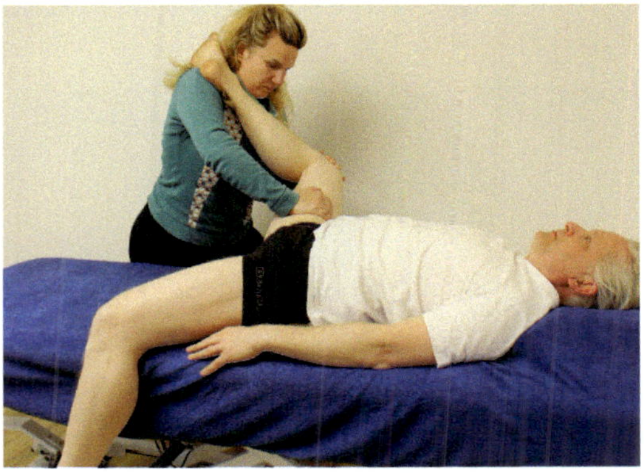

Abb. 9.59 Dehnung M. adductor magnus [P1610]

Tab. 9.12 M. gracilis

Ursprung	Ramus inferior ossis pubis
Ansatz	Pes anserinus superficialis
Funktion	• Hüfte: ADD, Flexion • Knie: Flexion und IR
ASTE	RL
Dehnung	ABD und leichte Extension im HG bei gleichzeitiger Knieextension (➤ Abb. 9.60)
Ausweichmöglichkeiten	• Becken kann mitlaufen, deshalb an kontralateraler SIAS fixieren • Hyperlordose durch Bauchmuskelspannung entgegenwirken, Oberkörper hochlagern
Besonderheiten	Evtl. HG-Extension durch Thomas-Handgriff verstärken
Hinweise zur Eigendehnung	In RL auf Bett/Boden mit ABD, Grätschsitz
Weitere ASTEN	BL

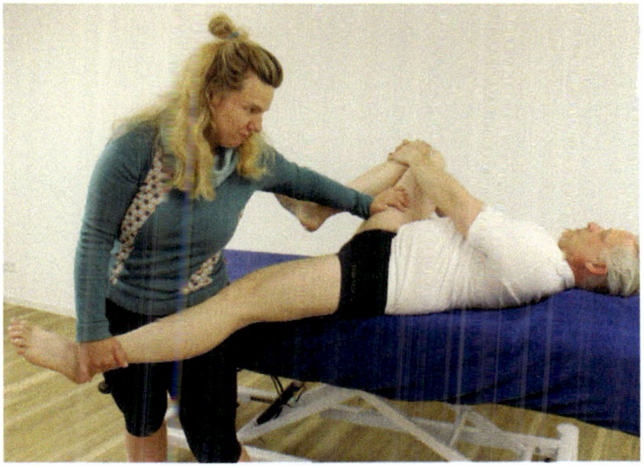

Abb. 9.60 Dehnung M. gracilis [P1610]

Bei den Adduktoren stechen vor allem der M. pectineus, der M. magnus und die langen Adduktoren durch eine abweichende Dehnung heraus.

Tab. 9.13 M. biceps femoris

Ursprung	• Caput longum: Tuber ischiadicum • Caput breve: mittleres Drittel (Labium laterale) der Linea aspera
Ansatz	Caput fibulae
Funktion	• Caput longum: Hüftextension • Insgesamt: Knieflexion, US in AR (bei Knieflexion)
ASTE	RL
Dehnung	Zuerst maximale Hüftflexion und im US die IR einstellen, dann langsam das Knie in Extension führen (➤ Abb. 9.61); **Achtung:** Dabei nicht die Hüftflexion auflösen!
Ausweichmöglichkeiten	Hyperlordose mit Bauchmuskelspannung entgegenwirken!
Besonderheiten	• Einziger Außenrotator im Knie! • **Achtung:** Bei Dehnung mit maximaler Knieextension kann es zu einer Spannung im N. ischiadicus kommen, dies können Patienten mit der Dehnung des OS verwechseln! Dann die Hüftflexion verstärken und die Knieextension vermindern.
Hinweise zur Eigendehnung	In RL – Thomas-Handgriff in maximal möglicher Hüftflexion, dann sollte das Knie extendiert werden
Weitere ASTEN	Stand, Langsitz (**Achtung:** N.-ischiadicus-Dehnung), Bauchlagenstand

Dorsale Oberschenkelmuskulatur

- M. biceps femoris (➤ Tab. 9.13)
- M. semimembranosus/M. semitendinosus (➤ Tab. 9.14)

Tab. 9.14 Mm. semimembranosus/semitendinosus

Ursprung	Tuber ischiadicum
Ansatz	Pes anserinus profundus/superficialis
Funktion	Hüftextension, Knieflexion, Knie IR
ASTE	RL
Dehnung	Zuerst maximale Hüftflexion und im US die AR einstellen, dann langsam das Knie in Extension führen (➤ Abb. 9.62); **Achtung:** Dabei nicht die Hüftflexion auflösen!
Ausweichmöglichkeiten	Hyperlordose mit Bauchmuskelspannung entgegenwirken!
Besonderheiten	**Achtung:** Bei Dehnung mit maximaler Knieextension kann es zu einer Spannung und damit auch Schmerzen im N. ischiadicus kommen (s. o.), dann leichte Knieflexion einstellen.
Hinweise zur Eigendehnung	In RL – Thomas-Handgriff in maximal möglicher Hüftflexion, dann sollte das Bein in Streckung bewegt werden
Weitere ASTEN	Stand, Langsitz (**Achtung:** N.-ischiadicus-Dehnung), Bauchlagenstand

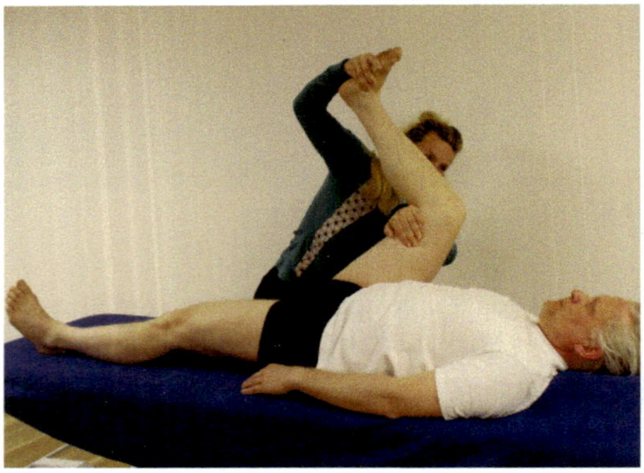

Abb. 9.61 Dehnung M. biceps femoris [P1610]

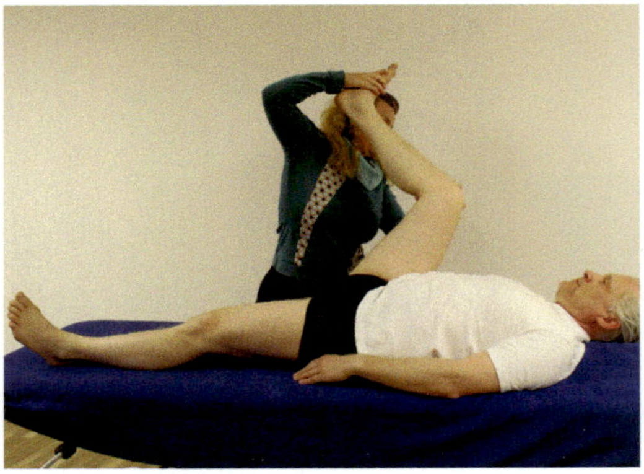

Abb. 9.62 Dehnung Mm. semimembranosus und semitendinosus [P1610]

9

Obere Extremität

- M. pectoralis minor (➢ Tab. 9.15)
- M. pectoralis major (➢ Tab. 9.16)
- M. subscapularis (➢ Tab. 9.17)

Tab. 9.15 M. pectoralis minor

Ursprung	3.–5. Rippe
Ansatz	Processus coracoideus
Funktion	• Protraktion des Schultergürtels • Scapulastabilisation • Atemhilfsmuskel
ASTE	RL – Beine angestellt – dabei eine kleine Handtuchrolle mittig zwischen die Schulterblätter legen
Dehnung	• Schultergürtel sinkt über der Rolle ab in Richtung Retraktion bzw. Nullstellung (aus der Protraktion) • Therapeut kann über beide Schultern nachdrücken (➢ Abb. 9.63a) oder den M. pectoralis minor über einen Kreuzgriff dehnen: eine Hand auf Ursprung (3.–5. Rippe) und eine Hand auf den Ansatz (Proc. coracoideus; ➢ Abb. 9.63b). **Achtung:** Wenn nicht genug Druck ausgeübt wird, kommt es lediglich zur Dehnung der Haut. • **Querdehnung:** Auf Höhe der Axilla tief unter den M. pectoralis major greifen oder direkt auf Höhe des Proc. coracoideus durch den M. pectoralis major durch querdehnen
Ausweichmöglichkeiten	Schultergürtel in Elevation
Besonderheiten	Unter dem M. pectoralis minor verläuft der Plexus brachialis, deshalb bei der Dehnung/Querdehnung vorsichtig vorgehen.
Hinweise zur Eigendehnung	Liegen auf der Handtuchrolle in RL mit angestellten Beinen. Bei der Eigendehnung können die Patienten aktiv versuchen, mit dem Scapulazug nach hinten und unten die Handtuchrolle einzuklemmen.
Weitere ASTEN	Stand und Sitz an Wand (mit Handtuchrolle im Rücken); diese ASTEN sind allerdings lediglich zur Eigendehnung geeignet.

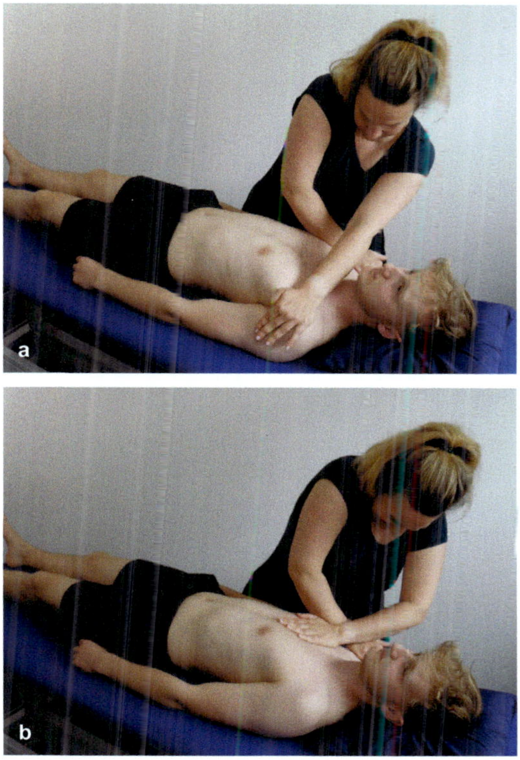

Abb. 9.63 Dehnung M. pectoralis minor: a) Nachdrücken über beide Schultern, b) Kreuzgriff [O1130]

Tab. 9.16 M. pectoralis major

Ursprung	• Pars clavicularis: mediales Drittel der Clavicula • Pars sternocostalis: Sternum und Rippenknorpel 2.–6. Rippe • Pars abdominalis: strahlt in die Rektusscheide ein
Ansatz	Crista tuberculi majoris (des Humeruskopfes)
Funktion	• Adduktion und IR des Armes • Atemhilfsmuskel • Anteversion (die oberen beiden Anteile)
ASTE	In RL mit angestellten Beinen
Dehnung	• **Querdehnung:** Therapeut greift in den M. pectoralis major und dehnt ihn dabei quer (➤ Abb. 9.64a) • **Längsdehnung:** Arm in ABD und AR (➤ Abb. 9.64b), dabei kann die Hand des Patienten durch den Therapeuten fixiert werden. Die AR kann über den Ellenbogen durch den Therapeuten forciert werden.
Ausweichmöglichkeiten	Schultergürtel in Protraktion und Elevation
Besonderheiten	Bei der Eigendehnung muss sich der Oberkörper vom Arm wegdrehen.
Hinweise zur Eigendehnung	Arm in ABD und AR in Türrahmen, dabei den Oberkörper vom zu dehnenden Arm wegdrehen
Weitere ASTEN	Stand, dabei Hand am Türrahmen (oder an Wand) und Oberkörper nach außen rotiert, oder Sitz

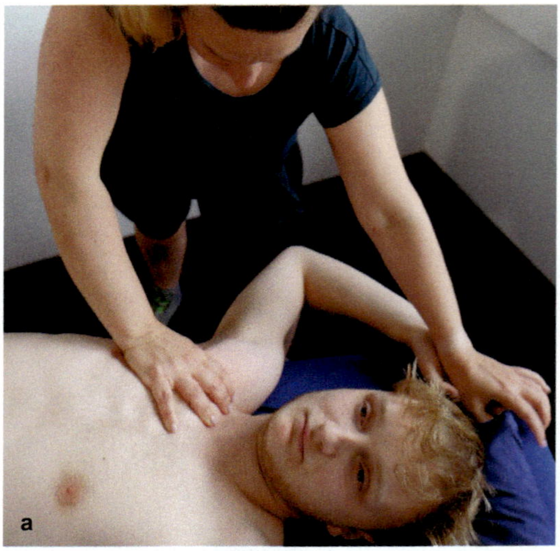

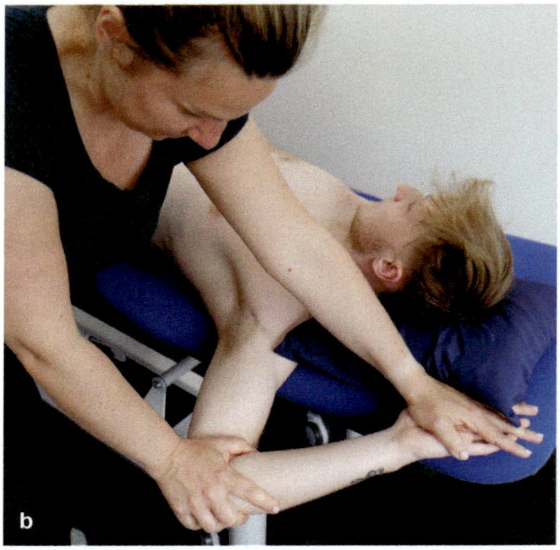

Abb. 9.64 Dehnung M. pectoralis major: a) Querdehnung, b) Längsdehnung [O1130]

Tab. 9.17 M. subscapularis	
Ursprung	Fossa subscapularis
Ansatz	Tuberculum minus humeri
Funktion	IR
ASTE	• **Stufe 1:** ASTE RL – Arm in 90° Schulterabduktion, Scapula fixieren und den Arm in AR bringen. • **Stufe 2:** ASTE: BL – Hände, wenn möglich in Schürzengriff
Dehnung	• **Stufe 1:** ASTE RL – Arm in 90° Schulterabduktion, Scapula fixieren und den Arm in AR bringen • **Stufe 2:** Hand/Arm in Richtung AR vom Rücken abheben
Ausweichmöglichkeiten	Protraktion und Elevation des Schultergürtels
Besonderheiten	Es kann auch vorkommen, dass die Faszienschichten unter der Scapula verkleben, dann ist es sinnvoll, zusätzlich noch in SL (oder RL) die Scapula vorsichtig vom Thorax zu lösen und zu bewegen.
Hinweise zur Eigendehnung	Vor der Eigendehnung sollte die Scapula vom Thorax gelöst werden (wenn diese verklebt ist).
Weitere ASTEN	Sitz oder Stand

Rotatorenmanschette

- Grundsätzlich neigt die Rotatorenmanschette weniger zum Verkürzen (außer der M. subscapularis), sondern eher zu Irritationen.
- Hier ist es wichtig, zur Dehnung den Oberarm und die Scapula voneinander zu entfernen, d. h. bei der Dehnung muss die Scapula fixiert werden und der Oberarm in ABD oder Flexion bewegt werden.
- Für den M. subscapularis wird ebenfalls die Scapula fixiert und der Oberarm in Außenrotation geführt.

Eine mögliche und gute Technik ist hierbei auch die **widerlagernde Mobilisation der Schulter** aus dem FBL-Konzept:

- **ASTE:** SL – Beine angewinkelt, sodass der Patient stabil liegt. Der Therapeut steht hinter dem Patienten, eine Hand unter dem oben liegenden Arm des Patienten und eine Hand um die oben liegende Scapula.
- **Bewegungsdurchführung:**
  - Der Therapeut führt den oben liegenden Arm des Patienten in ABD, parallel führt er die Scapula in ADD – Scapula und Arm werden voneinander entfernt (es kommt zu einer Dehnung der Rotatorenmanschette; ➤ Abb. 9.65a).
  - Anschließend bewegt der Therapeut entgegengesetzt, also Arm in ADD und Scapula in ABD (➤ Abb. 9.65b).
  - Der Patient soll versuchen, diese Bewegung so gut es geht aktiv mitzumachen!

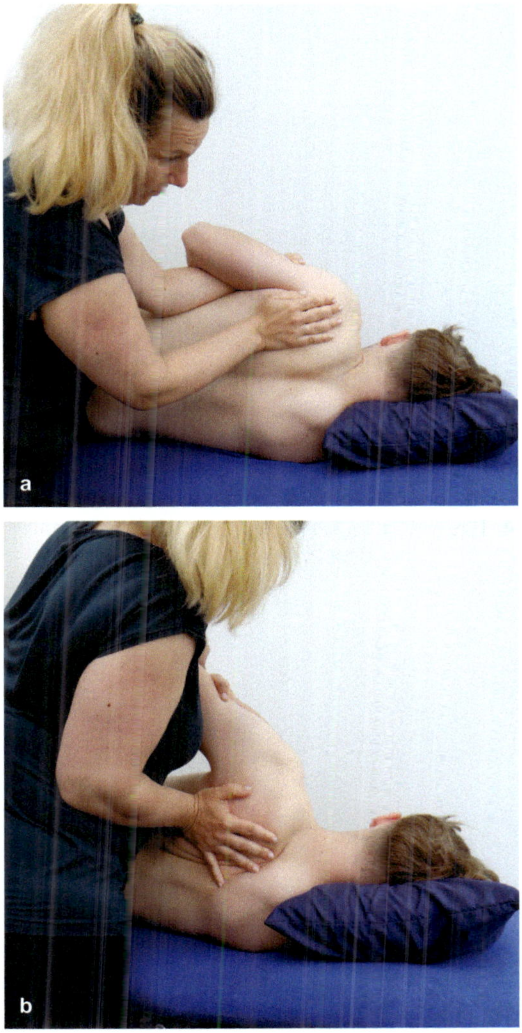

Abb. 9.65 Widerlagernde Mobilisation: a) Arm in ABD und Scapula in ADD, b) Arm in ADD und Scapula in ABD [O1130]

Kopf/Nacken

- M. trapezius pars descendens (➤ Tab. 9.18)
- M. levator scapulae (➤ Tab. 9.19)
- Mm. scaleni (➤ Tab. 9.20)

Tab. 9.18 M. trapezius pars descendens

Ursprung	Protuberantia occipitale externa, Linea nuchae, C1–4 – Procc. Spinosi
Ansatz	Laterales Drittel der Clavicula
Funktion	Elevation des Schultergürtels, AR der Scapula
ASTE	RL
Dehnung	• Kopf in Kontralatflex., ipsilat. Rotation • Schultergürtel über Acromion in Depression (➤ Abb. 9.66)
Ausweichmöglichkeiten	Schultergürtel in Elevation
Besonderheiten	Die Dehnung sollte vorsichtig ausgeführt werden, sodass ein Gefühl der Dehnung gut gespürt wird, dies aber nicht zu einem Dehnschmerz wird.
Hinweise zur Eigendehnung	Bei der Eigendehnung muss der Schultergürtel vorsichtig durch Eigenaktivität in Depression gebracht werden.
Weitere ASTEN	Sitz, Stand

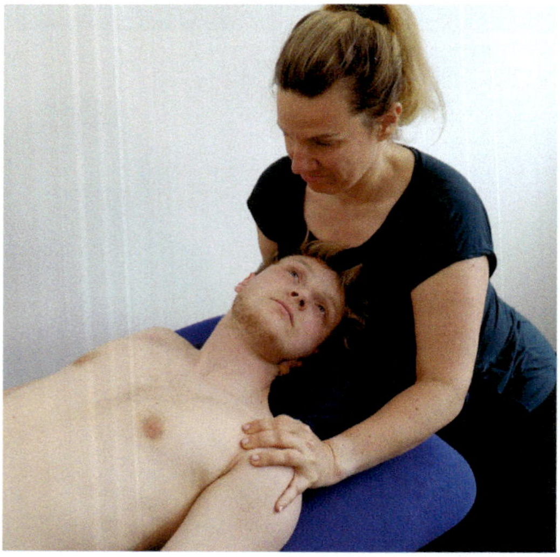

Abb. 9.66 Dehnung M. trapezius pars descendens [O1130]

Tab. 9.19 M. levator scapulae

Ursprung	Procc. transversi C1–C4
Ansatz	Angulus superior der Scapulae
Funktion	• Elevation Schultergürtel • IR der Scapula • Bei Tausch von Punctum fixum und mobile: einseitige Kontr.: HWS-Latflexion, beidseitige Kontr.: HWS-Rotation
ASTE	RL
Dehnung	• Kopf in Kontralateralflexion und Kontralateralrotation • Scapula über Spina scapulae in Depression (➤ Abb. 9.67)
Ausweichmöglichkeiten	Schultergürtel in Elevation
Besonderheiten	Die Dehnung sollte vorsichtig ausgeführt werden, sodass ein Gefühl der Dehnung gut gespürt wird, dies aber nicht zu einem Dehnschmerz wird.
Hinweise zur Eigendehnung	Bei der Eigendehnung muss der Schultergürtel vorsichtig durch Eigenaktivität in Depression gebracht werden.
Weitere ASTEN	Sitz, Stand

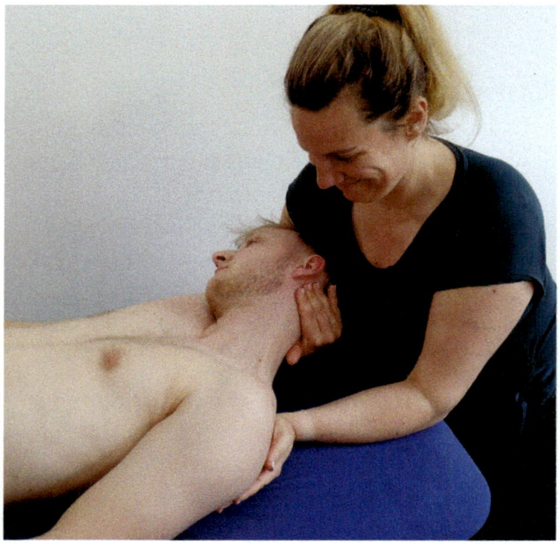

Abb. 9.67 Dehnung M. levator scapulae [O1130]

Tab. 9.20 Mm. scaleni

Ursprung	• M. scalenus anterior: Procc. transversi C4–C6 • M. scalenus medius: Procc. transversi C2–C7 • M. scalenus posterior: Procc. transversi C5–C7
Ansatz	• M. scalenus anterior: 1. Rippe ventrolateral • M. scalenus medius: 1. Rippe lateral • M. scalenus posterior: 2. Rippe
Funktion	• Atemhilfsmuskeln • Bei Tausch von Punctum fixum und mobile können die Mm. scaleni bei der aufrechten Haltung unterstützen, als auch HWS-Flexion, Lateralflexion und die Rotation nach kontralateral.
ASTE	RL
Dehnung	• Kopf in Kontralateralflexion und Kontralateralrotation • Clavicula in Depression • Vorsichtige Querdehnung
Ausweichmöglichkeiten	Schultergürtel in Elevation
Besonderheiten	Die Dehnung sollte vorsichtig ausgeführt werden, sodass ein Gefühl der Dehnung gut gespürt wird, dies aber nicht zu einem Dehnschmerz wird.
Hinweise zur Eigendehnung	Bei der Eigendehnung muss der Schultergürtel vorsichtig durch Eigenaktivität in Depression gebracht werden.
Weitere ASTEN	Sitz, Stand

Rumpf

M. quadratus lumborum (➤ Tab. 9.21)

Tab. 9.21 M. quadratus lumborum

Ursprung	Crista iliaca, Lig. iliolumbale
Ansatz	Corpus costae 12 und Procc. costales L1–4
Funktion	• Einseitig: Latflex. des Rumpfes/Elevation des Beckens • Beidseitig: Haltungsstabilisation
ASTE	• Lagerung in Mondsichellage (➤ Abb. 9.68) • Lagerung in SL mit (Halb-)Rolle unter dem Rumpf, Arm über den Kopf ausstrecken/hängen
Dehnung	**Querdehnung:** Therapeut hängt sich mit einer Hand in den M. quadratus lumborum und fixiert mit der anderen Hand das Becken als Widerlager
Ausweichmöglichkeiten	Rotation des Rumpfes oder Latflex. des Oberkörpers
Besonderheiten	Da der M. quadratus lumborum die Atmung unterstützt, ist es wichtig, dass der Patient ruhig weiteratmet und nicht die Luft anhält.
Hinweise zur Eigendehnung	Diese Dehnung kann gut im Stand erfolgen; dabei sind die Beine überkreuzt und der Oberkörper wird im Ganzen weg von dem vorne stehenden Bein lateralflektiert.
Weitere ASTEN	Stand

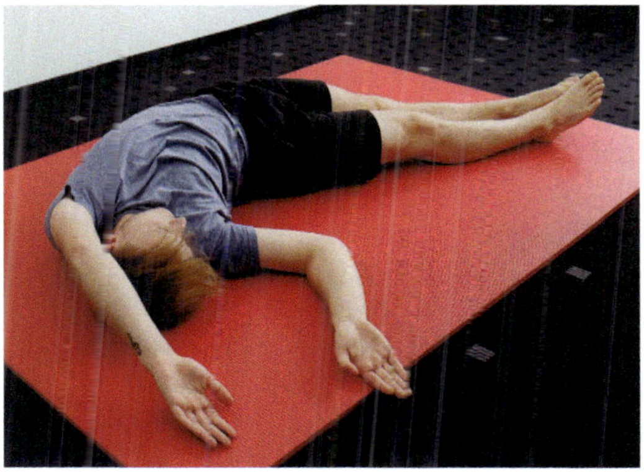

Abb. 9.68 Mondsichellage [O1130]

POWER YOUR BODY

Training der ischiocruralen Muskulatur im Knie-Ellenbogen-Stütz (bds.)

ASTE:
- Knie-Ellenbogen-Stütz
- Bauchnabel sanft nach innen ziehen und Beckenboden nach oben und innen ziehen (Hoden/Vagina und Anus hochziehen)

BA: Beine abwechselnd nach hinten strecken und damit anheben

CAVE: Die LWS stabil halten und nicht in die Hyperextension ausweichen!

Muskeleinsatz: Ellenbogenflexoren und -extensoren, Unterarm- und Handmuskulatur, Mm. rhomboidei, M. trapezius pars transversa, M. serratus anterior, Mm. erector spinae, Core-Muskeln, Mm. ischiocrurales, M. gluteus maximus, medius und minimus

Arm
- Unterarm-Flexoren (➤ Tab. 9.22)
- Unterarm-Extensoren (➤ Tab. 9.23)

Anleitung zur aktiven Dehnung/Mobility

IMPORTANT TO KNOW

Patienten müssen immer vor einem Training der Mobility angeleitet werden, die Grundspannung der segmentalen Muskeln vor dem Dehnen aufzubauen!

Tab. 9.22 Unterarm-Flexoren

Ursprung	Epicondylus medialis humeri
Ansatz	Ossa metacarpalia
Funktion	Flexion Ellenbogen, Flexion Handgelenk
ASTE	RL – Unterarm und Oberarm auf Bank abgelegt und Hand im Überhang
Dehnung	Ellenbogenextension und Dorsalextension im Handgelenk (➤ Abb. 9.69)
Ausweichmöglichkeiten	Schultergürtel in Protraktion und Elevation
Besonderheiten	Unterarmflexoren sind häufig bei einem Golferellenbogen hyperton.
Hinweise zur Eigendehnung	Siehe Dehnung, nur dass der Patient seine Hand in DE bringt, dabei bleibt der Ellenbogen extendiert.
Weitere ASTEN	Stand, Sitz

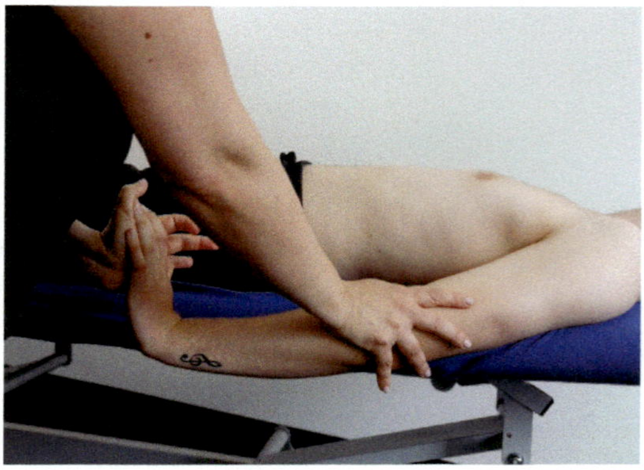

Abb. 9.69 Dehnung UA-Flexoren [O1130]

Tab. 9.23 Unterarm-Extensoren

Ursprung	Epicondylus lateralis humeri
Ansatz	Ossa metacarpalia
Funktion	Extension Handgelenk
ASTE	RL
Dehnung	Handgelenksflexion und Ellenbogenextension
Ausweichmöglichkeiten	Schultergürtel in Protraktion und Elevation
Besonderheiten	Unterarmextensoren sind häufig bei einem Tennisellenbogen hyperton.
Hinweise zur Eigendehnung	Siehe Dehnung, nur dass der Patient seine Hand in PF bringt.
Weitere ASTEN	Sitz, Stand

M. iliopsoas/M. rectus femoris
- Kobra (➤ Abb. 9.70) oder Sphinx (➤ Abb. 9.71) aus dem Yoga

IMPORTANT TO KNOW

Der Patient muss hierbei das Gesäß nach ventral in die Unterlage drücken und die Scapulae nach hinten und unten ziehen. Die Ellenbogen sollten nicht überstreckt sein.

- Geknieter Ausfallschritt (M. rectus femoris; ➤ Abb. 9.72)
- Kniende RL mit nach hinten abgelegtem Oberkörper

Mm. adductores

Spiderman (➤ Abb. 9.73)

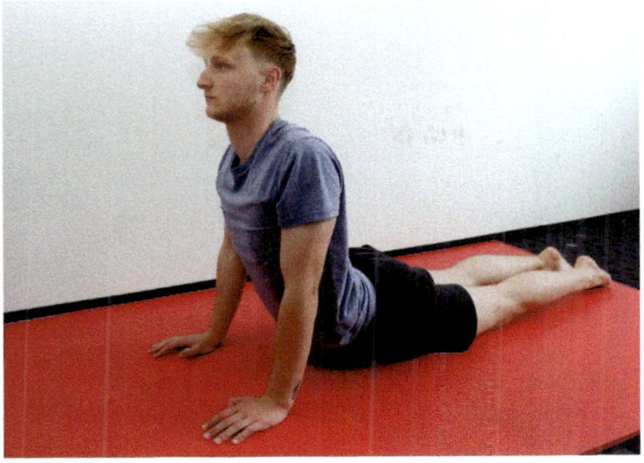

Abb. 9.70 Kobra [O1130]

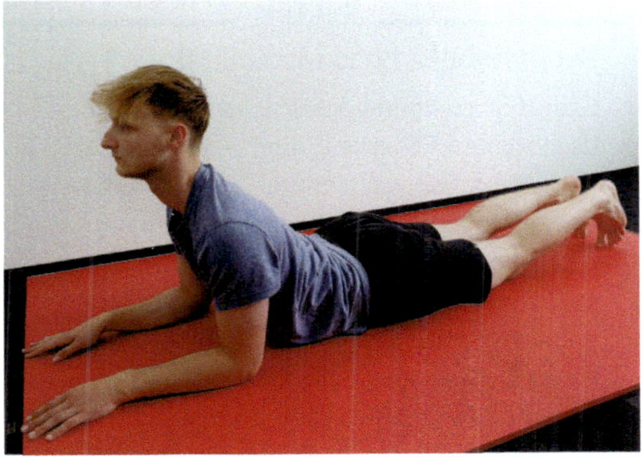

Abb. 9.71 Sphinx [O1130]

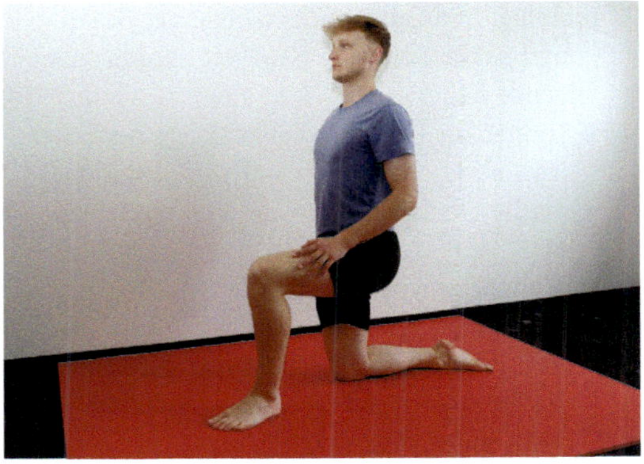

Abb. 9.72 Geknieter Ausfallschritt [O1130]

IMPORTANT TO KNOW

Es sollte darauf geachtet werden, dass das Gesäß weit nach dorsal geschoben wird.

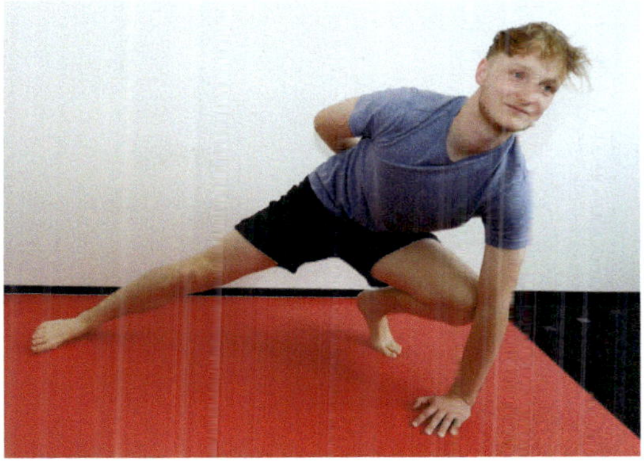

Abb. 9.73 Spiderman [O1130]

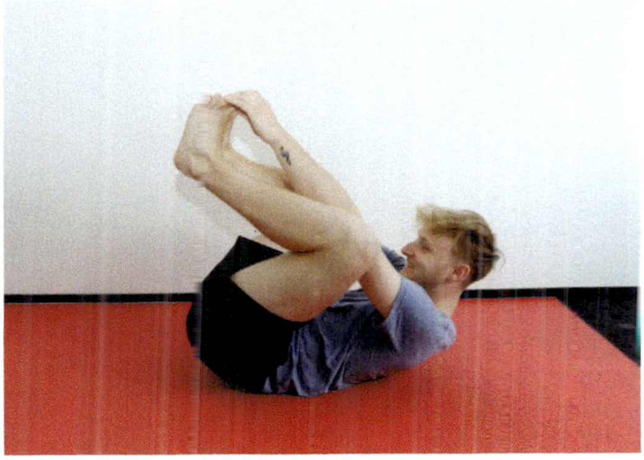

Abb. 9.74 Baby-Schaukel [O1130]

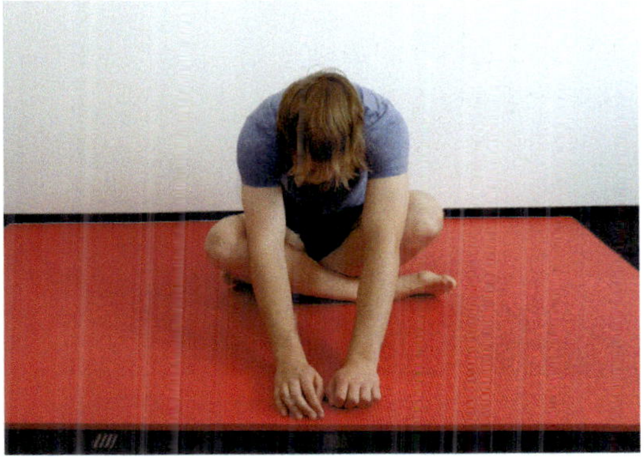

Abb. 9.75 Yoga-Sitz mit vorgelehntem Oberkörper [O1130]

M. piriformis

- Baby-Schaukel (➤ Abb. 9.74)
- Halber Lotussitz mit vorgelehntem Oberkörper (bds.; ➤ Abb. 9.75)
- Bein auf Tisch ablegen (➤ Abb. 9.76)

9

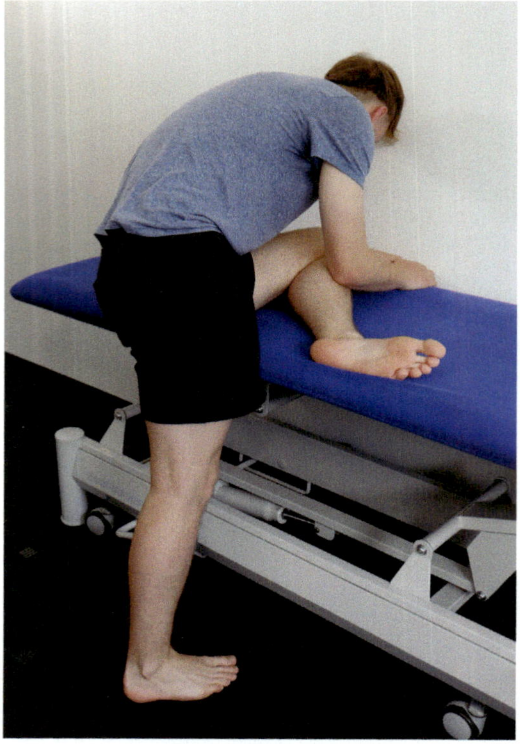

Abb. 9.76 Bein auf Tisch ablegen [O1130]

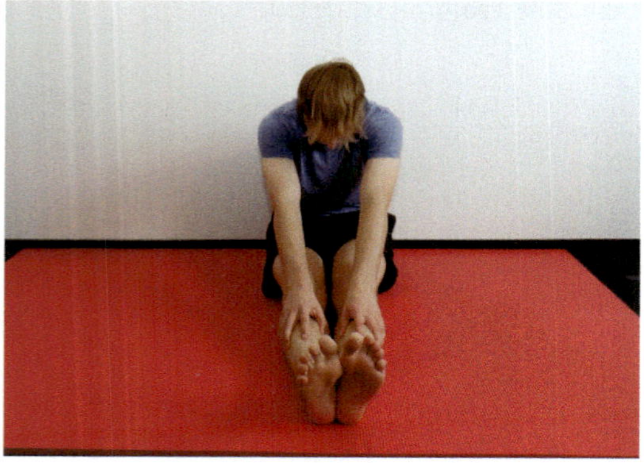

Abb. 9.77 Langsitz mit Oberkörpervorneige [O1130]

Mm. semitendinosus/semimembranosus
Langsitz mit Oberkörpervorneige (➤ Abb. 9.77)

Obere Extremität: M. pectoralis minor

- RL, mit Handtuchrolle zwischen Scapulae und dabei die Scapulae zusammenziehen (➤ Tab. 9.15)
- Dehndrehlage BWS (➤ Abb. 9.78)

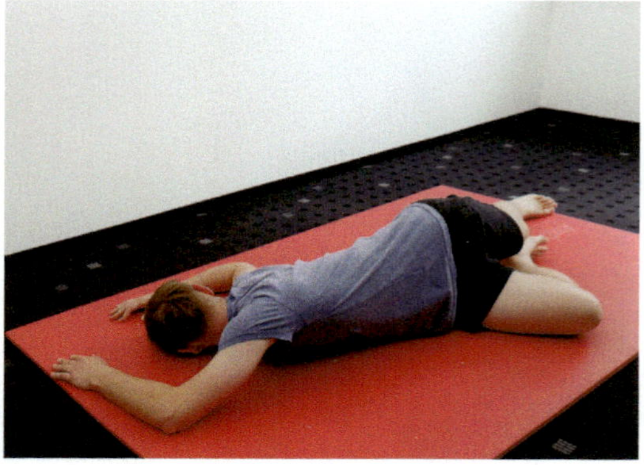

Abb. 9.78 Dehndrehlage BWS [O1130]

Exkurs

Hypermobilität und Instabilität

Eine Hypermobilität kann genauso problematisch werden wie eine Hypomobilität. Unter Hypermobilität versteht man eine **Überbeweglichkeit** eines Gelenks über sein normales Bewegungsausmaß hinaus. Dabei wird die neutrale Zone über ihren physiologischen Bereich hinausbewegt. Wenn die neutrale Zone über einen längeren Zeitraum nicht kontrolliert wird, kann dies zu einem erhöhten Verschleiß führen (Lindel 2010).

Mit dem **Beighton-Score** (Beighton et al. 1973) wird das Vorliegen einer Hypermobilität und damit auch indirekt der Bewegungsapparat bewertet. Bewertet werden dabei folgende Kriterien:

- Können die Daumen die Volarseite des Unterarms berühren?
- Passive Dorsalextension der Fingergelenke 90°
- Ellenbogenhyperextension > 10°
- Kniegelenkshyperextension > 10°
- FBA: Patient erreicht bei der Durchführung des FBA mit beiden Handflächen den Boden

Gesamtpunktzahl: Pro erfülltem Kriterium gibt es einen Punkt (jeweils ein Punkt für die rechte und ein Punkt für die linke Seite, außer beim FBA).

Auswertung: 0–2 Punkte: keine Hypermobilität, 3–4 Punkte: moderate Hypermobilität, ≥ 5 Punkte: generalisierte Hypermobilität

Weitere Zeichen eines schwachen Bindegewebes können sein:

- Varikosis (auch Hämorrhoiden)
- Striae (Schwangerschaftsstreifen)
- Besenreiser
- Orangenhaut
- Palpationsbeschaffenheit

Instabilität entsteht aus einer gewohnheitsmäßigen Hypermobilität heraus; hierbei können die segmentalen Stabilisatoren die neutrale Zone eines Gelenks nicht mehr kontrollieren und diese nicht mehr in ihrem physiologischen Bereich halten (Lindel 2010).

WIEDERHOLUNGSFRAGEN

Kap. 9.4 Muskelmobilitäts-Tests

1. Nenne unterschiedliche Dehnmethoden.
2. Erkläre, warum es trotz wenig Evidenz sehr sinnvoll sein kann, passiv zu dehnen.
3. Nenne die Kontraindikationen für die Anwendung von Dehn-/Mobility-Techniken.
4. Erkläre den Unterschied zwischen Hypermobilität und Instabilität.
5. Nenne einen Test, mit dem die Hypermobilität eines Patienten getestet werden kann.

LITERATUR

Beighton P, Solomon L, Soskolne CL. Articular mobility in an African population. Ann Rheum Dis. 1973; 32(5): 413–418.

Boakes JL, Foran J, Ward SR, Lieber RL. CASE REPORTS. Muscle Adaptation by Serial Sarcomere Addition 1 Year after Femoral Lengthening. Clin Orthop Relat Res. 2006; 456: 250–253.

Bobath K. Neurophysiology. Part I. Videofile, recorded at the postgraduate study center Hermitage. Bad Ragaz, 1980.

Bohannon RW, Smith MB. Interrater reliability of a modified Ashworth scale of muscle spasticity. Phys Ther. 1987; 67: 206–207.

Brumitt J, Matheson JW, Meira EP. Core stabilization exercise prescription, part 2: a systematic review of motor control and general (global) exercise rehabilitation approaches for patients with low back pain. Sports Health. 2013; 5: 510–513.

Cuthbert SC, Goodheart GJ. Review On the reliability and validity of manual muscle testing: a literature. Chiropractic & Osteopathy. 2007; 15: 4.

Davies PM. Hemiplegie. 2. A. Heidelberg: Springer, 2002.

Gesing V, Stechmann K, Engler A. Triggerpunkte, Theorie und Praxis der Triggerpunkttherapie. 1. A. Berlin: KVM, 2020.

Hägg GM. The cinderella hypothesis. In: Johansson H, Windhorst U, Djupsjobacka M et al. (eds.). Chronic work-related myalgia. Gävle: Gävle University Press, 2003, p. 127–132.

Haugh AB, Pandyan AD, Johnson GR. A systematic review of the Tardieu Scale for the measurement of spasticity. Disabil Rehabil. 2006; 28: 899–907.

Hides JA, Jull GA, Richardson CA. Long-term effects of specific stabilizing exercises for first-episode low back pain. Spine (Phila Pa 1976). 2001; 26(11): E243–E248.

Hotta K et al. Daily muscle stretching enhances blood flow, endothelial function, capillarity, vascular volume and connectivity in aged skeletal muscle. J Physiol. 2018; 596(10): 1903–1917.

Klein-Vogelbach S, Mohr G, Spirgi Gantert I, Stüvermann R. Funktionelle Bewegungslehre. Behandlungstechniken. Heidelberg: Springer, 2005.

Lindel K. Muskeldehnung. 2. A. Berlin, Heidelberg: Springer, 2010.

Mannion AF, Dvorak J, Taimela S et al. Kraftzuwachs nach aktiver Therapie bei Patienten mit chronischen Rückenschmerzen (LBP). Muskuläre Adaptationen und klinische Relevanz. Schmerz. 2001; 15: 468–473.

Mannion AF, Caporaso F, Pulkovski N et al. Spine stabilisation exercises in the treatment of chronic low back pain: a good clinical outcome is not associated with improved abdominal muscle function. Eur Spine. 2012; 21: 1301–1310.

Mathewson MA, Lieber RL. Pathophysiology of Muscle Contractures in Cerebral Palsy. Phys Med Rehabil Clin N Am. 2015; 26(1): 57–67.

Nimmo MA et al. The effect of physical activity on mediators of inflammation. DiabetesObes Metab. 2013; 15 (Suppl 3): 51–60.

Pedersen BK, Febbraio M. Muscle-derived interleukin-6: A possible link between skeletal muscle, adipose tissue, liver, and brain. Brain Behav Immun. 2005; 19: 371–376.

Pfeffer A. Manuell Muskelkraft messen. Assessment: Muskelfunktionsprüfung. Physiopraxis. 2007; 5(2): 34–35.

Rohde J. Die sensomotorische Fazilitation (Kurzfußtechnik) nach Janda. Therapeutische Reizung der Tiefensensibilität. Manuelle Medizin. 2012; 50: 183–188.

Selkow NM, Eck MR, Rivas S. Transversus abdominis activation and timing improves following core stability training: a randomized trial. Int J Sports Phys Ther. 2017; 12: 1048–1056.

Shumway-Cook A, Woolacott M. Motor control. Theory and practical applications. Baltimore: Williams and Wilkins, 1995.

Smolenski UC, Buchmann J, Beyer L. Janda Manuelle Muskelfunktionsdiagnostik. Theorie und Praxis. 5. A. München: Elsevier/Urban & Fischer, 2016.

Strassmann A et al. Population-based reference values for the 1-min sit-to-stand test. Int J Public Health. 2013 Dec; 58(6): 949–953.

Treaster D et al. Myofascial trigger point development from visual and postural stressors during computer work. J Electromyogr Kinesiol. 2006; 16: 115–124.

Vanhoutte EK et al. Modifying the Medical Research Council grading system through Rasch analyses. Brain. 2012; 135(Pt 5): 1639–1649.

Williams M et al. Multifidus spasms elicited by prolonged lumbar flexion. Spine. 2000; 25: 2916–2924.

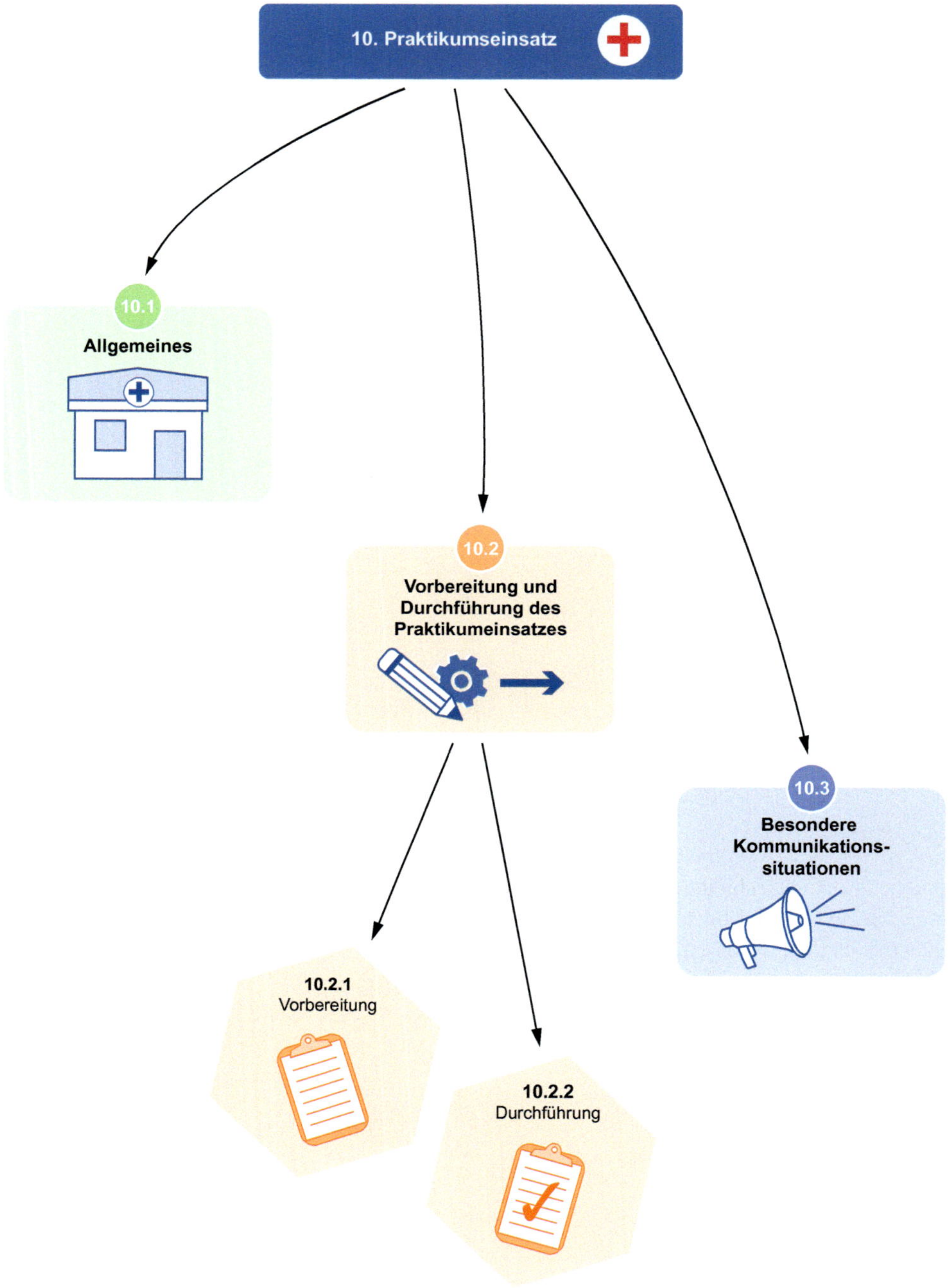
10. Praktikumseinsatz
10.1
Allgemeines
10.2
Vorbereitung und Durchführung des Praktikumeinsatzes
10.2.1
Vorbereitung
10.2.2
Durchführung
10.3
Besondere Kommunikations-situationen

KAPITEL

10 Praktikumseinsatz

Einleitung

In diesem Kapitel werden die Bestandteile der praktischen Ausbildung und deren gesetzliche Grundlage erörtert (➤ Kap. 10.1). Es werden Hinweise und Tipps zur Vorbereitung und Durchführung für das Praktikum gegeben. Dabei werden Themen wie Zusammenarbeit mit Kollegen und Kolleginnen, Arbeit mit/an Patienten und Patientinnen, Hygiene und Umgang mit Infektionen und das Thema Schweigepflicht behandelt (➤ Kap. 10.2).

Am Ende des Kapitels werden besondere Kommunikationssituationen, wie z. B. die Kommunikation mit Schlaganfall-Patienten oder Kindern erläutert und Tipps zum Umgang damit gegeben (➤ Kap. 10.3).

10.1 Allgemeines

Bestandteile der praktischen Ausbildung

Die praktische Ausbildung an Patientinnen und Patienten ist ein integrierter Bestandteil der Physiotherapie-Ausbildung und umfasst insgesamt **1.600 Stunden,** die sich auf **verschiedene Fachrichtungen** aufteilen. Sie findet in Krankenhäusern oder anderen geeigneten medizinischen Einrichtungen (wie Praxen oder Rehabilitationseinrichtungen) in folgendem Umfang statt (PhysTh-APrV 2019):

- Chirurgie: 240 Stunden
- Innere Medizin: 240 Stunden
- Orthopädie: 240 Stunden
- Neurologie: 240 Stunden
- Pädiatrie: 160 Stunden
- Psychiatrie: 80 Stunden
- Gynäkologie: 80 Stunden
- Weitere 240 Stunden können auf die Fachgebiete frei aufgeteilt werden.
- 80 Stunden stehen für weitere Einrichtungen oder Exkursionen zur Verfügung.

Ziele

Mit der praktischen Ausbildung am Patienten werden verschiedene Ziele verfolgt:

- Erworbene Kenntnisse und Einsichten sollen **praktisch angewendet** werden.
- Erlernte Techniken sollen unter **Supervision** am Patienten geübt werden.
- **Soziale Fähigkeiten** sollen unter Beweis gestellt und erweitert werden.
- Zum Ende der gesamten Praktikumsphase sollen die Auszubildenden sowohl auf das Staatsexamen vorbereitet sein als auch das **Niveau eines Berufsanfängers** erreicht haben.

Die Auszubildenden sollen sich während der Praktikumsphase zum Physiotherapeuten bzw. zur Physiotherapeutin mit dem Niveau eines Berufsanfängers entwickeln. Daraus ergibt sich, dass sie einen Lern- und Entwicklungsprozess sowohl bezüglich der fachlichen als auch der sozialen Kompetenz durchlaufen. Folgende Unter-Ziele sollen helfen, diesen Weg zu unterstützen:

- Selbstständige Durchführung einer physiotherapeutischen Untersuchung sowie deren Interpretation, Zusammenfassung und Standardisierung
- Schriftliche Dokumentation eines Befunds und der Behandlungen

- Erstellung eines adäquaten, problemorientierten und individuellen Behandlungsplans
- Dokumentation, Auswertung und Evaluation des Therapieverlaufs
- Erweiterung der bereits vorhandenen Kenntnisse und Fähigkeiten, sowie die Bereitschaft, zusätzliche physiotherapeutische Techniken und Methoden kennenzulernen
- Erkennen eigener Stärken und Schwächen
- Entwicklung von Teamfähigkeit (intra- und interdisziplinär)
- Erkennen der Stellung bzw. Funktion der Physiotherapie im Gesundheitswesen als Ganzes
- Verarbeitung von Erfahrungen und deren Integration in das eigene Berufsbild.

POWER YOUR BRAIN

Positiver Fokus

Setze dich bequem hin und nimm dir eine Minute Zeit. Konzentriere dich auf etwas Positives in der Zukunft, z. B. eine Veranstaltung, die du besuchen wirst, oder eine Begegnung mit Freunden, auf die du dich besonders freust. Stelle dir diese schon in Gedanken vor.

WIEDERHOLUNGSFRAGE

Kap. 10.1 Allgemeines

1. Nenne zwei Ziele, die mit der praktischen Ausbildung am Patienten verfolgt werden.

10.2 Vorbereitung und Durchführung des Praktikumseinsatzes

10.2.1 Vorbereitung

Sobald der Einsatzort für das Praktikum bekannt ist, sollte **Kontakt zur Einrichtung** aufgenommen werden. Zunächst kann telefonisch nachgefragt werden, ob ein Vorstellungstermin vor Ort gewünscht ist oder ob eine telefonische Absprache ausreicht. Bei der **Absprache** werden dann die folgenden Details besprochen:

- Beginn erster Arbeitstag,
- Treffpunkt,
- Ansprechpartner,
- Arbeitszeiten,
- Arbeitskleidung (s. u.),
- Vorbereitung auf das Praktikum.

Bei diesem Gespräch sollte auch Zeit für die Fragen der Auszubildenden sein.

Zur weiteren Vorbereitung ist es sinnvoll, sich **über die Einrichtung zu informieren,** sich also z. B. bei einer Klinik die Fachabteilungen anzuschauen. Auch eine **Wiederholung des theoretischen und fachpraktischen Unterrichts** ist sinnvoll, sowie die Vorbereitung von Lernunterlagen und Büchern, die zum schnellen Nachlesen mit in die Einrichtung genommen werden. Im Vorhinein sollte auch die **Anreise** (ÖPNV, PKW, Fahrrad) geplant und die Parksituation vor Ort geprüft werden.

Arbeitskleidung

Die Arbeitskleidung sollte immer mit der Einrichtung abgesprochen werden. In größeren Kliniken oder Praxen wird diese ggf. sogar gestellt. Aus hygienischen Gründen sollte die **Arbeitskleidung nur in der Einrichtung getragen werden.** Das heißt, man muss sich vor und nach der Arbeit in der Einrichtung umziehen (inklusive Schuhe).

Allgemeine Hinweise:

- Gerade, lange, weiße Hosen
- Unterwäsche (Boxershorts etc.) sollte nicht aus der Hose herausschauen!
- Auf das Tragen von auffälliger Unterwäsche (Tangas, Reizwäsche, ...) unter der weißen Hose sollte verzichtet werden → Vermeiden von durchscheinender Unterwäsche.
- Weiße Polohemden oder T-Shirts, bitte nicht tief ausgeschnitten oder schulterfrei
- Festes Schuhwerk, vor allem hinten geschlossen
- Kein Schmuck (keine Ringe, Ketten, Armbänder) → Verletzungsgefahr und unhygienisch
- Fingernägel kurz und sauber, keine künstlichen Fingernägel
- Piercings sollten zum Arbeiten entfernt oder abgetaped werden, Tattoos sollten evtl. abgedeckt werden (abtapen oder lange Kleidung; Absprache mit der Einrichtung).
- Vorgefertigte Namensschilder (Haus oder Berufsfachschule/Hochschule) tragen oder im Haus evtl. andere Regelungen am ersten Tag absprechen

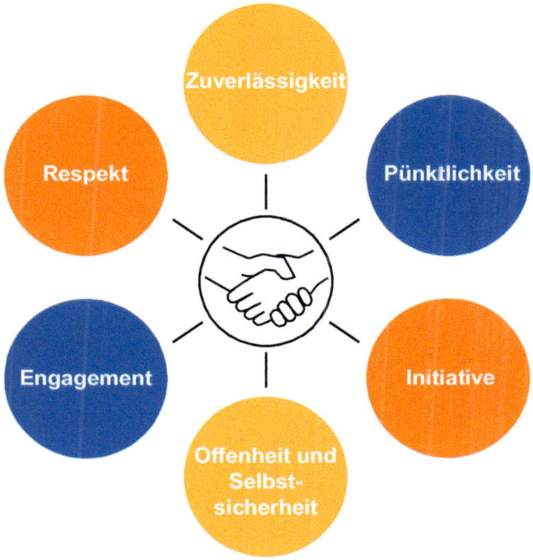

Abb. 10.1 Zusammenarbeit mit Kollegen und Führungskräften [P1610]

- Kleines Heft für Notizen zu Patienten mitnehmen (hosentaschengeeignet)
- Uhr mitnehmen, aber keine Armbanduhr am Handgelenk

10.2.2 Durchführung

Verhalten

Zusammenarbeit mit Kollegen und Führungskräften

In der Zusammenarbeit mit Kolleginnen, Kollegen und Führungskräften sind ein paar Verhaltensweisen besonders wichtig (> Abb. 10.1):

1. **Zuverlässigkeit**
   - Aufgaben (Therapie oder sonstige Aufgaben) gewissenhaft erledigen
   - Bei Problemen jederzeit Vorgesetzte, Kollegen und/oder Dozenten ansprechen
2. **Pünktlichkeit**
   - Rechtzeitig erscheinen, um evtl. Patienten zu besprechen oder die genaue Dienstplaneinteilung abstimmen zu können
   - Bei Verspätung bzw. einer Erkrankung rechtzeitiges Bescheid geben bzw. Abmeldung
3. **Initiative**
   - Mut entwickeln, selbst die Initiative zu ergreifen
   - Selbstständiges Erledigen von Aufgaben
   - Nach Patienten fragen, die behandelt werden können oder bei denen Auszubildende bei einer Behandlung zuschauen können. **Hinweis:** Auszubildende (vor allem in den ersten Praktikumseinsätzen) dürfen Behandlungen ablehnen oder um Hilfe bitten, wenn sie sich nicht in der Lage fühlen, die Aufgabe allein zu bewältigen (z. B. onkologische, palliative Patienten).
4. **Engagement**
   - Interesse für die Belange anderer zeigen (z. B. Kollegen, andere Praktikanten)
   - Lernen, zu sehen, was gerade an Arbeit benötigt wird (wenn z. B. dringend die Wäsche gemacht werden muss, weil keine Laken mehr da sind, dann diese Aufgabe erledigen)
5. **Offenheit und Selbstsicherheit**
   - Zuhören und v. a. kritisches Zuhören sowie konstruktives Kritisieren
   - Lernen durch Kollegen
   - Aussagen anderer (aber auch eigene Aussagen) kritisch betrachten
   - Bereit sein, Tipps anzunehmen
   - Mut aufbringen, mit Kollegen, Führungskräften und/oder Dozenten in den Dialog zu treten
6. **Respekt:** Nur wer mit seinen Mitmenschen respektvoll umgeht, kann auch erwarten, dass ihm selbst Respekt entgegengebracht wird.

Arbeit mit und an Patienten

Bei der Arbeit mit und an Patienten sind ein paar Verhaltensweisen besonders wichtig (> Abb. 10.2):

1. **Verständnis**
   - Versuchen, die Umstände und Beschwerden der Patienten zu verstehen
   - Ausdruck durch **verbale** (in Form von Fragen und Bemerkungen) und **nonverbale** Kommunikation (Mimik, Gestik, Haltung) sowie Stimmklang der Situation anpassen
2. **Respekt**
   - Nur wer mit seinen Mitmenschen respektvoll umgeht, kann auch erwarten, dass ihm selbst Respekt entgegengebracht wird.

10

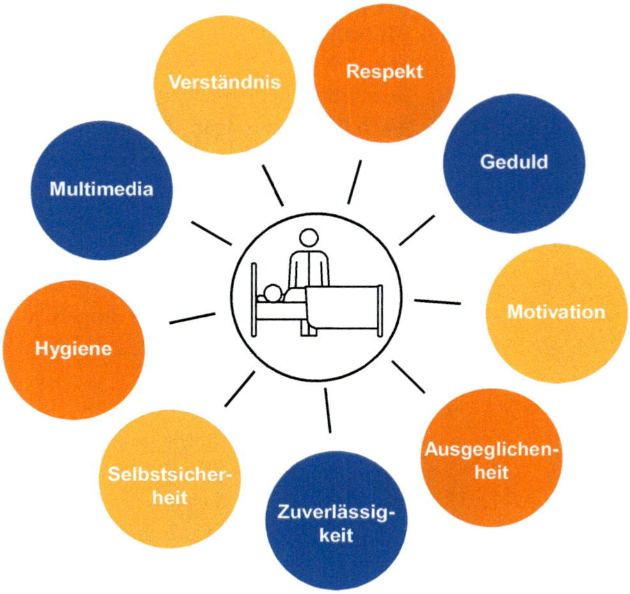

Abb. 10.2 Arbeit mit/an Patienten [P1610]

   - Patienten haben einen eigenen Willen, der stets zu respektieren ist.
   - Meinung der Patienten immer ernst nehmen
3. **Geduld**
   - Dem Patienten Ruhe, Zeit und Raum geben, sich in seinem eigenen Tempo zu äußern und in seinem eigenen Tempo zu handeln
   - Hektik vermeiden und eine angenehme Arbeitsatmosphäre schaffen
4. **Motivation**
   - Inhalte und Absichten der Therapie nachvollziehbar erklären
   - Selbst motiviert sein
5. **Ausgeglichenheit**
   - Auch in Stresssituationen Ruhe bewahren
   - Eigene Gefühle von denen der Patienten trennen
   - Nicht von den Gefühlen und Einstellungen der Patienten mitreißen lassen
6. **Zuverlässigkeit**
   - An Absprachen und Versprechungen halten
   - Grundregeln der Ethik beachten, die für Physiotherapeuten gültig sind, z. B. Schweigepflicht
7. **Selbstsicherheit**
   - Inhalte der Behandlung werden von Auszubildenden (evtl. in Absprache mit Kollegen und Führungskräften) festgelegt und nicht von Patienten bestimmt. (Bsp.: Auf der Verordnung steht KG, der Patient will aber unbedingt massiert werden, dann diesen auf die Verordnung hinweisen und darauf, dass diese so und nicht anders vom Therapeuten erfüllt werden muss.)
   - Feedback (z. B. Kritik von Patienten, Ideen von Kollegen, etc.) sollte kritisch hinterfragt und ggf. in den Therapieplan eingearbeitet werden.
   - Bestimmter, aber dennoch angemessener Umgang mit Patienten
8. **Hygiene und Sorgfalt**
   - Regelmäßige Desinfektion der Hände (nach und vor jeder Therapie)
   - Evtl. auch mit Handschuhen und Schutzkleidung arbeiten (z. B. wenn die Narbe bei der Narbentherapie noch sehr frisch ist).
   - Aufräumen und Reinigen von Therapiematerial
9. **Multimedia**
   - Mobiltelefone und andere mediale Kommunikationsmittel (z. B. iPad, Tablet, Smartwatch) sind während der Praktikums- bzw. Arbeitszeit aus Gründen der Hygiene, Unfallverhütung, Haftpflicht und Einhaltung des Datenschutzes untersagt (außer in der Therapieeinrichtung

werden diese ausdrücklich für die Dokumentation verwendet).
- Zur Nutzung dieser Geräte dienen Freiräume wie beispielsweise Pausen.

Verhalten auf der Station

- Auf neuen Stationen ist es wichtig, sich zunächst **vorzustellen** (z. B. im Pflegestützpunkt) und sich beim Pflegepersonal nach den **aktuellen Befindlichkeiten des Patienten** zu erkundigen, bevor mit der Behandlung angefangen wird.
- Vor jeder ersten Behandlung bitte die **Akten** (➤ Exkurs Patientenakte und Patientenkurve) der Patienten einsehen, ggf. **Kontraindikationen erfragen,** wenn unklar.
- Hände vor und nach jeder Behandlung **desinfizieren!**
- Bitte nach der Behandlung die Behandlung in der Kurve, Akte oder digital dokumentieren.

Exkurs

Patientenakte und Patientenkurve

Die **Patientenakte** ist zur Information über die Patienten sehr wichtig, da darin der gesamte Verlauf von der Einweisung ins Krankenhaus über die OP, die aktuellen Blutwerte und die Nebenerkrankungen und die Medikation enthalten sind. Die Akten sind meistens separat im Pflegestützpunkt zu finden.

Über das tägliche Befinden des Patienten gibt die **Patientenkurve** Auskunft; diese kann sich ebenfalls in einem Schrank im Pflegestützpunkt oder aber auch manchmal am Bett des Patienten befinden.

Um den **Erstbefund** des Patienten zu erstellen, ist dringend notwendig, Einsicht in die **Patientenakte** zu nehmen!

Hygiene und Umgang mit Infektionen

Da Physiotherapeuten während der Behandlung direkten Körperkontakt mit ihren Patienten haben, ist es wichtig, sich über die hygienischen Maßnahmen in der jeweiligen Einrichtung zu informieren. Jede Einrichtung ist laut **Arbeitsschutz** verpflichtet, einen **Hygieneplan** zu erstellen, der für alle Mitarbeitenden einsehbar ist. Ein Hygieneplan enthält Anweisungen zur Einhaltung von **Hygienestandards**, um Infektionen zu verhindern oder einzudämmen.

IMPORTANT TO KNOW

Da der Hygieneplan immer individuell an die Einrichtung und auch bestimmte Abteilungen angepasst ist, muss sich jeder Physiotherapeut bei einem Wechsel der Einrichtung neu über die vorgegebenen Standards informieren.

Maßnahmen bei infektiösen Patienten

Gerade beim Einsatz in Krankenhäusern oder Rehabilitationseinrichtungen, aber auch in Physiotherapie-Praxen können Patienten an Infektionen erkrankt sein, die eine besondere Vorgehensweise erfordern.

Hierbei werden die dann erforderlichen hygienischen Maßnahmen nach dem **Übertragungsweg** unterschieden.

Kontaktübertragung

Bsp.: Ektoparasiten wie Kopfläuse oder Milben
Maßnahmen:
- Händehygiene (Desinfektion, Waschen, Handschuhe)
- Persönliche Schutzausrüstung (Schutzkittel, ggf. Schürze, ggf. Atemschutz, ggf. Augenschutz, ggf. Kopfschutz)
- Desinfektion von Flächen
- Ggf. räumliche Separierung

IMPORTANT TO KNOW

Bei einer räumlichen Separierung sollte beachtet werden, dass der Therapeut nicht für z. B. Gangschulung mit dem Patienten auf dem Flur oder die Treppe gehen sollte, sondern die Therapie konsequent im Zimmer des Patienten stattfindet.

Tröpfcheninfektion (Aerosole)

Bsp.: Pneumokokken, Diphterie, Influenza
Maßnahmen:
- Händehygiene (Desinfektion, Waschen, Handschuhe)
- Persönliche Schutzausrüstung (Schutzkittel, Atemschutz, Augenschutz, Haube)
- Mund-Nasen-Schutz für Patienten

- Desinfektion von Flächen
- Räumliche Separierung (Einzelzimmer oder Kohortenzimmer → gemeinsame Isolierung von Patienten mit derselben Infektion)

Aerogene Übertragung (Übertragung durch die Luft)

Die Tröpfcheninfektion und der aerogene Übertragungsweg unterscheiden sich durch die **Tröpfchengröße.** Wenn das Tröpfchen eine Größe > 5 µm überschreitet, bliebt es länger in der Luft hängen und kann die Krankheit auch noch an andere Personen weitergeben, nachdem die infektiöse Person den Raum verlassen hat. Deshalb spricht man hier von einer aerogenen Übertragung.

Bsp.: Masern, Windpocken, aktive Lungentuberkulose

Maßnahmen:
- Therapie, wenn möglich, durch immunen Mitarbeiter
- Händehygiene (Desinfektion, Waschen, Handschuhe)
- Persönliche Schutzausrüstung (Schutzkittel, Atemschutz, Augenschutz, Haube)
- Mund-Nasen-Schutz für Patienten
- Desinfektion von Flächen
- Räumliche Separierung (Einzel- oder Kohortenzimmer)

IMPORTANT TO KNOW

Die Maßnahmen können im Detail je nach Einrichtung voneinander abweichen, deshalb ist es wichtig, sich konkret in der Einrichtung über die Maßnahmen bei infektiösen Patienten zu informieren.

Umkehrisolierung

Patienten, die eine **geschwächte Immunabwehr** haben (immunsupprimiert sind), müssen vor Ansteckung geschützt werden. Krankheiten, bei denen eine Umkehrisolierung notwendig werden kann, sind z. B. AIDS, Patienten mit oder nach Chemotherapie oder Transplantationspatienten. Die Zimmer dieser Patienten können mit bestimmten **Luftfilteranlagen** ausgestattet sein. Alle Personen (auch Physiotherapeuten), die das Zimmer betreten, müssen ein **festgelegtes Händewaschprogramm** befolgen und sich mit **persönlicher Schutzausrüstung** bekleiden (Schutzkittel, Atemschutzmaske und Handschuhe).

Exkurs

Persönliche Schutzausrüstung (PSA)

Die persönliche Schutzausrüstung dient dem Schutz der beschäftigten Personen und wird vom Unternehmen zur Verfügung gestellt. Die PSA muss vom Beschäftigten bestimmungsgemäß benutzt werden, das heißt sie muss angelegt werden, sobald dies durch bestimmte Krankheiten von Patienten vorgegeben ist, und muss wie vorgeschrieben genutzt werden (z. B. Atemschutzmaske über Mund UND Nase tragen.) Die Schutzkleidung soll nach jedem Patienten gewechselt werden.

Zur PSA gehören:
- Schutzhandschuhe (wichtig: immer die passende Größe verwenden!)
- Augen- und Gesichtsschutz
- Schutzkittel (wichtig: muss immer geschlossen getragen werden!)
- Schürze

Die Schutzkleidung befindet sich meist direkt vor der Tür des Patientenzimmers oder in einem Vorraum. Wichtig ist, das **korrekte Anlegen** und vor allem das **korrekte Ausziehen** der Schutzkleidung am besten schon vor der ersten Nutzung beim Patienten zu üben. Denn gerade das Ausziehen, ohne mit kontaminierten Flächen der Kleidung in Kontakt zu kommen, und das **gezielte Abwerfen** in die dafür vorgesehenen Behälter bedarf einer gewissen Übung.

Befund im Praktikum

Eine ausführliche Befunderhebung kann vielleicht nicht in allen Situationen und bei jedem Patienten durchgeführt werden. Es muss aber zumindest eine abgekürzte Befunderhebung durchgeführt werden, **ohne Befund zu behandeln würde als absolut fahrlässig gelten!**

Als Physiotherapeuten sind wir rechtlich zur Dokumentation verpflichtet!

Wichtig ist, vor der Behandlung in die Patientenakte (s. o.) zu schauen, mit dem Personal über das

Befinden und aktuelle Vorkommnisse zu sprechen und auch nach Wünschen der Pflege bezüglich des Patienten zu fragen (z. B. Mobilisation in den Stand, Lagewechsel nach Therapie, etc.).

IMPORTANT TO KNOW

Oft sind die Kontraindikationen nach einer OP unterschiedlich (je nach KH, Operateur, etc.). Deshalb müssen vor dem Erstkontakt mit einem Patienten die jeweiligen Kontraindikationen erfragt werden (beim behandelnden Arzt oder Operateur oder bei der zugeteilten Pflegefachperson), wenn diese nicht auf der Verordnung angegeben sind!

Kurzbefund
- Name, Geburtsdatum
- Verordnung
- Diagnose
- Kontraindikationen
- OP-Datum; Was wurde bei der OP gemacht, ggf. welches Material wurde eingesetzt?
- KH-Anamnese
- Relevante Nebenerkrankungen
- Medikamente

Körperliche Untersuchung
- Bewegungseinschränkungen (sowohl lokal, z. B. Flexion der Hüfte eingeschränkt, als auch global, z. B. Patient nur in RL und kann nicht aufstehen)
- Weitere Symptome?
- Muskuläre Auffälligkeiten (Hyper- und/oder Hypotonie, etc.)
- Sonstige Auffälligkeiten?
- Haltungsauffälligkeiten?

IMPORTANT TO KNOW

Bitte bei infektiösen Patienten die infektiöse Erkrankung am besten auf der Vorderseite des Befundes kenntlich machen. Dies ist wichtig, einmal zur eigenen Erinnerung und auch zur Information für Kollegen, die diesen Patienten behandeln und dann sofort sehen, dass sie Sicherheitsvorkehrungen treffen müssen.

Ziele – Was soll und möchte der Patient erreichen?
Die Ziele immer in **Absprache mit dem Patienten** festlegen. In Kliniken kann es häufig Vorgaben geben, was bis zur Entlassung des Patienten erreicht werden soll (Absprache mit Ärzten).

Beispiele für typische Ziele in der Klinik:
- Wieder gehen können
- Eigenmobilisation aus dem Bett heraus
- Vermehrte Beweglichkeit des Beins
- Treppenlaufen

Verhalten im Notfall

- Als erste Regel gilt: **Ruhe bewahren!** Hektik führt in solchen Momenten meist zu Fehlern, die den Zustand des Patienten weiter gefährden können.
- In den meisten Kliniken gibt es für solche Situationen **interne Notrufnummern**. Diese Telefonnummern können von jedem Telefon des Krankenhauses angerufen werden, sofern ein Notfall eintritt, der das Leben des Patienten gefährdet. Am ersten Praktikumstag sollte man daher diese Notrufnummer erfragen oder sich das Prozedere erklären lassen.
- Bis zum Eintreffen von weiterem Personal immer **beim Patienten bleiben** und **mit Erste-Hilfe-Maßnahmen beginnen.**

Schweigepflicht

Die Physiotherapie zählt in Deutschland zu den Heilberufen und deshalb findet **§203 des Strafgesetzbuchs (StGB)** der Bundesrepublik (umgangssprachlich: Schweigepflicht) **Anwendung:**

(1) Wer unbefugt ein fremdes Geheimnis, namentlich ein zum persönlichen Lebensbereich gehörendes Geheimnis oder ein Betriebs- oder Geschäftsgeheimnis, offenbart, dass ihm als

1. Arzt, Zahnarzt, Tierarzt, Apotheker oder Angehörigen eines anderen Heilberufs, der für die Berufsausübung oder die Führung der Berufsbezeichnung eine staatlich geregelte Ausbildung erfordert, [...]

anvertraut worden oder sonst bekannt geworden ist, wird mit Freiheitsstrafe bis zu einem Jahr oder mit Geldstrafe bestraft.

Das bedeutet, dass Daten und Informationen von Patienten nur im Rahmen der physiotherapeutischen Tätigkeit (z. B. Gespräch mit Kollegen, Ärzten, Pflegepersonal, etc.) besprochen werden dürfen und nicht privat mit Freunden, Bekannten und Familienangehörigen.

POWER YOUR BODY

Kniebeuge lateral Step

ASTE:
- Hüftbreiter Stand – Knie zeigen nach ventral
- Bauchnabel sanft nach innen ziehen und Beckenboden nach oben und innen ziehen (Hoden bzw. Vagina und Anus hochziehen)

BA: Einen Schritt nach lateral machen und dabei mit dem Bein, welches zur Seite geht, in die Kniebeuge gehen. Das andere Bein bleibt dabei gestreckt. Dann das Bein wechseln und den Step zur anderen Seite machen.
Muskeleinsatz: Hüftabduktoren und -adduktoren, Hüftflexoren und -extensoren, Knieflexoren und -extensoren, M. triceps surae, prätibiale Muskulatur, kurze Fußmuskeln und Core-Muskeln

WIEDERHOLUNGSFRAGEN

Kap. 10.2 Vorbereitung und Durchführung des Praktikumseinsatzes

1. Welche allgemeinen Hinweise zur Arbeitskleidung kennst du?
2. Nenne und erkläre drei Punkte, die bei der Zusammenarbeit mit Kollegen wichtig sind.
3. Nenne und erkläre drei Punkte, die bei der Arbeit mit Patienten wichtig sind.
4. Wie unterscheiden sich Patientenakte und -kurve voneinander?
5. Welche Hygienemaßnahmen solltest du bei einer Erkrankung, die durch Tröpfcheninfektion übertragen wird, beachten?
6. Was gehört zur persönlichen Schutzausrüstung (PSA)?
7. Beschreibe in deinen eigenen Worten, was die Schweigepflicht für Physiotherapeuten aussagt.

10.3 Besondere Kommunikationssituationen

Bei der Kommunikation mit Patienten ist es immer wichtig, selbst **authentisch** zu bleiben und sich gleichzeitig **auf den Patienten einzustellen.** Gerade die Kommunikation mit Patienten kann durch viele Gründe (z. B. Alter, Erkrankungen, Sprachkenntnisse) erschwert sein. Dieses Kapitel nennt Beispiele für erschwerte Kommunikation und gibt Tipps, wie diesen als Therapeut begegnet und wie die Kommunikation gestaltet werden kann.

Wichtig ist, sich trotz dieser nur allgemein gehaltenen Kommunikationstipps immer individuell über die Kommunikationsart und -besonderheiten des Patienten zu informieren (z. B. beim Pflegepersonal oder bei Angehörigen).

WEITERDENKAUFGABE 12

Bevor du weiterliest: Schreibe Situationen auf, die du bereits erlebt hast, in denen die Kommunikation mit Patienten erschwert war.

Patienten mit neurologischen Erkrankungen

Schlaganfall-Patienten

Besonderheit: Bei sehr vielen Patienten hat der Schlaganfall auch Auswirkungen auf die Sprache. Hier gibt es je nach betroffenem Areal unterschiedliche Auswirkungen (Stiftung Deutsche Schlaganfall-Hilfe 2024):
- **Aphasie:** Es werden verschiedene Arten der Aphasie unterschieden:
  - **Amnestische Aphasie:** Wortfindungsstörung
  - **Broca-Aphasie:** kurze, einfache Sätze (vgl. Telegrammstil)
  - **Wernicke-Aphasie:** lange, verschachtelte Sätze mit wenig Sinn
  - **Globale Aphasie:** Störung von Sprachverständnis und -produktion
- **Dysarthrie:** Störung beim Ausführen der Sprechbewegungen
- **Sprechapraxie:** Planungs- und Programmierstörung der Sprechbewegungen

Tipps:
- Wichtig ist, sich ein genaues Bild der Sprachstörung zu machen und zu erkennen, ob die eigene Kommunikation vom Patienten erfasst werden kann.
- Weiter ist es hilfreich, den Patienten individuell zu betrachten und sich ggf. von anderen Personen (Pflegepersonal/Angehörige) Hinweise zur Kommunikation einzuholen.
- Bei der eigenen Sprachwahl darauf achten, **nicht in eine kindliche Sprache zu verfallen.**
- In **kurzen und einfachen Sätzen** sprechen.

- Die Äußerungen der Patienten können durch Paraphrasieren und Nachfragen richtig eingeordnet werden.
- Die Nutzung von **prägnanten Schlüsselwörtern** und deren Betonung kann dem Patienten das Verständnis erleichtern.
- Gezielt das **Zeigen (evtl. auch von Bildern oder Zeichen) oder Vormachen** einsetzen, um einen zusätzlichen Informationskanal zu nutzen.
- Dem Patienten **genügend Zeit geben** zu antworten und evtl. Angehörige, die für den Patienten sprechen möchten, bremsen.
- Es kann auch hilfreich sein, bei betroffenen Patienten ein **„Wörterbuch"** mit Symbolen zu nutzen, auf die sie deuten können. Diese Wörterbücher gibt es in verschiedenen Versionen, vor allem auch für die Hosen- oder Kitteltasche geeignet, meistens mit Namen wie „Point on it" oder „Tip to it".

Parkinson-Patienten

Besonderheit:
- Bei Patienten mit Parkinsonerkrankungen kann es je nach Schwere der Erkrankungen vorkommen, dass sie ihre Gesichtsmimik nicht mehr gut einsetzen können und deshalb „versteinert" wirken.
- Außerdem kann die Stimme der Patienten sehr monoton wirken.

Tipps:
- Wichtig ist es, sich diese Tatsache immer wieder bewusst zu machen. Da wir Menschen mehr auf die nonverbale Kommunikation und auch die Sprachmelodie achten, kann es in Gesprächen schwerfallen, die Äußerungen der Patienten richtig zu deuten.
- Die Äußerungen der Patienten können durch Paraphrasieren und Nachfragen richtig eingeordnet werden.
- Die eigene Mimik und Emotionen beibehalten und **nicht ebenfalls „versteinern"**.

Menschen mit Behinderungen oder kognitiven Einschränkungen

Besonderheit: Die Einschränkungen der Kommunikation können sehr unterschiedlich ausfallen. Von keiner verbalen Äußerung über einzelne Worte oder einfache Sätze bis hin zu leicht eingeschränkter Kommunikation sind alle Varianten möglich.

Tipps:
- Wichtig ist, den Patienten individuell zu betrachten und sich ggf. Hinweise von anderen Personen (Pflegepersonal/Angehörige) zur Kommunikation einzuholen.
- Bei der eigenen Sprachwahl darauf achten, **nicht in eine kindliche Sprache zu verfallen.**
- Trotzdem evtl. **einfache, leicht verständliche** Sprache nutzen.
- **Nicht zu viel kommunizieren,** sondern nur Wichtiges, in einfachen und klaren Sätzen.
- Den Patienten nicht einfach duzen, sondern absprechen, welche Anrede bevorzugt wird.
- Gezielt das **Zeigen oder Vormachen einsetzen,** um einen zusätzlichen Informationskanal zu nutzen.
- Bei sprachlich stark eingeschränkten Personen trotzdem die eigene Kommunikation weiter aktiv nutzen und alles, was man als Therapeut macht, ansagen, z. B. passive Bewegungen, die durchgeführt werden, vorher beschreiben und ansagen, wo man den Patienten dafür anfasst.

(Wach-)Komapatienten und Patienten mit minimalem Bewusstseinszustand

Besonderheit:
- Je nach Schwere und Ursache des Komas können Patienten nicht oder nur sehr stark eingeschränkt mit ihrer Außenwelt kommunizieren.
- Die Kommunikation kann z. B. beim sogenannten **Locked-in-Syndrom** (Patient ist bei Bewusstsein, aber fast vollständig gelähmt) durch visuelle Folgebewegungen oder Blinzeln erfolgen. Um ein Gespür für diese Situation zu bekommen, ist das Ansehen des Films „Schmetterling und Taucherglocke" (2007), der auf dem autobiografischen Roman von Jean-Dominique Bauby beruht, sehr hilfreich.

Tipps:
- Wichtig ist, die Kommunikation aktiv aufrechtzuerhalten und dem Patienten zu **kommunizieren, was man gerade macht oder vor hat zu tun,** z. B. passive Bewegungen, die durchgeführt werden, vorher beschreiben und ansagen, wo man den Patienten dafür anfasst. Auch bei der schwersten

Form (Koma) ist bekannt, dass die Patienten, wenn sie wieder aufwachen, Erinnerungen an die die Zeit im Koma haben.
- Auf die **nonverbale Reaktion der Patienten** achten.
- Wichtig ist, den Patienten individuell zu betrachten und sich ggf. Hinweise von anderen Personen (Pflegepersonal/Angehörige) zur Kommunikation einzuholen.
- Evtl. stehen auch **technische Unterstützungsmöglichkeiten** (z. B. Computereingabegeräte), die die Kommunikation erleichtern, zur Verfügung.

Demenziell erkrankte Patienten

Besonderheit:
- Bei Patienten mit demenziellen Erkrankungen können je nach Schwere der Erkrankung und Persönlichkeit des Patienten unterschiedliche Kommunikationsprobleme auftreten.
- Kennzeichnend sind vor allem **Orientierungslosigkeit, Ängstlichkeit, Wiederholungen, Wutausbrüche und Unterstellungen** (z. B. „Du hast mir meinen Schmuck gestohlen.“).

Tipps:
- Wichtig ist, den Patienten individuell zu betrachten und sich ggf. Hinweise von anderen Personen (Pflegepersonal/Angehörige) zur Kommunikation einzuholen.
- Bei der Kommunikation **Blickkontakt** herstellen.
- Bei der eigenen Sprachwahl darauf achten, **nicht in eine kindliche Sprache zu verfallen.**
- Hilfreich ist es, in **kurzen und einfachen** Sätzen zu sprechen.
- Wenn möglich, **Ja-/Nein-Fragen** stellen.
- Gezielt das **Zeigen oder Vormachen einsetzen,** um einen zusätzlichen Informationskanal zu nutzen.
- Die nonverbalen Äußerungen des Patienten beachten.
- Den Patienten nicht einfach duzen, sondern absprechen, welche Anrede bevorzugt wird.
- Dem Patienten genügend Zeit geben zu antworten und evtl. Angehörige, die für den Patienten sprechen möchten, bremsen.
- Dinge, die gut funktionieren, besonders hervorheben und loben.
- **Nicht auf Diskussionen mit dem Patienten eingehen.**

Patienten unterschiedlicher Altersklassen

Geriatrische Patienten

Besonderheit: Bei geriatrischen Patienten können aufgrund des Alters und der Multimorbidität unterschiedliche Auffälligkeiten in der Kommunikation vorliegen. Typisch sind **Schwerhörigkeit, Vergesslichkeit, Sehschwäche und kognitive Einschränkungen** (s. auch demenziell erkrankte Patienten oder Patienten mit Schlaganfall).

Tipps:
- Wichtig ist, den Patienten individuell zu betrachten und sich ggf. Hinweise von anderen Personen (Pflegepersonal/Angehörige) zur Kommunikation einzuholen.
- Bei der Kommunikation **Blickkontakt** herstellen.
- Bei der eigenen Sprachwahl darauf achten, **nicht in eine kindliche Sprache zu verfallen.**
- Hilfreich ist es, in **kurzen und einfachen Sätzen** und **langsam zu sprechen.**
- Den Patienten nicht einfach duzen, sondern absprechen, welche Anrede bevorzugt wird.
- Dem Patienten **genügend Zeit geben zu antworten** und evtl. Angehörige, die für den Patienten sprechen möchten, bremsen.

Kinder

Besonderheit: Hier ist die Altersstufe für die Art der Kommunikation und das Verständnis entscheidend.

Tipps:
- Hier sollte in der Kommunikation das **„Du“** genutzt werden. Am besten überlegt sich der Therapeut vorher, ob er auch selbst geduzt werden möchte, und bietet dies ggf. dem Kind direkt an.
- Die **Sprache und die Länge der Sätze müssen an das Verständnis des Kindes angepasst** werden.
- Dem Kind genügend Zeit geben zu antworten und evtl. Eltern oder Angehörige, die für das Kind sprechen möchten, bremsen, wenn nötig aber auch gezielt befragen.
- **Nicht im Beisein des Kindes über das Kind reden, sondern das Kind aktiv miteinbeziehen.**

Patienten mit fehlender oder begrenzter Sprachkenntnis

Besonderheit: In der Physiotherapie begegnen wir Menschen mit unterschiedlichen Kenntnissen der deutschen Sprache.

Tipps:

- Wenn möglich, in eine von beiden gesprochene Sprache (z. B. Englisch) wechseln oder eine Person zum Übersetzen (z. B. Kollege, Angehörige, Übersetzer) dazu holen.
- **Einfache und leicht verständliche Sprache nutzen.**
- Gezielt das **Zeigen (evtl. auch von Bildern oder Zeichen) oder Vormachen** einsetzen, um einen zusätzlichen Informationskanal zu nutzen, oder über Handzeichen kommunizieren.
- Wenn möglich, Informationen über die Erkrankung bzw. Therapie in der Muttersprache als Informationszettel mitgeben.
- Evtl. **Übersetzungsmöglichkeiten** (z. B. über das Smartphone) nutzen.

Patienten mit schweren, tödlichen oder onkologischen Erkrankungen

Besonderheit:

- Hier kann es vorkommen, dass die Patienten (insbesondere ältere Patienten oder Kinder) nicht im vollen Umfang über ihre Erkrankung bzw. Behandlung informiert worden sind.
- Weiter kann es passieren, dass Patienten zwar vollumfänglich informiert wurden, aber die Krankheitseinsicht (noch) nicht eingesetzt hat (z. B. Verdrängung).

Tipps:

- **Immer vorher den Informationsstand des Patienten erfragen.**
- **Niemals neue Informationen an den Patienten weitergeben;** das ist Aufgabe des ärztlichen Personals!
- Häufig fragen Patienten nach Therapieempfehlungen; hier unbedingt zurückhalten und an das ärztliche Personal verweisen.
- Bei der Auseinandersetzung mit dem bevorstehenden Tod kann es passieren, dass bei Patienten viele **Emotionen** aufkommen, die auch in der Therapie ihren Platz einnehmen. Hier auf die **Grenzen der eigenen Kompetenzen achten** (Physiotherapeuten sind keine Psychotherapeuten!).
- Es kann auch vorkommen, dass ein Fall eines Patienten aus verschiedenen Gründen (z. B. eigene Erfahrungen) besonders belastend für einen selbst ist. Hier **rechtzeitig nach Hilfe fragen;** evtl. ist es sinnvoll, sich mit einem Kollegen auszutauschen, oder es kann professionelle Hilfe in Anspruch genommen werden.

Patienten mit Red Flags

Besonderheit: Bei der Arbeit mit Patienten kann es vorkommen, dass sogenannte Red Flags auffallen, wie z. B. eine Gewichtsabnahme in kurzer Zeit.

Tipps:

- Hier ist es wichtig, **keine Diagnose zu stellen** („Sie haben in den letzten Monaten sehr viel Gewicht verloren, deshalb haben Sie bestimmt Krebs.") sondern den Patienten vorsichtig, aber **eindringlich auf die Auffälligkeiten hinzuweisen und die Vorstellung bei einem Arzt zu empfehlen** („Sie haben in den letzten Monaten ohne eine Diät zu machen viel an Gewicht verloren, dies kann ein Hinweis für eine ernstzunehmende Erkrankung sein, deshalb empfehle ich Ihnen, dies schnellstmöglich bei Ihrer Hausärztin abklären zu lassen.").
- Möglich ist auch, dem Patienten anzubieten, die erhobenen Informationen direkt an den rezeptausstellenden Arzt weiterzugeben.

Non-Compliance Patienten

Besonderheit:

- Es gibt Patienten, die mit der Einstellung zur Physiotherapie kommen, dass sie dort **„gesund" gemacht werden, ohne selbst etwas dafür tun** zu müssen.
- Meist wird eine Anamnese abgelehnt, da der Arzt schon alles Notwendige auf das Rezept geschrieben hat.

- Evtl. wird von diesen Patienten unabhängig vom Rezept eine Massage oder ein „Einrenken“ eingefordert und Übungen, die diese Zuhause durchführen sollen, werden nicht ausgeführt.

Tipps:
- Hier ist es wichtig, von Beginn an klarzustellen, wie in der Physiotherapie gearbeitet wird, warum eine Anamnese für die Therapie wichtig ist und wie wichtig eine **aktive Mitarbeit des Patienten** für den **Therapieerfolg** ist.
- Wichtig ist es, die Einstellung des Patienten nicht auf sich persönlich zu beziehen.
- Unter Umständen muss die Therapie bei langanhaltender Nicht-Einsicht und anhaltenden Kommunikationsproblemen auch **abgebrochen** werden.

Übergriffige Patienten

Besonderheit:
- Übergriffe können ganz unterschiedlich ausfallen, z. B. sexueller Übergriff (z. B. Anfassen des Therapeuten oder Auffordern zum Anfassen an Intimstellen des Patienten).
- Es kann vom Patienten auch mehr in die Patient-Therapeuten-Beziehung hineininterpretiert werden (z. B. Freundschaft, Liebesbeziehung). Hier kann es zu z. B. zum Erfragen der privaten Telefonnummer, Adresse oder zu unangebrachten Geschenken kommen.

Tipps:
- Es ist wichtig, solche Übergriffe von Beginn an **klar anzusprechen** und die entsprechenden **Grenzen aufzuzeigen:**
- Bei Übergriffen, die für den Therapeuten nicht tragbar sind, ist ein sofortiger **Therapieabbruch** und evtl. das Stellen einer **Strafanzeige** möglich.
- Wichtig ist auch, direkt eine weitere Person (Kollege) hinzuzunehmen.
- Bei Übergriffen, die leichter ausfallen, kann der Patient durch klare Kommunikation aufgeklärt werden, die Therapie bei Änderung des Verhaltens fortgesetzt oder ein Therapeutenwechsel eingeleitet werden.

Ansprechen unangenehmer Themen

Besonderheit: In der Therapie begegnen einem Situationen, in denen unangenehme Themen, wie mangelnde Hygiene oder Schweißgeruch, angesprochen werden sollten.

Tipps:
- Es ist wichtig, diese Themen auch **offen und direkt anzusprechen,** sobald sie einen persönlich stören (hier hat jede Person einen individuellen Toleranzbereich).
- Am besten ist es, diese Themen in einer **1:1-Situation** anzusprechen und evtl. auch Hilfe oder Tipps anbieten zu können.

POWER YOUR BODY

Superman

ASTE: BL – Arme vor dem Körper in Elevation
BA: Arme und Beine gestreckt anheben und in der Luft parallel leicht auf und ab bewegen (alle vier Extremitäten gleichzeitig) für ca. 4×20 sec. (mit Pause von 10 sec.)
Muskeleinsatz: Armflexoren, scapualstabilisierende und -bewegende Muskulatur, Mm. rhomboidei, M. trapezius pars transversa, M. serratus anterior, Rückenstrecker, Muskulatur v. a. im BWS-Bereich, Core-Muskulatur, Hüftgelenksextensoren, Knieextensoren

WIEDERHOLUNGSFRAGEN

Kap. 10.3 Besondere Kommunikationssituationen

1. Welche Kommunikationstipps zur Ansprache von Red Flags kennst du?
2. Welche Kommunikationstipps zur Ansprache für Non-Compliance-Patienten kennst du?

LITERATUR

Bundesministerium der Justiz: Strafgesetzbuchs (StGB). www.gesetze-im-internet.de/stgb/ (letzter Zugriff: 09.05.2025).

Stiftung Deutsche Schlaganfall-Hilfe. Aphasie-Fakten: Formen und Auswirkungen. www.schlaganfall-hilfe.de/de/gesundheitsmagazin/2017/ausgabe-12017/formen-und-auswirkungen-von-aphasie (letzter Zugriff: 06.01.2024).

PhysTh-APrV. Ausbildungs- und Prüfungsverordnung für Physiotherapeuten vom 6.12.1994 (BGBl I, S. 3786), i. d. F. v. 15.08.2019, BGBl. I, S. 1307.

10

Register